안면 반사요법

Encyclopédie de la réflexologie faciale

Jouvence 목록에서 요약

Votre santé se cache au coeur de vos cellules, Dr Claude Lagarde, 2008
Syndrome X, Daniel Roux, 2008
Morphopsychologie : le visage, miroir de la personnalité, Patrice Ras, 2008
Thérapie par les sangsues, Dr Dominique Kaehler Schweizer, 2008
Encyclopédie historique de la naturopathie, Daniel Kieffer, 2007
Alimentation sans gluten ni laitages, Marion Kaplan, 2007
Quand le corps a soif..., Christopher Vasey, 2007
Régénération intestinale, Daniel Kieffer, 2005
Encyclopédie des points qui guérissent, Roger Dalet, 2005
Le massage assis, Tony Neuman, 2005
Kousmine gourmande, Suzanne Preney & Brigitte Favre, 2005
L'hydrothérapie du côlon, Josiane Mignot, 2005
La purification de l'espace, Lucy Harmer, 2003
Je me sens mal, mais je ne sais pas pourquoi !, Ph.-G. Besson, 2003
Les bains dérivatifs, France Guillain, 2002
Jin Shin Jyutsu, Alice Burmeister & Tom Monte, 2002
Santé par l'hygiène intestinale, Dr Georges Monnier, 2001
Stretching préventif et curatif, Mylène Schenk, 2001
Le diabète exactement !, Christian Brun, 1999
La kinésiologie, art du test musculaire, D. & V. Bernascon, 1998

요청 시 무료 목록

ÉDITIONS JOUVENCE
France : BP 90107 - 74161 St-Julien-en-Genevois Cedex
Suisse : CP 184 - 1233 Genève-Bernex
Site internet : **www.editions-jouvence.com**
Mail : info@editions-jouvence.com

Marie-France Muller

안면 반사요법

Dien' Cham': 통증을 완화하는
놀라운 기술

Encyclopédie de la réflexologie faciale

Le Dien' Cham' : une technique étonnante pour soulager vos douleurs

옮김 엄기매 외

René Maurice Nault 의 그림

영 문 출 판 사

■ 역자

엄기매 여주대학교 물리치료과 교수
김민호 영산대학교 동양무예학과 교수
김승재 대한근신경조절 물리치료학회 학술부회장
경복대학교 물리치료학과 겸임교수
김용권 (전)인제대학교 교수
한국지역사회 건강관리협회장
김효철 원광디지털대학교 한방미용예술학과 교수
박성희 오산대학교 건강재활과 외래교수
성기석 사단법인 한국과학마사지 협회장
송운하 부산외국어대학교 일반대학원
스포츠재활학과 외래교수

"LE GRAND LIVRE DE LA REFLEXOLOGIE FACIALE (2 vol.)"
by Marie-France Muller

Editions Jouvence, S.A.
Chemin du Guillon 20
Case 143
CH-1233 Bernex
http://www.editions-jouvence.com
info@editions-jouvence.com

안면 반사요법

2021년 3월 10일 초판 인쇄
2021년 3월 17일 초판 발행

지은이 : Marie-France Muller
옮긴이 : 엄 기 매 외
발행인 : 박 병 조
발행처 : 도서출판 영문출판사
등 록 : 1987년 12월 21일 제2-419호
주 소 : 서울시 강남구 삼성동 69-1
전 화 : (02) 514-5590, 776-5590
팩 스 : (02) 756-8943
E-mail : yeongmunsa@empas.com
홈페이지 : www.ymsbook.net
정 가 : 35,000원
ISBN 978-89-7224-488-2 93510

※ 파본은 교환해 드립니다.

저자가 출판한 책

Jouvence 출판사

Quelle santé de fer !, 2008

« Les plantes amies de votre foie »,
dans Régénérez votre foie !, Dr Sandra Cabot, 2004

Osez vous affirmer, 2003

Déverrouiller ses blocages, 2002

Médecine familiale des 4 saisons. Hiver, 2001 (épuisé)

Le Dien' Cham', avec Nhuan Le Quang, 2000

Remèdes maison, 1999

Le vinaigre santé, 1999

Bien dormir, enfin, 1998

Médecines douces pour animaux, 1998

L'argile facile, 1998

Le chlorure de magnésium, 1998, 2007

Vivre au positif, 1997

Oser parler en public, 1997

Croire en soi, 1997

Cuisine végétarienne rapide, 1997

L'enfant timide, 1997

Hachette 출판사

Le régime anti-âge, Hachette (avec Stephan Lagorce), 2003 (épuisé)

Huiles essentielles, Hachette Pratique
(coll. Petits pratiques santé), 2006

절판

Les réflexothérapies : comment masser les zones réflexes
de votre corps, Retz, Paris, 1981

Vaincre la timidité, Press Sélect, Montréal, 1978

Des énergies pour demain, Éditions de l'Agora, Genève, 1978

Les plantes médicinales, Éditions de l'Agora, Genève, 1978

Le monde de l'ésotérisme et de la parapsychologie
(en collaboration), Le Livre de Paris, 1980

나의 남편이며, 가장 친한 친구이면서, 동업자이고
내가 좋아하는 삽화가인 René Maurice Nault에게 찬사를 보낸다:
함께 만든 이 최근의 책은 풍부하고 흥미진진한 1/4세기 동안 함께 살아온
우리의 삶의 끝을 표시한다. 이 기간 동안 우리는 모든 것을
함께 나누었고 많은 것을 창조하였다.
당신의 사랑에 감사하고, 흠결 없는 당신의 지원에 감사하고
이러한 지원이 매우 그리울 것이다. 우리의 책이 성공적으로
완성되기 위해서 우리는 흥미로운 토론을 몇 시간이라도 하지 않고는
지낼 수 없었고 모든 작업은 많은 사랑과 관심으로 수행되었다.

많은 열정을 가지고 나를 멋진 기술인 Dien' Cham'으로
인도한 Nhuan Le Quang에게 감사를 표하고,
안면요법의 창시자이면서 안면 반사요법의 아버지인
Bui Quoc Chau 교수에게도 감사를 표한다.

역자 서문 *translator Preface*

Marie-France Muller의 저서인 "**안면 반사요법 백과사전 Dien' Cham': 통증을 완화하는 놀라운 기술**"의 번역을 요청 받았을 때 처음에는 단순한 얼굴 마사지 책으로 생각하였고 가벼운 마음으로 번역을 수락하였다. 하지만 이 책을 번역하면서 번역자는 지금까지 배웠고 알았던 지식의 경계를 뛰어넘는 또 다른 영역이 존재한다는 것을 알게 되었다. 한의학에서 침술과 (경락)마사지, 전통적인 안면 반사요법 등등에서는 한 점 또는 하나의 경혈점에는 이에 대응하는 하나의 기관이나 신체의 한 부위만 존재하는 반면에, 베트남 안면 반사요법에는 한 점이나 한 부위에 다원적이고 다차원적인 대응 기관이나 대응 부위가 존재한다는 것을 알았을 때, 어쩌면 1대 1의 공식이 아니라 1대 다수의 공식이 존재한다니 얼마나 흥미로운 일인가! 라고 감탄하였다.

이 책의 가장 큰 장점 중 하나는 복잡한 음양, 오행, 경락 등등의 이론적 지식을 지니지 않더라도 누구나 쉽게 배울 수 있고 응용하여 활용할 수 있도록 구성되었다는 것이다. 독자들은 자신들이 원하는 영역을 중심으로 책을 읽어가면서 쉽게 익힐 수 있도록 저자의 세심한 배려를 느낄 것이다.

얼굴은 우리 모두 하루에 몇 번씩 보거나 항상 다듬고 관리하는 귀중한 부위이다. 일상적으로 얼굴을 관리할 때 미적인 영역에 대부분의 관심과 시간을 투자한다. 하지만, 조금만 더 얼굴에 관심을 기울인다면 우리는 적은 시간을 투자하여 얼굴을 다듬으면서 동시에 우리의 건강을 증진시키거나 다양한 질병에서부터 우리를 보호할 수 있다는 것을 알 수 있다. 이 얼마나 효율적인 방법인가! 아름다움과 건강을 동시에 가질 수 있다는 것이! 더군다나 사랑하는 사람들의 건강도 유지시켜 줄 수 있으니……

따라서 이 책은 누구나 쉽게 자신의 건강뿐만 아니라 주위 사람들의 건강을 유지시켜 주는 좋은 길잡이가 되리라 확신한다. 그리고 좀 더 한 걸음 더 나간다면 이 책은 우리의 사고체계에 좀 더 긍정적인 영향을 미칠 수 있다고 생각한다. "부분이 전체이고 전체가 부분이다"라는 것은 우리 몸이 얼마나 서로 체계적이면서 유기적으로 연결되어 있으며 이러한 사실을 통해 우리는 서로 서로 끊을 수 없는 보이지 않는 관계로 연결되어 있다는 것을 인식할 수 있다.

이 번역본이 완성될 때까지 물심양면으로 도와주신 영문출판사 박병조 사장님께 감사드린다.

역자 일동

차례 *Contents*

제 2 부 중국 안면 반사요법

제 3 부 Dien' Cham', 놀라운 베트남 안면 반사요법의 방법

삽화의 목차

들어가는 말
Introduction

쥬방스 출판사(Editions Jouvence)에서 2000년도에 발행된 나의 전 저서인 *Dien' Cham'(디안 첸), —놀라운 베트남 안면 반사요법—* 에 이어 이 책을 출판한다. 나의 전서(前書)인 Dien' Cham' 이전에는 한번도 이러한 주제를 다룬 책이 출판된 적이 없었기 때문에, 여러 나라의 언어로 번역되었고, 라디오와 텔레비전의 많은 프로그램에서 방송되었고, 또한 신문기사로 많이 실렸다. 그럼에도 불구하고 여전히 부족한 요소들이 있었음으로, 나는 독자들 그리고 나의 강연이나 연수에 참여했던 참가자들이 제기한 질문들 중에 중요하고 가치 있는 부분들을 고려해서 전서를 보완하여 이 책을 출판한다. 그리하여 이 책은 *안면요법에 관한 진정한 백과사전*적인 가치를 지닌 책으로 거듭나게 되었다.

나는 이 책을 독자들이 직접 안면 반사요법을 실행할 수 있도록 구성하였고, 앞의 저서에 수록된 자료들에 새로운 기술과 정보를 첨부하여 Dien' Cham'을 더욱 보완하면서 내용을 완전히 수정하였다. 그러므로 독자들은 여태까지 볼 수 없었던, 얼굴에서 몸을 다양하게 투영하는 얼굴의 점들을 보여주는 그림과 새로운 자극방법에 대한 설명을 이 책에서 발견하게 될 것이다.

이 책에서 독자들이 가정에서 자신에게 또는 다른 사람에게도 시술할 수 있도록, 개인차를 고려하여 반사부위와 반사점을 정할 수 있도록 상세하게 설명하고 있는, 고급기술들을 볼 수 있다. 이 책은 앞의 저서처럼, 독자들에게 가장 흔한 병리적 증세에 부합하고, 더 풍부하게 건강조언을 곁들인 여러 반사요법의 모델이 되는 시술들을 제시하고 있다. 또한 반사점과 이에 대응하는 반사부위를 표시함으로써, 좀 더 폭넓게 이 책을 저술하였다. 그럼으로써 독자들이 더욱 더 쉽게 시술을 할 수 있도록 하였다.

이 책에서 독자들은 Dien' Cham' 기술 외에도 극동에서 전해온 여러 가지 다른 기술들 즉, Ji-Jo(응급처지), 지압 그리고 Do-In(도인법) 등의 여러 가지 안면 반사요법을 볼 수 있다. 나는 이러한 여러 기술들 중에 얼굴에 있는 반사점과 반사부위만을 한정하여 기술하였다. 이와 같이, 앞의 여러 기술들은, 베트남의 놀라운 치료법에 새로운 기술의 차원을 열면서, Dien' Cham'을 보완하였다. 무엇보다 앞의 기술들은 치료대상에 맞추어졌기 때문에, 독자들은 미치오 쿠시(Michio Kushi)가 기술한 일본 얼굴 진단법의 기본을 역시 배워두어야 한다.

여러분들은 여러 가지 방법으로 이 책을 접할 수 있다:

1) 전체적인 내용을 알기 위해서 처음부터 끝까지 읽기 —이것은 분명히 가장 쉬운 방법은 아니며, 또한 기술에 접근하기 위한 가장 효과적인 방법도 아니다.

2) Dien' Cham'을 설명한 (3부)1, 2장과 3장부터 읽는 것으로 시작하고, 그 다음 독자들의 필요에 따라서 6장에서 제시한 시술유형을 바로 적용하기이다. 이 방법은 독자들이 간단하게 이 기술의 혜택을 즉시 경험할 수 있게 한다. 이것이 이 책을 접하는데 가장 좋은 방법이라 생각한다.

3) 독자들이 이미 어떤 시술을 행한 다음 그 결과를 확인하였다면, 독자들은 진도를 빨리 나갈 수 있고, 또한 개별화된 시술을 스스로 결정하는 것을 배울 수 있을 것이다. 그러면 7장을 읽으면 된다.

4) 그 다음에 독자들은 응급처치, 또는 안면진단법(1부)같은 다른 기술들을 함께 익히면서 독자자신이 습득한 기술을 더욱 풍부하게 늘려나가게 될 것이다.

주의 사항: 주로 얼굴에서 몸을 투영한 점을 재편성한 포스터 한 장이 있다. 이 포스터는 중간정도의 크기이므로 욕실의 거울이나 거울 바로 옆에 붙여야 할 것이다. 왜냐하면 처음에는 거울 앞에서 연습해야 하고, 한 손에 도구를 잡고 다른 손에 책을 편 채로 정확한 부위에 마사지 연습하는 것은 어렵기 때문이다. 이 포스터를 비닐로 코팅하면 욕실에서 더욱 편리하게 사용할 수 있을 것이다.

자신의 건강을 스스로 관리하다: 우리 시대에 대한 도전

Gérer sa propre santé: un défi pour notre temps

우리는 신기한 시대에 살고 있다! 현대 사회에서 우리는 우리들의 아이들에게 자신 스스로를 책임질 수 있도록 그리고 그들의 삶을 가능한 가장 좋은 방법으로 관리하도록 가르치려고 애를 쓰고, 또 우리의 삶과 우리의 선택에 대하여 주인이 되고자 하지만, 우리는 이러한 우리들의 통제에서 너무 자주 어긋나는 영역에 머물러 있다. 왜냐하면 우리가 이렇게 통제를 하려고 하지만 어떤 공식적인 기관에 의하여 우리는 거부당하게 되는 때가 있는데, 그것은 바로 우리들의 건강에 대한 통제이다.

몇십 년 전부터 병의 증세가 나타나자마자 의사를 찾아야 하는 일이 계속 되풀이되는 것이 일반적인 현상이다. 그리고 의사의 당연한 처방은 모든 종류의 약을 복용하도록 하는데, 이 약들의 유해한 영향도 잘 알려져 있다. 확실히, 사람들은 광범위한 영역에서 약의 해로운 결과에 대해서도 인정하기 시작하였고, 그 중 하나가 점점 더 항생제의 효과가 없어지고 있다는 것이다. 즉, 대부분의 사람들이 오랫동안 항생제 치료를 계속하거나 항생제를 포함하고 있는 일련의 음식물을 섭취하게 되면 항생제에 대한 내성이 생기게 된다는 것이다. 이러한 항생제에 대한 해악에 대해 경고를 하고 있지만, 이것도 최근 몇십 년 전 일이다. 그러나 거의 이 경고를 듣지 않는다. 또한 체온의 변화 또는 다른 미약한 불쾌감 등 이러한 첫 번째 증세를 나타내는 항생제에 대한 반응은 자동적인 것이 되었다.

마찬가지로 우리가 남용하는 다른 약들의 해로운 결과도 우리의 신체에 실질적인 변질의 원인 중 하나이다. 이러한 우리 신체의 변질은 현재 급증하고 있는 온갖 새로운 질병의 출현으로 인해 생기게 되었다.

우리의 면역체계는, 새로운 바이러스와 약용남용의 결과에 의한 다른 병적인 요인, 그리고 건강에 관한 영역을 포함하여, 이 모든 것에 대하여 흔히 감소되고 있다. 너무 많은 면역접종, 너무 남용하는 약품들,

그리고 우리 신체를 적절하게 기능하도록 하기 위해서 절대적으로 우리 신체가 필요로 하는 것을 더 이상 우리에게 제공해 줄 수 없는 음식—더 이상 이 음식들의 영양분이 충분치 못한 것은 경작지가 극적으로 메말라가기 때문이며,[1] 또한 여러 해 동안 계속된 음식에 대한 우리들의 잘못된 생각 때문이다.… 우리의 몸이 더 이상 감당할 수 없는 오염지수 … 스트레스와 우리 시대의 특징인 시간의 흐름에 역행하는 생활 등에 의해서 약해진 신체조직… 우리가 실감하고 있는 쇠약함, 우리들의 삶을 완전히 선택할 수 없게 하는 이러한 쇠약함의 많은 이유들. 암에 대한 우려가 보여주는 절박한 위험 이외에도, 우리 주위에서 심혈관 질환과 전염병들로 많은 사람들이 죽었는데, 우리는 그들의 죽음을 잊기가 힘들다.

그러나 늘 그러했듯이 질병에서 벗어나고, 세월을 거슬러서 건강을 되찾고, 소중한 선물처럼 건강을 잘 지키는 것 등 우리 모두가 그리는 이 오랜 꿈은 이제 이룰 수 있게 되었다.… 우리들의 선조들은 그것을 알았고 그리고 우리들에게 그들의 지식을 전해 주었다, 아! 그러나 인류가 그 지식들에 관해 모든 것을 다 안다고 너무 자주 생각하여 왔고, 아득한 옛날부터 전해져온 너무나 소중한 그 지식을 경멸했던 그 시절에 어두운 미궁 속에서 잊어버리게 되었다. 그러나 자연은 잃어버린 건강을 되찾게 해주고, 그 건강을 지키게 해주는 자원을 풍부하게 간직하고 있다.
이것은 대체의학과 동일한 기초이다.

그럼에도 불구하고 현재 우리들의 환경에서 이루어진 이러한 탐구는 건강과 심적 균형감 그리고 신체적 안락함의 예상치 못한 원천이 바로 우리들의 본성에 자리잡고 있는 자기 자신이라는 사실을 여태까지 깨닫지 못하게 하였다. 우리들의 행성은 아직 탐험되지 않은 지역을 지니고 있는 것과 같이, 우리는 우리들의 내부의 타고난 원천적인 능력에 대해서도 마찬가지로 흔히 망각하고 있다.

잘 알려진 효력을 가진 옛날 방법 중에서, 물론 호흡과 모든 다양한 방식의 호흡법, 다양한 식이요법, 약용식물요법과 식물의 아로마요법 사용하기, 다양한 진흙과 태양, 바다, 그밖에 자연이라는 어머니가 우리에게 선사한 수많은 다른 방법들이 존재하며. 우리는 이 많은 방법들을 공짜로 마음대로 사용할 수 있다.

이러한 여러 가지 가능성 가운데, 우리들의 고유한 신체와 우리 신체가 지니고 있는 모든 풍부한 치료법이 있다. 마치 자연이 그렇게 하는 것처럼, 우리에게 어떤 일이 일어나더라도, 우리는 곤경에서 벗어나기 위해

[1] *강철 같은 건강!* 을 볼 것, de Marie-France Muller, Jouvence출판, 2008.

서, 또는 다른 사람들을 돕기 위해서 우리 자신의 고유한 방법으로 무언가를 할 수 있는 능력이 있다.

만약 우리가 자동보호장치 또는 자동재생장치를 갖춘 우리들의 컴퓨터를 만들 수 있다면, 우리들의 신체도 그러한 장치들을 갖고 있다는 것이 정상적임을 받아들여야 한다! 그리고 오래전부터 우리가 유용하게 사용하고 있었던 지침서를 잃어버린 것 같아서, 그러한 사실들을 잘 알아두어야 한다. 이러한 공백이 요즈음 채워지고 있는 중이고, 우리는 우리들의 조상들이 열악한 환경 —오늘날 우리들이 알 수 있는 환경보다 훨씬 힘들고 험악한 환경 속에서 살아남을 수 있었던 오래된 기술을 되찾아 가고 있는 중이다.

마찬가지로 우리는 우리를 배반할 준비를 항상 하고 있는 잠재적인 적의 모습에서 우리에게 호의적인 친구의 모습으로 변할 수 있는 우리의 신체에 다시 신뢰를 할 수 있게 되었다. 왜냐하면 기(氣)로 가득 찬 우리의 신체조직은 끊임없이 우리가 삶과 건강을 유지할 수 있게 하기 때문이다! 우리의 신체조직은 시시각각으로 우리를 해칠 수 있는 모든 병적인 요소와 싸우고 있고, 이러한 현상은 우리들의 무의식 속에서 자유롭게 이루어진다. 그러나 우리의 신체는 날마다 바이러스나 박테리아, 암세포나 비정상적인 세포를 없애며, 우리들의 다양한 신체균형을 다시 회복시키고, 따라서 우리의 신체가 호르몬이 작용할 수 있는 최적의 상태로 만들어 주게 되는 것이다. 그렇지만 오늘날 대부분의 사람들이 약 없이 더 이상 건강함을 느낄 수 없는 상태가 되도록까지 우리에게 무슨 일이 있었을까?

우리는 우리의 몸이 항상 우리를 배신하고 우리를 쓰러뜨릴 준비가 되어있는 적이라고 생각하게끔 교육받아 왔고, 그리고 우리는 우리 몸과 영원한 전쟁을 해왔다. 만약 우리 몸이 패배를 인정하고, 이 불평등하고 공정하지 못한 싸움을 끝낸다고 해도 우리는 놀라지 말아야 한다!

나로서는, 나는 임상의로써 내 작업의 가장 큰 부분은, 내가 보기에 다음과 같은 어떤 중요한 관점을 일깨워주는 것이라고 항상 생각해왔다:

○ 정신과 신체는 서로 연결되어 있으며, 절친한 친구사이다.
○ 이 둘은 서로 신뢰할 수 있으며, 신뢰해야 한다.

○ 기본적인 치료법의 작용은 신체조직의 활동을 유지시켜 주는 것이다.

— 신체조직의 활동과 싸우는 것이 아니다!

이것을 위해 여러 가지 아주 효과적인 다양한 방법들이 있고, 또한 종종 동시에 다양한 방법을 함께 사용하면 유용하다. 여러 요법은 주어진 상황과 개인적인 경우에 따라 다르기 때문에 어떤 것도 배제될 수 없다.

이 책에서는, 안면 반사요법에 대해서 다룰 것이고, 독자들은 문제가 나타나는 순간부터 병으로 진전될 때까지 기다릴 필요 없이 언제든지 이 귀중한 도움에 의지할 수 있을 것이다.

그러나 세상에서 가장 훌륭한 기술 —그리고 이 기술들은 적용하기에 간단하고, 빠르며, 효과적인 만큼, 이것들은 가장 훌륭한 기술에 속한다는 것을 여러분들은 재빨리 확인할 수 있지만— 만약 독자들이 건강하고 균형 잡힌 삶을 위한 기초가 되는 규칙들을 동시에 적용하지 않는다면, 조금 밖에 도움이 되지 않을 것이다. 틀림없이, 독자들은 빠르고 분명하게 효과를 볼 수 있게 될 것이다. 그러나 우리의 삶의 방식을 올바로 하지 않는다면, 지속적으로 건강함을 유지하는 것이 불가능하다. 또한, 이 책에 쓰인 조언들이 독자들이 당면한 문제들을 별 다른 노력없이 충분히 해결해준다면, 또한 건강한 식단과 더 균형 잡힌 생활의 습관을 가지게 되면 이러한 조언들은 독자들에게 큰 효과를 줄 수 있을 것이다.

Dien' Cham'의 기술은 우리에게 새로운 문을 열어 주었다. 베트남에서 유래한 이 놀라운 치료법 덕택으로 우리는 오래 전부터 우리들에게 감추어져 있었던 자연치유와 자연조정이라는 이 커다란 잠재능력의 한 부분을 발견하고, 그 가치를 알 수 있게 되었다.

반사요법은 단순하게 마사지하면서 우리들의 신체의 어느 부분 —반사(작용)라고 불리는— 을 자극하는 치료 기술이며, 다음과 같다:

○ 발바닥 반사 – 이 요법은 발바닥의 반사부위를 자극하는 것이다,

○ 손바닥 반사 – 이것은 손바닥의 반사부위를 이용하는 요법이다,

○ 홍채 반사 – 이것은 무엇보다 눈의 홍채의 반사부위의 해석에 근거한 진단 방법이다,

○ 외이(外耳)요법 – 귀에 있는 반사부위를 이용하는 요법이다,

○ 흉/복부 반사요법,

○ 내비(內鼻) 반사요법,

○ 안면 반사요법,

그 밖에 다른 요법도 있다.

사실 이와같이 자연은 우리들이 다른 기구들의 도움이 필요 없이 우리의 손가락과 손, 또는 때에 따라서 일상적인 물건들만으로도 건강을 유지할 수 있게 해주었고, 동시에 필요한 경우에 다시 건강을 회복할 수 있는 능력을 지니게 해주었다고 말할 수 있을 것이다. 게다가, 우리는 실제로 우리 신체의 거의 모든 표면에서 이와 같은 반사부위를 재발견할 수 있다. —이 반사부위는 우리 신체의 한 부분 내지 다른 여러 부분의 손상이 있는 경우에도 믿을 수 없을 만큼 우리가 스스로 치유할 수 있는 가능성을 증가시킨다.

이렇게 해서 우리에게 주어진 이러한 여러 반사부위와 이 반사부위를 통해 우리자신을 치료할 수 있다는 많은 가능성에 대해서 알게 되었으므로 엄청난 이점을 보게 되었다.

이 책에서는 안면 반사요법에 관해 다룬다. 즉, 얼굴에 위치한 반사부위를 발견하여, 치료목적으로 사용하는 것이다. 우리는 이것을 위해 일본에서 중국을 거쳐 베트남으로 여행할 것이다! Dien' Cham' —이 놀라운 베트남 안면 반사요법에서 우리는 특히 간단함과 효과에 대하여 강조할 것이다— 을 2–3분 동안 1회를 실시하여 대부분의 고통을 줄일 수 있지만, 하지만 이 요법은 진단에는 적합하지 않다, 그럼에도 불구하고 이 요법이 필요하다. 미치오 쿠시(Michio Kuchi)에 의해 기술된 일본식 방식은 오로지 조기발견에만 관련되어 있다! 그러므로 이 두 기술은 매우 서로 보완적이다. 중국기법에는 유용한 반사점이 많으며, 이를 알면 당연히 반사 기술들을 풍부하게 다양하게 활용 할 수 있다: 응급처치(Ji–Jo), 지압, 도인(Do–In).… 이 책에서는 얼굴에 위치한 주요 반사점에 대해서만 한정할 것이다.

재빨리 확인할 수 있듯이, 안면 반사요법은 다른 반사요법에 비해서 수많은 장점이 있는데, 그 중에서도 효과, 신속함, 시술의 단순함은 다른 요법에는 없는 것이다: 얼굴은 언제나 노출되어 있고, 접근하기 쉽다. 게다가, 이 기술은 배우기 쉽고, 모든 사람들이 쉽게 접할 수 있다:

필요하다면, 어린아이조차도 배워서 스스로 시술할 수 있을 정도이다. 또한 이 책에서 자신에게 적합한 도구를 만드는 것을 배울 것이다!

치료사들은 환자가 다른 치료를 받기 전에 얼마동안 그들의 통증을 덜게 해주는 새로운 기술에 많은 관심을 갖게 될 것이다. 나는 환자들에게 반사요법을 해주며, 또 그들에게 불쾌한 증세나 다양한 고통을 덜어주는 반사점이나 반사부위를 가르쳐주는 간호사들을 알고 있다. 오직 2-3분 동안의 마사지만으로도 좋은 결과를 얻을 수 있다는 것을 염두에 두어야 한다!

그러므로 자신과 주위 친지들에게 더 자율적으로 건강관리를 해 줄 수 있도록 해주는 이 새로운 모험을 시작하는 것이다!

제 1 부

일본 안면 진단요법

L'art japonais du diagnostic facial

≪철학과 과학의 원리는 중국, 인도 그리고 일본이 원래 동일하다.
진실된 세계를 거의 다 설명한 것(사람)은 선야(Sûnnya),
태쿄쿠(Taikyoku) 또는 큐(Kû)이다.≫

죠지 오사와(Georges Ohsawa)

주로 진단 —개인적으로 검진이라는 용어를 선호한다. 진단이라는 단어는 오직 의사들에게만 한정되어 있기 때문이다!— 을 위해 사용되는 일본 안면 반사요법은 한 사람의 건강이나 허약한 상태를 단번에 재빨리 알아차릴 수 있는 요법이다. 이것이 바로 이 요법의 이점이다.

이 동양의 기술인 검진은 모든 사람이 할 수 있다. 검진은 얼굴의 형태와 크기를 주의 깊게 살펴보는 것이고, 또한, 일시적이거나 또는 지속적인, 주름, 피부손상, 착색 그리고 다른 조그만 비정상적인 상태들을 상세히 관찰하는 것이다.

수천 년의 기술 *Un art plurimillénaire*

중국, 일본 그리고 극동지역의 의학은 일반적으로 세계에서 가장 오래된 의술에 속한다. 무엇보다 예방학적인 동양의학은 증상에 대한 치료방법에서 현대 서양의학과 대립적이다. 서양의학은 증상에 대하여 약이나 수술로서 병의 치료에 완전히 전념한다. 그러므로 산업화된 현대사회를 침몰시킬 위협이 있는 퇴행성 질병들의 꾸준한 증가를 좀처럼 막을 수 없다. 그러나 동양의학은 좀 더 인간적이고 게다가 옛날부터 비용이 적게 들기 때문에 의심할 여지없이 우리 시대에 필수 불가결한 보완의학이다.

5천여 년 동안 극동지역의 치료사들은 질병에서 회복하고 또 건강을 유지하는 단순하고 실질적인 방법을 모색하기 위해서, 의학이론의 기초를 인간 그리고 인간과 자연과의 관계에 두고 있다. 동양의 철학과 문화가 그렇듯이, 이 동양의학은 모두 합일의 원리, 음양원리에 근거를 두고 있는데, 이 원리에 따르면 모든 대립적인 것은 서로 보완적이다 라는 법칙에 따라 연결되어 있다.

동양의학에서 *진단 기술*은 어떤 병리학을 추론할 수 있는 다양한 증상을 단순히 분류하는데 그치지 않는다. 이 기술은 실제로 한 개인의 건강과 삶까지도 고려하여 과거, 현재 그리고 미래를 전체적으로 관찰하는 방법이다. 이 모든 것이 한 개인의 건강과 운명(생애)까지에도 결정적인 영향을 미칠 수 있다고 하는 것이다: 즉 음식섭취방식, 감정, 사고, 활동, 정신, 삶의 모든 환경은 한 개인의 미래를 결정할 수 있기 때문이다.

이 동양의 진단법에 따르면, 걷거나 서 있는 자세, 얼굴 윤곽, 목소리의 발성상태, 이러한 모든 것들은 총체적으로 한 개인의 건강상태와 밀접하게 연결되어 있다. 각 개인은 자신의 내부에 자신의 부모의 삶과 여태껏 살아왔던 생활환경, 건강상태 그리고 영양섭취 방법 등을 가지고 있다. 그러므로 이 진단 기술은 환자들에게만 한정된 기술만이 아니다. 이 진단법은 자기 자신과 그의 삶 그리고 그와 우주와의 관계에 대하여 가장 잘 알 수 있게 해준다. 이 진단법에 능숙한 경험자는 어떤 사람이 어떤 증상의 첫 신호를 느끼기 전에 조차도 이와 같이 건강상의 문제가 생길 것이라는 것을 미리 예측할 수 있다(미리 보는 것이다!). 병이 발생할 수 있다는 것을 미리 예측할 수 있다는 것이 이 진단법의 커다란 이점이다.

이러한 조기발견의 방법은 우선 얼굴에 대한 연구에 기초를 두고 있다. 얼굴에서 읽을 수 있는 모든 것 ―얼굴윤곽, 형태 그리고 특징― 은 사실 한 사람의 상태를 밖으로 표출된 것이고, 그러한 상태는 그 사람의 기질, 기분, 장기, 신경계조직, 골격을 나타내고, 또한 유전적인 요소, 영양섭취, 신체적 활동, 환경적인 조건 등을 총체적으로 보여주는 결과물이다. 이 기술의 모든 것은 얼굴에서 전조가 보이는 경미한 변화를 통하여 앞으로 나타날 수 있는 문제들을 미리 알아내는 것인데, 이것은 그러한 문제들이 확실한 병으로 명백히 나타나기 전에 알아야 한다는 것이다.

몇 세기 전에, 이 전통적인 진단 기술은 난보쿠 미주노(Nanboku

Mizuno)에 의해서 다시 명성을 되찾게 되었고, 개선되었다. 더 최근에는, 장수식요법(長壽食療法)의 창시자인 죠지 오사와(George Ohsawa)는 이 진단법을 서구세계에 알맞게 활용하기로 하였다.

미치오 쿠시(Michio Kushi)는 자신이 스스로 관찰한 것에 따라서 이 기술을 발전시켰다. 그는 건강과 장수식요법(長壽食療法)에 관한 많은 책의 저자인데, 그 중의 한 저서는 동양의 진단요법을 다루었는데 매우 흥미롭기에 이 장에서 그가 저술한 진단요법에 대하여 설명할 것이다.[2]

음양 *Yin et yang*

음양철학은 이 의술을 시술하는데 기초가 된다. 이 철학의 원리는 우주 안의 모든 것이 끊임없이 변화하는 상태에 있다는 것이다. 우주는 무상(無常)의 영역이며, 이 무상이란 음이 양으로 변화하고 그 반대로 양이 음으로 변화하는 것으로 나타난다. 이 둘은 상대적인 것이지 절대적인 것이 아니다: 즉, 모든 것은 대립적이지만 서로 보충해주는 형태로 존재한다. 그늘은 빛에 의해서만 존재하고, 낮-밤, 차가움-따뜻함, 움직임-부동(不動), 활동-휴식, 수축-이완, 높고-낮음, 남자-여자, 등도 마찬가지로 보충적인 대립관계이다. 이 두 양상은 우리들의 이원적인 세계에서 대립적인 다른 요소에 의해서만 서로 존재하는 것이며, 그리고 이 한결같은 대립이 없다면, 움직임도 변화도 없을 것이다. *도덕경*에서 말하듯이:

> *≪하나에서 둘이 나왔고,*
> *그 둘에서 모든 것이 탄생했다.≫*

양: 양은 구심력이며, 수축, 응축, 압축, 응집 등의 힘이다: 즉, 열과 빛과 온기(빨간색계열과 적외선), 밀도, 활동성, 무거움, 빠름, 건조함, 낮고 강하며 수평적인 상태를 낳고; 마찬가지로 견고하고 하강하는 경향을 가진다.

음: 음은 원심력이며, 팽창, 확장, 용해, 저압 등의 힘이다: 즉, 차가움과 어두움, 냉기(자색계열과 자외선), 수동, 습기, 저밀도, 가벼움, 느림, 약하고 희석된 것, 상승하려는 경향, 높고, 길고, 수직적인 상태 등을 나타낸다.

2 *동양 진단*, Michio Kushi, Sun-whell Publications, 1978.

브라마(Brahma)의 호흡과 같이 우주의 모든 것은 번갈아 가면서 확장되고 수축되며, 또한 신체 내부조직의 기능도 마찬가지이다. 음은 이처럼 주기적으로 양이 되고, 양은 다시 음이 된다.

G. Ohsawa 에 따른 우주질서의 7가지 원칙

- *모든 것들은 하나에서 분화되었다.*
- *모든 것은 변한다.*
- *모든 대립적인 것은 보완적이다.*
- *어떤 것도 동일하지 않다.*
- *한 면은 또한 이면을 가진다.*
- *앞이 더 클수록, 뒤가 더 크고.*
- *시작이 있으면 또한 끝도 있다.*

장기에 있어서 음양의 분류 La classification yin-yang des organes

이 분류는 침술에 의한 분류가 아니다(침술은 오히려 *기(氣)*흐름의 질에 근거를 두고 있다): 즉 장기는 그 자체의 구조에 의하여 음양으로 분류된다. 양으로 분류된 조직은 단단하고 밀도가 높은(속이 찬) 조직으로 심장, 간장, 비장 등이 있다. 음으로 분류된 조직은 안이 비워있는 조직으로 위장, 방광, 내장 같은 것이다.

동양의학에 따르면, 모든 장기들은 보완/대립적인 장기를 가지고 있으므로 그러한 보완적이고 대립적인 장기들을 알아 두어야 한다. 왜냐하면, 만약 어느 한 장기의 문제는 짝이 되는 두 장기 중 하나의 장기에서 발생하므로, 또 다른 장기가 역시 약해질 수 있기 때문이다. 다음은 여러 장기들 간에 서로 대응하는 장기들이다.

폐 ↔ 대장
심장 ↔ 소장
신장 ↔ 방광
비장 ↔ 위장
간장 ↔ 담낭

안면 진단에 따른 간단한 시술

Pratique simplifiée du dépistage facial

이상적인 것은, 관찰하는 사람을 전체적으로 인지하는 것이다: 즉 과거, 현재 그리고 미래, 그 사람의 생활환경, 그의 내력 그리고 신체적이고 심리적인 상황 등을 다 알아내고자 애쓰는 것이다. 이렇게 전체를 직관적으로 접근하는 것은 언제나 당사자의 말을 듣기 전에 이루어져야 한다. 진단할 수 있는 증상이나 증세에 관한 연구는 마지막으로 이루어진다. 분명히 독자들에게 이미 이런 일이 일어나곤 한다. 즉, 완전히 모르는 사람을 우연히 만나고, 그에 대해서 정확한 인상을 받고 —예를 들어 그의 성격에 대하여— 그리고 독자들은 이러한 일련의 올바른 인지를 통하여 그를 이해하게 된다. 이러한 감수성과 인지하는 능력은 동양의학에 있어서 진단하는데 큰 역할을 한다. 만약 이 분야에 조금도 소질이 없다면, 꾸준히 위의 방식대로 시술하고 얼굴의 다양한 요소들을 상세히 연구하는 것이 유리하다.

이와 같이 얼굴을 관찰하기를 즐기는 것은 흥미롭고 유익한 일이다: 그러나 무례한 질문들은 피해야 하는데, 특히 사람들이 부탁하지 않았을 때이다: 모든 사람들이 좋아하지는 않을 것이다!

얼굴 읽는 법 배우기 Apprenez à lire un visage

어떤 사람도 완벽한 비율의 얼굴이나 머리를 갖고 있지 않다. 사람들은 제각기 다르다. 그것은 엄마의 자궁에서 섭취하였던 영양공급에 크게 기인한다.

태생학이라는 특별한 시각에 의한 복잡하고 상세한 내용을 접할 필요없이, 얼굴의 일반적인 형태는, 미래에 태어나게 될 한 개인의 정신적이

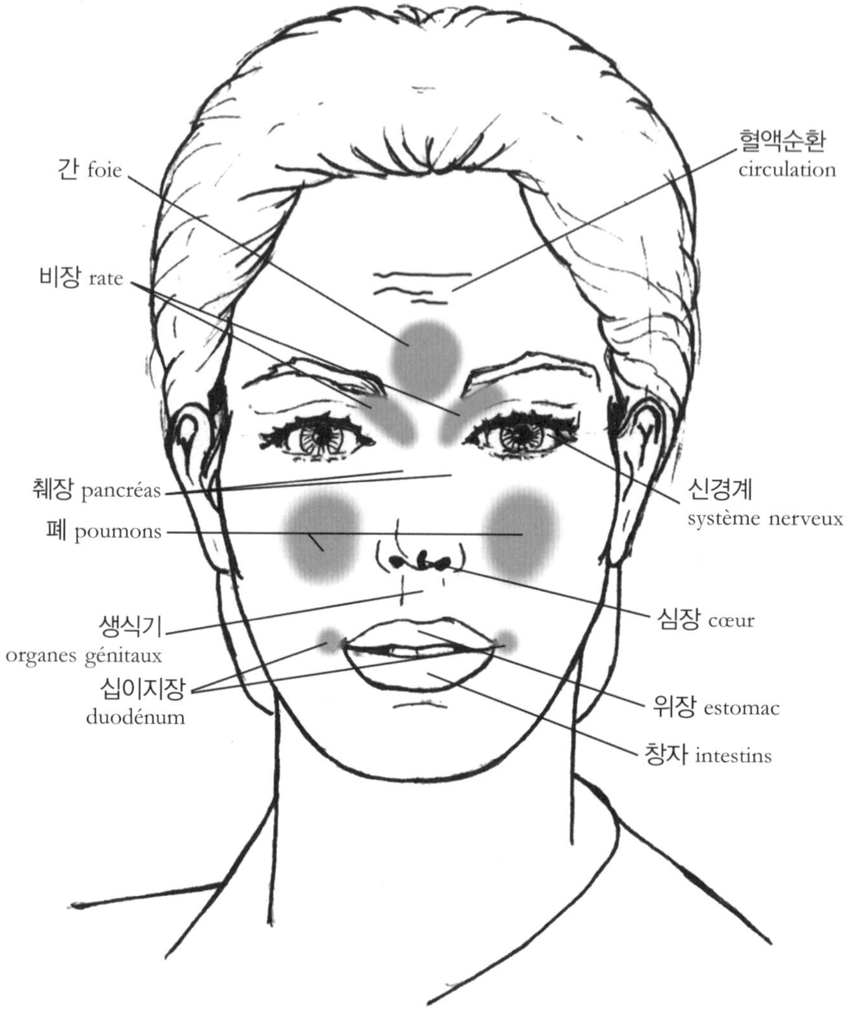

그림 1
(미치오 쿠시에 의한)
얼굴의 반사부분

고, 감정적이며, 심리적인 특징과 마찬가지로, 수태할 당시의 계절에 따라 다르다. 이것은 산모가 임신 중에 식이요법의 변화와 관련되어 있다.

이것은 산모가 무엇보다도 계절별로 신선한 음식을 섭취를 했을수록 확인이 되는데 — 그러나 요즈음은 겨울에도 딸기를 먹을 수 있기 때문에 이러한 사실을 점 점 더 확인하기 어렵다!

이와 같이 미치오 쿠시는 계절별로 성격의 유형을 다음과 같이 파악하였다: 즉, 여름에 태어난 사람은 좀 더 현실적이고 정서적으로 안정적이고; 봄에 생일을 맞이한 사람은 더욱 더 낭만적이며 감정적이고, 이상주의자이며 감상적일 수 있다; 반면 겨울 생인 사람은 지적이고 사색적인 만큼이 세상에서 자신을 알릴 수 있는 기회를 더 많이 얻을 수 있고; 가을 태생인 사람은 좀 더 활동적이고 창조적일 수 있다는 것이다.

나무와 식물들은 영양분을 흡수하는 지질(地質)과 기후에 현저하게 많은 영향을 받으며, 그것들의 내부의 기는 자신에게 영향을 미치는 외부의 힘과 올바른 균형을 유지하기 위하여 싸운다. 이와 마찬가지로 인간도 자신의 내부의 기와 모습, 특징 등에 영향을 주는 외부의 다양한 인자들과 맞서고 있다. 그런데, 음식 —*음기*의 음식이나 또는 *양기*의 음식이냐에 따라서—은 특히 신체의 외양에 관계되는 신체내부의 기를 바꾼다. 그러므로 얼굴 윤곽은 영양섭취에 따라서 달라지고, 이는 임신이 될 때부터 작용한다. 음은 좀 더 확장되며, 퍼져나가는 기운이고 양은 모이는 기운이라는 것을 기억해야 한다.

첫째, 얼굴의 전체적인 모습을 살펴보아야 한다. 얼굴이 넓고 사각형이면 **≪양≫**의 체질, 다시 말해서 일반적으로 에너지가 넘치고 강인하다. 좀 긴 얼굴(수직 움직임)은 **≪음≫**의 체질로 좀 더 느리고, 몽상적이며 약간 무기력하다, 또한 건강의 측면에서 약하다. 오늘날 특히 서양에서는 대부분 사람들은 이 두 특징들이 섞여있는 얼굴을 지니고 있다. 하지만 음의 얼굴을 더 많이 가지고 있고, 완벽한 양의 얼굴은 드물다!

양: 얼굴의 전체윤곽이 강인하게 보인다: 사각형의 얼굴이고, 턱이 잘 발달해 있고, 수평으로 넓어 보인다; 코는 좀 평평해서 안경이 미끄러질 것 같아 보인다(하지만 이들은 좀처럼 안경이 필요 없다!); 콧구멍은 넓고; 입술은 강한 성격을 보여주듯 얇다, 그러나 가끔 고집이 세게 보인다; 눈은 움푹 들어가서 가끔 냉혹한 시선을 지니고 있다. 이것은 아주 활동적인 사람의 얼굴이다.

음: 얼굴의 윤곽이 갸름하고, 수직으로 좀 길다. 눈이 크고, 들어가지 않았다; 코는 길고 돌출해 있고, 콧구멍이 뾰족하다; 입이 크고 입술은 두껍다. 턱이 얇다.

> **주의점**: *얼굴구조에 관한 문제라면, 타고난 유전적인 얼굴 형태나 용모를 의미하는 것이지 —나이나 피곤에 기인하는 주름이나 다른 변형에 의한 후천적인 용모를 의미하는 것은 아니다.*

얼굴의 크기, 주름, 부기의 부분; 이러한 것들이 두드러지면 어떤 장애가 심각하다는 것을 나타낸다. 그리고 지금, 얼굴 위에서 아래까지 이러한 징조들을 읽는 방법을 배워야 한다. 만약 어떠한 기술이 —홍채학 같은— 아주 복잡하고 그리고 잘 배운 전문인들만 실시할 수 있다면, 그 외의 다른 기술들은 모두가 실시할 수 있다.

피부 La peau

피부조직 —부드럽거나 곱다거나 까칠까칠하거나 건조하다거나 또는 지성이라든가 등등— 은 하나의 표시이다. 부드러운 피부는 어린 나이의 전유물이며, 지방의 과다섭취와 과식으로 나이가 들수록 점점 더 거칠어가는 경향이 있다. 과도한 지성인 피부는 흔히 영양과다와 연관이 있고, 건조한 피부는 수분을 충분히 섭취하지 않는 것과 연관이 있다.

피부색(안색)과 마찬가지로, 부분적으로 다른 얼굴빛의 차이와 여드름, 주름, 튼 피부의 부분처럼 피부에서 나타나는 모든 의심스러운 요소들 또한 고려해야 한다. 하나의 여드름이나 하나의 얼룩은 우연히 생기는 것이 아니다, 언제나 해당되는 반사 반응부위에 나타나기 마련이다: 그러므로 그러한 증세에서 문제의 원인을 쉽게 찾아낼 수가 있는 것이다.

인종에 따라서 피부색이 검은 색, 붉은 색, 흰색, 또는 노란색이든지 모든 피부에 대하여 이러한 지표들은 유용하다.

자연의 색을 보완해주는 색

모든 사람들은 피부색을 보고 건강상태가 좋은지 나쁜지를 판단할 줄 안다: 즉, 안색이 좋으면 쉽게 알아차릴 수 있지만, 한편 안색이 너무 창백하다거나 노랗거나 또는 푸르스름하면 분명히 염려스러운 것이다.

미치오 쿠시에 의하면, 우리는 자연의 색을 보완해주는 색을 띠면 이상적이라고 한다 —절대로 파란색(하늘), 초록색(식물), 구름(흰색), 갈색(나무), 등과 같은 자연환경의 색을 띠면 안된다. 만약 이러한 자연의 색이 우리들의 얼굴에 나타나면, 그것은 우리가 자연으로 돌아가고 있는 중이라는 증거이며… 우리는 분해되는 과정을 향해 급히 가고 있는 것이다— 즉, 죽음을 향해 가고 있는 중이다!

창백함

창백한 안색은 빈혈기가 있고, 철분 부족인 경우를 나타낸다. 어린아이에게서 흔히 요충이 있다는 표시이다 — 요충 자체가 빈혈을 유발한다. 또한 천식환자 그리고 알레르기로 고통 받는 사람 또는 호흡기계통에 장애를 갖고 있는 사람들은 확실히 안색이 창백하다.

우유빛인 아주 흰 피부는 흔히 유제품을 너무 많이 섭취하는 것과 연관되어 있다. 서양인들에게서, 건강함을 나타내는 피부는 분명히 약간 하얗다. 그러나 단단하고 빛나는 건강한 피부를 가진 사람을 보면, 그의 건강은 최상의 상태라는 것을 의심할 여지가 없다.

붉은색

만약 어떤 감정에 의해 또는 육체적으로 힘을 쓰는 고된 노력(이것은 혈액순환이 잘되고 있는 표시이다.)으로 얼굴이 붉어지면 정상이지만, 반면에 조금만 힘을 주어도 안색이 보랏빛을 띠게 되면 그것은 비정상이다.

붉은 안색은 피부 표면으로 모세혈관이 확장되어 심장이 과도하게 움직이고 있다는 것을 의미한다. 단순한 홍조가 확산되면, 더욱 문제가 가중되고 —혈관의 경화와 관련되어— 이러한 문제는 장기와 대응되는 부위인 피부 표층에까지 모세혈관이 나타나게 한다. 이러한 현상은 여성들의 광대뼈 주위에 농진의 형태로 나타나 감추기가 매우 힘들다. 또한 습관적으로 술을 마시는 사람의 뺨이나 코에도 이러한 농진이 나타나며 이는 간이 혹사당하고 있다는 것을 알리는 것이다. 이러한 문제의 원인은 음식을 과도하게 많이 섭취하기 때문인데, 특히 *양의 기운*이 지나치게 많은 붉은 고기와 술……. 그리고 소금을 과도하게 섭취하기 때문이다!

만약 붉은색이 보랏빛이 되어 가면, 그것은 모든 순간이 위험할 수 있을 만큼 완전히 악화된 상태라는 신호이다. 장년기의 남성에게서 코가 부었고 보랏빛을 띤 빨간색이라면 간이 악화된 상태이고, 혈액순환장애 그리고 고혈압이 위험할 만큼 진행되었다는 것을 나타낸다. 또한 심장도 역시 과로한 상태로 위험하다.

술에 관하여, 만약 미량의 빠나쉐(맥주와 레모네이드의 혼합주)로 얼굴이 빨갛게 된다면, 간의 건강이 아주 좋다는 신호이다: 이것은 간의 상태가 아주 양호하기 때문에 이런 반응이 나타나는데, 간이 미세한 독(소량의 알코올을 함유하고 있는 빠나쉐일지라도 간에게는 해로운 것이다!)의 흔적을 재빨리 제거한다는 증거이다. 에프타이즈를 음용하고 난후 안색이 회색으로 변한다면, 그것은 간이 나빠지고 있는 중이라는 것을 나타낸다!

아주 분홍빛인 안색 —네덜란드인의 탐나는 분홍빛 얼굴인— 은 일반적으로 육류를 과도하게 소비하는 음식습관에 창백한 안색을 유발하는 우유섭취가 결합되어 나타나게 되는 것이다(빨간색+하얀색=분홍색!).

임신

임신 중일 때는 종종 피부표면에 정맥과 모세혈관 또는 붉게 번져 있는 흔적들이 눈에 띄곤 한다. 이는 몸의 기관들이 격하게 움직이기 때문이다. 그러나 이러한 현상은 정상이며, 출산 이후에는 사라지게 된다. 특히 만약 임산부가 양의 음식을 충분히 섭취하면 피부표면의 혈흔들은 사라지게 될 것이다. 반대로 임산부가 음의 음식을 선호하게 되면, 아마도 이러한 흔적들이 분명히 사라지지 않을 것이다!

갈색

안색이 갈색으로 변하거나 기미 같은 것들이 얼굴에 생기게 되면, 일반적으로 간이나 담낭에 이상이 생겼다는 것을 말해준다. 이는 일반적으로 백미(정제된) 또는 글루탐산(중국요리에 애용되는) 그리고 염분의 과도한 섭취에 기인한다. 만약 얼굴에 기미가 있다고 하면, 음식물 섭취에 주의를 기울어야 한다! 그리고 마찬가지로 얼굴을 태우게 되면 얼굴빛이 갈색으로 변하게 된다!

얼굴에 이러한 갈색 점들이 많은 것은, 때로는 어린 시절에 약물을 많이 복용하였거나 특히 음의 음식(예를 들어, 어린아이에게 유제품을 너무 많이 먹이게 되면)을 과도하게 섭취함으로써 간(肝)과 배설기관이 혹사당하여 피곤하기 때문이다.

지독한 탄생의 흔적은 일반적으로 임신 중에 산모가 음의 기운이 강한 음식을 섭취했거나, 심적인 충격(≪걱정하다≫라는 표현에 대하여 생각하면 된다!)을 겪었기 때문이다. 탄생의 흔적이 있는 곳은 그러한 사건이 일어났을 때 충격을 받은 장기가 어느 곳인지, 임신한 시점이 언제인지를 알 수 있게 해준다; 임신한지 한 달이 되었을 때 약을 복용하게 되면 종종 이러한 흔적의 원인이 된다.

황색

안색이 황색을 띠게 되면, 췌장이나 간 또는 담에 문제가 있다는 것을 알 수 있다. 황달일 때는 눈의 흰자위까지 노랗게 될 수 있다. 담즙이 더 이상 정상적으로 십이지장에서 분비되지 않고, 혈액으로 들어간다. 이와 같이 온 몸이 노랗게 되는 것이다. 이런 경우 양의 기운이 센 음식인 고기와 염분을 식단에서 없애는 것이 중요하며, 또한 더 많은 채식을 해야 한다. 젖먹이의 황달은 일반적으로 산모가 고기와 생선을 과도하게 섭취했기 때문에 발생하게 된다.

녹색

이 색은 정맥이 나타나는 부위에 생기는데, 다행스럽게도 드물게 나타난다. 왜냐하면 이것은 아주 나쁜 증세의 전조이기 때문이다. 이것은 흔히 암이 있다는 뜻이다. 얼굴에 푸르스름한 빛이 있으면, 특히 폐암일 경우에 관자놀이와 귀가 녹색을 띄게 된다.

미치어 쿠쉬는 이 점에 대하여 ≪질투로 또는 화가 나서 파랗게 된다≫ 또는 분노로 파랗게 된다는 표현을 했는데, 이 표현은 이러한 증세를 잘 나타내고 있다! 그런데 실제로 신경질적이고, 비관적이며 질투심이 많은 사람들은 다른 사람들 보다 암에 걸리기 쉽다.

파란색

정맥의 색인 이 파란색은 *음기*가 강한 정제당, 당분이 많은 음료수, 아이스크림 그리고 다른 유제품 등을 너무 많이 섭취했다는 것을 말해준다.

검정

≪애교점≫은 17세기 프랑스 미녀들의 화장술로 널리 애용되었다! 그러나 이런 점들은 실제로 건강상 그렇게 좋은 신호는 아니며, 특히 신장에 문제가 있다는 것을 알려준다. 까만 점들은 —흰 살결을 돋보이게 하는 검은 점들 역시— 약이나 다양한 약물의 과용으로 배설기관이 과로한 상태라는 것을 나타낸다. 더구나 이 점들은 아주 흔하게 침을 맞아야 되는 부위에 나타난다. 또한 이 점은 가끔 고열이나 중병으로 인하여 생기는 수도 있다. 건강에 좋은 균형 잡힌 식사를 하면 이 점들은 옅어질 수 있고, 드물게는 완전히 없앨 수도 있다.

안색이 회색을 띠게 되면, 간에 문제가 있을 수 있고 또한 간이 지나치게 부은 것이므로 주의를 기울어야 한다. 화를 잘 내고 우울해하는 것을 번갈아 가면서 하는 사람도 같은 증세가 있을 수 있다!

이마 Le front

이마에 있는 수평으로 나타나 있는 주름은 *양기*를 표현하지 않는다: 오히려 이러한 주름은, 흔히 과음, 당류와 지방의 과식에 기인하는데, 얼굴의 수직적인 팽창과 연관되어 있으므로 음에 해당한다! 이마의 주름은 혈액순환에 관한 여러 문제들과 관련이 있다.

눈썹 사이에 있는 수직적인 주름이 생기는 것은 간이나 간담에 문제가 있다는 것을 잘 알 수 있다. 이러한 투영체계에 의하면, 이 부위는 간과 담낭에 해당되는 지점이다. 바로 코 아래, 코의 양 옆은 비장과 췌장 그리고 위장에 해당하는 지점이다. 비장과 위장에 문제가 있을 때, 얼굴의 이 반사부위에 녹색기가 감돈다.

눈썹 Les sourcils

눈썹을 관찰하면서, 여성들이 몇 년 전부터 눈썹을 뽑았다는 것을 생각해보자: 그러니까 순식간에 무너질 수 있는 박식한 결론에 달려들기 전에 질문을 제기해보자!

○ 눈썹의 형태는 눈의 안와의 구조에 의해서 결정되어지는데, 이는 한 사람의 체질을 알아 볼 수 있는 좋은 지표가 된다. 얼굴의 중앙으로 휘어진 눈썹은 임신 중에 산모가 양의 음식, 특히 육류를 많이 섭취했다는 것을 나타낸다. 채식주의자의 아기(그리고 몇 년 동안 채식을 한 사람들)의 눈썹은 관자놀이 쪽으로 휘어지는 경향이 있다.

○ 눈썹이 길면 장수할 수 있고, 성격이 좋다고 알려져 있다. 동양인에게는 이 눈썹은 행복의 눈썹이다!

○ 길고 짙은 눈썹은 활기차고 건강한 신체를 가졌다는 표시이며, 한편 드문드문 난 눈썹이나 너무 가는 눈썹은 허약하다는 것을 나타낸다. 눈썹을 뽑으면, 자신의 활기를 약화시키는 것이다. 정말 그렇다!……

눈 Les yeux

눈은 신경계의 상태와 신체의 모든 조직기관의 상태를 반영한다. 왜냐하면 각 기관은 눈에 연결되어 있기 때문이다. 그러므로 눈을 관찰할 때는 눈의 모양뿐만 아니라 크기, 안구 그리고 홍채까지 이 모든 것을 전체적으로 한꺼번에 살펴보아야 한다.

○ 크고 둥근 눈은 음에 속한다. 반면 작고 움푹하게 들어간 눈은 양에 속한다 —중간 정도의 크기의 눈의 미묘한 차이도!

○ 미치오 쿠시에 따르면, 내사시(內斜視)는 강한 양(너무 강한 수축)의 음식을 섭취한 것과 연관되어 있을 거라고 한다. 반대로 외사시(外斜視)의 원인은 강한 음의 음식을 섭취한 것에 기인한 것이라고 한다. 일반적으로 음식 조절을 하면 이러한 상황을 재빨리 교정하기에 충분하며, 또한 눈의 방향이 다시 정상으로 돌아오는 것을 볼 수 있다.

여성과 신체: 지나치게 음이 많다!

요즘 유행이 —이것은 직접적으로 남성의 취향에 연결되어 있는데, 여자들로 하여금 음기를 지나치게 많이 지니게 하면서, 양기로 부터 점점 더 멀어지게 한다는 것을 다시 한 번 더 확인할 수 있는데, 이러한 경향은 여성의 건강을 해롭게 한다! 신체의 균형과 건강함을 유지하기 위해서는 음양이라는 요소들이 적절하게 균형을 이루어야 한다는 것을 기억해야 한다. 너무 단순하게 양=남성 그리고 음=여성이라는 개념을 갖지 말아야 한다. 우리 신체는 이 두 극성을 다 가지고 있다.

- *이와 같이, 눈썹을 너무 자주 뽑게 되면 시간이 흐름에 따라 활기가 줄어들게 된다.*
- *아주 얇다고 생각하는 입술에 점점 더 자주 콜라겐 주사를 놓을 경우, 여성을 점점 더 음기를 더 많이 지니게 하면서, 또한 음식의 소화와 호르몬이라는 차원에서 중요한 입술 부위의 변형으로 인해, 신체를 허약하게 만들 위험이 있다.*
- *보톡스에 대해서는 이야기하지 말아야 한다: 강력하고 생명을 앗아갈 수 있는 보토릭 (botulique)라는 독소를 미간사이와 눈가, 그리고 입술 주위와 같이 예민하고 반사반응을 일으키는 부위에 주사하면서, 적어도 건강에 악영향을 받지 않고 의학적인 혜택만을 받기를 어떻게 바랄 수 있을까?*
- *게다가, 연약하고 덜 활기찬 음의 얼굴을 보는 것에 익숙해진다는 것은, 신체적으로나 심리적으로 힘과 기가 부족한 얼굴에 더 가치를 부여하는 것이나 다름없다!*

여성들은 그러한 잘못된 인식들로 인해 일생동안 이러한 행위들을 실행하기 전에 자신의 선택에 대하여 심사숙고해야 한다! 보톡스가 무해하다는 것은 전혀 보장된 사실이 아니다!

눈의 흰자위

안구는 지속적으로 유연함을 유지해야 한다. 안구의 경화는 시각장애의 원인인데, 실명으로 진행될 수 있다. 이 경우, 흔히 눈의 흰자위가 파랗게 되거나 회색으로 변하는 것을 확인할 수 있다.

정상적인 경우, 눈의 흰자위는 눈동자의 양 옆쪽에서만 보여야 한다: 오른쪽과 왼쪽. 그것은 더 이상 드문 경우가 아니다. 신체기관이 여러 가지로 결핍할 때 일본인들이 지칭하는 *삼빠꾸(sanpaku)*, 말 그대로 ≪세면의 흰자위≫를 의미, 라고 하는 특별하고 흔한 상태가 생겨나게 된다. 사실, 이런 경우, 눈동자 아랫부분에 흰자위가 보일 수 있고, 어떤 경우에는 눈동자 윗부분에서 흰자위가 보일 수 있다. 이러한 상태는 근육수축의 결여(*양기부족*)나 또는 지나친 근육의 수축과 관련되어 있다. 이러한 상태는 눈의 한 방향, 또는 다른 방향에 가해지는 안압에 의하여 시각 장애를 일으키는 원인이 된다.

○ *눈의 아래쪽에서 나타나는 삼빠쿠*: 눈동자의 아랫부분에 흰자위가 보이는 경우이다. 이런 경우, 몸 전체가 지나치게 *음기*를 띠고 있으며, 몸 전체가 기력을 잃기 시작한다. 이것은 가장 흔히 활기와 지구력이 부족한 사람에게서 볼 수 있다. 이러한 흰자위가 많이 보일수록, 건강이 더욱 더 쇠약해져 잇다는 것을 보여준다. 미치오 쿠시에 따르면, 오늘날에는 수만 명 중에서 단지 한 사람만이 *삼빠쿠*가 아니다! 이 경우는 흔히 노안의 원인이 된다.

○ *눈의 위쪽에서 나타나는 삼빠쿠*: *눈동자 위에서 눈의 흰자위가 보이게 되는 삼빠쿠*는 양기를 지니고 있는 건강한 아기의 조건이다. 또한 때로는 폭력적인 사람의 경우에 이 삼빠쿠가 아주 강하게 나타난다. 이런 경우의 사람은 기가 강하고 그리고 저항력이 뛰어나다.

○ *눈이 튀어나와서 삼빠쿠가 된 경우*: 이러한 상황은, *음기*를 지니고, 또한 몸이 허약하다는 신호이다. 이러한 *삼빠쿠*는 흔히 근시가 될 수 있다.

공막(sclera)의 반사부위

홍채 주위로 눈의 흰자위는 12가지 지점으로 나누어질 수 있고, 이 지점들은 우리의 12개의 신체조직과 연관되어 있다.

양의 부위는 홍채를 감싸고 있으며 코의 근처에 자리 잡고 있다. 이 지점은 물론 양의 신체조직과 양의 신체부위와 연결되어 있다.

음의 부위는 특히 관자놀이를 향하는 부위이고, 홍채 주변이다.

건강한 신체조직을 가졌다면 눈의 흰자위는 약간 상아빛이 감도는 완벽한 하얀색을 띠고 있다. 눈에는 혈색이 없고, 실핏줄도 보이지 않는다. 보통 평범한 사람에게는 이러한 실핏줄이 2~3개 나타나는 것을 볼 수 있다. 실핏줄이 6개 이상 나타나면, 몸의 건강상태가 나쁘다는 신호이다. 극단적인 경우, 12개까지 실핏줄이 나타나게 된다!

이러한 상황은 아주 다양하다: 만약 다음 날 아침에 일어나서 소화기관(장부〈腸腑〉, 위장, 간)의 지점에서 실핏줄이 나타나는 것을 확인하고자 한다면, 그 전날 과음이나 과식하는 것으로 충분히 알아낼 수 있다.

실핏줄이 끝에 작은 반점을 형성하면서 나타나면, 혈액 순환이나 림프의 순환이 정체되었다는 것을 알 수 있다. 이 반점들은 검은 색이나 갈색

그림 2
미치오 쿠시에 의한
공막(오른쪽 눈)의
반사부위

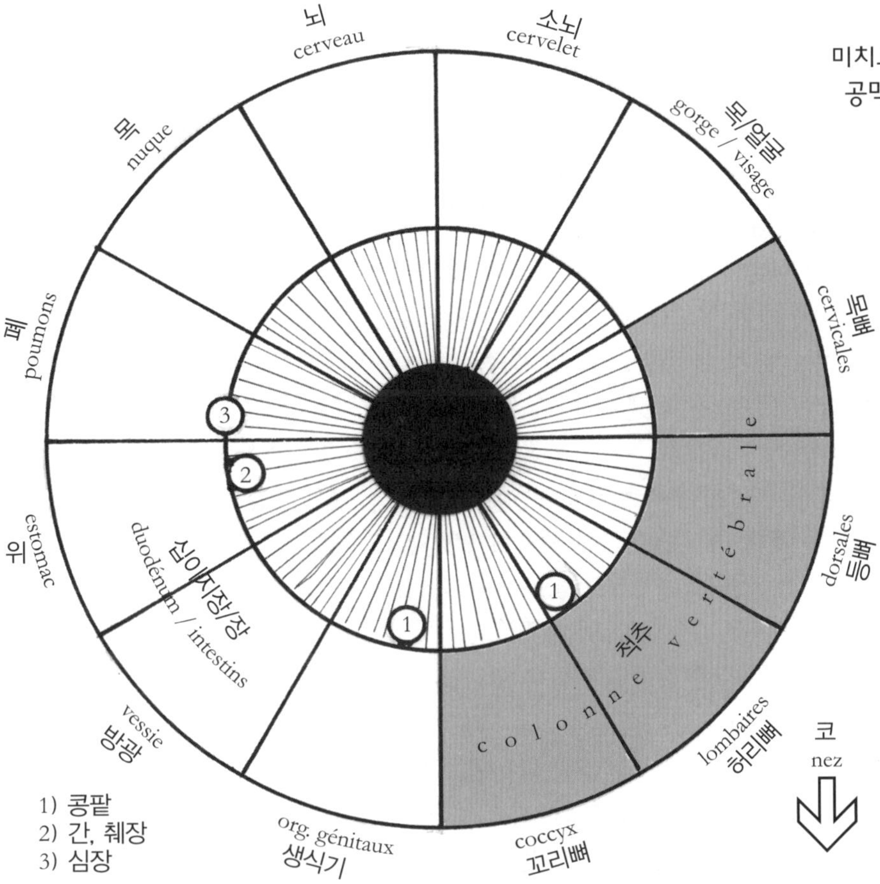

으로 되기도 한다: 음기인데, 이 반점들은 결석이나 낭종이 있다는 것을 나타낸다. 생식기 지점에서, 자주 이러한 경우를 확인할 수 있는데, 이는 결석이나 전립선 장애 또는 난소낭종 등의 가능성이 있다는 것을 알 수 있다. 반점이 노랗거나 또는 불그스름한 빛을 한다면, 대수롭지 않지만 혈액이 침체한 것을 나타낸다.

삼빠쿠와 여러 가지 전조

일본인들에 따르면, 눈의 아래쪽이든 위쪽이든 삼빠쿠가 나타나게 되면, 생명에 큰 위험을 초래한다고 한다. 음기의 과잉으로 생성된 부종은 또한 중추신경계와 뇌를 건드리게 되고, 중추신경계와 뇌의 기능에도 영향을 미칠 것이다. 그러면 생각하기가 힘들어지고, 모호해지며 생각이 제한적이고, 편협한 판단과 옹졸한 견해를 가질 수 있다. 뇌는 전자기를 받아야 하는 역할을 불완전하게 이행할 수밖에 없으므로 끊임없이 전자기의 폭격을 당하게 된다. 이 전자기는 수십억 개의 정보를 제공하여 현 상황을 판단하고 요구되는 결정을 내리도록 한다.

건강한 상태의 사람은 정확하게 —동물처럼— 우발적인 위험, 날씨의 변화, 지진이나 또는 위험과 관련된 모든 다른 사건들, 자신(과 관련된) 죽음과 같은 돌발적인 사건들을 알려주는 인식의 무기를 사용하여 정보를 수집하는데 모든 정보를 자료로 활용한다! 우리들의 먼 조상들은 무엇을 먹을지, 메마른 지역에서는 어디에서 물을 발견할 수 있는지, 이러한 인지작용이 그들에게 말해주는 것에 귀 기울이는데 익숙해 있었다, 그리고 우리가 무시무시한 위험에도 불구하고 살아남아서 오늘날 여기까지 생존할 수 있었던 이유 중 많은 부분은 바로 이러한 기능 덕분이다.

우리는 필요한 예방조치를 취하기 위하여 우리를 위협하는 위험들을 분명히 느낄 수 있었을 것이고, 또한 우리들의 삶은 그러한 인지기능 덕분에 크게 개선되어 갔을 것이다.

배가 난파하기 전에 쥐들이 그 배를 떠나듯이, 우리들은 앞으로 닥쳐올 일들을 느낄 수 있을 것이고, 혹독한 겨울이나 가뭄을 미리 알아차릴 수 있을 것이고, 어떤 날에는 비행기나 배를 타지 말아야 하고 또는 길을 떠나지 말아야 한다는 것을 알 수 있을 것이고, 이런 식으로 죽음의 위험을 피하는 것을 알 수 있을 것이다.

음양의 균형을 되찾는 것, 건강을 회복하는 것 그리고 기의 수준을 올리는 것은 우리의 삶에서 한층 더 많은 행복과 더 많은 기회를 우리들에게 부여하게 될 것이다!

눈의 홍채: 홍채 진단법

눈의 채색부분에 관한 연구인 홍채는, 홍채 진단법이라는 그 자체의 대상이고, 자연병리학에서 소중히 여기는 훌륭한 진단법인데, 이 방법은 신체기관의 상태를 알아낼 수 있게 해준다. 여기서는 이 연구 분야에 대하여 가볍게 다룰 것이다. 이 연구에 대하여 이미 많은 책들이 나와 있다.

홍채 진단법이 어디서 발생하게 되었는지 아무도 모른다. 그러나 한 가지 분명한 것은, 이 진단법이 인류만큼이나 오래 되었다는 것이다. 이집트인, 칼데아인(바빌로니아 지방), 중국인들이 수천 년 전부터 이 진단법을 이용하였다. 그 들 중에서 칼데아인들만이 우리들에게 좀 자세하게 기록된 판화를 남겼다. 1881년 Peczely박사의 *눈을 통해 진단 연구 안내서*

로 인해 현대 홍채 진단법의 진정한 모험이 시작되었다. 이 발견은 재빨리 온 세상에 퍼졌고, 홍채 진단법 개론도 많이 출판되었다.

홍채 진단법은 홍채에서 발견되는 여러 가지 증상을 관찰함으로써 기관(사람이나 동물이나)의 상태를 알아내는데 있다. 눈은 단지 마음의 창만이 아니고, 몸의 창이기도 하다. 홍채는 눈의 상처가 어느 정도 심각하는가에 따라서 유전적이거나 또는 후천적으로 허약한 지점에 대한 정보를 제공해주기도 하지만, 어떤 기관이 질병에 걸리기 전에 그 기관의 기능이 나빠진 것을 알 수 있게 해주기도 한다. 그런 이유에서 홍채의 검진이 아주 중요하다: 그러므로 기관의 장애가 되는 실제적인 원인을 알게 해주며, 그럼으로써 더욱 더 효과적으로 치료할 수 있는 방향을 제시해 준다.

이 검진은 홍채검사기구나 또는 단순히 특별한 확대경과 회중전등 등을 사용하여 실시된다. 홍채 진단법은 모든 종류의 요소들을 고려한다: 눈의 색깔, 착색, 망상조직의 밀집정도나 또는 느슨함, 반점, 빈틈(와〈窩〉), 동공의 변형 그리고 홍채의 균질성이 찢어진 모든 표시들 등이다. 그래서 이러한 증세들은 홍채 그림 위에 있는 각 위치에 따라서 해석되어질 뿐만 아니라, 또한 다른 증세간의 상관관계에 의해서도 읽을 수 있다.

공막에 관하여서도 마찬가지로, 홍채 위의 갈색 반점은 발견되는 부위에 따라서 낭종이나 결석의 위험이 있을 가능성을 알려준다.

동공

어른들의 동공은 투명해야 한다(서양아기들의 동공은 옅은 푸른색을 띤다). 만약 동공이 짙의 빛깔을 띠면, 그것은 간담의 기능이 결여됐다는 것을 알려주는 것이다. 회색을 띠면 흔히 신장에 문제가 있다는 것을 말해준다. 짙은 갈색으로 착색되면 기관이 경화되었다는 신호이다. 자색이나 또는 옅은 녹색을 띤 호박색은 나쁜 전조이다.

언제나 확장되어 있는 동공 —음이 강하다는 신호이다— 다양한 약물과 어떤 약을 자주 복용한다는 것을 알려준다. 동공은 작아야하고 빛의 모든 변화에 재빨리 반응해야 한다. 더디게 반응하는 것은 자율신경계가 약하다는 것을 나타낸다.

그림 3
홍채지형도:
오른쪽 눈

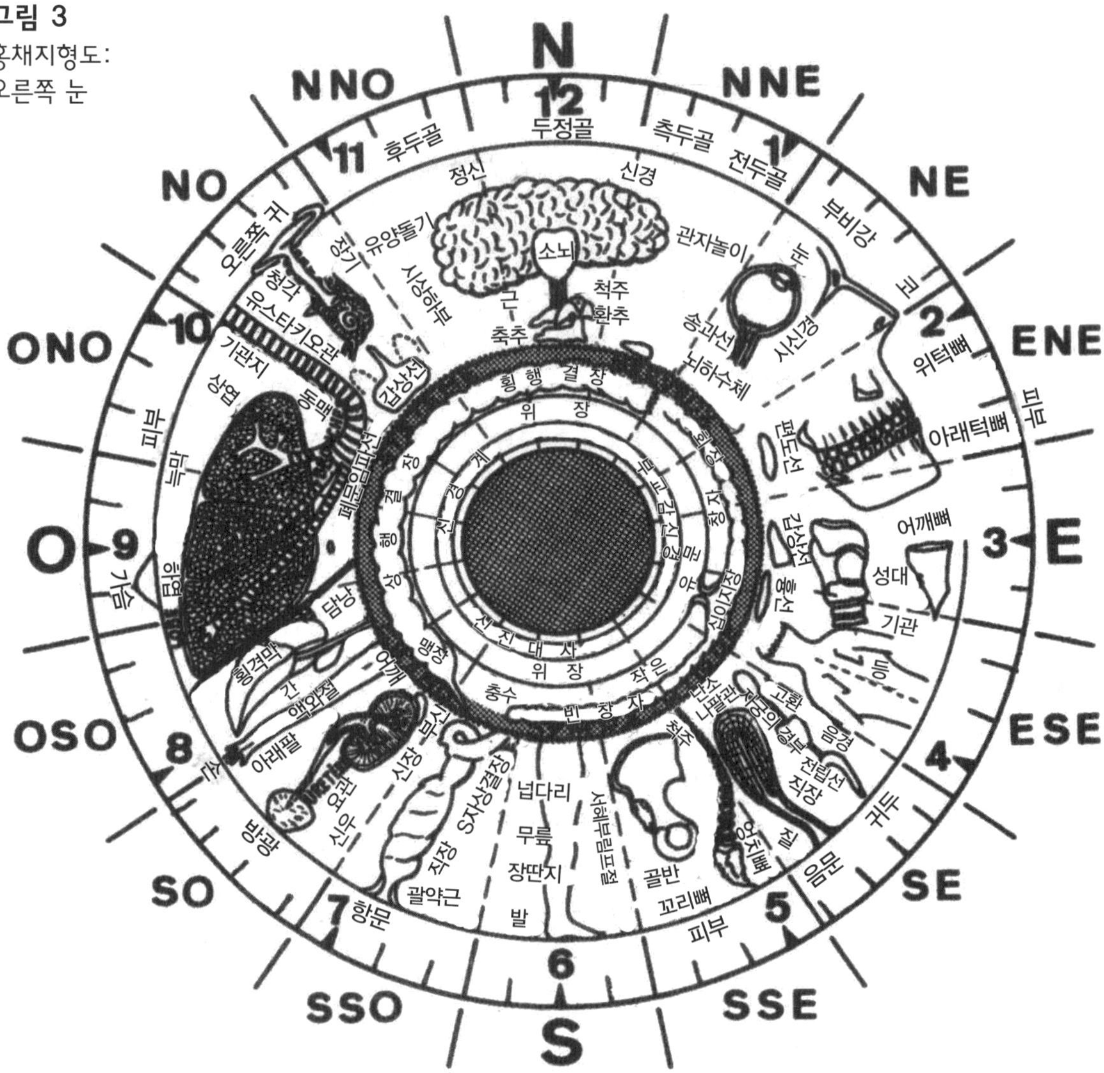

눈꺼풀

우리는 기껏해야 1분에 4번 정도 눈을 깜박인다. 눈을 자주 깜박이는 것은 *음기*가 과도하게 많다는 신호이다. 아기들은 자주 눈을 깜박이지 않으며, 건강한 사람은 몇 분 동안 그럴 필요를 느끼지 않을 수 있다. 전통적으로 적을 위협하기 위해서, 눈을 깜박이지 않고 노려볼 수 있는 능력을 가진 사람을 고용하였다!

아래 눈꺼풀을 밑으로 살짝 당겨서, 순환계의 상태를 잘 보여주는 눈 아래쪽의 내부를 관찰하는 것은 흥미롭다. 이 부분은 분홍빛을 띠어야 한다: 너무 창백하면, 빈혈이 있다는 것을 알려준다. 너무 붉으면, 감염이 되었거나 또는 염증이 생겼다는 표시이다. *양기*가 너무 강한 체질은 이 부

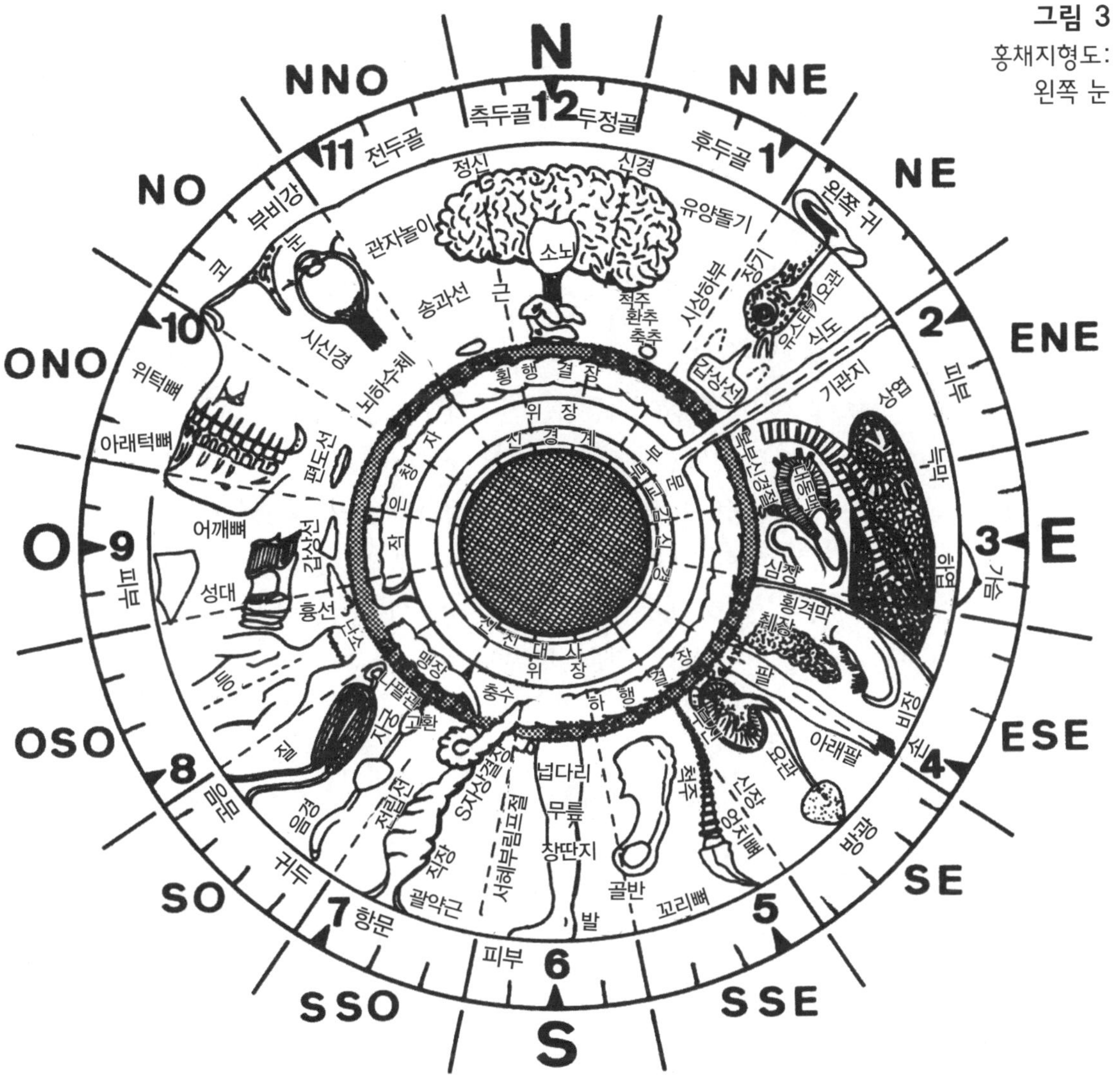

그림 3
홍채지형도:
왼쪽 눈

분에 오톨도톨한 알갱이가 생길 수 있다: 트라코마(Trachoma)이다. 이것은 동물성 식품의 부산물, 특히 치즈, 우유, 그리고 요구르트 등을 너무 많이 섭취하였기 때문이다.

눈의 안쪽과 바깥쪽의 가장자리에 점액이 고여 있으면, 신체기관에 유사한 침전이 있다는 것을 의미한다:

- 윗눈꺼풀의 점액침전: 신체의 윗부분에 있는 기관에 침전이 있다;
- 아랫눈꺼풀에 침전이 있는 경우: 복부에 자리 잡고 있는 기관에 침전이 있다.

흰색을 띤 점액은 유제품이나 동물성 지방을 과도하게 섭취했다는 것을 나타낸다, 반면 노란색 점액은 치즈나 계란을 지나치게 많이 섭취하였다는 것을 알려준다.

속눈썹은 신경계의 지표이다. 모든 체모(머리카락, 체모)부위처럼, 속눈썹은 신경계의 말단부위에서 자라난다.

○ 윗눈꺼풀과 속눈썹은 일반적으로 뇌와 머리의 상태를 알려주는 지표이다.

○ 아랫눈꺼풀과 속눈썹은 생식기관의 상태를 나타낸다.

정상적인 경우 속눈썹은 안쪽을 향하여 둥글게 휜다. 만약 바깥쪽을 향하여 휘게 되면, 이것은 성기능에 문제가 있다는 것을 나타낸다: 남자의 경우, 성적 불능을 나타내고; 여자의 경우, 불감증, 불임 또는 유산할 가능성이 있다는 것을 나타낸다.

눈 주위

이 부위는 신장에 해당한다. 눈 밑이 붓고 이곳에 부종이 있는 경우, 일반적으로 신장 기능의 결핍과 관련이 있다.

○ 만약 눈 아래 부위의 부종이 말랑말랑하면, 신장이 지쳐있는 상태이므로 신장에 수분이 정체되어 있음을 나타낸다.

○ 이 부종 주머니가 지속적으로 더욱 두꺼워지면, 이것은 오히려 지방질의 음식을 과도하게 많이 섭취했다는 것을 의미하고, 지방질의 과도한 섭취 역시 신장의 기능을 불완전하게 하는 원인이 된다.

○ 눈 아래가 불그스레하게 착색이 되면, 이는 신장부위의 내부에 혈액이 침체되어 있음을 나타낸다.

○ 이 부위에 작은 핏줄이 부어있고, 가끔 변색되어 있는 것을 볼 수도 있다: 이것은 신장결석이 있다는 것을 나타낸다. 만약 변색되지 않았다면, 그것은 낭종이나 다양한 지방이 침체된 경우일 수도 있다.

요점! *이러한 다양한 증상은 부위가 전환되지 않고, 각 해당된 기관의 부위 쪽에서 나타난다:* ***즉, 오른쪽 눈에는 오른쪽 기관에 있는 증상이며 그리고 왼쪽 눈은 왼쪽 기관의 증상을 나타낸다.***

코 Le nez

- 길고 도드라져 나온 코는 음에 속하고, 반면 넓고 납작하며, 편편한 코는 양에 속한다.
- 콧구멍이 크게 벌어져 있으면 역시 *양기*가 많다는 것을 표시하고, 반면 코끝이 뾰족하면 *음기*가 많다는 것을 표시한다.
- 코의 끝은 심장에 해당된다. 만약 이 부분에 작은 줄 같은 자국 또는 주름이 있거나 또는 가벼운 부기가 보이면, 이것은 심장의 두 부분 —오른쪽과 왼쪽— 이 불균형 상태에 있다는 표시이다; 그런 사람은 육체적인 힘과 지구력이 결핍되어 있다: 심장기능 장애의 소지를 갖고 있다고 할 수 있다. 그리고 나쁜 식습관은 이러한 요인을 더욱 가중시킨다.
- 부어있고 팽창된 코를 가지고 있는 사람은 심장도 이와 같은 양상을 띨 위험이 있다: 심장이 크게 부어있고 팽창되어 있을 수 있다. 이러한 상황은 신체의 기관 내에 과도하게 수분이 많거나 —이런 경우 코가 붓고 물렁물렁해진다— 또는 버터나 치즈를 너무 많이 섭취하는 것과 관련되어 있다— 이런 경우에는 코의 부기가 단단하게 굳게 되며 딱딱해진다: 이것은 동맥경화의 원인이 되는 지방질이 축적되어 있다는 표시이다: 이 경우, 심근경색의 위험과 함께 심각한 심장병을 일으킬 가능성이 있다.

코의 양 옆의 광대뼈는 폐와 관련이 있다: 피부의 색깔, 얇은 피부조직인지 또는 두꺼운 피부조직인지 판단해 볼 것.

입 La bouche

이상적인 입은, 코의 넓이와 거의 같아야 한다는 것이다 —오늘날 이런 입은 거의 찾아볼 수 없을 뿐더러, 이와 반대로 이미 우리들의 코는 이미 너무 좁다: 이것은 *음기*가 과도하게 축적되어 있다는 표시이다! 우리들의 입은 갈수록 넓어지고, 아뿔싸, 이것은 생리적으로 퇴화되고 있다는 것을 나타낸다.

○ 양의 입일 경우, 입은 작고, 입술은 얇다. 이것은 활기찬 기운이 넘친다는 표시이다.

○ 음의 입일 경우, 입이 크고, 입술이 도톰하다. 너무 입이 크면, 소화계가 약하다는 것을 나타낸다.

코와 윗입술 사이

코의 아랫부분과 윗입술 사이에 있는 부위는 생식기관에 해당된다.

○ 작고 단단한 입은 여성의 경우 좁은 질을 나타낸다.

○ 입이 크고, 입술이 팽창되어 있으면, 내장 역시 팽창되어 있다는 것을 나타내고, 변비가 있을 가능성이 있다.

○ 여자에게서 윗입술 위에 수염이 있다면, 생식기가 약하다는 것을 나타낸다.

○ 수직적인 주름은 생식기가 움츠러드는 경향이 있고, 이러한 것은 나이 든 사람들에게서 생기는 것처럼, 또한 낭종, 섬유종이 생길 수 있다는 것을 나타낸다.

○ 웃을 때 윗입술에 횡선이 생기면, 남자의 경우 성적인 기능이 약하다는 표시이고, 여자의 경우, 생리불순이 있다는 것을 나타낸다. 이러한 원인은 흔히 동물성 식품의 부산물을 과다하게 섭취해서 발생하는데, 특히 유제품을 과다하게 섭취해서 발생한다.

○ 윗입술과 입 주위에 주름이 있으면, 이는 신체의 양쪽이 불균형을 이루고 있고, 지나치게 음기가 많기 때문에 지구력이 부족할 소지가 있다는 것을 알려준다. 입술 주둥이가 튀어나온 경우는 극단적인 사례를 보여준다: 즉, 임신기간 동안 산모가 특히 *음기*가 많은 영양분을 지나치게 섭취하였다는 것을 나타낸다. 태아의 신체가 올바르게 형성되려면 근육이 수축되어야 하는데 태아 형성을 위한 *양기*가 많은 영양분을 충분히 섭취하지 않아, 얼굴 형성이 올바르게 이루어지도록 하는 근육이 충분히 수축하지 못했기 때문이다.

윗입술

윗입술은 위장과 관련되어 있다. 윗입술이 부어있으면, 헛배가 부르다는 신호이다:

- ○ 입술의 윗부분은 위산이 많은 위장의 윗부분에 해당되며,
- ○ 입술의 중간부분은 위장의 중간부위에 해당되며, 위산이 위장의 윗부분보다 적게 있다.
- ○ 입술의 아랫부분과 입의 양쪽 모서리는 십이지장에 해당된다. 그리고 간, 담낭과 췌장에 관련된 부위와 통하게 된다. Dien' Cham'에서는 이 부위들이 두 뺨과 연관이 있다. 만약 입술이 부어 있으면, 헛배가 부른 증세를 나타낸다.

아랫입술

아랫입술은 내장에 해당된다. 그리고 아랫입술이 부어있으면 결장내의 가스과다증이 있다는 것을 암시한다. 아랫입술의 가장자리 부위만 부어 있으면, 그것은 만성적인 변비가 있다는 것이다. 아랫입술에 주름자국이 있으면, 과도하게 *음기*가 형성되어 있음을 나타내며, 이는 *양기*의 음식을 오랫동안 섭취하면 고칠 수 있다.

입술에 나있는 수포진은 궤양이 발생할 수 있는 표시이고, 또한 소화관내에 혈액순환이 정체될 수 있는 경향이 있음을 나타내준다. 이것은 또한 입안에 그와 같은 궤양이 형성되어 나타날 수 있다. 또한 감염된 입 부분은 입 부위와 대응하는 신체부위의 상처와 대응한다. 창백한 입술은 내장에서 흡수가 잘 이루어지지 않는다는 것을 나타낸다.

아주 뚜렷한 팔자주름(코 아래에서 입꼬리까지 입을 감싸고 있는 두 개의 줄)이 보이면 내장(결장)에 장애가 있다는 표시이다.

치아

튀어나온 치아는 음이다. 안으로 들어간 치아는 과도하게 양이 많다는 것을 나타낸다. 치아가 가지런하고 잘 정돈되어 있다면, 성품이 차분하고 인내심이 많다는 것을 나타내고, 균형 잡힌 영양을 섭취하고 있다는 뜻이다. 갈수록 사람들의 치아는 ≪들쑥날쑥≫해진다: 치아 하나는 안쪽으로 향하고, 옆에 위치한 치아는 바깥쪽으로 향한다. 그것은 절제되지 않은 영양섭취, 그러니까 지나치게 음과 양의 음식을 한꺼번에 섭취한다는 증

거이다. 이런 형태의 치아는 다양한 문제를 일으키게 된다. 왜냐하면 이러한 치아 형태를 가진 사람들은 끝없이 극과 극을 달리고, 우울증에서 분노로 감정의 폭이 극으로 치닫게 된다. 그들에게 정신적인 균형을 유지한다는 것은 어려울 일이며, 또한 균형 잡힌 식사를 하는 것도 마찬가지로 힘들다.

정수리 Le sommet de la tête

우리는 이와 같이 이 부위에 있는 머리카락의 조직(어린아이처럼 가는지 또는 굵은지)과 머리숱이 많은지(또는 없는지)를 대조하면서 머리의 맨 윗부분을 살펴볼 수 있다. 머리카락은 골고루 숱이 풍성하고 질겨야 한다; 그 반대가 되면 그 대응부위에 해당하는 곳이 약하다는 것을 말한다.

- 굵은 모발을 가진 사람은 야채와 곡류를 많이 섭취했다는 것을 나타낸다.
- 그 반대로 아주 가는 모발을 가진 사람은 동물성 식품을 과도하게 많이 섭취했다는 것을 의미한다. 음양이 올바르게 균형잡힌 식사로, 특히 야채와 곡류로 영양을 섭취를 한 사람들은 흔히 모발이 직모이고, 반면에 흔히 지나치게 양의 음식이거나 또는 지나치게 음의 음식을 섭취한 사람들은 모발이 강하거나 약한 곱슬머리이다.
- 흔히 체액이 부족하면 건조한 모발이 된다.
- 지성인 모발은 일반적으로 동물성 음식, 특히 유제품, 그리고 당류를 과도하게 많이 섭취한 것과 관련되어 있다.
- 지나치게 머리카락이 많이 빠지면, 그것은 건강이 나빠졌다는 신호이다.
- 머리카락색이 회색으로 변하고 나중에 흰색으로 되면, 체질이 갈수록 음으로 되어가고 있다는 것을 나타낸다.

머리카락은 작은창자의 융털에 해당된다. 탈모증은 신체 내부 조직의 쇠약해짐을 나타낸다. 가장 심한 탈모가 이루어진 부위를 검사해 보면, 그 부위에 해당되는 신체조직의 부위가 나빠졌다는 것을 알 수 있다. 이와 같이, 음의 음식을 지나치게 많이 섭취하여 폐가 약해지거나 또는 담배로 인해 폐가 약해지면, 제일 먼저 이마 위에서부터 탈모가 생기기 시작한다.

그림 4
(미치오 쿠시에 따른)
정수리의 반사 부위

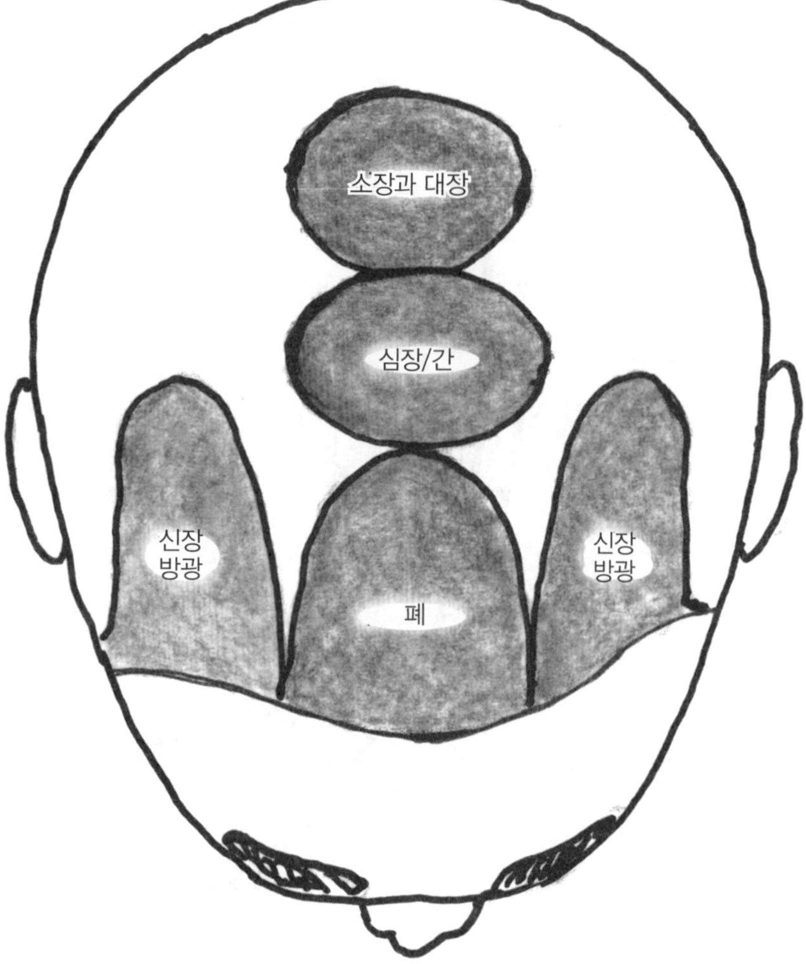

머리 마사지

정수리에서 침을 놓는 여러 지점을 따라서 오른쪽 그림과 같이 가상의 선을 그을 수가 있다.

○ 첫 번째 줄(①) — 정중앙 — 두개골의 중앙으로 지나간다;

○ 두 번째 줄(②) — 눈의 안쪽 부분으로 지나간다;

○ 세 번째 줄(③) — 눈의 바깥쪽 부분으로 지나간다:

○ 네 번째 줄(④) — 관자놀이 부분으로 지나간다.

그림 5
머리 정수리
마사지

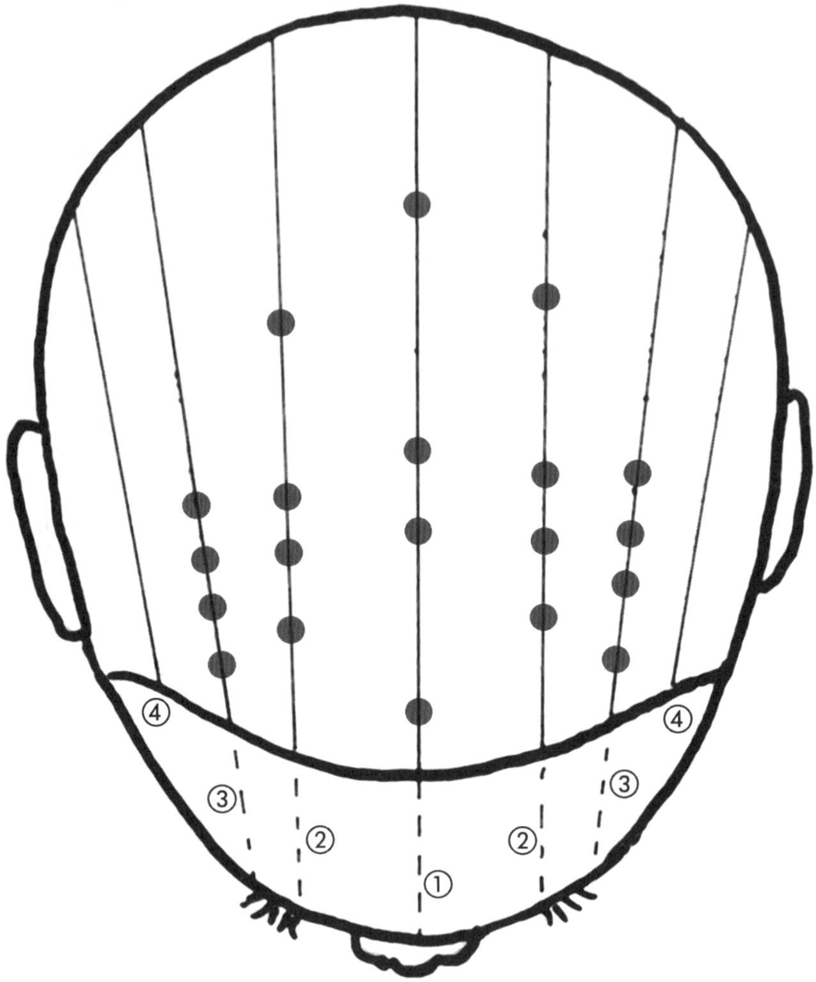

이 지점을 따라서 손가락으로 머리를 자극해주면 간편하고 상쾌해진다:

○ 양손의 네 손가락을 사용하여 머리의 정중앙을 지나는 선을 몇 초 동안 좀 세게 눌러준다.

○ 그 다음으로, 양쪽에서 눈의 안쪽으로 지나는 두 번째 줄을 따라서 마찬가지로 눌러 자극해 준다.

○ 그리고 마찬가지로 세 번째 줄과 네 번째 줄도 같은 방법으로 해준다.

이 간단한 마사지는 머리 정수리의 경락들을 자극해 준다. 이 마사지는 신경계와 뇌의 혈액순환을 촉진시켜주고, 기의 순환을 원활하게 해준다.

주요 효과

○ 정신 집중이 잘된다.

○ 기억력이 향상되고, 머리가 맑아진다.

○ 정신적으로 안정을 취할 수 있다.

○ 두통이나 편두통 그리고 어지럼증이 경감된다.

○ 근심과 긴장이 진정된다.

○ 대뇌 혈액 순환을 자극한다.

○ 머리카락이 빠지는 것을 방지하고, 두피의 건강이 증진된다.

제 2 부

중국 안면 반사요법

La réflexologie faciale chinoise

지압, 도-인과 지-조(응급처치)

Acupressure, Do-In et Ji-Jo

전통적인 침술 —침을 사용하여 경락에 위치한 몇몇 점들을 자극 주는 것— 과 번갈아 가면서, 지압은 침술 지점에 침을 놓는 대신 양손으로 마사지하면서 자극을 주는 것이다. 중국에서는 아주 오랫동안 어린아이들을 치료하는데 침술보다는 오히려 이 방법을 사용하였다. 그러나 이러한 방식의 마사지가 널리 퍼지고, 더 폭넓게 사용되기 시작한 것은 명대(XIVe—XVIIe)에 이르러서였다. 중국의 모든 전통적인 사고는 ≪소우주는 대우주를 반영한다≫는 사상을 담고 있고, 이 사상은 또한 모든 반사요법의 근거가 된다. 고대 중국에서도 마찬가지로, 인간의 몸에서 각각의 부분 —눈, 코, 귀, 입, 얼굴, 발, 손, 등— 은 온몸에 있는 기를 투영할 수 있다고 여겼다. 이 마사지 기술은 위험한 경우에 의사를 기다리는 동안 환자의 고통을 덜어주는 일종의 응급의술로 여겼고, 또한 어떤 증상이 나타나기 시작하는 초기부터 그 증상을 다스리면서, 질병을 미리 예방하기 위한 목적으로 가정에서 실시하는 건강 기술이었다.

○ 침술과 마찬가지로, **지압, 또는 도-인**은 인체의 모든 부분을 시술한다. 이 책에서는 물론, 얼굴에만 한정하여 지압을 실시하는 것으로 한다. 고대 중국에서는 자기마사지는 도인이라는 이름으로 불렸다; 이 기술은 농부들, 그리고 또한 승려들이 많이 사용하였다.

주의점

중국 마사지 또는 지압은 심각한 심장장애를 가진 사람이나 임신부에게는 부적합함으로 시술하지 않는 것이 좋다.

○ **지-조**(이것은 중국어로 ≪응급처치≫라는 뜻이다)는 대부분의 경우에 크게 도움을 줄 수 있는 인체의 점들을 재구성한 지압법이다. 이 방법은 손가락으로 여러 점들을 자극하는 것인데, 침술점들과 동일하다. 서양의 관점에서 ≪응급처치≫라는 용어의 의미는 중국인들이 생각하는 것과 맞지 않다: 중국에서 응급처치의 목적은 단순히 고통이나 경미한 증세를 완화시키는데 있기 때문이다.

음양을 조화시키기 Harmoniser le yin et le yang

우주와 마찬가지로, 인체도 모든 것이 불안정하고, 언제나 균형을 찾고자 한다. 중국의 전통에 따르면, 질병이란 항상 음과 양 사이에서 기의 균형이 깨어져서 생겨난다: 기가 부족하거나 지나치게 많은 것을 치료하지 않고 그대로 두면, 언제나 인체조직의 일부 또는 여러 부위에 영향을 미치게 될 것이라고 한다. 중국 마사지는 침술과 마찬가지로 우리 인체가 제 기능을 잘 할 수 있도록 인체 안에 순환하고 있는 기(氣)의 흐름을 조화시키면서 질병을 예방하는 것이 주된 목적이다. 기억해야 할 것은, 중국의 전통적인 의학의 목표는 언제나 건강함의 유지이다 — 서양에서처럼, 환자가 아플 때까지 기다렸다가 치료하는 것이 아니다. 이 기술을 규칙적으로 실행하면, 질병이 인체에서 발생하지 않도록 인체조직의 자연적인 면역력을 자극해 준다.

어떻게 지압을 하는 걸까 *Comment pratiquer l'acupressure*

침을 놓는 점을 자극하는 여러 가지 기술이 있는 것처럼, 또한 마찬가지로 반사 부위를 자극하기 위한 여러가지 기술이 있다. 아래와 같은 방법으로 여러 기술들을 실행할 수 있다:

○ 침을 사용하는 것처럼 손톱으로 지압점을 깊숙이 눌러준다.

○ 다소 세게 지압점이나 반사 부위를 눌러준다.

○ 작은 나무 막대나 볼펜으로 지압한다.

○ 지압점이나 반사 부위를 손가락 끝으로 둥글게 그리면서 마사지한다.

○ 손가락으로 피부를 굴리듯이 마사지한다.

○ 혈액뿐만 아니라 기의 순환을 향상시키기 위하여 천천히 가볍게 스치듯이 (피부를)마사지한다.

대부분 자극을 주는 곳은 침을 놓는 점이나 — 또는 이 점과 가까운 부위라는 것을 기억해야한다. 그러므로 이러한 여러 가지 마사지 기술에다 교대로 어떤 특징적인 방향으로 해주는 마사지기술을 첨가하면 마사지의 효능을 높일 수가 있다. 즉 경우에 따라서 만약 어느 지압점에 기를 모이게 하여 **활력을 주기** 위하여 또는 기가 과도하게 모인 곳에는 그것을 **흩어지게 하기** 위하여 각기 다른 방향으로 마사지해주는 방법을 말한다:

○ **활력을 주기 위하여**: 지압점 주위를 시계바늘 방향으로 원을 그리면서 빠르고 힘을 주어서 압력을 가한다. 또한 지압점을 마사지할 수도 있다: 충분히 압력을 가하여 눌러주고, 그 지점의 피부를 시계 바늘 방향으로 당기면서 돌린다.

○ **기를 흩어지게 하기 위하여**: 지압점 주위를 시계바늘 반대 방향으로 원을 그리면서 오랫동안 압박을 가한다. 또는 아니면, 지압점을 시계바늘 반대 방향으로 원을 그리면서 압박을 가한다.

이 장은 지압에 대한 개론이 아니다: 이 기술은 잘 알려져 있으며, 많은 책들이 출판되었다. 여기서는, 거의 알려지지 않았거나 또는 전혀 알려지지 않은, 베트남 마사지를 보완하고자 다양한 얼굴 마사지 기술을 개괄적으로 검토하는데 있으며, 이 책에서는 이러한 의도에 맞게 많은 부분을 베트남 마사지에 할애할 것이다.

중국 마사지에서 얼굴 반사부위

Les zones réflexes du visage en massage chinois

그림 6에서 반사부위를 발견할 수 있다. 다른 마사지 체계와 비교했을 때, 이 반사부위는 다소 축소되어 있다. 왜냐하면 현실적으로 이 반사부위는 경락에 위치한 점들을 둘러싸고 있고 또한 어떻게 보면, 이 점들과 위치가 같기 때문이다.

이 기술은 간단하다: 즉, 자신에게 알맞다고 여겨지는 여러 부위를 몇 초 동안 마사지해주는 것으로 충분하다. 그리고 편안함을 느끼는 즉시 자극하는 것을 그치면 된다.

○ 이마 중앙의 머리선이 나는 곳에서 가까운 부위가 후두 반사부위이다.

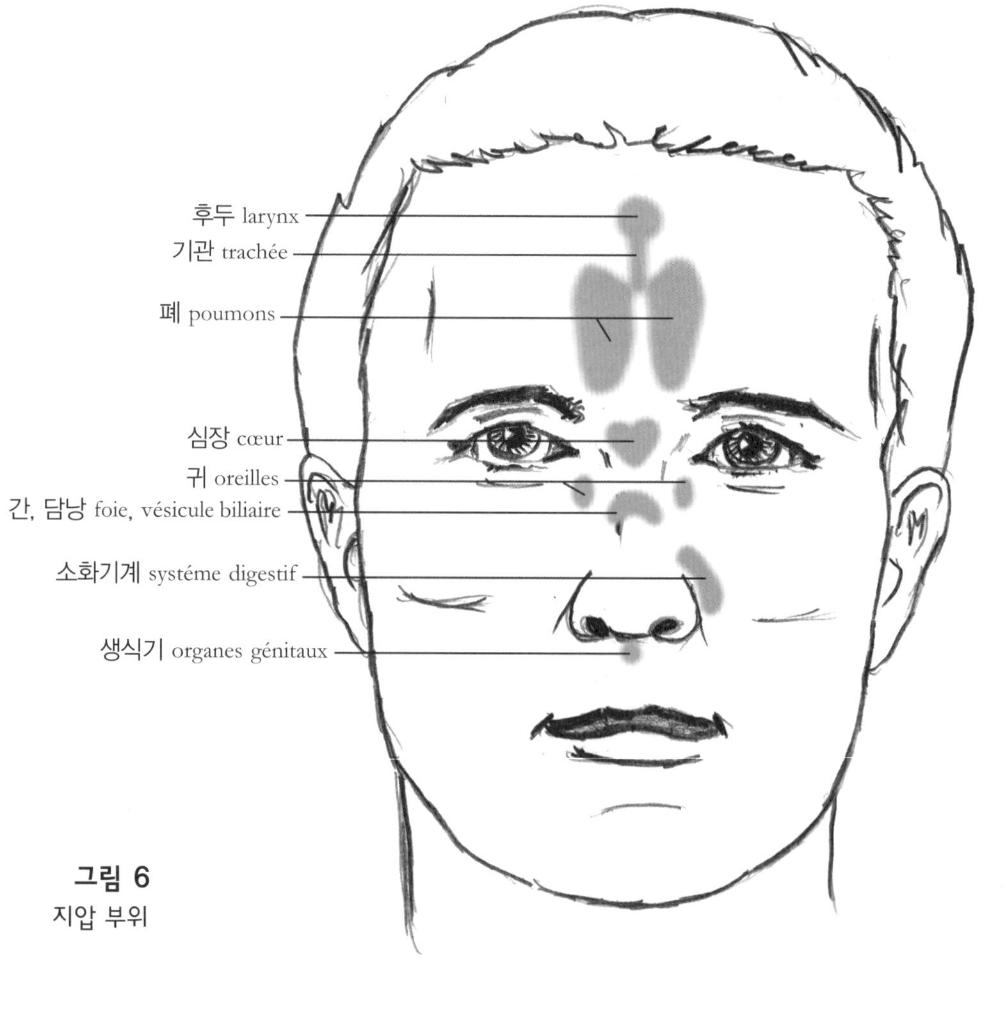

그림 6
지압 부위

○ 그리고 그 아래쪽은 기관 반사부위이다.

○ 이마의 중앙은 폐와 기관지 반사부위이다.

○ 눈 사이는 심장 반사부위이며,

○ 콧등의 가운데는 간과 담낭 반사부위이고,

○ 비장 반사부위는 콧등 위, 콧구멍 앞에 있고

○ 코의 양쪽 날개 아래에서 각각의 옆쪽, 눈의 안쪽 아래에서 약 1.5cm에 위치하고 있는 작게 파인 곳에서 귀 반사부위를 찾을 수 있고

○ 소화기계는 코의 왼쪽에서, 왼쪽 콧구멍 주위에서 그 반사부위를 찾을 수 있다.

○ 남성과 여성의 생식기는 코 바로 아래에 위치한 점에서 볼 수 있다 (그것은 독맥 25, 또한 소생술의 지점 —또는 급소— 그리고 Dien' Cham'에서는 19점이기도 하다)

안면 지압에서 몇몇 점들 *Quelques points d'acupressure du visage*

철저하게 검토하지는 않겠지만, 평상시 익숙한 작은 고통들을 재빨리 경감시킬 수 있는 점들과 부위들을 점검해 보자. 이 마사지는 혼자 스스로 자신에게 그리고 또한 다른 사람에게도 해줄 수 있다.

○ 검지와 중지를 사용하여 이마의 정중앙 부분, 머리선에서 코가 시작되는 곳(즉, 눈썹사이)을 마사지한다. 이 부위를 따라서 올라가고 그리고 내려오면서 둥글게 작은 원을 그리면서 마사지해준다.
적응증 지시: 호흡곤란, 기관지염, 천식

○ 엄지와 검지로 눈썹사이에 위치한 인당을 피부가 발갛게 될 때까지 꼬집는다. 이 점은 ≪경락이외에 기경≫이라고 말하는 지점의 한 부분을 이룬다.
적응증 지시: 두통, 불면증, 부비강염, 현기증… 그리고 또한 ≪숙취≫!

○ 코의 양 쪽, 코의 아랫부분에서, 코뼈와 코의 연골 사이에 있는 교차 지점에 위치한 곳에 이 점들이 위치해 있는데, 이 점들을 꾹 눌러서 마사지해준다.

적응증 지시: 코 양쪽의 이 두 점들은 감기인 경우, 코의 충렬을 완화시켜준다—만성니코틴중독을 극복하기 위해서도 이 두 점들을 마사지해준다.

○ 콧구멍 양쪽에 있는 점, 그곳은 콧구멍이 뺨과 만나는 곳(수양명대장경 20, 저자의 오타인 것 같음, 저자는 대장경 0로 표기하였음, 역자 주)을 깊게 눌러준다.

적응증 지시: 감기, 부비강염, 오한 그리고 유행성감기, 후두염.

○ 바로 코 아래에 있는 독맥 25점을 손톱으로 재빨리 눌러주면서 여기를 자극해 준다. 이 점은 또한 급소로서, 소생술의 점이다. 의식을 잃었다거나 또는 간질로 쓰러졌을 때; 간질인 경우에 환자가 혀를 깨물지 않도록 이빨사이에 뭔가를 넣어야 한다), 이런 위험한 경우에 구조를 기다리는 동안 시술할 수 있는 점이다.

적응증 지시: 기절, 간질 증상, 발열… 또한 재채기가 나오려는 경우에도… 효과적이다!

○ 이주(耳珠)(귓구멍 입구에 있는 삼각 형태를 띤 부분) 앞에서 2.5cm 되는 얼굴 부위에서 들어간 곳에 있는 점을 자극한다.

적응증 지시: 치통(위턱)

○ 코끝에 위치한 독맥 24점은 취기를 없애준다. 그러나 술에 취하지 않는 것이 더 낫다.

○ 안와와 귀의 중간쯤에 위치한 담경 2점은 눈에 장애가 있을 시에 자극을 할 수 있다.

적응증 지시: 근시, 시력 장애, 눈의 피로, 결막염….

간단하게 실행하는 도인 안면 마사지

Une courte séance de Do-In du visage

이 간단한 마사지[3]는 아침에 일어나자마자, 또는 낮 동안에 긴장을 풀기 위해서 시술해야 할 것이다. 조용한 장소이기만 하면, 서서 하든지 앉아서 하든지 편안하게 할 수 있다. 호흡은 마사지를 하는 동안 자유롭게 하면 된다.

- 두 손바닥을 서로 열이 날 정도로 몇 초 동안 힘차게 비비는 것으로 시작한다.
- 그리고 코가 시작되는 부분의 정중앙에서 선을 마음속으로 긋는다. 이 선은 이마 중앙으로 따라 올라가면서 머리 꼭대기를 지나 목덜미 쪽으로 내려가다 두개골 아래에서 멈춘다. 주먹을 쥐고, 이 중앙선을 따라 좌우 양쪽 부위를 가볍게 두드린다(선은 절대로 두드리지 않는다).
- 그리고 나서 손가락을 구부려서 관절부분을 이용하여 두개골의 정중앙선을 따라 좌우 양쪽을 두드려 준다. 머리선에서 두개골의 아래까지 정중앙선과 평행하게 양쪽으로 나란히 선을 그리면서 두드린다.
- 그 다음, 손가락 끝이 닿도록 손가락을 벌려서 머리 위, 즉 정중앙선의 양쪽 옆에 둔다. 그리고 작은 원을 그리는 동작으로 두피 위를 눌러준다.

이러한 순서로 마사지를 해주면, 정신적으로 건강하고 안정을 갖도록 해준다. 그러나 이 마사지의 효과가 거기에서 멈추는 것이 아니다: 방광과 콩팥을 재생시켜 주고, 내장의 기능을 원활하게 해주며, 치질과 전립선에 관한 문제들을 완화시켜준다. 그리고 여성들에게는 생리통을 완화시켜 준다.

- 손가락 끝으로 얼굴을 위에서 아래로 스치듯이 어루만져준다.
  이 마사지는 위장을 자극한다.
- 그 다음 좌우손가락을 벌려서 좌우눈썹 위에 둔다. 눈썹 부위의 피부를 밀면서 작은 원을 그려주듯 마사지한다. 손가락으로 이마의 중간 높이에서 다시 마사지를 시작한다. 그런 다음, 머리카락이 나기 시작한 부분에 한 번 더 실시한다. 이렇게 세 번 반복해준다. *이 마사지는 혈액순환과 신경계 그리고 소화를 돕는다.*
- 그 다음 코뿌리에서 머리선까지 마음속으로 그린 선의 좌우 양쪽에 손가락 끝으로 댄다. 적당히 압박을 가하여 마치 이마를 다듬듯이 또는 이마를 여는 것처럼 양쪽의 관자놀이까지 손으로 민다. 이 동작을 두

3 이 방법은 조슬린 오브리(Jocelyne Aubry)와 호한 장(Ho-Han Chang): *자가 마사지로 치료하기 Do-In*, (Edi Inter 출판사, 1995.)의 저서에 서술된 것에서 비롯되었다. 이 책에서 매일 실행하는 완전한 Do-In 마사지를 발견할 수 있다.

번 반복한다.

이 동작은 눈에 활력을 주고, 부비강의 충렬을 완화시키고, 신경의 피로를 완화시켜 준다.

○ 양 손을 코의 양쪽에 두고, 손가락을 위로 향하게 한다. 숨을 깊게 들어 마시고, 다음 코를 세게 문지르면서 코로 숨을 내쉰다. 이렇게 여러 번 반복한다.

심지어 *감기가 발생하지 않았을 때에도, 더 자유롭게 호흡할 수 있는 것을 알 수 있다! 니코틴 중독에서 벗어나는데 아주 좋은 마사지이며, 동시에 소화를 돕는다.*

○ 지금은: 눈이다! 아주 세게 두 눈을 조이듯이 감는 것으로 시작한다. 그 다음, 숨을 내쉬면서 가능한 한 크게 눈을 뜬다. 두 손을 서로 비비고 난 후, 감은 두 눈 위에 몇 초 동안 손바닥을 갖다 댄다.

이 마사지는 독서나 컴퓨터에 의한 작업으로 피곤해진 눈을 쉬게 해주고 활기를 준다. 또한 눈가의 주름살과 눈 아래에 볼품없이 살이 처지는 것을 예방해 준다.

○ 다음, 손가락을 펴서 두 뺨 위에 둔다. 두 뺨을 안쪽으로 밀면서 원을 그리는 듯이 마사지한다(아래 턱, 양쪽 귀, 양쪽 광대뼈, 코, 양쪽 입가). 일곱 번 반복한다.

자주 긴장하는 턱뼈를 이완시켜 주고, 치아와 잇몸을 보호해 준다.

○ 손가락을 가볍게 펴서 윗입술 위의 부분인, 잇몸 위에 약간 들어간 곳 위를 가볍게 누르면서 마사지한다. 같은 방법으로 아래턱 위에 있는 치아 아래를 마사지한다.

이 마사지는 잇몸의 혈액순환을 개선시켜 주며, 침샘을 활성화 시켜주고 위장과 소장 그리고 대장의 정중앙 부분을 자극해 준다.

○ 귀밑에 있는 점부터 턱 아래에 있는 점까지, 아래턱의 모든 부위를 엄지손가락으로 마사지한다.

○ 이 얼굴 마사지를 끝내기 위해서, 두 손을 펴서 얼굴 위에 두고, 양손으로 얼굴의 양쪽을 위로 쓸어 올린다. 그 다음, 관자놀이 위와 귀의 위에 두 손을 둔다; 끝으로 양손으로 얼굴 뒤쪽으로 쓸어내리면서 목덜미에서 멈춘다.

Knap 점 *Les points de Knap*

죠쥐 크냅(Georgia Knap)은 중국인이 아니고, Troyes 근처에서 1866년 4월 25일에 태어난 알사스 출신의 프랑스인이었다. 그는 ≪Faust의 기적≫이라고 불리는 것, 즉 젊음을 유지하는 방법을 찾는 것에 그의 생애를 바쳤다. 그리고 그는 마사지를 함으로써 신경분기점에 쌓인 요산을 제거할 수 있는 많은 점들을 발견했다. 이와 같이 그는 매일 아침마다 잠에서 깨어나서 직접 자신을 마사지하였는데, 그는 통증이 있는 마사지 점들을 발견하고 자신의 마사지 방법으로 개발하였다.

그림 7
머리에 있는 Knap 점

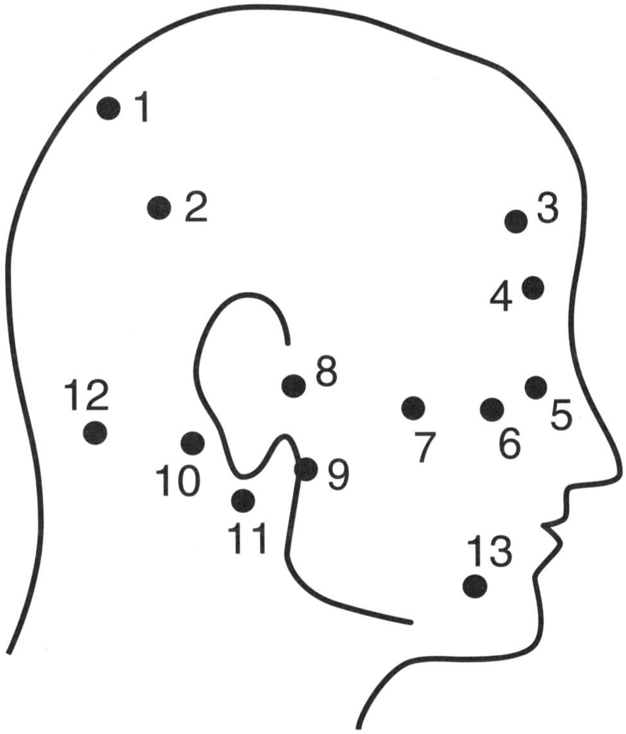

1과 2	두통, 관절염
3과 4	전두동염 (Frontal sinusitis), 시각
5,6 그리고 7	코 부비동염(Lateral—nasal sinusitis), 독감, 감기, 안면신경통
8,9,10,11	귀 염증
12	두통
13	턱 관절염

이들 점들을 마사지 하면 건강한 사람들에게는 통증의 강도가 중간정도로 느껴지겠지만, 여러 가지 장애를 가지고 있는 사람들에게는 요산과 젖산 그리고 독소의 축척으로 솔직히 통증을 많이 느낄 것이다. 이 지점들은 신경경로에 놓여 있으므로, 이 점들을 마사지하면 신경의 흐름이 원활해지고, 그리고 그렇게 함으로써 이 점들과 대응하는 기관들의 신경세포들의 상태를 최상으로 만들어 준다.

Knap은 자신의 고유한 방법으로 반사요법과 중국의 기요법과 동일한 토대를 발견하게 되었다.

이 지점들은 인체의 전반에 걸쳐 분포되어 있다. 이 마사지 기술은 가장 아픈 점들을 찾아내는 것이며, 이 점들을 손가락이나 손가락을 굽혀 손가락 관절을 사용하여 원을 그리는 동작으로 문지른다. **그림 7**은 얼굴에 있는 마사지 지점들인데, Knap이 발견한 점들과 그 점들과 관련된 증상들이다.

제 3 부

Le Dien' Cham'

Bui Quoc Chau 교수의 안면 치료요법에서 유래한 놀라운 베트남 안면 반사요법의 방법

Le Dien' Cham'

Une étonnante méthode vietnamienne de réflexologie faciale issue de la facythérapie du Professeur Bui Quoc Chau

≪이 치료요법은 또한 민간의술이다. 이 요법은 응급치료를 통하여 많은 사람들을 치유하는데 광범위하게 보급되었다.≫

Bui Quon Chau

*베트남에서는 **Dien' Cham'**은 아주 간단하게 말해서 ≪안면 침술≫을 의미한다. 이는 ≪안면 반사요법≫이라는 의미를 확대해석한 것이다: 즉, **Dien'** = 얼굴 그리고 **Cham'** = 침술이라는 뜻이다.*

*Dien' Cham'*과의 조우 *Ma rencontre avec le Dien' Cham'*

Dien' Cham'에 관한 나의 첫 번째 책은 유럽 전역을 그야말로 열광시켰다. 어떤 의미에서 이 기술이 ≪마술≫이라고 할 수 있기 때문에 이러한 열광에 충분한 이유가 있는 것이다: 즉, 일단 한번 익혀두면, 이 관리방법은 아주 편리하여 약이나 기구도 필요없이 언제, 어디서나 실행할 수 있다. 자신의 고통이나 주위 사람들의 고통을 덜어주기 위하여 단지 손가락이나 볼펜 같이 좀 단단하고 끝이 둥근 것만 있으면 되며, 이러한 것으로 고통을 덜어줄 수 있는 얼굴의 반사점을 자극해 주면 된다.

이것보다 더 간단한 방법은 없다! 결과가 곧 바로 나타나는 만큼, 두통은 몇 초 만에 사라질 것이고, 허리가 아픈 것도 더이상 지속되지 않을 것이다. 독자들은 저자를 믿을 필요는 없다: 다시 말해서 한번 실행하는 것으로 충분히 그 효과를 알 수 있다는 말이다…

사실, 위와 같은 효과를 가져올 수 있는 방법은 어디에서도 거의 찾아볼 수 없고, 동시에 독자들에게도 다음과 같은 효과를 가져다 줄 것이다.

○ 의사의 진료를 반드시 받을 필요 없이 일반적인 질병을 치료하는 것;

○ 간단하고, 효과적이며 그리고 빠르게 고통을 덜어 주는 것;

○ 약물을 복용하지 않고… 약을 복용한 것과 같은 효과를 내면서 건강을 되찾는 것;

○ 질병의 예방차원에서 간단한 방법으로, 최소한의 시간과 노력이면 충분한 것… 그리고 돈이 들지 않는다!

안면 반사요법은 이 모든 효과를 제공하고, 독자들은 스스로 이 효과를 재빨리 확인할 수 있을 것이다.

내가 Dien' Cham'요법을 만났을 즈음에, 나는 이미 일본식의 여러 다른 체계의 안면 반사요법을 알고 있었다. 그리고 처음으로 나에게 이 방법을 가르쳐준 사람은 Nhuan Le Quang이였고, 그를 뚤루즈(프랑스)에서 개최된 건강-자연에 관한 미술전시회에서 만났을 때, 그가 연필(또는 볼펜)로 두 번 또는 세 번의 압박을 가하면서 나에게 설명하는 것을 듣고는, 나는 다소 회의적이었다. 그는 그렇게 함으로써 모든 통증을 없애고, 가끔 완전하게 통증을 없앨 수 있다고 말하였다. 내 자신도 반사요법 치료사로서, 나는 이런 기술들을 완성시킬 수 있는 ≪기적≫을 알고 있었다; 하지만 아주 놀라울 정도의 이런 기술들을 완전히 터득한다는 것을 믿기는 어려웠다.

또한, 이러한 분야에 관하여 호기심을 가지고 있었으므로, 나는 그에게 나를 실험대상으로 삼도록 제안했고, 나의 얼굴을 그에게 맡겼다(나에게 크게 위험하지는 않았다!). 그는, 어떤 통증으로 고통을 받고 있는지, 어떠한 아픔을 느끼는지를 나에게 묻는 것으로 시작하였다: 나는 아무런 통증도 없었다. 그럼에도 불구하고, 그는 나를 아프게 하는 것을 찾으려고 애쓰는데, 나는 오른손 손가락에 불쾌한 감각이상을 그에게 알렸다, 왜냐하면 27년 전에 경추부위에 사고를 당했기 때문이다. 그때는 오른쪽 팔이 여러 달 동안 마비되어 있었고, 손가락 끝에 감각을 잃어버린 것을 제외하면, 반사요법만으로 나는 팔을 사용할 수 있었다.

– 문제없어요! 라고, 점점 더 역력한 의구심으로 놀란 나에게 그가 소리쳤다.

– 계속 해봅시다! 평범한 볼펜으로 무장한 그는, 약 2분 동안 여기저기 가볍게 치면서 볼펜의 둥근 끝부분으로 나의 얼굴을 누르기 시작하였다.

– 자, 지금은 느낌이 어때요? 볼펜을 들고, 다시 시술할 태세를 갖추고 나에게 물었다. 너무나 놀랍게도, 나는 《죽은》 손가락에 기(氣)가 다시 흐르기 시작하는 것을 정말이지 인정해야 했다; 단지 검지의 어느 한 부분에만 감각이 없었다. 그것을 그에게 알리자, 그는 10초 동안 나의 이마의 어떤 부위를 힘차게 마사지하기 시작하였다. 그 뒤 나에게 다시 물었다. *모든 것이 다시 정상적으로 되돌아 왔고* 나는 또 다시 손가락에 감각을 느낄 수 있었다 —27년 전 이후부터는 느낄 수 없었던 것 이었다!

나의 첫 번째 Dien' Cham' 요법 시술 Ma première séance de Dien' Cham'

이 이야기는 거기서 끝나는 것이 아니다! 물론 나는 그 다음 주말 중 하루동안 우리 지역에서 **Nhuan Le Quang**이 주관하는 연수에 등록하였다. 이 기술에 대하여 기술한 서적이나 책자가 여전히 없었기 때문에, 우리는 특히 **Dien' Cham'**요법과 이 요법의 기초 기술과 기초 철학을 그곳에서 배웠다. 실질적으로 우리는 암기하기 어려운 어떤 부위들의 점과 얼굴 위에 있는 첫 번째 신체 투영도에 대한 것을 제외하면, 거의 반사점을 배우지 않았다 —그것도 또한 아주 빠른 속도로 배웠다: 도표 1(**그림 8**). 나는 그 그림에 대하여 많이 안다고 생각지 않았다.

그 다음날 아침, 월요일에, 나는 직업상으로 친분을 유지하고 있는 친구인 치과의사와 진료예약을 했다. 대기실의 문을 밀면서 들어가려고 하는데, 놀랍게도 나는 한 남자가 의자 옆 바닥에 앉아 있는 것을 발견하였다. 그는 고통이 심한 듯하였다. 나는 서둘러서 그를 도와 일으키려고 하였으나, 그는 나에게 손짓으로 그만 두라고 하였다.

– 나는 좌골신경통으로 꼼작 못해요, 너무 아파서 일어나지 못합니다!

그러는 사이에 내 친구 치과의사가 들어왔다.

– 내가 방금 구급차를 불렀어. 응급차를 기다리는 동안, 저 사람의 고통을 덜어주기 위해서 내가 할 수 있는 일은 없을까? 라고 나에게 물었다.

– 왜 없어. 만약 저 사람만 동의하면, 내가 한번 해 볼게.

나는 발바닥 반사요법을 선택하였고, 그의 양말을 벗기려고 하였지만—허사였다. 나의 《환자》는 그의 양말에 스치기만 해도 고통스러워 했다! 약간 당황한 나는 무엇을 해야 할지 몰랐다. 손마사지? 나는 갑자기 어제 배웠던 그 유명한 도표, 즉 사람의 얼굴위에 선을 그어 그려놓은 그림이 생각났다. 도표의 장점: 한번 본 것은 절대 잊어버리지 않는다! 나는 어떤 반사점도 기억나지 않았지만, 그 효과에 대하여 설득력이 거의 없어 보이던 그 도표는 나의 기억 속에 남아있었다!

나는 책상위에 있는 끝이 둥근 볼펜을 찾아내서 내 환자의 얼굴을 볼펜으로 부드럽게 누르고 있는 나를 다시 발견하였다. 왜냐하면 이 반사부위는 아주 고통스러울 것 같아서였다. 나는 골반부위를 빠르게 마사지하고, 그와 연관되어 있는 대퇴부 부위를 마사지했다. 그가 고통스러워했기 때문에 나는 몇 초 간격으로 멈추어야 했다. 그러므로 이러한 부위들을 4–5회 쓸어내리고 나서 고통을 받고 있는 그를 얼마간 내버려 두는 것에 만족해야 했다. 그 때, 놀랍게도 그는 의자 위에, 그 옆에 넘어져서 고통 없이는 다다르지 못했던 그 의자 위에, 앉으려고 하였다. 이미 효과를 보았다. 10여분 후에도 구급차가 여전히 도착하지 않았기 때문에, 나는 새로운 반사요법을 짧게 실시했다. 그리고 이번에는 그가 일어나서 설 수 있게 되었다! 그날 나는 30분 동안 모두 약 20여 초에 걸쳐 4번의 반사요법을 간단하게 실시하였고, 첫 번째 시술 후 30분이 채 되지 않아서 내 환자는 걷게 된 것이다. 고통스러워 하긴 했지만, 분명히 영험한 효과를 보았던 것이다! 우리들의 생각과 달리(그는 여전히 상태가 좋지 않았고, 그리고 그렇게 간단한 시술에 만족하지 않은 것이 분명하다), 그는 그곳을 떠나 자신의 집으로 직접 차를 운전하며 돌아가기로 했다! 그는 결국 일어서게 된 것이다!

나는 정말 놀랐다! 그러니까 비명을 지르는 좌골신경통 환자의 고통을 덜어주기 위해서, 약 20–30초 동안 간단하게 4번 정도의 시술로도 충분했던 것이다. 게다가 전혀 경험이 없는 사람이 실시하더라도 말이다! 왜냐하면 내가 모르는 부분이 많았기 때문에, 반사요법을 실시할 때 나에게 유효했었던 최소한의 반사점밖에는 활용하지 못했다는 것을 알고 있었다. 그때

나는 당장에 이 놀라운 방법에 대하여 널리 알려야겠다고 결심하였고 또한 한 권의 책을 저술하여 이 놀라운 반사기술에 헌정하기고 결심하였다.

이렇게 하여, 모든 사람들이 몇 시간 만에 배울 수 있을 정도로 아주 간단한 시술이며, 게다가 실수를 하더라도 어떤 위험도 나타나지 않는 이 경이로운 기술에 대하여 나의 열정이 생겨나게 되었던 것이다.

□

얼마나 희한한 시대인가, 손상된 우리 신체의 일부를 다른 사람의 신체(그리고 조만간 동물의 신체)에서 채취한 부분으로 대체한다는 생각이 거의 일반적으로 인식된 시대이다. 그리고 완전히 모든 것을 서로 바꿀 수 있다는 것, 다시 말하면 몸 전체를 이식하는 것, 자신이 원하는 머리나 또는 간단하게 뇌를 다른 사람의 신체에 이식할 수 있을 것이다(어떠한 방식으로 채취한 몸, 누구의 몸에 그리고 어떠한 이유인 지에 대하여서는 아직 미지수이지만). 이러한 가능성이 매진하고 있는 학자들의 앞날에 이미 윤곽을 드러내고 있는 시대이다.

이미 동물의 복제는 실현되었으며, 곧 인간을 복제할 것이다. 어떤 이들은, 이러한 복제를 함으로써, 식료품이나 다양한 치료과정에서 사용하는 호르몬 남용으로 인해 오염되어 있고 또한 스트레스 받고 있는, 서구인의 출산문제를 해결할 수 있으리라고 보고 있다.… 또한 이들은 장기조직을 이식해야 하는데 장기를 기증하려는 사람들이 부족하기 때문에, 어쩌면 또한, 우리가 쉽게 상상할 수 있는 끔찍하게 변형된 장기조직을 이식할 수도 있기 때문에, 복제는 서구인들의 이러한 문제를 해결할 수 있으리라고 보고 있다.

이 모든 것은 건강과 건강회복에 관한 단순한 법칙을 더 이상 고려하지 않기 때문이며, 21세기 초에 어떤 무시무시한 과대망상증에 사로잡힌 인간은 자연규범을 굴복시키고 싶어하고, 갑자기 그 규범 위에 존재한다고 스스로 믿게된 것이기 때문이다. 완전히 부정하는 것이 아니라면. 정부로서는 병든 인구가 건강한 인구보다 더 많은 이익을 가져온다는 것을 몇 년 전에 한 연구에 의해서 밝혀진 바 있듯이, 분명히 이 일에는 커다란 경제적 이익이 있다! 그때, 인간들은《10년 후에 결과를 알 수 있는 어떠한 연구, 어떠한 실마리》를 강조한다. 일반적으로 그 결과는 흔히 우리를 황폐하게 하는 효력을 지닌 산물의 형태를 하고 있다. 반면, 정부의 지원 없이 싼 값으로 치료할 수 있도록 인정받고 있는 대담한 발견자들의 입을 다물게 하기 위해서 사람들은 무력을 사용하면서 이 연구자들의 연구결과들을 엄폐한다. 하지만 이들 연구자들은 순진하게도 그들의 연구결과가 그들의 나라를 위한 하나의 기회라고 생각한다!

이 모든 압력 앞에서, 아무런 방어를 하지 못하는 동물들에게 어떤 잔인함으로 이 암울한 연구개발과 고문이 가해질 것이며, 사람들은 언제나 동의하지 않지만, 마찬가지로 아마도 인간들에게도 가해질 것이다(이러한 연구는 이 지구상에 어디선가 이미 일어났었고 여기저기서 이러한 연구가 다시 행해지고 있다는 것을 의심하지 않을 수 없다). (우리의 생존이 이러한 가격일까?)라고 생각하는 실험들이 우리들의 피를 얼어붙게 한다. 건강이 나빠지기 전에 그리고 병이 만성이 되기 전에, 우리의 건강이 약해지려고 할 때, 건강한 상태를 유지하고 건강을 다시 찾게 할 수 있는 단순한 방법이 있다고 확인할 수 있다면 이 생각은 한 줄기 시원한 바람과 같지 않은가….

Dien' Cham'요법은 많은 새로운 기술들(또는 우리가 마침내 재발견한 오래된 기술이거나) 중에 하나에 속하며, 그 중에서 간단함이나 효과 면에서 최고의 영예를 차지할 수 있을 것이다. La Palisse는 우리들에게 병에 걸리지 않으려면, 병의 원인이 되는 행동을 시작하지 않는 것이 좋다, 라고 말할 것이다. 바로 이것이 이 요법의 진짜 목표이다.

왜냐하면, 그러니까 왜 우리는 치료하는 것을 배우기 위해 언제나 병이 들도록 기다리는 것인가? 이 안면 반사요법 덕분에, 사람들은 잠재적인 문제를 예방할 수 있고, 현재 갖고 있는 고통을 완화할 수 있게 될 것이다. 이 기술은 분명히 의학으로 대체될 수는 없지만, 의술을 조화롭게 완성시킬 수는 있다. 이 놀라운 방법의 기초를 간단하게 배우게 되면 몇 시간만에 얼굴에 있는 60여개의 모든 반사점과 많은 반사부위를 알게 될 뿐만 아니라, 일반적인 많은 경우에 적용시킬 수 있다.

그럼에도 불구하고, 만약 병이 이미 생겼다면, Dien' Cham'요법은 또한 병을 크게 완화시키고, 게다가 병에서 회복시켜 주는데도 기여한다. 사고를 당한 경우에는 별도이지만, 문제되는 경우의 전조를 무시하지 않았다면 사실 중병에 걸리지는 않는다: 질병은 이유 없이 사람들을 쓰러뜨리는 운명적인 것이 아니다. 만약 균형이 깨어지는 첫 번째 신호가 나타날 때부터 인체 내부의 조화를 다시 회복시키면, 아주 간단하게 신체의 균형을 되찾을 수 있다! 아직도 무엇을 해야 하는지를 알아야만 할 것이다.

바로 이 책을 쓰는 목적이 실용적이고 명확하기를 원했기 때문이다. 비록 믿지 못할지라도, 처음부터 독자들이 실습해야 한다; 시도해보고, 조금씩 이 책에 있는 지시에 따르고… 그리고 그 결과를 확인해 보라! 그만큼 간단하다! 자, 이제 여러분들이 볼펜을 잡을 차례이다!

Dien' Cham' 요법의 간략한 역사 *Petite histoire du Dien' Cham'*

만약 중국이나 일본처럼 극동의 모든 나라에서 오래 전부터 안면 반사요법이 잘 알려졌다고 한다면, 1980년대에 이 안면 반사요법이라는 고귀한 단어를 발견하고, 이 요법을 주로 개발한 나라는 베트남이다.

이 놀라운 기술의 기본은 베트남의 호치민 시(구(舊) 사이공 시)에서 Bui Quoc Chau 교수의 연구와 의사, 연구원 그리고 침술사들의 공동연구에 의해서 햇빛을 보게 되었다. 병원에서 종사하면서, 이 교수는 반사요법의 원리에서 흥미로운 점을 발견하였고; 또한 얼굴과 신체에 연관되어 있을 수 있는 가능할 수 있는 대응관계를 연구하려는 생각이 그에게 떠올랐다. 사실, 반사요법의 원리에 따르면, 신체의 각 부분은 신체조직의 전체를 반영하고 다룰 수 있다고 한다. 그렇다면, 그러한 경우를 발바닥이나 귀, 손 또는 다른 신체부위에서 볼 수 있는 것처럼 그러한 원리를 얼굴에서 또한 확인할 수 없을까? 이것이 연구자의 기본적인 가정이었다.

안면 반사요법, *역경* 그리고 유사한 원리
Réflexologie faciale, Yi-King et principe d'analogie

특히 서구세계에서 운세를 예견하는 방법으로 알려진 역경은 이렇게 간략한 이 정의에 한정되어 있지는 않다. 역경 연구에 토대를 둔 매우 훌륭한 의학도 존재한다. 어떤 면에서 이 안면 반사요법은 대응(점)의 원리에 근거를 두고 있다. 음악의 예를 들어, 같은 음조의 소리들은 조화를 이루며 서로 대응한다: 만약 한 악기로 어떤 음을 내면, 그와 비슷한 다른 악기도 음의 울림에 맞출 수 있고, 이 음을 조화롭게 울리게 할 수 있다.

이 원리에서 이러한 귀결을 내리면서, Bui Quoc Chau 교수는 자연적인 모든 것은 또한 이 법칙에 따른다는 것은 당연할 것이라고 스스로 믿었다. 게다가 그것은 또한 Kybalion의 원리 중 하나였다. Kybalion은 대(大) 헤르메스의 신비로운 철학 성서로서 헤르메스 자신이 다음과 같은 말로 표현하였다:

《자연 속에 있는 모든 것은 서로 연결되어 있다.》

이와 같이 동양의학에서는 문제가 되는 신체부위나 기관과 유추를 하면서 식물이나 동물 또는 광물을 사용하여 생리학적인 문제들을 해결하고자 하였다. 이 동양의학이 데카르트 철학으로 빚어진 우리들의 정신세계를 좀 혼란스럽게 함에도 불구하고, 이 의학이 오히려 더욱 더 잘 작용할 것 같다는 것을 인정해야 할 것이다!

그러므로 반사요법의 방법은 단순히 우연에 의해 이루어진 것이 아니다. 처음에는 Bui Quoc Chau 교수는 역경과 이와 유사한 원리에서 끌어낸 가설에 —이 가설에 따르면, *같은 형태를 한 것들은 어떤 공통적인 연결 관계를 갖고 있다는 것이다*— 의거하여, 이러한 새로운 관점에서 얼굴을 주시하기 시작하였다. 《코의 만곡은 척주의 만곡을 연상시키므로, 코의 만곡은 척주의 만곡과 연결되어 있으며, 그리고 척주를 치료할 수 있다!》라고 그는 어느 날 스스로 생각했다. 그는 등이 아픈 환자를 검사하면서, 환자의 콧등 위에 있는 한 반사 지점을 살펴보았다: 그리고 콧등 위에 아주 고통스러운 지점을 발견하고, 즉시 그곳에 침을 놓았다… 그리고는 등의 고통이 순식간에 사라졌다! 그는 이 경험을 여러 번되풀이하여 다시 새롭게 시도하였다: 매 번, 그 결과는 훌륭하였다.

처음 성공하면 물론 그것을 계속 하려고 하는 경향이 있다. 그는 콧등이 척추에 해당되며, 엉덩이와 비슷한 콧구멍은 역시 엉덩이와 관련이 있을 것이라고 생각했다. 따라서 다리는 콧구멍의 양쪽 끝부분, 그러니까 코의 양쪽에서 나타나는 주름(코에서 시작하여 양쪽 입가로 이어지는 주름을 말한다. 일명 팔자주름)으로 나타날 수 있고, 눈썹은 양팔과 양 어깨에 해당될 수 있을 것으로 여겼다. 이와 같이 그는 얼굴위에서 첫 번째 신체의 투영도를 발견하게 되었다.(**도표 1**을 참고할 것)

불교에서 현대 의학까지 Du bouddhisme à la médecine moderne

이러한 일련의 작업으로 그는 얼굴 한 곳에서 스무 두 개나 되는 신체 투영도의 계통을 그리게 되었다. 그리고 이 투영도에서 오백 여 가지 이상의 반사점을 발견하게 된다(침술에서는 시술점이 좀처럼 서른 개 이상이 넘지 않는다는 것을 주목해야 한다).

이와 같이 그는 그의 연구 팀과 함께 침술보다 복잡하고 효과적인 새로운 반사요법을 총정리하게 되었다. 그는 이 방식의 이름을 *안면요법*이라고 명명하였고, 이 안면요법을 그와 그의 제자들이 의해 자주 사용하는 단 두 단어로 요약하였다: 즉, 안면 진단과 사이버네틱요법이다.

*안면진단*이란 《얼굴을 보며 진단》하는 것을 의미한다; 즉, 통증을 느끼는 점과 그렇지 않은 《무반응》점(왜냐하면 감각이 없는 점도 있기 때문이다)을 알아내면서 진단을 체계화하는 것이다. 그럼에도 불구하고 이 *안면진단*은 앞에서 설명한 동양의 진단법과는 아무런 관계가 없다는 것을 먼저 정확히 알아야 할 필요가 있다.

*사이버네틱*이란 단어는 기계와 전자공학이 서로 깊이 연관되어 있는 복합적인 현대 과학용어이다. 이 경우, 왜 *사이버네틱요법*이라고까지 말하게 되었을까? 그것은 아주 단순하게 Bui Quoc Chau 교수는 얼굴을 조종장치의 키보드 또는 컴퓨터의 글자판이라고 여겼기 때문이다: 다시 말해서, 조직의 기능을 정상화하고, 고통을 완화시키기 등, 이러한 결과를 얻기 위해서 어떤 신체기관과 멀리 떨어진 곳에 있는 단추만 누르면 충분하기 때문이다! 거의 마법이나 다름이 없다!

《안면요법은 아마도 다방향이고 다기능시스템적인 반사요법의 한 형태이다. 그러므로 이것은 하나의 방향을 가진 고전적인 반사요법과는 아주 다르다》 (고전적인 반사요법의 투영도는 하나의 평면으로 이루어진 표면위에 한 방향으로만 그려져 있다).

Bui Quoc Chau 교수

유일하고 매우 큰 단점이란, 안면요법이 몇 년을 걸쳐서 공부한 전문가들만이 이 치료법을 사용할 수 있을 만큼 복잡한 치료방법이라는 것이다. 만약 이 치료법이 사실 동양의학(특히 침술에)과 서양의학(무엇보다도 해부학, 병리생리학과 신경학 분야)에 의존한다고 하면, 이 치료법은 불교, 禪철학, 도교, 유교, *역경* 등의 기본원리에 영향을 받았고, 화학, 물리학, 기하학, 사이버네틱, 기에 대한 개념 그리고 동양철학과 동양문화까지 다양한 다른 분야들을 포함하고 있다고 할 수 있다. 또한 베트남의 민간전통이 포함되어 있다: 베트남의 민간전통이란, 민간요법, 언어, 속담, 민간전승 그 밖에 습득된 옛 문명의 재현 등을 말한다. 이와 같은 지식의 총체는 대응부위, 유사부위와 대칭부위를 나타내는 기본원리, 《무감각 점》이라고 하는 점에 대한 원리, 그리고 역효과에 대한 원리와 같은 규칙들을 알아내는 출발점이 될 수 있다. 그래서 동양의 이러한 장구한 전통이 서양인의 정신에 스며들지 않는 한, 안면요법을 어떻게 구조화할 수 있었는지를 서양인이 이해하기란 어려운 것이다. 그래도 서양인들은 이 안면요법을 반사요법과 침술과 마사지를 통합한 하나의 총합으로써 정의할 수는 있을 것이다. 이 안면요법이 비록 동양의 전통의학에 근거하고 있기는 하지만, 이 안면요법은 중국의학인 침술과는 아무런 관계가 없다는 것에 유의해야 한다. 그러므로 이 방법은 완전히 독창적인 것이다.

Bui Quoc Chau 교수는 그 이후에 안면요법의 원리를 모든 신체 부위로 확대하여 적용하였다.

곧 이어 Nhuan Le Quang은 자신이 간단하게 만든 치료법인, *Dien' Cham'* 요법을 정리하기 위해서 참고한 것이 바로 Bui Quoc Chau 교수의 기초이론과 연구 작업이었다.

Nhuan Le Quang: 놀라운 운명 Nhuan Le Quang: une étonnante destinée

그에게는 모든 것이 이상하게 시작되었다. 20년 전, 그가 아직 베트남에 살고 있을 때, 한 영매(靈媒)가 그에게 예언을 하기를, 언젠가 그는 사람들을 치료하게 되고, 게다가 세계를 다니면서 여행을 많이 하게 될 것이며, 그는 유명하게 되고, 지금까지 알려졌던 모든 것과는 아주 다른 방법을 세상에 내놓게 될 것이라고 했다. 이 이상한 예언에 Nhuan Le Quang은 매우 놀랐기는 하였지만 오히려 이 예언을 의심하였다: 즉 그는 건축가였고, 공산주의체제의 나라인 베트남의 남부지역에서 살고 있었다. 이러한 그의 상황은 위의 예언과 비슷한 일이 일어날 수 있다는 것에 대해서 몹시 비관적이었다. 게다가 그는 만성적인 천식으로 고통 받고 있었기 때문에 이러한 예언은 완전히 그를 의아하게 했다. 《그러나》, 그 자신에 대하여 스스로 말했듯이, 《그 시절 나는 비관적이었다. 그러나 나는 운명적으로 그러한 일들을 하도록 예정되어 있었으므로 나는 완전히 혼자서 습득하였다. 내가 알아낸 아주 간단한 두 가지 기술을 통하여, 효과를 믿으려면 눈으로 확인해야 한다는 것을 깨달았다. 여러분들이 믿건 말건, 나는 계속하였고, 효과가 있었다. 중요한 것은 바로 그것이다》.

1975년에 《베트남이 공산화》된 후, 바로 그의 가족 대부분은 프랑스로 이민했다. 그 당시, 상황이 좋지 않아서 그는 그의 가족과 같이 떠날 수가 없었기 때문에, 어쩔 수 없이 그는 베트남에 그대로 남기로 하였다. 이러한 상황이 겉으로 보기에는 그에게 아주 불리하였지만, 그럼에도 불구하고 이 기술을 알게 되는 기회가 되었다! 그는 이러한 상황에 대하여 스스로 말하였다: 《공산주의 나라에서 11년이란 세월을 보낼만한 가치가

있었다!》

천식과 안면요법 Asthme et facythérapie

1985년, 안면요법에 대하여 이야기하는 것을 듣고, 천식으로 장애를 겪고 있던 그는 천식을 치료하기 위하여 그 요법을 시도해 보고자 하였다. 마침내 그는 이 요법을 실시하고 있는 연구소로 향하였다. 이 연구소는 Bui Quoc Chau 교수가 지도하고 있었다. 그 당시에는 얼굴에서 반사부위를 치료하는데 있어서 침술에서 이용되는 침을 사용하고 있었고, 이는 쾌적한 것과는 거리가 멀었다! 그렇지만 만약 천식을 완화시킬 수만 있다면, 치료방법을 문제 삼지 않겠다고 스스로 말하면서, 그는 그것을 한번 경험해 보고자 했다.

따라서 그는 그의 얼굴에 침을 놓게 하였고, 놀라운 효력이 금방 나타났고, 생기려고 하는 기침(이 기침은 즉시 천식으로 악화되곤 했다)이 놀랍게도 순식간에 사라지고, 콧물이 금방 멈추었다. 그리고 그가 그 연구소를 떠날 때에는 천식의 어떤 미약한 증세도 없다는 것을 확인할 수 있었다!

그 방법은 결국 그에게 경이로운 것으로 보였고, 그 날 당장 그는 침과 이 요법에 관한 책을 사러갔다: 다시 말해서, 진료예약시간을 기다리지 않고, 그가 필요하다고 느낄 때마다 혼자 스스로 치료할 수 있기를 원하였다.

처음에는 이 기술이 아주 복잡하기 때문에 그는 그것에 대해 많은 것을 이해하지 못한다는 것을 깨달아야 했다: 즉 음양의 원리, 오행설 그리고 안면요법에 대한 원리가 그에게는 정말 미로 같았고, 그 미로 속에서 길을 잃고 결코 다시는 길을 찾을 수 없을 것이라고 절망하였다. 시간이 흐르고, 많은 인내심 덕분에 그는 그 미궁 속에서 그에게 가장 잘 알맞다고 여겨지는 반사점들을 분명하게 알아내는데 성공하였다. 그리고 몇 주 뒤에 천식의 전조가 되는 기침이 다시 시작되었을 때, 그는 이 치료방법을 시도하는데 어떠한 위험도 없다고 생각했다. 그는 기침에 관한 삽침점의 위치를 찾아낸 후, 거울 앞에 서서 자신의 얼굴에 침을 놓았다. 그러자 바로 기침이 멈추었다!

이 같은 결과에, 그는 이 놀라운 방법을 잘 이해할 수 있도록 하기 위해서 시술을 해보기로 결심하였다. 그리고 이렇게 함으로써 자신뿐만 아니라 그의 가족들도 치료할 수 있는 방법들을 찾기를 희망하였다. 왜냐하면, 결국 그는 베트남을 떠날 계획을 하였기 때문이다. 이와 비슷한 경우에 늘 그렇듯이, 실험대상이 되는 사람들은 항상 가까운 가족이나 친척들이였다!

간단한 방법 Une méthode simplifiée

마침내 그는 자신의 가족과 만나기로 결심을 하였고, 1986년도에 프랑스에 도착하였다. 그리고 바로 거기서 운명의 결정적인 마지막 손길이 그를 기다리고 있었다. 그는 몇 달 동안 일자리를 찾아 헤맸지만 결국 허사였다. 그 후 그는 간단하고 큰 위험 없이 치료할 수 있는 경이로운 방법을 알고 있었다는 생각이 떠올랐다. 그는 또한 그가 실험한 영역을 더욱 넓히기로 하였고, 얼마 전부터 그는 책으로 혼자서 공부한 반사요법에 대한 연구를 더욱 더 정교하게 가다듬기로 결심하였다. 그가 그러한 작업을 하는데 적지 않은 시간이 걸렸고, 미래의 Dien' Cham'이 완성되기 위해서 개념을 좀 더 복잡하게 만들었다.

하지만 이 요법을 유용하게 시술하기 위해서 여러분들은 음양이나 그리고 역경에 대한 어려운 이론을 몰라도 되며, 특히 경락에 대하여서도 알 필요가 없다! 이 그림은 서양인의 개념에서 보면 더욱 이상하게 그려져 있다… 만약에 베트남에서는 침 대신에 반드시 뾰족한 철심을 사용한다고 하더라도, 프랑스에서는 침을 사용할 수는 없을 것이고, 서양의 다른 나라에서도 마찬가지일 것이다. 다시 말해서 서양에서는 일반적으로 환자들이 얼굴에다 이런 식의 치료를 받는 것을 거부한다. 왜냐하면, 그러한 치료는 고통스럽고, 대부분의 사람들은 참기 어렵기 때문이다. 이러한 사실에 대해 충분히 알고 있었던 Nhuan Le Quang 그 문제에 대해서 많은 숙고를 하였고, 훨씬 더 단순하고 편안하며, 적용하기에 쉬운 기술을 발견하게 되었다. 그리고 그 결과 침이나 철심보다 훨씬 나은 효과를 가지게 되었다.

도구: 간단한 볼펜심 Matériel: un simple stylo bille

이렇게 하여 그는 끝이 동그란 어떤 것이라도 도구가 될 수 있다는 것을 알아냈다. ―즉, 볼펜 같은 것으로 최소한의 노력으로 아주 훌륭한 결과를 얻을 수 있었다. 프랑스에서는 의사가 아니면, 치료하기 위하여 침을 사용하는 것을 법으로 금지하였으므로, 이 새로운 기술로 환자들을 치료하는데 아무런 위험도 없었고, 치료사들 역시 어떤 위험도 없이 치료할 수 있게 되었다. 그 후 그는 점점 더 자주 강연에 초대되었고, 자신의 치료방법을 시술하였는데, 특히 대체의학 모임에 자주 초대되었다. 그가 처음으로 초대되었을 때, 그가 얻은 결과에 대한 반응이 매우 좋아 빠르게 그의 치료방법이 전파되었다. 그리하여 그는 Dien' Cham' 요법을 수백 명의 사람들에게 시술(무보수로)하였다. 한 사람에게 시술하는데 일 분 내지는 이 분…그 이상의 시간은 걸리지 않았다! 그가 시술을 더 많이 할수록 그의 요법에 대한 많은 것들이 더욱 더 분명해졌다. 또한 특별한 도구가 아니라도 아주 간단한 것으로, 거의 도구 없이도 효과를 얻을 수 있다는 것을 역시 알게 되었다. 어떤 반사점들의 지식을 간단하게 하면서, 이와 같이 그는 기본적인 반사점을 60여 곳으로 줄이면서 시술방법을 확실하게 단순화하는데 성공하였다. 원형에서는 멀어졌지만, 훨씬 효과적인 이 기술 덕분에 반사점들을 자극하는데 적합하였다.

Nhuan Le Quang은 그 후 간단하게 정리한 이 방법에 따라서 새로운 반사요법을 가르치기로 결심하였다. 안면요법이라고 명명되는 기술은 그가 시술하는데 어떤 특별한 것도 없었고, 그가 막 구성한 요법과는 전혀 대응하는 것이 없으므로, 그는 그의 요법을 《Dien' Cham'》이라고 불렀고, 이 요법에 적절한 명칭이었다.

이렇게 하여 Dien' Cham'이라고 하는 안면 반사요법 또는 베트남 안면 침술이 태어나게 되었다. 이 기술은 얼굴위에 반사점을 60여개로 제한하였는데, 이 60여개의 점들은 얼굴을 격자모양으로 나눈 그림과 그리고 얼굴 위에 신체를 여러 반사부위들로 나누어서 투영한 조직적인 방식에 의하여 반사점의 위치가 정해지게 되었고, 번호가 붙여졌다.

경고

이 책에 적혀있는 기법은 무엇보다도 Bui Quoc Chau 교수의 연구와 그 이후 Nhuan Le Quang에 의해서 단순화된 기술에서 비롯되었다.

그럼에도 불구하고, 강연과 연수중에 일어나는 관찰과 의문들, 시술을 통하여, 그리고 내가 스스로 알아낸 사실들도 참작하였다. 그 다음 나의 노력으로 이 복잡한 기술이 모든 사람들 —치료사, 환자, 또한 건강하게 살기를 바라는 사람들— 을 위하여 적용되었다. 무엇보다도 실용적인 책을 원하였으므로, 나는 서양인의 사고로 접근하기 어려운 개념들을 피하였고, 내 생각에 가장 효과적인 결과를 줄 수 있는, 그리고 편리함과 효과가 결합된 도표들과 기술들로 한정하여 저술하였다. 어떤 도표들은 이러한 목적으로 다시 그려졋고, 나는 쉽게 기억할 수 있도록 다른 도표들을 명료하고 간편하게 만들었다.

Dien' Cham' 요법의 연수 Les stages de Dien' Cham'

이 책의 목적은 여러분들이 특별한 보충 훈련을 할 필요 없이 Dien' Cham'요법을 즉시 시술할 수 있도록 하는 것이다. 독자들의 반응과 의견 덕분에 나의 첫 번째 책에서 나의 목표에 도달할 수 있었다. 그 목표라는 것은 치료사가 아닌 일반사람들이 시술에 성공하는 것인데, 그들은 여러 성공사례들을 나에게 전해주었다. 그런 사례들이 나를 기쁘게 하였다. 또한 전문치료사들은 매우 만족하여 내 마음을 뜨겁게 만들었다. 그럼에도 불구하고, 이 책에는 여러 해 동안 치료를 시술하거나 강연, 연수를 하면서 명확하게 알게 된 부분들, 즉 유용한 여러 요소들과 정확함이 여전히 결여되어 있었다. 어떤 점들에 대해 독자들의 많은 질문이 있었다. 나는 집에서 혼자 스스로 시술할 수 있도록 이 책에다 이러한 점들을 덧붙였다. 확실한 것은, 단순히 책을 읽는다는 것이 직접적인 경험을 대처할 수 있는 것은 아니기 때문에, 이것이 바로 내가 유일하게 후회한 점이다. 그리고 나는 책 사인회에서. 얼굴을 자극하는 마사지를 빠르게 시범을 보여주는데 익숙해 졌다: 이렇게 하여 나는 사람들이 효과적인 방법으로 즉시 실행할 수 있고… 그리고 그들이 다른 사람들에게도 가르쳐줄 수 있다는 것을 알았다. 자기 혼자 모험적으로 시술하는 것을 꺼리는 많은 사람들이 또한 나에게 시술연수를 주최해달라고 신청해 왔다. Dien' Cham'요법과 안면 반사요법에 관한 기본개요인 이 책에는 반사요법의 방법이 상세하게 적혀있기 때문에 연수 기간은 단 일주일 밖에 되지 않았다. 하지만 중요한 것은 자극을 주는 여러 가지 방법을 정확하게 실습하는데 있다. 연수에 참여하는 사람들의 수를 적은 인원으로 제한하였다. 그러므로 각 연수자 마다 여러 가지 치료를 배우면서 서로 서로 실습을 하고, 시술을 받을 수 있었다. 또한 나는 여러 단체의 치료사(의사, 물리치료사, 정골의사, 반사요법치료사, 간호사…)들을 양성하게 되었다. 그들은 환자의 고통을 일분 내지 이분 만에 덜어주기를 원하였다. 또한 이러한 치료가 다른 치료법을 문제 삼지 않기를 원하였다. 나는 이러한 모든 것에 기뻐할 뿐이다!

Dien' Cham' 요법에서 무엇을 기대할 수 있을까?

Que peut-on attendre du Dien' Cham'?

나는 여러 해 동안 개인적으로 시술을 하면서 이 반사요법의 기술이 얼마나 효과가 있는지를 알게 되었다. 건강에 관한 전시회가 있을 때, 또는 내가 강연하거나 연수 시에 시범을 보여줄 때, 여러 가지 질병으로 고통 받고 있는 사람들에게 연필로 몇 번 자극하는 것으로 아픔을 덜어줄 수 있었던 기회를 나는 조금 밖에 가지지 못했다. 몇 년 전부터, 때로는 연필로 하는 시술에 모든 사람들이 대단히 놀라워했다! 많은 일반적인 경우 그리고 특히 고통스러운 경우 —오래된 고통의 경우조차도— 에도 그 결과는 만족스러울 뿐만 아니라 《마법》이라고 까지는 그렇지만, 종종 경이롭기도 하였다. 특히 눈이 아픈 사람에게는 더욱 효과적이었는데, 그들은 가끔 몇 년 전부터 온갖 종류의 치료를 받았지만 증상이 나아지지 않았었다.

한 예를 들자면: 나는 강연할 때, 늘 강의실 안에 누군가가 어깨관절 주의염이나 팔꿈치 상과염으로 고통 받고 있는 사람이 있는지를 물었다. —부신피질성 호르몬에 의해서만 진통이 가장 효과적으로 완화될 수 있는— 이 두 질병은 이 병을 견뎌야하는 사람들의 생을 망치게 하면서, 가끔 여러 해 동안 지속된다. 그런데 고통을 덜기 위해서 그렇게 오랫동안 완화 방법을 찾았는데, 가장 자주 단지 얼굴에 **2분** 정도 반사요법마사지를 하는 것으로 통증을 완화시키는데 충분하다! 환자들이 아주 빠르고 쉬운 방법으로 고통이 진정되면서 그들이 경악하면서 놀라는 강의실의 열광적인 분위기를 여러분들의 상상에 맡긴다! 확실한 효과이다!

이 결과는 결정적인 것인가? 어떤 경미한 증상의 경우에는 그렇다. 그리고 가끔 만성적인 경우에라도 반사점을 잘 선택하여 자극을 하면, 흔히 그러한 증상을 완전하게 완화 시킬 수 있다. 예를 들어서, 허리통증(피곤하거나 또는 자세가 나쁠 때), 목통증(추위나 피곤함, 충격, 기타 등등에 기인한), 두통(이것 또한 피곤함과 걱정, 소화불량에 등에 의해서…), 기침(추위, 알레르기로…)의 경우에는 그렇다. 어떤 만성적인 경우, 가끔 시술하는 시간을 좀 더 늘려야만 해야 하는데, 이런 경우는 더 희박하다. 앞에서 인용한 두 가지의 경우, 몇 년 동안 고통받아온 만성적인 증상일지라도 흔히 한번 시술하는 것으로 충분하다. 그래도 나는 이러한 사람들에게 완전하고 결정적으로 증상이 완화될 때까지, 하루에 4~5회 시술을 실시하라고 충고한다. 대부분의 경우, 그러한 결과는 이틀이나 사흘 만에 나타난다!

우리가 꼭 알아야 하는 것은 이 반사요법의 유리한 점이 자기 자신을 위한 자가 치료의 기술을 배우는 것이 특히 가능하다는 것이다. 또한 우리의 건강에 영향을 줄 수 있는 다른 요소들이 있다는 것을 알아 두어야 한다: 즉, 영양섭취, 호흡, 환경 그리고 모든 종류의 공해에 대해 주의하지 않는다면, 또한 걱정이나 감정의 변화로 인하여 괴로워한다거나, 정신적/육체적인 피곤함을 고려하지 않는다든지 하는 이 모든 경우에, 어떤 치료를 선택하든지 통증이 다시 발생하고, 계속 증상이 지속되는 것은 당연하다. 이러한 외부의 환경요인들을 고려하지 않는다면, 절대 질병에 걸리지 않게 하는 기적 같은 요법은 없다.

그리고 모든 다른 치료방법은 안면 반사요법과 함께 동시에 사용할 수 있다는 것을 알아야 한다. 또한 만약 필요하다면, 민간요법이나 그 외 다른 요법과 함께 시술할 수 있고, 약초를 사용할 수 있을 뿐만 아니라, 또는 다른 방법(침술, 기공, Reiki, 최면술)으로 치료할 수 있다. 이 안면요법이 보여주는 가장 큰 장점은 모든 통증을 순식간에 사라지게 할 수 있다는 것이다. 언제 어디서든지 자신의 손가락이나 끝이 둥글고 뾰족한 볼펜 같은 아주 간단한 도구를 가지고 자기 자신에게 시술할 수 있고, 주위의 다른 사람들에게도 시술을 해줄 수 있는 아주 편리하고 유용한 기술이다. 만약 통증이 시작되는 첫 번째 증상이 나타나자마자 이 시술을 행하게 되면 통증이 자리 잡고 심해지는 것을 막아주고, 또한 의사의 진료를 받지 않아도 되고, 약을 복용하지 않아도 된다. 가능한 한 초기에 시술하면, 그 만큼 통증의 뿌리를 잡게 제거하게 되는 것이다.

안면 반사요법이 완화시킬 수 있는 질환은?

Que peut soulager la réflexologie faciale?

여기에서 모든 가능성에 대한 목록을 완벽하게 만드는 것이 아니라, 간단히 말해서 독자들이 기대할 수 있다는 것에 대해 대략 설명하고자 하는 것이다:

○ 등, *관절, 근육에 관한 문제*: 허리, 목, 어깨, 무릎, 척주, 팔, 다리, 손, 손가락, 발, 발목 등에 통증이 있고, 골관절염, 류머티즘, 관절염, 염좌, 좌골신경통, 요통, 등등.

○ *성기와 성적 문제*: 여성생리(생리통, 생리혈 과다 또는 부족), 무월

경, 백대하, 질염, 전립선염, 불임, 피임, 남자 성기능 불능, 불감증, 성관계시 고통, 조루, 폐경, 조기폐경, 홍조, 질의 건조, 자궁하수, 자궁 섬유종, 난소낭종, 유선증, 수유, 갑상선 기능저하 또는 기능항진, 등등.

○ *피부문제*: 다양한 염증, 여드름, 소양증, 습진, 건선, 화상, 대상포진, 두드러기, 알레르기, 등등.

○ *소화기 장애, 흡수와 배출*: 대장염, 위염, 당뇨병, 변비, 설사, 간염, 담석과 신장결석, 수분함유, 비만증, 봉와직염, 어지럼증, 등등

○ *신경계 장애*: 신경쇠약, 불면증, 근심, 과민성, 신경질적인 아이 또는 지나치게 활동적인 아이, 무기력, 만성피로, 두통, 차(비행기, 배) 멀미, 등등.

○ *순환계 장애*: 냉증, 정맥류, 고혈압 또는 저혈압, 어지럼증, 집중력 장애, 다양한 질환, 등등.

○ *호흡기 장애*: 기관지염, 천식, 부비강염, 감기, 등등.

○ *몇몇 특별한 경우와 만성적인 경우*: 파킨슨병, 어떤 종기, 반신불수, 마비, 감각이상…

○ *그 외*: 시력저하, 청력저하, 후두염, 등등.

이 반사요법의 결과는 위에 열거한 모든 질환의 경우에 일반적으로 탁월하며 또한 마찬가지로 통증이나 다양한 염증을 완화한다. 특히 최근에 문제가 생겨서 환자의 기가 아직 완전히 고갈되지 않았고, 충분히 회복할 기력이 있을 때 효과가 훨씬 좋다. 만성적인 질병의 경우, 환자가 자가 치료를 멈추기만 하면 이후에 증상이 다시 나타날 수 있다. 이 반사요법은 특히 환자 자신에게 가장 적합하다: 환자들은 시술에 필요한 정확한 순간을 가장 잘 알 수 있고, 그리고 증상이 나타나자마자 기다리지 않고 치료하는 것이 더 바람직하기 때문이다. 증상이 심하고 복잡할 경우나, 또는 심리적인 병인 경우에는 그 효과가 조금 더 제한적이며, 한정되어 있으며, 오래 치료를 해야 하고 다른 치료법과 함께 병행하여 치료해야 한다.

특별한 경우: 암

암이 초기인 경우, 암의 종류에 따라서 고무적인 결과를 확인할 수 있었다. 이 방법은 게다가 면역력을 자극시키고, 피로감를 없애고, 통증과 그 외의 다른 불쾌한 증상을 덜어주고, 또한 긴장완화와 기의 원활한 순환으로 불안감을 경감시켜 주면서 환자가 화학요법으로 치료를 받을 때 발생하는 부차적인 결과를 잘 견디도록 도와주며, 그리고 다른 고통스러운 치료를 잘 견뎌낼 수 있도록 도와준다.

화학요법에 의해서 생겨난 부차적인 결과와 피로감으로 인해, 흔히 환자는 더 이상 병에 저항할 의지를 포기하는 경우가 발생한다. 그들은 병이 생겼다는 충격에 휩싸여 있으며 불치의 병을 선고받고 짓눌려 있는 상태이므로, 사실상 그들은 문자 그대로 절망으로 죽어가는 것이다. 그 반면에, 만약 이러한 사람들에게 치료과정에서 생긴 부차적인 악영향을 제거하는 것부터 시작하면서 회복할 수 있는 가능성을 마련해 준다면, 어떤 명백한 확신이 다시 생길 수 있고, 이러한 확신을 가지고 환자는 치료에 대한 적극적인 반응을 할 것이며, 더욱 더 긍정적인 생각을 가지게 되는 것이며, 결국에는 치료하는 과정에서 더욱 더 자연스러운 방법을 병행하여 사용하면서 자신의 병에서 벗어나고자 결심하게 되는 것이다. 그때, 모든 희망이 가능하게 되는 것이다!

중환자들은 이러한 치료를 병행하여 행하는데서 사실상 잃을 것이 아무것도 없으며, 모든 것을 얻을 수 있다.

주의해야 하는 중요한 사항

이 책에서 중요시 하는 것은 바로 반사요법이지 침술이 아니다 라는 것을 기억해 두는 것이 중요하다. 침술은 숙련된 시술자에 해당되는 시술법이다. 실제로 얼굴에는 침으로 찌르면 사망에 이르게 하는 점들이 있다! 그러므로 절대로 미숙한 지식으로 침을 놓아서는 안된다. 간단한 반사요법의 자극으로 만족해야 하며, 이 반사요법은 어떠한 위험도 가져오지 않을 것이다.

Dien' Cham' 요법의 기초이론

Les bases théoriques du Dien' Cham'

1

이 요법의 주된 도구는…. 끝이 둥근 볼펜 같은 도구를 가지고 얼굴의 반사점을 자극하는데 있다! 이 문장들을 쓰는 것을 마치기 전에 독자들의 아픔은 마법처럼 사라지게 된다. 이 요법은 간단하며, 효과적이고, 아주 놀랍다.

겉으로 보면 이상하기도 한 이 치료법을 좀 더 잘 이해하려면, 이 요법을 만드는데 필요하였던 기본 원리 —앞 장에서 간단히 언급하였다— 대하여 잠시 살펴보는 것이 흥미롭고 유익하다.

침술과 안면요법 Acupuncture et facythérapie

이 안면요법은 침술과 분명히 관계가 있고, 특히 안면요법을 시술하는 초기에는 침술과 확실히 관련이 있었다: 즉, 침, 뜸의 사용, 다양한 형태의 작은 바퀴처럼 좀 더 특별한 도구 이외에, 작은 고무망치, ≪매화꽃 망치 등등…≫. 하지만 안면요법은 위에서 언급한 다양한 요법과는 다르면서 위의 요법과 구별되는 안면요법의 독특한 기술로 대체된다. 그러므로 안면요법에서 사용되는 뜸은 전통적으로 사용되는 뜸보다는 훨씬 작으면서 담배개비 모양에 더 가깝다.

얼굴부위에는 침술에서는 단지 30여개의 치료 점을 사용하는데 비해 안면요법에서 500개 이상의 치료 점을 사용한다. 이 500개가 넘는 치료 점들의 일부는 치료방법에서 중첩되는 경우가 있다.

다른 한편으로, 얼굴의 각 반사점은 매우 정확한 규칙에 의해, 또한 침술에서 사용하는 경락의 한 개 또는 여러 개의 혈점과 대응한다(그러므로, 50과 233점은 족궐음간경과 대응한다 등등).

반사요법과 안면요법 Réflexologie et facythérapie

독자들은 반사요법에 대해 알고 있고 발바닥 반사 마사지에 대해서는 매우 익숙할 것이다. 반사요법에 토대를 둔 다양한 진단법과 치료 방법들이 있다. 예를 들어, 홍채 진단법, 발바닥 반사요법, 비내(鼻內, endonasal) 반사요법, 중의학에서 안면 침술요법, 등등. 하지만 이러한 유형의 반사요법은 동양철학에 영향을 받은 이론적 토대와 안면 반사요법과는 연관성이 거의 없다. 전통적인 반사요법은 한 방향(하나의 장기 – 하나의 반사부위)인데 비해 Bui Quoc Chau 교수는 자신이 안면요법은 다방향이고 다기능시스템이라는 점을 명확하게 이야기하였다. 그렇기 때문에 이러한 특징들로 인해 안면요법은 매우 독특하다.

오래된 전통에서 유래한 의학 Une médecine issue d'anciennes traditions

현대사회에서 전통의학이 표상하고 있는 ≪회고주의적인≫사상에 아직 관심을 가진다는 점에 대해 어떤 사람들은 놀란 눈으로 바라볼 것이다. 하지만 우리의 선조들이 현대의학의 지식을 지니지 않았는데 살아남았고, 이 시대(우리는 이 책을 쓰고 독자들은 이 책을 읽고 있는) 현재 여기에 우리가 지구에 존재하도록 할 수 있었던 이유는 우리조상들은 효율적인 지식을 소유했을 뿐만 아니라 이 지식을 활용하였기 때문이다. 우리조상들은 이러한 지식을 활용하여 지구에서 살아남았을 뿐만 아니라, 수천 년의 축척된 경험에서 탄생한 지식을 발전시키고 후대에 전달하였다.

이러한 사실을 가볍게 여기고 우스운 사실로 생각하는 것은, 자신이 모르는 완전히 다른 능력을 부정하는 정신의 비대에 토대를 둔 현대과학의 그릇된 점들의 하나에 불과하다. 그러나 과거 수천 년 동안 그러했듯이 지혜는 우리 조상들이 물려준 유산을 이해하도록 하였다… Bui Quoc Chau 교수가 이러한 사실을 깨달았고 그는 성공을 하였다.

기본 원리 *Les principes de base*

이 방법을 구조화하는데 받침대 역할을 하는 중심개념들이 있다. 이 중심개념을 설명하는데 지나치게 많은 시간을 할애하지 않는데, 주요한 습곡축(褶曲軸, axis of a fold)에 관해 최소한으로 이해하면 중심개념을 활용할 수 있고 이 개념들을 좀 더 용이하게 기억할 수 있다.

모양 대응 원칙

얼굴에 대한 대부분의 도표는 이 원칙에 의거한다. Bui Quoc Chau 교수는 이 원칙은 역경에서 언급된 *≪서로 비슷한 사람끼리 모인다≫*라는 격언에 토대를 둔다고 명확하게 말한다. 이 점은 또한 *≪같은 모양을 지니는 것은 서로 유사하면서 서로 대응한다≫*라는 것을 의미한다. 예를 들어, 콧날과 척주, 콧구멍의 형태와 엉덩이 형태 사이에 어떻게 유추가 성립되는지를 이미 설명하였다.

≪불꽃이 노래할 때, 어둠의 어느 다른 곳에서는, 다른 불꽃이 제창한다.≫

역경

본성 대응 원칙

그 후에, *모양 대응 원칙*은 많은 분야에서 더 일반적으로 하나의 원칙으로 적용된다(우리의 신비주의 철학으로 귀결된다). 그렇게, *본성 대응 원칙*으로 인하여 같은 본성을 지닌 것들은 잘 조화를 이룬다는 것을 확인한다. 예를 들어, 같은 본성을 지닌 8과 106점은 유익하게 조화를 이룰 수 있다. 하지만, 복잡한 본성에 대한 개념들은 이 저서에서 추구하고자 하는 실질적인 치료에는 그리 유용하지 않을 것이다. 그러므로 이 영역은 전문가들에게 맡겨두자.

구체적인 방법으로 이 원칙을 설명하는 사례를 살펴보자. 목은 머리와 몸을 연결한다. 목과 같은 방법으로 손목은 아래팔과 손을 연결하고 발목은 발과 다리를 연결한다. 베트남에서는, 다른 두 부위를 연결하도록 하는 몸의 이러한 부위를 ≪cô≫라는 같은 용어로 지칭한다. 그러므로 목을 ≪*caï cô*≫, 손목을 *cô tay*, 그리고 발목을 ≪*cô chân*≫이라 부른다. 이 원칙이 대응됨에 따라, 예를 들어, 코와 이마를 연결하는 (눈썹과 눈 사이에 위치한) 코뿌리를 ≪cô≫와 같은 특성을 지닌 것으로 생각한다. 물론 경추와 목을 반영하는 이 부위를 자극하면서 경추와 목을 치료한다. 하지만 손목이나 발목을 마사지하면서 코뿌리를 치료하는 효과를 볼 수 있다 !

동질성의 원칙

이 원칙은 아픈 신체부위, 그 기능과 ≪무르다고≫ 말하는 점(point)의 형태로 얼굴에 나타나는 관계를 형성한다. 즉, 손으로 만지거나 눈으로 보면 얼굴에서 이 점이 위치한 피부가 탄력적이지 않다는 것을 쉽게 알 수 있다. 또한 ≪무른≫ 반사점의 수(numbers)나 또는 무른 정도는 병의 경중이나 몸의 불균형의 정도를 표시한다.

대칭의 원칙

이 원칙에 의하면, 오른쪽에 위치한 신체부위는 얼굴 오른쪽에서 나타나고 왼쪽에 위치한 신체부위는 얼굴 왼쪽에서 나타난다. 이러한 규칙에 의해 얼굴에서 신체부위의 상태를 알 수 있는데 예외적으로 이마 부위에 위치한 점들 중 몇몇은 반대로 나타난다. 이마—장부의 대응에 관한 도식은 이와 같다.

상호연결의 원칙

우주에 존재하는 모든 것은 상호 의존적이다. 인간의 몸도 마찬가지다. 어지럼증으로 고생하는가? 독자들은 자신의 간과 담낭의 상태를 통제해야 한다. 자주 목이 아픈가? 내장의 상태를 검사해야 한다, 등등…

점–장부–기능–반사부위–신체부위…에 대한 상호연결의 원칙은 모든 반사요법을 지배한다. 안면 반사요법에서는 안면은 두뇌와 가까이 있기 때문에 신체의 다른 부위에 비해 더욱 더 이 원칙이 적용된다. 그러므로 얼굴은 혈액이 많이 흐르고 신경분포가 많다. 그렇기 때문에 신체의 어느 부위도 할 수 없는 모든 종류의 감정을 얼굴은 표현할 수 있다. 목은 머리와 몸을 연결한다. 그러므로 모든 것이 혈액순환과 신경임펄스의 통로인 ≪다리≫에 집중되어 있다. 머리로 모이는 경락이나 머리에서 출발하는 경락들. 특히 양경락, 들도 마찬가지다.

그러므로 얼굴에 반사부위와 반사점들이 밀집되어 있다는 것에 놀라지 않는다. 이 반사부위들과 반사점들은 몸의 다양한 부위와 기관에서 보내는 신호에 지나칠 정도로 민감하다. 자극에 대한 반응은 해당되는 부위로 같은 속도로 전달되는 것은 반사요법이 효율적인 방법이라는 것을 보여준다.

역효과의 원칙

병의 유형에 따라 침술에서는 침을 놓는 부위의 시간, 횟수 그리고 필요로 하는 자극의 정도를 요구한다. 이러한 점들을 고려하지 않고 자극이 충분하지 않다면, 원하는 효과를 기대하기는 어렵다.

반대로, 만약(즉, 자극이 필요한 이상으로) 자극의 정도가 너무 강하거나 너무 길면 어떠한 효과도 없을 수 있기 때문에 역효과가 발생하고 병의 정도가 더 심해질 수 있다.

이러한 문제가 발생되는 것을 피하기 위한 규칙은 간단하다. 즉, 통증이 없는 점만을 잠깐 동안만 자극을 주고 더 이상 예민해지지 않는 어떤 부위나 어떤 점을 자극하는 것을 중단한다. 저자가 독자들에게 제공하는 강좌는 일반적으로 오래 진행되지 않기 때문에, 이러한 문제가 발생할 수 있는 기회는 거의 없을 것이다.

통증이 없는 점에 대한 원칙

이 이론은 얼굴에서 점들을 정확하게 측정할 수 있게 한다. 이 이론은 또한 *역경*의 유명한 격언에서 영감을 받았다.

≪양속에, 음이 있고, 음속에, 양이 있다.≫

안면침술에서 이 이론을 일반적으로 적용시키면 ≪통증부위나 통증을 느끼는 점에서, 통증이 없는 점이 있다≫는 것을 확인하게 될 것이다. 많은 시술자에 의해서 그리고 많은 반복을 통해 새로워진 임상경험은 위의 결정적인 결과에 대하여 안면 반사요법의 공식이 진리라는 것을 증명하였다. 이렇게 하여 500개 이상의 점들 중에서 점 1(콧등)이 결정되었다. (다른 어떠한 영향도 없이, 점들의 번호들은 단지 이렇게 결정된 순서에 의해 배정되었다.)

이 원칙은 얼굴에 위치한 신체부위와 대응하는 부위나 점들을 결정하는데 적용되었다. Bui Quoc Chau 교수는 이 원칙을 멋있게 표현하였다. 즉, ≪마법지팡이나 마법열쇠처럼 이 원칙들을 통해 나는 신체의 신비로움에 대한 비밀의 문을 열수 있었다.≫

삼각형의 원칙이나 매우 시적으로 나타난 ≪물은 강으로 흐른다≫ 원칙처럼 다른 원칙들도 있다. 하지만 이렇게 복잡한 개념들은 Dien' Cham'을 시술하는데 반드시 필요한 것은 아니다.

따라서 안면요법은 의학의 순수한 산물이 아니라, 여러 분야를 통합하여 나타난 것이다: ≪통합의 특성, 정출주의의 특성과 중용의 특성들과 더불어 베트남문명의 영적인 자손≫…(Bui Quoc Chau)

얼굴, 신체의 거울 *Le visage, miroir du corps*

만약 인간이 소우주라면, 신체의 각 부분들은 우주 그 자체이다. 즉 홀로그래피 개념이다. 우리 자신의 일부로서 우리의 얼굴은 우리를 상징화하고 따라서 우리에게 모든 것을 표현한다. 우리라는 모든 것은 얼굴에서 투영되는데 특히 생리적, 심리적 그리고 병리학적인 상태가 얼굴에 투영된다. 모든 반사요법의 토대인 ≪거울≫의 결과인, 장부와 그 대응부위, 여기서는 얼굴 점, 사이에서 미묘한 관계가 적용된다.

따라서 Dien' Cham'은 쉽게 식별할 수 있는 반사부위를 자극하는 데 있다. 이러한 방법을 통해, 기를 각성시키고, 순환시키고 장부에 위험하지 않도록 자연스럽게 활력을 불어넣어주고 장부의 원활한 기능을 되찾게 해준다.

자연스러운 안면주름제거 !

무시할 수 없는 부차적인 혜택, 규칙적으로 얼굴을 자극을 주면 얼굴이 이완되고, 자극부위에 혈액순환이 잘된다. 이러한 결과는 첫 번째로 주름을 없애고 얼굴을 젊게 만드는 결과를 낳는다. 정말로 자연스러운 안면주름 제거방법이다.

치료를 하면서 동시에 예방을 하는, 이 방법은 몸의 중요한 기능을 촉진시키면서 건강을 유지시킨다. 이 방법은 몸이 스스로 치료하도록 하면서 면역력을 높인다.

이 치료의 경제적인 면을 강조하는데, 이는 독자자신들이나 주위 사람들에게 매우 유용하다. 하지만 또한 예를 들어, 길에서나 직장에서 사고가 발생했을 때 구조를 기다리는 어려움에 처한 사람들을 도울 수 있다.

만약 독자들이 벌써 치료사라면, 안면 반사요법은 매우 유용하게 환자들을 즉각적으로 도울 수 있다. 만약 환자가 요통으로 허리를 구부린 채로 당신에게 진료를 받으러 왔다면, 그 환자는 빨리 진료실을 떠날 것이다… 연필로 몇 번 누르거나 톱니가 있는 작은 바퀴로 몇 번 문지르면 환자의 허리가 펴질 것이다!

Dien' Cham'은 심한 외상이나 위에서 행한 자극 후에도 통증이 지속되는 경우, 분명하게 전통적인 의료를 대처할 수 없다는 것을 밝힐 필요는 있다. 반면에, 이러한 치료와 병행하여 Dien' Cham'은 경우에 따라서 환자가 복용한 약의 독성을 줄이면서, 환자의 면역체계와 배출기관의 기능을 유지시키면서 빠른 시일 내에 회복될 수 있도록 효율적으로 공헌할 수 있고 그 결과를 빠른 시일 내에 나타나게 할 수 있다. 따라서 Dien' Cham' 은 어떠한 치료와 결합하여 선택적으로 보완치료로써 활용할 수 있다.

안면 반사요법이 보여주는 큰 매력은, 전통의학에서 때로는 잘 치료하지 못하는 많은 소소한 불편함이 당신을 불편하게 하고, 점점 더 강력해지고, 때로는 독성이 있는 약으로 처방하면서 겪는, 이러한 불편함을 예방하고 경감시킬 수 있다는데 있다.

놀랄만한 결과 Des résultats spectaculaires

실질적으로 최근에 발생했든 또는 만성적이든, 모든 형태의 통증은 연필로 몇 번 누르면 몇 초 내로 통증이 경감된다! 이 사실은 믿기 어려워 보이지만, 정말로 효과가 있다. 어지럼증이 거의 기적처럼 사라진다. 심지어는 등이 아프거나, 천식, 감기초기 증세조차도 초기부터 통증을 멈출 수 있다. 특히 시술 때 통증을 느끼지 않기 때문에, 이 기술은 적어도 좋은 기를 다시 찾게 하거나 또는 몸을 쉽게 이완시킨다.

불면증으로 고생을 한다면? 특별한 부위에 볼펜으로 몇 번 누르면 당신은 어린이처럼 잠들 것이다!

모든 상황에서 사용할 수 있는 방법
Une méthode applicable en toute circonstance

벌써 약 30개의 기본점과 함께, 모든 사람은 매우 간단한 방법으로 치료하는 것을 배울 수 있다. 얼굴은 항상 쉽게 접근할 수 있다. 모든 점들은 어떠한 상황에서도 쉽게 자극받을 수 있다. 통증을 느낄 때, 어떤 증상을 느낄 때 안면 반사요법을 적용시키기만 하면, 자극에 대한 결과를 즉각적으로 확인할 수 있다. 정말로 모든 사람이 활용할 수 있다. 어느 날 진흙길에서 빨리 걷다가 발목을 삐었을 때, 엄지손가락으로 얼굴에서 발목점을 자극하였는데, 바로 통증이 사라졌을 뿐만 아니라 또한 나는 달릴 수 있었던 것을 기억한다!

또한 심각한 질병에도!

이 방법은 위험하지 않다. 침이 아니라 단순하게 볼펜이나 손가락으로 자극한다.

이 방법이 단순하고 공격적이지 않다고 해서, 아무것도 아닌 가장 일반적인 질환에만 사용되는 것은 절대 아니다: 일반적인 질환에 대한 이러한 치료는 아무것도 아니다. 전통적인 치료법을 보충하는 방법으로, 이 방법은 중병을 치료할 수 있고, 심지어는 전통적인 치료를 보충하는 방법으로 권유된다. 하지만 환자는 치료자에게 의존하지 않기 위해 스스로 자기 자신을 책임(또는 불가능한 경우 주위 사람이)질 수 있다.

우선, 환자는 능력 있는 치료자로부터 치료를 받는 게 바람직하고 또한 필요하다. 그리고 난 후 장기적으로는, 환자가 자신을 스스로 치료하는 방법을 배우는 것이 좋다. 단지 이러한 독립성을 지닐 때 환자가 치료를 필요로 할 때 마다, 자주 자신을 스스로 치료 할 수 있다. 어떤 경우에는, 하루에 3-4회 치료할 수 있다. 점들을 자극하면 신경계가 이완되고, 기가 다시 활성화되고 몸의 전체기능이 활력적으로 작용한다. 스스로 치료할 수 있도록 한다. 유일하게 규칙적으로 치료하면 이러한 효과를 볼 수 있다.

진단과 Dien' Cham'

일반적으로, 환자가 의사나 치료사를 방문할 때, 의사는 환자를 진단부터 시작하여 치료법을 찾아낸다. 안면 반사요법에서도 동일한 방법을 사용한다. 즉, 민감한 점들이나, 또는 반대로 비정상적으로 감각을 느끼지 않는 반응이 없는 점들을 찾으면서, 노련한 치료사는 진단할 수 있다. 하지만, 얼굴에서 각 점들은 여러 장부와 기능들과 연관되기 때문에 주의 깊게 살펴야 한다. 때로는 이러한 진단을 내리기는 어렵다. 만약 민감한 점들에만 의거한다면, 오진을 내릴 수 있는 위험이 있다.

또한 우리는 의사가 아닌 치료사가 이러한 함정에 빠지는 것을 피하도록 권유하고 의사가 자신의 익숙한 방법으로 진단을 하도록 권유한다(프랑스 의료법은 유일하게 의사만이 진단을 내릴 수 있다).

만약 독자들이 진단에 관심을 가진다면, 이 책에서 기술된 간단한 진단에 만족하길 바란다. 다른 한편으로 Dien' Cham'을 시술하기 위해서 진단을 내리는 것은 필요하지 않다. 대부분의 경우, 효과를 얻기 위해 민감한 점들을 자극하는 것으로 족하다.

병의 근원 *La genèse des maladies*

우리는 모든 병이 신경계의 피로에서 발생하는 것이라고 주저 않고 단언할 수 있다. 그렇기 때문에, 치료의 기본원리는 피시술자를 이완시키는 것으로 부터 시작한다. 이러한 방법은 중국의학이나 Dien' Cham'의 핵심 개념이다.

모든 병의 근원인 신경계 À la source de toute maladie: le système nerveux

수면부족, 과도한 업무, 거의 지속적인 스트레스 또는 너무 잦은 스트레스, 운동부족, 슬픔, 우울, 심리적 충격, 정신적이거나 애정적인 고독, 이렇게 익숙한 모든 요소들은 면역계를 약화시키면서 병의 온상이 된다. 면역계가 약해지고, 기가 약해지면, 몸은 주위 환경에서 항상 존재하는 바이러스나 박테리아의 다양한 공격을 더 이상 막을 수 없게 된다. 즉, 일반적으로 가장 취약한 부위에서 병이 발생할 수 있다.

기가 정체되는 문제 Un problème de stagnation de l'énergie

또한 기가 정체되면 갑자기 병이 발생할 수 있다는 것을 주의해야 한다. 이 모든 경우에, 몸은 좋은 기를 지니는 것이 중요하다는 것을 알 수 있다. 왜냐하면, 병을 예방하는 최선의 방법은 좋은 기를 유지하는데 있기 때문이다.

몸이 약해졌을 때 패턴은 실질적으로 거의 동일하다: ≪감기≫에 걸리거나 또는 추위로 인해 근육통으로부터 시작되는데, 이는 몸의 기가 막혀 있다는 것을 증명한다.

이러한 사실로부터, 치료는 간단하다. 증세가 더 나빠지기 전에 장애[4]가 있는 기관이나 기능에 대응하는 점들을 이완시키거나 활성화시키기 위해 자극하면 된다. 일단 신경계가 이완되면, 기는 다시 잘 순환되기 시작하고, 몸은 더 강해지면서 스스로 치료할 수 있게 되는데, 이는 자동적으로 몸의 불편함이나 통증이 사라지는 것으로 증명된다.

통증은 기의 흐름이 막혀서 생기기 때문에 통증을 없애기 위해서는, 기를 순환시켜 주기만 하면 된다는 개념은 중의학에서 분명하다. 그렇기 때문에 외관상으로 문제가 되는 기관을 직접적으로 치료할 필요가 전혀 없다. 비록 장부라 할지라도, 병은 병에 걸린 장부의 단계에서 늘 기의 문

4 좀 더 뒤에서 나오는 기초시술을 볼 것.

제로 귀결된다. 따라서 전체를 치료해야 한다. 이 치료를 하기위해, 중의학에서, 침구술, 식이요법, 약초, 호흡…을 통해 기의 균형을 회복시킨다. 안면 반사요법은, 중의학에 비해 훨씬 더 쉽고 비전문가는 매우 어려운 중의학을 공부하지 않고서도, 동일한 결과를 얻는다.

그러므로 항상 다음 장에서 기술한 방법 전체를 행하는 것이 좋다. 왜냐하면 몸이 이완되고, 활성화되면 모든 것이 쉬워진다.

비록 얼굴에서 각 점들이 여러 기관이나 여러 기능과 대응한다 하더라도, 장애가 있는 기관이나 기능에만 반응할 것이다!

> ***효과적으로 치료하는 것은 쉽다.*** *효과적인 치료를 하기위해, 신경계를 이완시키고, 기를 다시* ***활성화시키고*** *면역계를* ***자극시키면 된다.*** *나머지는 자연이 해결할 것이다!*

사례: 요통

오늘날, 매우 흔한 요통은 연필로 몇 번 누르면 완화될 수 있다. 만약 요통을 느끼는 사람이 자신을 스스로 치료하고 규칙적으로 자극을 한다면 그 효과는 지속적일 것이다.

만약 최근에 통증을 느끼면, 첫 번째 시술에서 나타난 통증의 완화는 결정적일 것이다. 반면에, 몇 년 전부터 통증이 있는 경우, 규칙적으로 여러 번의 시술을 받는 것이 필요하다. 따라서 환자는 통증이 다시 발현할 때 자기 자신을 스스로 치료하기 위해 이 기술을 배우는 것이 좋을 것이다. 만약 요통이 있는 경우, 기가 막혔다는 증거다. 기를 다시 순환시키면 통증이 사라질 것이다. 게다가, 자극을 더 줄수록, 몸은 더 활성화가 될 것이다. 하루에 여러 번 시술할 수 있다. 모든 것이 제자리로 돌아오면, 하루에 한 번씩 예방차원에서 시술하는 것이 좋다.

반사 부위들과 반사점들: 주요한 도표

2

Zones et points réflexes: principaux diagrammes

얼굴: 복잡한 체계 Le visage: un système complexe

만약 당신이 —적어도 약간이라도— 발바닥 반사요법을 시술했다면, 당신은 이 용어가 여러 가지 의미를 포함하고 있다는 사실을 이해하고 놀랄 것이다! 사실, 다른 반사요법들은 일반적으로 정해진 한 부위에 몸과 내장을 투영한 단 하나의 도식만 있다(예를 들어, 발, 손, 귀 등의 반사부위). 안면 반사요법의 경우는 다르다. 독자들께 설명하였듯이, 안면 반사요법의 특징은 다방향이고 다기능시스템에 있다.

얼굴을 일종의 millefeuille와 비교할 수 있다(millefeuille는 얇은 껍질을 층층이 여러 겹으로 포개놓은 과자다!). 이와 같이 물론 시스템 간에 비교할 수 있는 여러 투영 시스템이 있다. 현재 Bui Quoc Chau 교수는 얼굴에 몸을 투영한 22개의 도표를 설정하였다. 나는 그중에 몇 개만 취하였다. 하지만 안심하세요. 나는 원 도표에 속하는 몇몇 정보들을 별도로 다시 구성하면서 독자들이 쉽게 공부할 수 있도록 몇몇 도표를 첨부하였다.

≪아, 너무 복잡해! 나는 갈피를 잡지 못하겠어!≫라고 한탄하지 마세요. 독자들이 인정하겠지만, 이 체계에는 전체를 긴밀하게 결합시키는 일종의 내적인 논리가 있다. 하나하나씩 공부하면 어려운 문제가 없을 것이다. 독자들은 순식간에 이 복잡한 것들을 피해갈 수 있을 것이다.

물론, 이 모든 것들이 가능한 것은 각 반사점과 각 반사부위는 몸의 여러 기관들과 대응하기 때문이다. 만약 예를 들어, 발바닥 반사요법에서 독자들이 간을 자극하려고 한다면 오른쪽 발바닥에서 정확한 장소에 위치한 간 부위를 자극할 것이다. 하지만 독자들은 Dien' Cham'에서는 간과 대응하는 여러 부위와 점들을 발견하게 될 것이다.

이러한 사실로 인해 독자들은 언젠가는 다음과 같은 질문을 할 것이다:

어떤 부위나 또는 어떤 점을 자극해야 하는지 어떻게 알 수 있는가?

알기 쉽다: 가장 민감한 부위를 자극한다! 만약 모든 부위가 민감하다면 모든 부위를 자극한다. 하지만 가장 자주, 명확하게 어느 한 점이 아니면 다른 어느 한 점이 민감하게 반응하는 것만을 발견할 것이다. 이 날은 바로 그 점이 가장 활동적이다. 하지만 나중에 시술부분에서 그 전날 관계되지 않았던 점들이 다음날 치료점이 될 수 있다는 것을 알게 될 것이다. 따라서 ≪이 점을 자극하는 게 나에게는 적합해≫라고 생각하면서 한 점이나 한 부위만을 자극 점으로 정해서는 안된다. 시술하는 순간에는 그 점이 맞는 건 사실이지만 그 점이 항상 시술 점이 되지는 않는다.

확실히, 시술에서 한 점에서 여러 기관과 기능들이 대응한다는 것은 장점이다. 만약 독자들이 얼굴에 작은 종양이나 상처가 있다면, 이 부위의 기관이나 기능에 대응하는 다른 부위를 자극할 수 있다. 독자들은 여러 점들 중에서 선택할 수 있다! 핑계를 대고 시술을 빼먹을 수 없다!

어떤 점은 내 증세들과 대응하는 것처럼 보이는데, 이 증세들 중 몇몇의 적응증 지시는 나에게 적합하지 않다.

이런 경우는 어떻게 해야 하나?

이런 경우는 발생할 수 있고 어느 정도 빈번하게 발생한다. 각 점에서 나타나는 많은 적응증 지시들이 독자들의 경우에 적합하지 않을 수 있다.

예를 들어, 독자들이 간 기능이 약해진 경우 233점을 자극하는 것이 적합하게 보일 수 있다. 하지만, 233점은, (독자들이 지지고 있지 않는) ≪치질≫과 (독자들은 쉽사리 땀을 흘리지 않는데)≪다한증≫을 치료한다. 이런 경우는 어떻게 해야 하나? 그러면, 이 점에 약간 통증을 느끼면, 단지 이 점을 자극한다. 간이 약한 것이 위에서 언급한 증세들의 원인이 될 수 있다. 하지만 이 점을 자극하면, 몸이 막힌 기를 흐르게 하고 스스로 치료를 한다.

이 사례를 통해 독자들은 안면 반사요법이 외관상으로는 복잡한 것 같지만 사실은 시술을 쉽게 할 수 있다는 것을 이해할 것이다. 즉, 독자들은 단지 어떤 부위나 어떤 점에서 정체되거나 막힌 기를 순환시키기만 하면 되고 나머지는 몸이 스스로 알아서 해결한다! 매우 간단한 기본 규칙들을 준수하면, 시술을 잘못하거나 합병증을 일으킬 위험이 없다. Dien' Cham'에서는 금기사항이 거의 없고, 금기사항을 지켜야 할 상황이 오면 명확하게 알려 줄 것이다. 그러므로 망설이지 말고 시술을 시작해도 된다!

□

안면 반사요법을 이용하는데 여러 가지 접근방법이 있다. 처음에는, 도표를 보고, 사용하는 지도제도법들 중 하나 하나에 대응하는 부위의 마사지나 점들을 시술한다. 일반적으로, 두 개의 보완적인 방법을 사용한다. Dien' Cham'의 완전한 시술은 얼굴에서 몸을 투영하는 여러 도표들과 반사점들의 위치를 표시한 도표를 동시에 고려해야 한다.

독자들 중 몇몇(특히 얼굴이 사각형인 사람들)은 초기에는 적어도 얼굴에서 몸의 부위들이나 몸을 투영하는 도표를 하나하나 외우는 것은 아마 더 간단하다고 생각할 것이다. 우리는 단순히 이 원칙들에 우리를 제한시킬 수 있다.

시술을 할 때, 단 하나의 도표만을 이해하고 시술하는 것으로 시작한다. 그렇지 않으면 혼동을 일으킬 수 있다! 하지만, 결과가 비교적 부족한 것을 제외하면, 결과에 따른 어떤 심각한 위험을 초래하지 않기 때문에 안심해도 된다.

유추를 활용하다 Utilisez l'analogie

저자는 세미나를 개최하는 동안, 많은 도표를 노력을 들이지 않고 빠르게 기억할 수 있는 간단한 방법을 가르친다.

사실, 모든 상황에서 Dien' Cham'을 시술할 수 있기 위해서는, 독자들은 시술에 필요한 민감한 반사점과 주요한 부위들을 기억해야 한다. 그러기 위해서 독자들에게 도움을 줄 수 있는 방법을 말하겠다. 바로 유추하는 것이다! 유추하는 방법을 자주 사용하면 이 책을 사용하지 않고도 안면 반사요법을 매우 잘 시술할 수 있다. 이 유추방법 덕분에, 독자들은 반사 부위와 반사점들을 외우는데 골치를 앓지 않으면서 독자 자신의 기억력에 대해 의심할 필요가 전혀 없을 것이다. 독자들에게 필요한 주요한 대응점들을 다시 기억하기 위해 독자들의 얼굴을 참고로 하면 된다.

예외: 다양한 반사점들이 축약된 도표만은 이 규칙이 적용되지 않는다. 억지로 외우려고 할 필요는 없다. 아무런 도움이 되지 않는다. 반사

점들은 특별한 순서를 따르지 않고 얼굴에 분포되어 있다. 시술을 하면서 조금씩 배우면 된다.

기본 규칙 n°1

도치는 없다—하지만 적어도 예외적으로만 있을 수 있다(나중에 설명할 것이다)

- *얼굴 오른쪽=몸의 오른쪽*
- *얼굴 왼쪽=몸의 왼쪽*

이 보다 더 간단한 것은 없다!

도표 1
얼굴에 반사점들을 투영

Diagramme 1 Projection des points réflexes sur le visage

도표 1과 1b(98쪽)에 표시된, 이 점들은 0에서 560번까지 번호가 있다. 하지만 이 도표에서 여러분은 57개의 점들만 있다는 사실을 확인할 수 있다.

그 이유는 무엇인가? Bui Quoc Chau 교수가 명확하게 밝힌 수백 개의 점들 중에서, 나는 이 두 시스템 사이에서 혼돈을 피하기 위해 —그가 정한 점들의 번호를 간직하는 것이 좋을 것이라고 생각했었다. 따라서 없는 번호를 찾으려고 할 필요가 없다. 독자들은 그 점들을 찾지 못할 것이다.

또한 번호가 연속적으로 이어지는 점들 사이에서 어떠한 근접성이 없기 때문에 찾을 필요가 없다. Bui Quoc Chau 교수는 단지 특성과 기관과 기능이 대응되는 점이 증명되었을 때 이 점에 1번을 붙었다. 그리고 2번 등등.

Dien' Cham'에서, 단순화하기 위해 단지 주요한 점들만을 남겨두었다. 독자들은 벌써 접근하기 어렵게 보이는 그림과 비교하여 600점 이상 그려진 그림을 단지 상상하는 것으로 충분할 것이다!

가상의 격자 La grille fictive

이 격자는 정확하게 반사점의 위치를 표시한다. 대부분의 반사점들은 수평선과 수직선의 교차점에 위치한다. 이 격자를 잘 이해하는 것이 중요하다. 긴 얼굴, 작은 얼굴, 가는 얼굴, 큰 얼굴 등 얼굴모양이 다르다고 해서 걱정할 이유가 없다. 왜냐하면 이 격자는 모든 얼굴에 완벽하게 적용되기 때문이다.

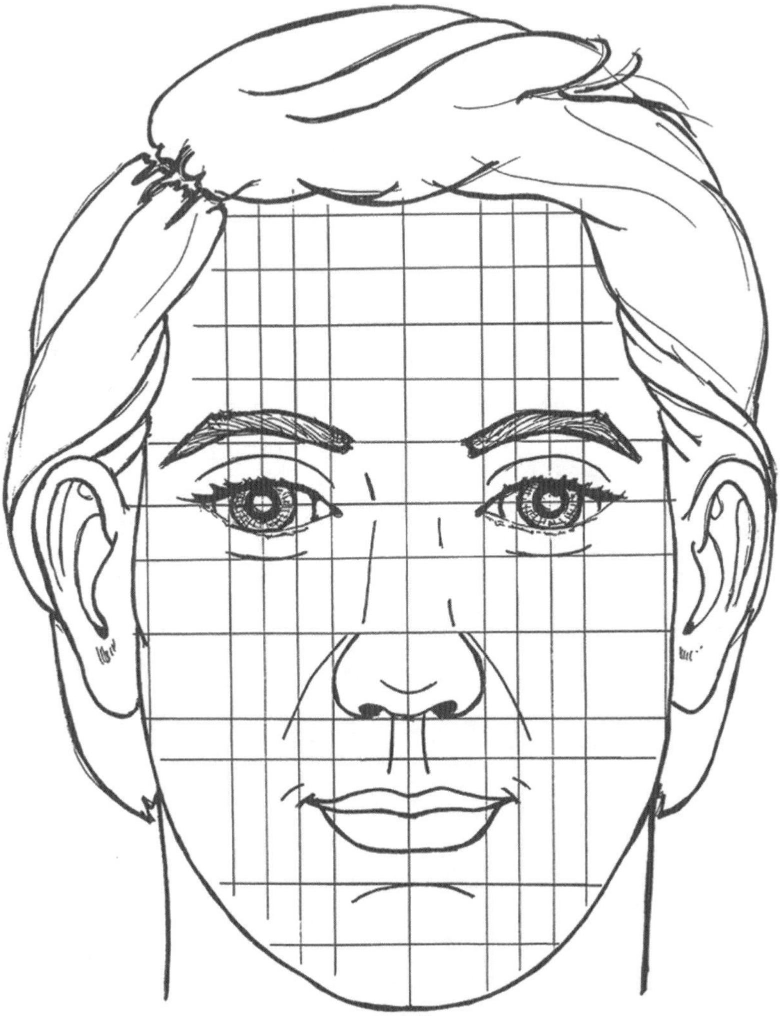

그림 8
(개인적으로 사용하려면 복사할 것)
빈 도표

주의점: 몇몇 점들은 격자선이나 관자놀이와 코 주위에 있지 않다. 이 점들은 1b 그림을 보면 쉽게 찾을 수 있다. 이러한 몇 개의 점들을 위해 격자수를 늘리는 것은 불필요하다.

수직선 *Les lignes verticales*

얼굴을 좌우 두부위로 균등하게 나누는 중앙선에서부터, 수직선들은 **양쪽 눈**(단지 양쪽 눈!)에 따라 결정된다. 독자들은 피시술자에게 정면을 바라보도록 요청한다.

- ○ 첫 번째 수직선은 콧등을 따라 내려가면서 얼굴을 균등하게 두 부분으로 나눈다.
- ○ 두 번째 수직선 – 오른쪽과 왼쪽처럼— 눈의 안쪽 부위를 통과한다.
- ○ 세 번째 수직선은 색깔이 있는 눈의 안쪽 홍채를 통과한다.
- ○ 네 번째 수직선은 동공의 중앙을 통과한다.
- ○ 다섯 번째 수직선은 홍채의 바깥부위를 통과한다.

수평선 *Les lignes horizontales*

이마에서부터 시작하는데, 두피에서 눈썹까지이다. 동일한 4부위로 나누어진다.

- ○ 첫 번째 수평선은 머리선을 따라서 간다.
- ○ 세 번째 수평선은 이마를 균등하게 두 부위로 나눈다.
- ○ 두 번째 수평선은 첫 번째 수평선과 세 번째 수평선사이의 중간을 따라서 간다.
- ○ 다섯 번째 수평선은 눈썹 뿌리를 통과한다.
- ○ 네 번째 수평선은 세 번째 수평선과 다섯 번째 수평선사이의 중간을 따라서 간다.

눈썹에서 턱으로 내려간다:

- ○ 여섯 번째 수평선은 눈동자 가운데를 통과한다.
- ○ 일곱 번째 수평선은 눈구멍의 아래 가장자리를 통과한다.
- ○ 여덟 번째 수평선은 콧구멍의 윗 가장자리를 통과한다.
- ○ 아홉 번째 수평선은 코밑(base of the nose)을 통과한다.
- ○ 열 번째 수평선은 윗입술 중간 높이를 통과한다.

○ 열한 번째 수평선은 턱 홈을 통과한다.

그림 9(도표 1b)는 관자놀이, 귀, 코 주위에서, 격자 밖에 위치한 점들의 위치를 명확하게 밝힌다. 처음으로 점들을 찾을 때 이 그림을 참고하는 것을 잊지 않아야 한다! 실수를 범하는 것을 피할 수 있다.

14점이 귓불 바로 밑에 위치하고, 15점은 귓불 뒤쪽에 위치한다는 것을 기억해야 한다.

좀 더 정확하게 말하면, 각 점을 다루는 다음 장(4장)을 참고한다: 대응, 특성, 정확한 위치.

점들을 자극하는 방향 Sens de la stimulation des points

이 그림에서, 독자들은, Bui Quoc Chau 교수의 지침에 따라, 각 점을 최적으로 자극하는 방향을 볼 수 있다. 참고삼아 보여주는데, 일반적으로 전문적인 기술지식을 지닌 사람들을 대상으로 한다.

실제로, 여기에 관해 지나치게 관심을 가지는 것은 그렇게 유익하지 않고 시술의 효율성에 거의 영향을 미치지 않는다. 논리적이어야 한다: 눈썹이 시작하는데 위치한 34점을 자극하기 위해, 비록 별 다른 영향을 미치지 않는다 하더라도 눈썹을 따라 내려가는 것보다 눈썹을 따라 올라가면서 행하는 것이 더 편하다. 이와 같이, 양 눈썹 사이에 위치한 26점은 위에서 아래로 또는 아래에서 위로 문지르거나 쓰는 동작으로 자극한다.

모든 것은 사용하는 도구에 달려있다. 만약 강철 끝 부위로 마사지를 한다면, 제자리에서 강철 끝 부위로 약하게 문지르거나, 돌리면서 자극할 수 있다. 만약 볼펜, 룰렛 또는 젓가락을 사용한다면, 예를 들어, 점이 있는 부위를 —일반적으로 해당하는 반사부위에서— 쓰는 것이 훨씬 더 쉬울 것이다.

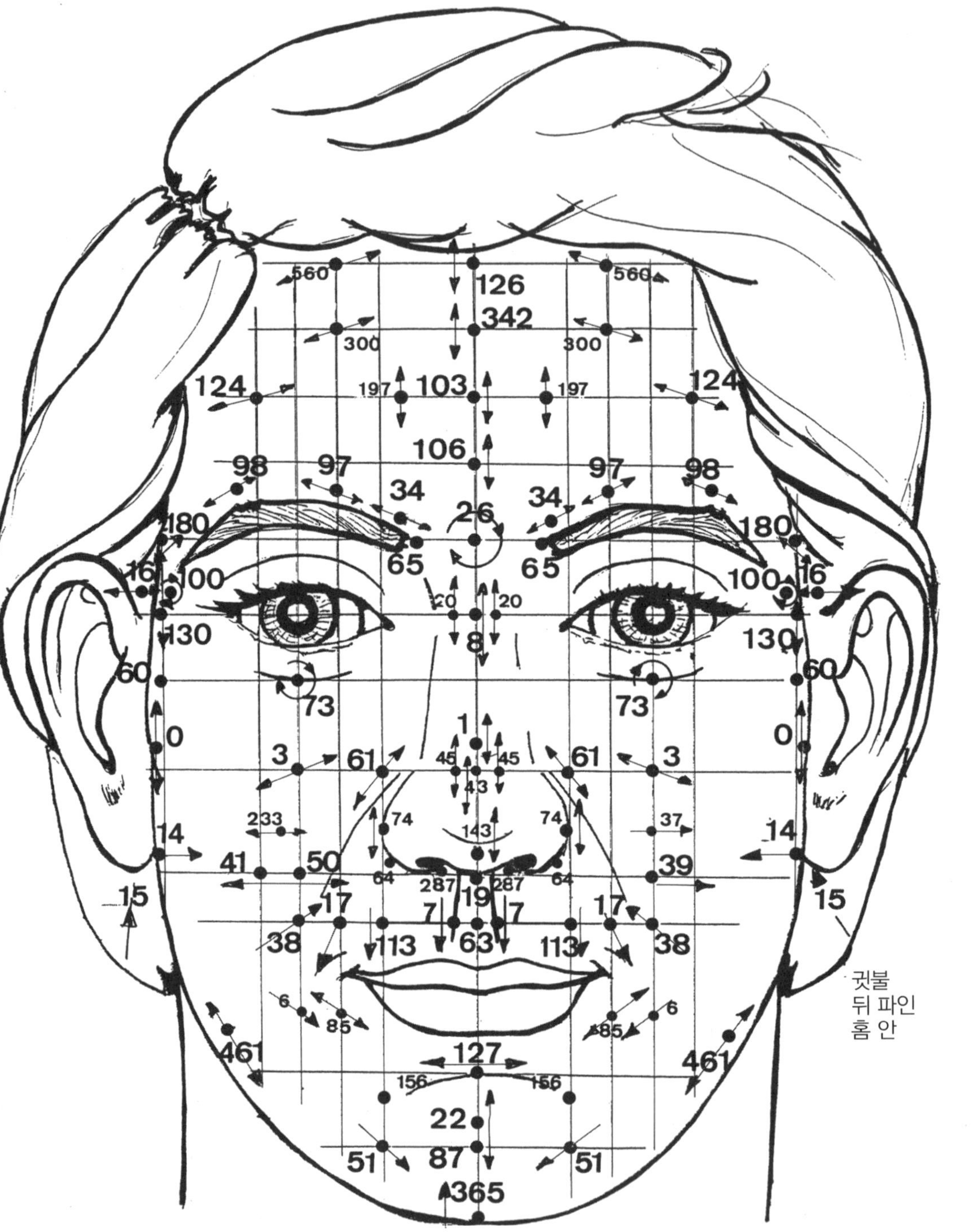

그림 9

도표 1a

얼굴에서 반사점

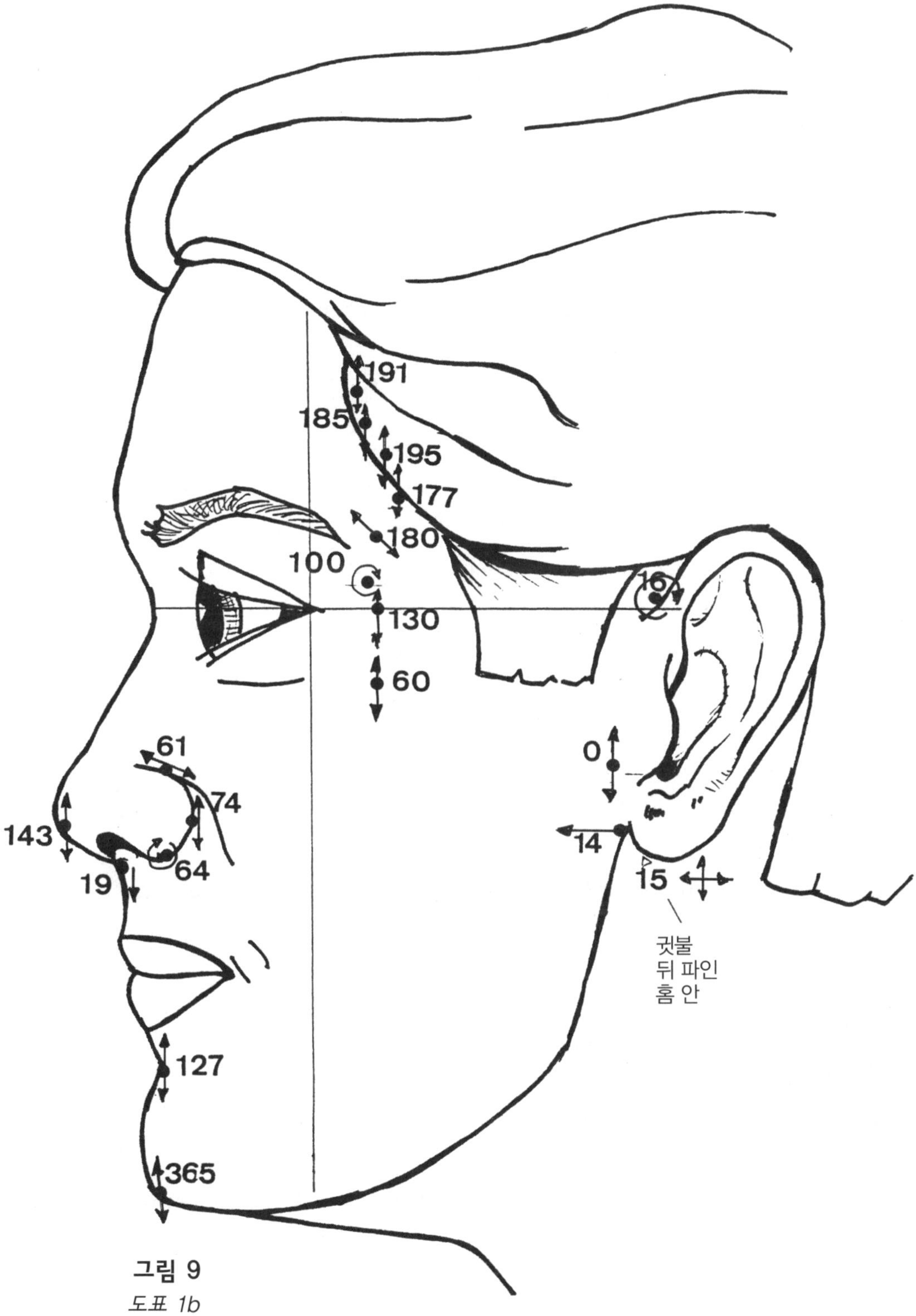

그림 9

도표 1b

얼굴에서 반사점

얼굴 마사지 방향 Sens du massage du visage

얻고자 하는 결과에 따라, 얼굴 마사지 방향을 기억하는 또 다른 간단한 규칙이 있다.

- 이완하기 위해: 머리-발 방향, 따라서 이마에서 턱방향으로 마사지한다.
- 활력을 주기 위해: 발-머리 방향, 따라서 턱에서 이마방향으로 마사지한다.

초보자가 처음으로 마사지를 할 때 위의 자세한 내용에 지나치게 신경을 쓰지 않아도 된다. 왜냐하면 단순한 방법으로도 좋은 결과가 나올 수 있기 때문이다. 하지만, 어느 정도 숙달되면, 이 규칙은 매우 유용할 수 있고 더 좋은 결과를 획득할 수 있다.

조언

이 점들을 기억하려고 하지 않아도 된다. 시술을 하면서 조금씩 점들을 기억하게 된다. 다행이도, 매우 일찍 반사부위를 시술하게 되고, 비록 몇 개의 점들만 기억한다 할지라도, 이러한 기억을 통해 필요한 경우 마사지를 행할 수 있다. 단계적으로 시술한다!

도표 2
얼굴에서 몸의 일반 투영

Diagramme 2 Projection générale du corps sur le visage

이제는 몸의 다양한 부위들이 얼굴부위에 대응하는 것을 어떻게 시각화 하는지를 보자.

부상, 염좌, 사고가 나거나 또는 몸에서 어떤 관절 문제가 있는 경우 가장 유용하고, 기억하기 가장 쉬운 도표부터 시작하자: **도표 2a와 2b**는 몸의 **바깥**도표를 표현한다, 즉 얼굴부위와 몸 부위의 대응.

이 그림은 얼굴에 투영된 인간을 표현한다. 기본 아이디어는 몸과 얼굴에서 유사한 모양을 이끌어내는데 있다.

○ 콧구멍 모양에서 골반… 그리고 엉덩이를 쉽게 알아볼 수 있다!

그림 10
*2a*와 *2b* 도표
얼굴에서 몸의 일반 투영

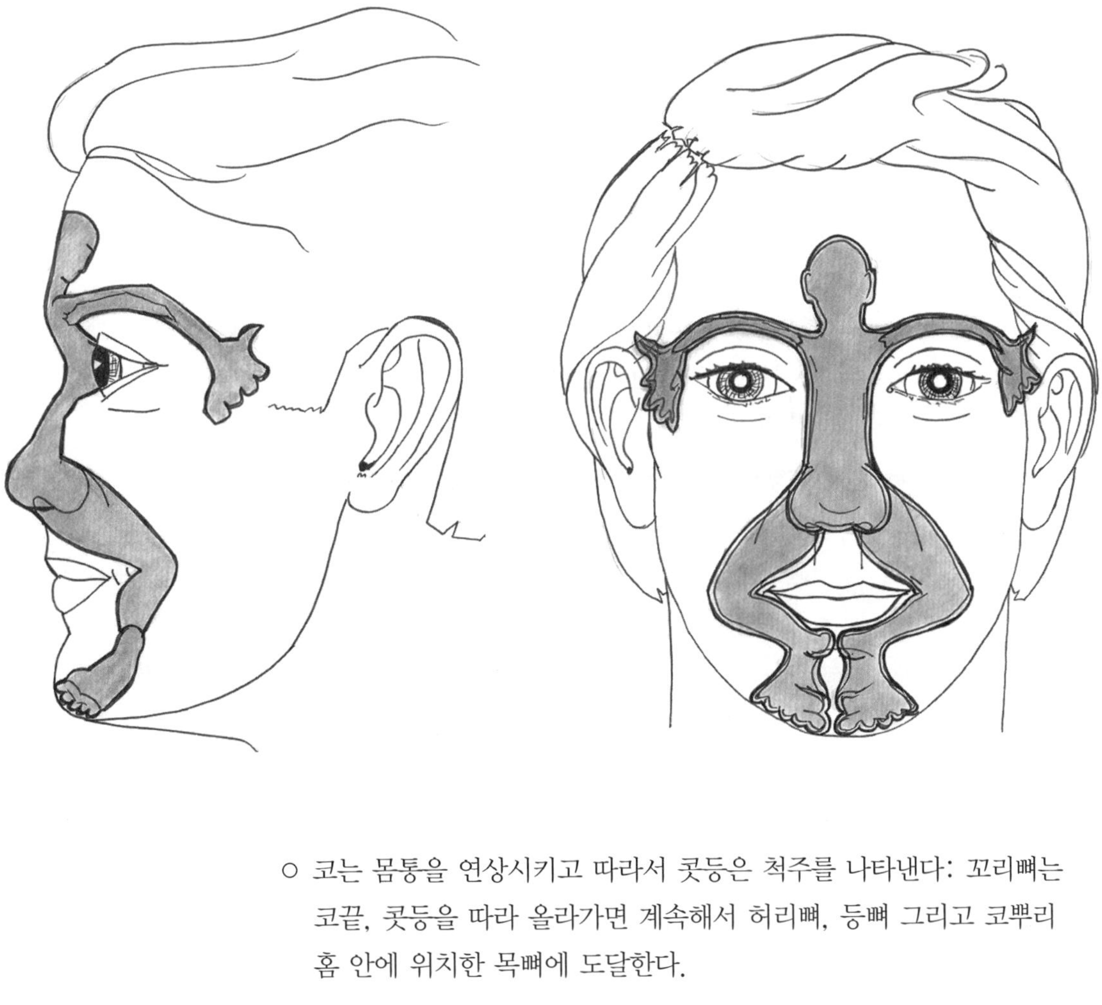

○ 코는 몸통을 연상시키고 따라서 콧등은 척주를 나타낸다: 꼬리뼈는 코끝, 콧등을 따라 올라가면 계속해서 허리뼈, 등뼈 그리고 코뿌리 홈 안에 위치한 목뼈에 도달한다.

○ 자연스럽게 확장: 목뼈 다음에, 머리는 이마의 하단 중앙에 투영된다. 이 머리는 모든 것을 담고 있다: 뇌, 또한 눈, 귀(양쪽에서 투영된 부위), 입, 치아 등등. 이 논리를 이해할 수 있지 않을까?

이제, 몸통 위에 있는 머리를 벌써 보았다. 어떤 부위가 상체(어깨, 팔, 팔뚝, 손목과 손)를 나타내는가? 목뼈가 어디에 위치했는가를 보자: 코뿌리에 있다. 상체는 양쪽에서 눈썹을 따라 출발한다. 그리고 다음과 같은 것을 이해한다:

○ 어깨는 눈썹뿌리에서: 오른 눈썹뿌리는 오른쪽 어깨, 왼 눈썹뿌리는 왼쪽 어깨, 매우 간단하다! 어깨는 눈썹의 곡선을 따라 한 줄에 의해 표시되지 않는다; 눈썹 전체가 문제인데 때로는 눈썹에서 통증 점을 찾을 수 있고, 때로는 눈썹아래 또는 눈썹위에서도 통증 점을 발견할 수 있다. 어깨에서 나타나는 몇몇 통증은 등 상부부위에서 기인할 수 있다: 이런 경우, 코 방향으로 고통스러운 반사부위를 발견할 수 있는데, 첫 번째 등뼈는 코 능선(콧등이 아니라)에 위치한다. 당연한 논리이기 때문에 놀랄 이유는 없다.

기본 규칙 n°2

주어진 반사부위 안에서, 가장 통증을 많이 느끼는 점이나 부위를 찾아야 한다! 그러기 위해서는, 약간 ≪더듬는 것이≫ 종종 점이나 부위를 찾는데 효율적이다. 더듬는 것을 망설이지 말 것.

○ 어깨 연장선에서 —자신의 팔과 같이— 엄밀하게 말해 팔에 대응하는 부위를 발견할 것이다.

○ 팔꿈치는, 눈썹이 중앙으로 향해, 아래로 굽어지기 바로 전, 눈썹꼭대기에 위치한다. 팔꿈치에서 통증을 다시 느끼는 경우, 눈썹에서 가장 통증을 많이 느끼는 부위를 찾는데 아래 위로도 찾는다.

○ 팔에서 논리적인 연장선인, 팔꿈치는 눈썹에서 아래로 굽어지는 부위에 투영된다.

○ 눈썹 끝은(여성들이 눈썹을 뽑는 부위를 생각한다!), 눈썹 끝 부위인, 이 부위는 손목과 대응한다.

○ 거기서, 관자놀이에서 손과 손가락이 투영된다.

지금, 몸통, 머리와 상체를 얼굴에 투영하였다. 하체는 얼굴에서 어느 부위에 위치한다고 생각하는가? 물론, 몸통아래에 있다. 얼굴을 살펴보자: 나이와 사람에 따라 어느 정도 깊게 파인,

기본 규칙 n°3

관절은 항상 팔다리 정열에서 또는 몸 부위들의 정열에서 단절을 표현한다. 따라서 같은 유형의 단절을 표시하는 부위들에서 관절을 투영하는 것이 논리적이다: 눈썹꼭대기, 입꼬리, 턱끝 파인부위, 눈썹 끝, 두피각, 등등.

또한, 얼굴선이 끊이거나 방향이 바뀌면, 이 부위는 하나 또는 여러 개의 관절이 위치할 가능성이 매우 높고… 일반적으로 이 관절들은 서로 대응한다! 쉽게 많을 것을 기억할 수 있다!

이러한 사항을 기억하면 많은 것들이 쉬워진다!

코 양옆에서 출발하여 입꼬리 구석까지 연결되는, 2개의 홈을 발견할 수 있다. 입꼬리는 코입술주름이다. 입주름은 약간 벌어진 양다리를 나타내고 있지 않는가? 지금:

- 코입술주름을 따라, 엉덩이는 코 양옆에서 출발한다.
- 입꼬리는 무릎을 투영한다.
- 그 후, 다리는 입꼬리에서 출발하는 상상의 선을 따라 다리가 있고 얼굴 옆 양쪽 턱에 연결된다.
- 발목은 턱끝에서 파인 양 옆에 투영된다.
- 발바닥은 턱 중앙선을 따라 연결된다.
- 발가락은 턱뼈를 따라 넓게 분포되어 있고, 엄지발가락은 턱 중앙에, 나머지 발가락은 턱 가장자리를 따라 분포된다; 필요한 경우 문제가 있는 부위와 대응하는 부위를 쉽게 찾을 수 있다.

요약하면 가장 간단하게, (머리에서 턱으로)아래로 내려가는 순서에 따라:

- 이마 중앙부위에 *머리*

○ 코뿌리에 *목뼈*

○ 눈썹 선을 따라 *어깨*가 위치하고, 어깨는 팔과 손에 의해 확장되는데, 관자놀이에서, 팔과 손

○ 이마 하단부위에서 출발하는 *척추*는 콧등을 따라가고

○ 코로 표현되는 *엉덩이와 골반*

○ 코입술주름을 따라가는 *넙다리*

○ 입꼬리에 위치한 *무릎*

○ 턱을 연결하는 선을 따라 *다리*

○ 턱에 *발*

○ 턱 중앙에 위치한 *엄지발가락*

○ 턱 가장자리를 따라 *나머지 발가락*은 순서대로 위치한다.

이러한 표시는 마사지 할 부위를 찾을 수 있도록 한다. 하지만 얼굴에서 몸과 대응하는 부위에서, 가장 민감한 점을 찾아야 한다: 전체 반사부위를 훑어보고 난 후, 통증이 사라질 때까지 살펴보아야 하기 때문에 이 점을 찾는데 시간이 걸린다. 다른 반사점에도 이러한 규칙이 동일하게 적용된다.

도표 3
장기를 얼굴에 투영

Diagramme 3 Projection des organes internes sur le visage

장기를 얼굴에 투영하는 새로운 체계를 쉽게 기억하기 위해 앞의 사례를 추론하면 된다, 그러기 위해 몸과 얼굴을 비교한다.

몸통을 고찰하는 것으로 출발한다. 몸통은 두 부위로 나누어져 있다: 가슴과 배. 이 두 부위에서 큰 차이점은 무엇인가? 가슴은, 갈비뼈에 의해 보호된, 가슴우리이다. 배는 골반에 ≪담긴≫부드러운 부위이다.

지금은 얼굴이 어떻게 구성되었는지를 보라. 얼굴은 주요한 두 부위로 구성된다: 골격부위(광대뼈와 이마)와 두개골에 의해 ≪담긴≫ 더 부드러운 하부부위.

이러한 기본적인 유추는 상세하게 검증된다:

○ 가슴과 가슴에 있는 모든 것은 얼굴 골격부위에 의해 보호된다: 광대뼈와 이마,

○ 배와 배가 보호하는 모든 것은 광대뼈 아래인, 얼굴 하부부위에 투영된다.

항상 자신의 몸을 참고하여 유추를 계속한다. 얼굴에서 오른쪽은 몸에서 오른쪽과 대응하고 얼굴에서 왼쪽은 몸에서 왼쪽과 대응한다는 것을 기억한다!

○ *가슴우리에 무엇이 있는가?*
  폐, 기관지, 심장…

○ *광대뼈와 이마에 무엇이 있는가?*
  폐 , 기관지, 심장…

○ *오른쪽 갈비뼈 밑에는 무엇이 있는가?*
  간과 담낭관.

○ *얼굴에서 간과 담낭관을 어디에 투영하는가?*
  오른쪽, 광대뼈아래!

○ *왼쪽 갈비뼈 밑에는 무엇이 있는가?*
  비장과 췌장.

○ *왼쪽 광대뼈 아래 무엇이 있는가?*
  비장과 췌장.

이러한 유추를 계속해서 할 수 있고 순서대로 광대뼈 아래에 있는 것을 추론할 수 있다. 예를 들어 배를 고찰해보자. 가로막아래에는, 창자 — 소장과 결장— 각 양쪽에, 신장위에 부신이 있고, 아래로 내려가면, 몸통 아래부위에 방광과 생식기가 있다. 같은 순서로 얼굴아래부위에 투영된 이 기관들을 발견할 것이다!

결장을 예로 들면: 몸에서 상행결장은 오른쪽으로 올라가고 각을 형성하고, 그 후 가로막 아래에서 횡행결장이 지나가고, 또 다른 각을 형성하고, 결장이, 몸통 아래에서, 중앙에 있는, 직장과 항문에 다다르기 전에, 왼쪽으로 내려간다(하행결장).

이와 같이, 얼굴에서, 상행결장은 코입술주름을 따라 입 오른쪽에서

올라가고, 횡행결장은 왼쪽으로 윗입술을 통과하고, 하행결장은 코입술주름을 따라 입 왼쪽으로 내려가서, 얼굴아래에서, 직장과 항문에 대응하는 부위인 턱 중앙에 다다른다.

신장은 양쪽 입꼬리에 투영되고 부신은 신장위에 위치한다.

주의점: 윗입술이 생식기라는 것에 놀라지 말아야 한다 —게다가 생식기가 턱에 투영되는 것에 놀라지 말아야 한다: 얼굴은 파이의 얇은 틈 사이에 크림을 넣은 케이크(millefeuille)처럼, 반사점체계와 마찬가지로, 여러 체계가 중첩된다는 것을 기억해야 한다!

이러한 유추를 기억하면서 내장이 얼굴에 투영되는 것을 **그림 11**(다음쪽)에서 살펴보자: 이러한 체계를 매우 쉽게 기억할 수 있다!

모든 반사부위는 눈썹높이와 턱 아래부위 사이에 있다는 것을 기억해야 한다.

그림 11
도표 3
장기를 얼굴에 투영

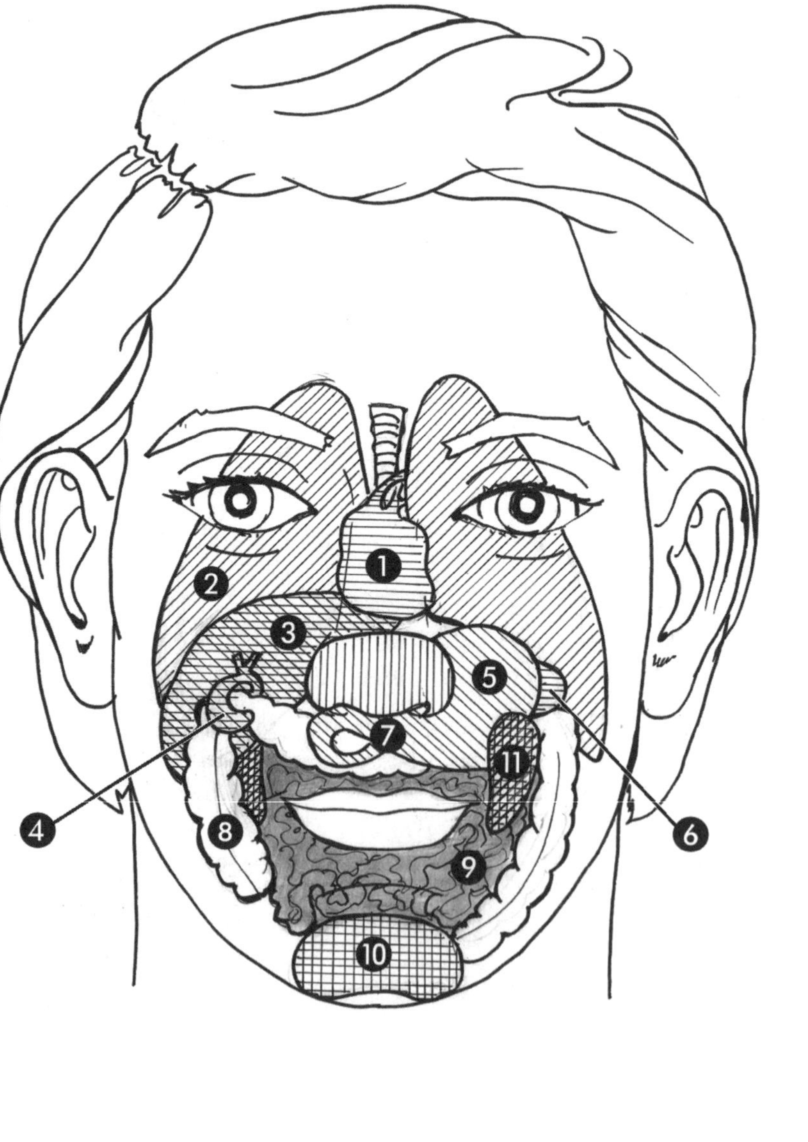

요컨대 그림 11에 표시된 순서대로:

❶ 코뿌리에서 코의 중앙으로, 그리고 왼쪽 콧방울: **심장 - 폐동맥**

❷ 눈썹에서 광대뼈까지: **폐 - 기관지**…

❸ 광대뼈를 포함하여, 광대뼈 아래쪽으로, 오른쪽: **간**

❹ 광대뼈를 포함하여, 광대뼈 아래쪽으로: **담낭 - 담낭관**

❺ 광대뼈의 기저에서, 왼쪽: **위장 - 췌장**

❻ 콧구멍 왼쪽에, 위장 옆에: **비장**

❼ 코바로 밑에: **위장 - 췌장 - 횡행결장 - 난소 - 전립선**

❽ 결장부위는 턱 가장자리, 오른쪽에서 출발하여 윗입술로 올라가고 (**상행결장**), 코 밑바닥과 입 사이에 위치한 부위를 통과하고 (**횡행결장**), 그리고 아래턱을 향해 내려간다(**하행결장**).

❾ 입술 주위: **작은창자**

❿ 위턱부위에서 그 주변까지:
자궁 - 난소 - 전립선 - 고환 - 방광 - 직장

⓫ 입 양쪽에: **신장 - 부신**

주의점: 가슴우리 안에서 중앙과 왼쪽은 동시에 코왼쪽과 윗입술에 위치한 위장 및 췌장과 대응한다: 코는 코에 위치한 반사부위 영역의 모든면을 마사지하는데 방해한다(그럼에도 불구하고 비강 반사요법을 투영한다!).

도표 4, 5와 6
팔다리를 이마에 투영

Diagrammes 4, 5 et 6 Projections des membres sur le front

도표 4에서, 이마는 대뇌피질의 반사부위이다. 이 반사부위의 위치는 1920년대에 캐나다 신경외과의사인 Wilder Graves Penfield가 인간 대뇌피질과 대뇌피질의 기능을 지도로 작성하였는데, 그 지도위에 그려진 난장이의 다양한 신체부위와 조화를 이룬다. 이마의 양쪽은 좌우대칭이 된다는

것을 기억해야 한다: 몸의 오른쪽 부위는 오른쪽 이마, 몸의 왼쪽부위는 왼쪽 이마에 위치한다.

이 도표는 사람이 허리를 숙여 머리 앞으로 양팔을 편 자세이다.

두피를 따라 선의 중앙선과 눈썹 사이에 위치한 점을 연결하는 상상의 직선을 시각화 한다: 따라서 이마를 2개로 가른다. 수직선 각 양쪽은, 각 부위와 대응하는 몸의 절반을 투영한다: 오른쪽은 오른쪽, 왼쪽은 왼쪽. 수직선은 다리를 투영하고, 왼다리는 왼쪽 수직선, 오른다리는 오른쪽 수직선:

- *엉덩이*와 *골반*은, 이마 위의, 머리선을 표시하는 중앙선에서, 양쪽으로 왼쪽과 오른쪽 부위를 표현하고,
- 눈썹뿌리에서 수직으로, *무릎*은 이마 중앙에서 투영되고,

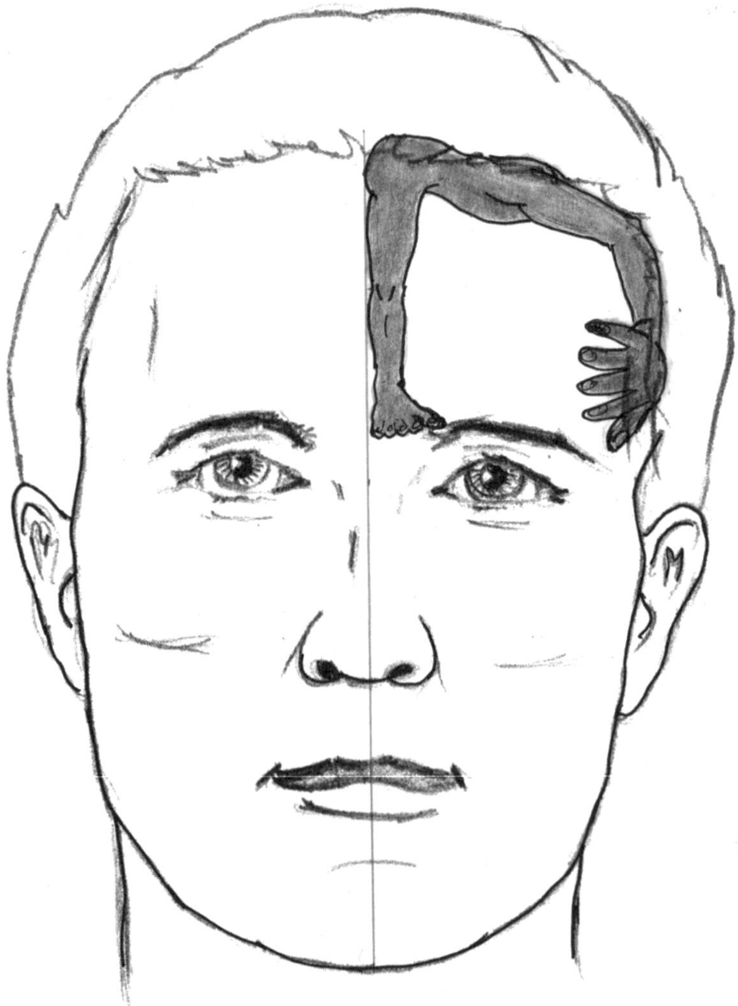

그림 12
도표 4
팔다리를
이마에 투영

○ 앞의 두 부위 사이에, 넙다리가 있고,

○ 그 후 눈썹으로 내려가는 무릎 반사부위에서 시작하는 *다리 반사*부위를 찾을 수 있고,

○ 그 후 좀 더 아래에서, 발목 반사부위가 있고,

○ 그 후 눈썹사이에 위치한 점은 *발*과 *발가락* 반사부위를 투영하고(엄지 발가락은 눈썹뿌리에 위치하고, 다섯째 발가락은 26점인, 중앙에 위치),

두피선의 중앙 점에서 외부 코너로 향하는 선은, 몸통을 투영한다:

○ 이 선을 따라, 등과 *척추*가 위치하고, 이마중앙에 위치한 *꼬리뼈*에서 시작하여, *허리뼈*, *등뼈* 그리고 머리선을 따라 내려가면서, 외각과 관자놀이 사이에 위치한 *목뼈*에 도달하고,

○ 두피선 중간과 골반을 투영하는 부위 사이에서, 같은 순서로 **배**가 위치해 있고

○ 그 후 가슴이,

○ 그리고 마지막으로, 이마 외각에 *어깨관절*이 있다.

그 후, 어깨를 투영하는 부위로부터 팔의 투영부위는 관자놀이로 향해 내려간다:

○ 두피 외부 코너에서, *어깨*,

○ 그 후 관자놀이로 내려가면서 *팔*,

○ 이마 중간 높이에서 *팔꿈치*,

○ *아래팔*,

○ 마지막으로 손과 *손가락*, 계속 머리선을 따라: 엄지손가락은 관자놀이에, 세끼손가락은 이마 중앙선에, 다른 손가락들은 이 두 개의 투영부위 사이에 위치한다.

이 투영된 부위들을 좀 더 이해하기 위해(나는 Dien' Cham'에 관한 첫 번째 책에서 이 도표에 관해 많은 질문을 받았다), 다음 2개의 도표(**그림 13, 14**)처럼 다리 투영과 팔 투영을 각각 분리하여 묘사하였다.

그림 13 *도표 5* 다리를 이마에 투영

1) 발. 발가락은 눈썹과 눈썹뿌리사이에 위치한 중앙 점에 투영된다 2) 발목 3) 종아리 4) 무릎 5) 넓다리 6) 엉덩이와 골반

그림 14 *도표 6* 팔을 이마에 투영

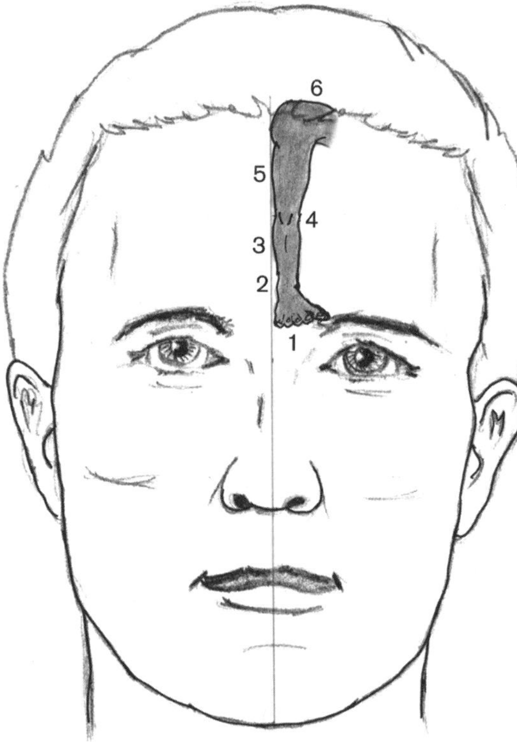

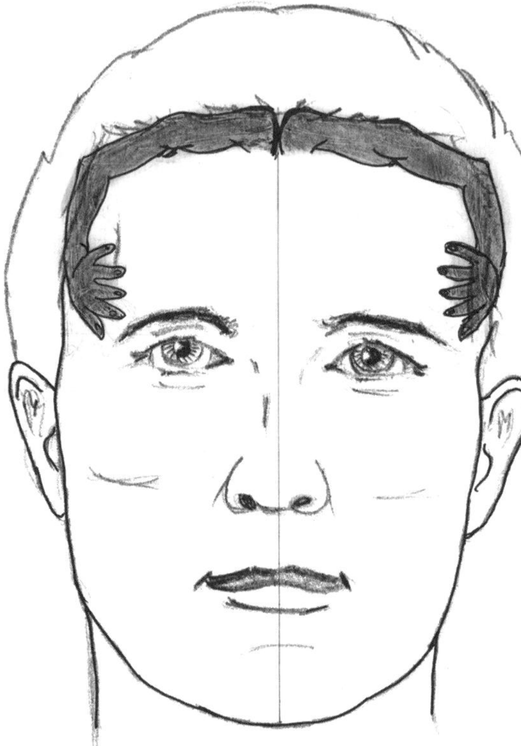

도표 5는 이마에서 왼다리를 투영하였다. 같은 방법으로 오른다리는 이마의 오른쪽 부위에 투영된다. 여기에 쓰인 숫자는 다리 부위들을 가리킨다.

도표 7
얼굴을 귀에 투영

Diagramme 7 Projection du visage sur l'oreille

도표 4에서 몸을 투영한 것을 보았고 다음 순서로는, 머리와 얼굴 반사부위의 투영을 살펴 보는 것이 논리적이다. 여기서 반사부위는 2 영역과 2 투영을 한다: 하나는 *어깨* 반사부위의 연장에서 머리는 아래에(허리를

숙여 머리는 아래로 내려가고 앞으로 양팔을 편다) 위치하고, 그리고 다른 투영은 외이와 귀앞에 위치한다.

첫 번째 경우, 머리카락 아래, 귀 바로 위에서, *목덜미*와 *목*이 있다.

귀 위에서와 귀 앞에는:

- *귀*: 눈썹 끝에서, 귀 윗부분과 얼굴 윗부분 그리고 외이 윗부분의 결합.
- *코*: 이주(耳珠, tragus, 귀앞에 있는 도톰한 작은 삼각형)와, 코의 중앙부위인, 대이륜(antihelix) 아래부위를 투영
- *입과 혀*: 귓불과 대응하는 쪽의 혀의 반쪽과 입의 반쪽을 투영하면서(치아도 포함), 귓불이 얼굴에 붙은 장소를 투영.
- *기관지*, *식도*, *후두*, *목구멍*, 하지만 또한 *갑상선*과 *부갑상선*: 귓불과 턱이 결합하는, 귓불아래에 위치한 부위.

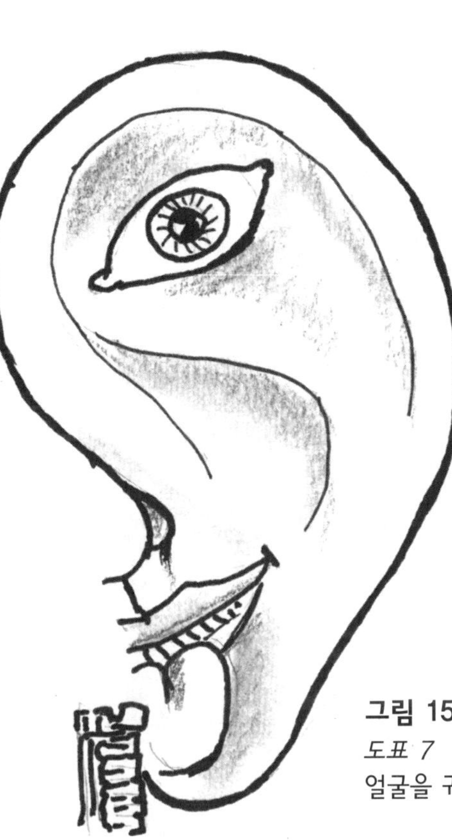

그림 15
도표 7
얼굴을 귀에 투영

도표 8
척주를 얼굴에 투영

Diagramme 8 Projections de la colonne vertébrale sur le visage

이 도표에서 척주의 여러 반사부위들을 볼 수 있다. 이렇게 단순한 방법에서, 중요한 내용만 다루지만, 얼굴요법에서 22개의 도표가 있다는 것을 기억해야 한다!

척주부위는 중요한데, 왜냐하면 매우 자주, 문제가 있는 부위는 다른 부위보다 통증을 더 많이 느끼기 때문이다. 또한 시술에서 통증부위들이 변할 수 있고, 이 부위에 대한 지식은 매우 유용하기 때문이다.

시술에서, 체계적으로 이 부위들을 시험해보고, 가장 반응이 좋은 부위들만 기억한다.

또한, 유추하는 방법을 기억해야 한다:

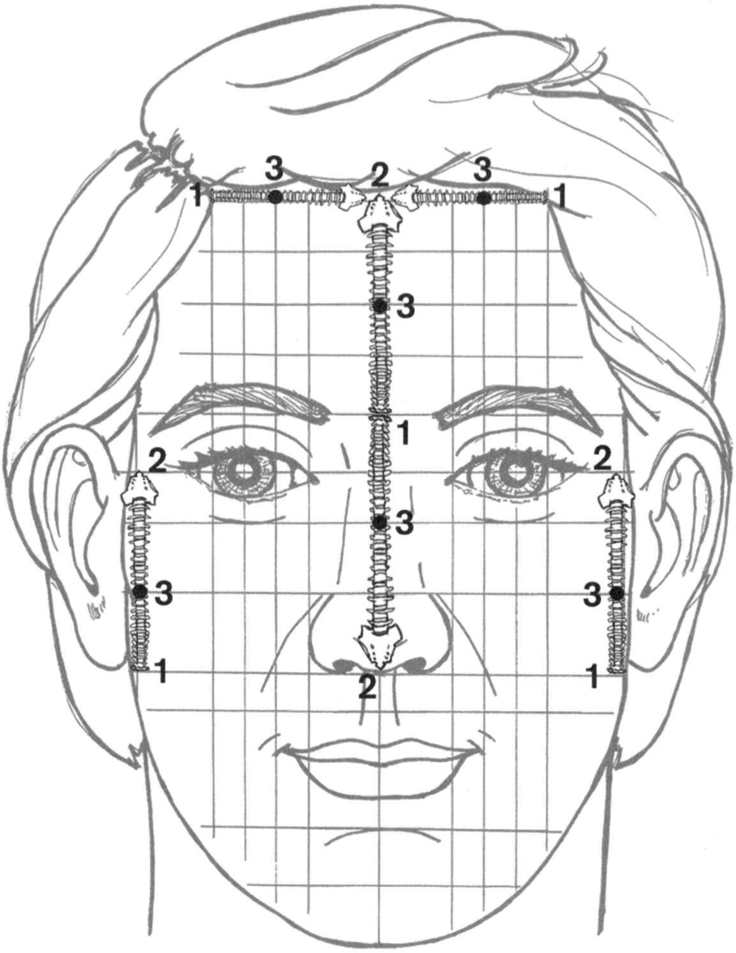

그림 16

도표 8

척주를 얼굴에 투영

1) 목뼈
2) 꼬리뼈
3) 복강신경총

○ 목이나 목구멍에 대응하는 부위나 점이 위치한 곳에서, 목뼈와 대응하는 점이나 부위가 위치한다는 것을 전제로 하고… 따라서 척주의 나머지 부위도 동일하다!

○ 이와 같이, 골반이나 엉덩이를 투영하는 곳에서, 반드시 꼬리뼈를 발견하고… 척주가 시작되는 곳이다!

게다가, 거기서 척주가 있으면 —즉, 등뼈와 허리뼈— 또한 가슴과 배가 있다: 하나가 앞에 있으면 다른 하나는 뒤에, 그리고 반대의 경우도 동일하다. 이는 억지로 기억을 할 필요가 없이 쉽게 기관과 대응하는 부위를 추론할 수 있다:

○ 배는, 배에 담고 있는 모든 장기와 함께, 허리뼈와 꼬리뼈와 대응하고,

○ 가슴은, 가슴에 담고 있는 모든 장기와 함께, 등뼈와 대응한다.

자신의 몸이 가장 좋은 대상이고 기억을 도와주는 도구라는 것을 기억한다: 의심이 들 경우, 철저하게 아래와 같은 질문을 제기한다:

○ *내 간은 어디에 위치하는가?* 가슴 바로 밑, 오른쪽, 갈비뼈아래에 있다.

○ *척주에 투영한 것에 비해서 간은 어디서 발견할 수 있는가?*
가슴 바로 밑 오른쪽에 있다.

○ 등등

이렇게 빠르게 기억하는 방법이 매우 효율적인 것을 알아차릴 것이다! 이러한 기억법으로, 모든 상황에서, 즉석에서 구한 도구를 가지고 늘 이 책을 사용하지 않고, Dien' Cham'을 빠른 시간 내에 시술할 수 있게 될 것이다!

생식기 반사부위를 덧붙여 말하는 것이 좋은데 —꼬리뼈 반사부위와 유추하여— 눈썹사이에서 코뿌리로 내려가는 점(8과 26점 사이)에 위치한다. 따라서 이 도표는 얼굴에 투영된 4곳의 척주부위를 묘사한다:

○ 콧등(도표 2를 볼 것)에서: 꼬리뼈는 코끝에 위치하고 목뼈는 코뿌리에서, 눈썹사이 약간 파진 부위에 위치한다. 복강신경총은 중간에 있고, 가슴과 배를 분리하는 점이다.

○ 코뿌리에서 머리선까지, 중앙에: 눈썹사이에, 논리적으로 척주에 의해 연장된, 목뼈가 있고, 꼬리뼈는 머리선에 위치한다. 이 선 중간 높이에, 103점에서, 복강신경총이 있다. 이 점은 가슴(등뼈부위)과 배(103점에서 머리선까지)사이의 분할 선을 표시한다. 명백하게, 기관에 대응하는 부위는 이마 전체로 넓어진다(도표 9 볼 것).

○ ≪꼬리뼈≫부위를 나타내는 머리선, 머리선 중앙에 위치한 이점에서부터 척주가 투영된다. 단지, 이번에는, 투영부위는 2개로 나누어지고: 척추의 오른쪽 부위는 126점(꼬리뼈)에서 두피(목뼈)의 오른쪽 각으로 향하고, 척추의 왼쪽 부위는 또한 126점에서 출발하여 두피(목뼈)의 왼쪽 각에 다다른다.

○ 귓불 부착점 밑에서 출발하는 선은 얼굴과 귀 윗 부착점으로 이어지는데, 척주의 대응부위이다. 이와 같이 다음과 같다: 귓불 밑바닥에서,

14, 15점은 목구멍과 갑상선 등등에 대응한다. 여기서, 목구멍부위가 있는데, 동일하게 목뼈부위와도 대응한다. 14점에서 0점까지 목뼈와 등뼈가, 0점에서 16점까지 허리뼈와 꼬리뼈가 있다. 편측성(laterality)의 규칙은 유용하다.

약간 시술에 익숙해지면, 쉽게 각 척추의 위치를 판별할 수 있다: 신체의 경보신호는 통점의 위치를 정확하게 찾을 수 있도록 한다.

도표 9와 10
이마에서 반사부위

Diagrammes 9 et 10 Zones réflexes du front

코뿌리와 두피 중앙선 사이에서, 이마 정중선을 따라 위치한 척주반사부위를 출발점으로 삼는다. 기억해야 한다: 눈썹사이에서, 코뿌리에, 목통증이 있을 때 매우 유용한, 목뼈 반사부위가 있다. 그리고 머리선 가운데를 중앙으로, 오른쪽 골반과 왼쪽 골반이 투영된다.

여기서부터, 도표 2에서 보았던 사람과 유사한 사람을 유추할 수 있는데, 하지만… 머리는 아래로 향한다! 어깨와 팔은 본래 위치에 있지만, 단지 몸은 뒤로 뒤집힌다. 따라서 이렇게 몸이 투영되는 것을 볼 수 있다.

○ (눈, 귀, 입, 치아 등등 반사점과 함께)코윗부위 위에서, *머리*,

○ *어깨*, *팔*, *팔꿈치*, *아래팔*, 손목, 손과 *손가락*은 눈썹을 따라 그리고 관자놀이 위에 위치하고,

○ 목뼈 위에 *등뼈*(26에서 103)가 위치하고,

○ 이마 가운데 위치한 반사점은 *복강신경총*(103)이고,

○ 그 후 *허리뼈*(103에서 342),

○ 마침내 *꼬리뼈*(342에서 126)가 위치한다.

머리선에서 골반과 엉덩이가 있고; 그 후 마치 그림속의 사람이, 정확하게 도표 4에서 상체가 위치한 그 곳에서, (무릎이 이상하리만큼 유연함에도 불구하고!) 팔과 다리를 벌리고 머리로 물구나무를 서 있는 것처럼,

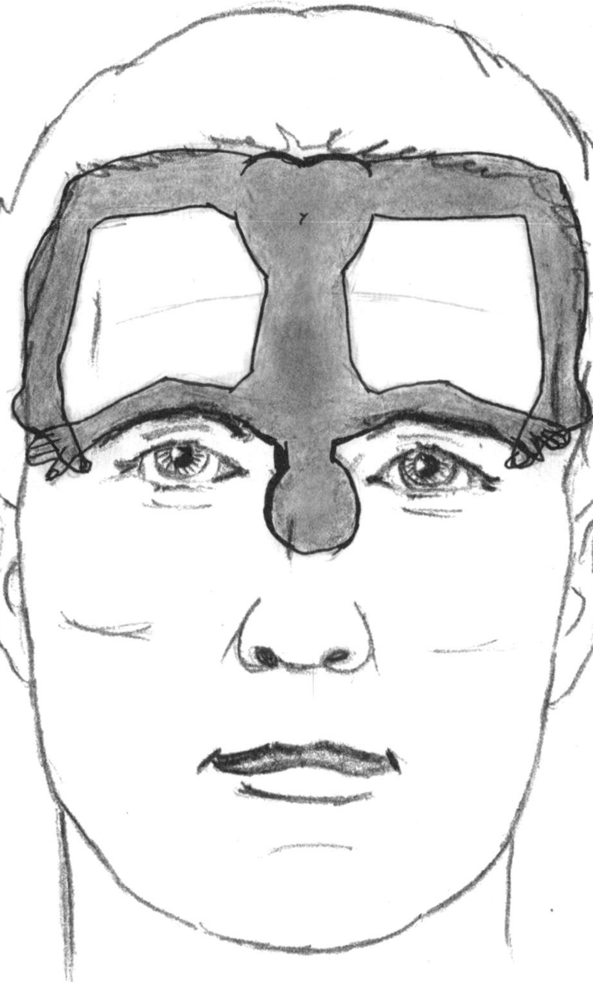

그림 17
도표 9
이마에서 반사부위

이번에는 오른쪽 왼쪽 양쪽에서 하체를 투영하고 있다. 이렇게 다음과 같은 부위를 볼 수 있다:

○ 머리선 중앙에, *골반*(오른쪽은 오른쪽, 왼쪽은 왼쪽),

○ 중앙에서 외각까지, 머리선을 따라 *넙다리*,

○ 외각에, *무릎*,

○ 외각에서 관자놀이로 향해, *다리*,

○ 계속 머리선을 따라 관자놀이까지. *발목*, *발*과 *발가락*이 위치한다,

여기서, 가슴과 배를 투영한 것처럼, 등뼈와 허리뼈를 투영한다. 그러기 위해서는, *복강신경총점*(103)에서부터 수평선을 그린다 —이 선은 이

마를 2 부위로 나눈다:

- 눈썹에서 124—103—124선으로: 가슴, 가슴에 있는 모든 장기와 함께: *기관, 식도, 기관지, 폐, 심장, 관상동맥*…
- 124—103—124선에서 머리선까지: 배, 배에 있는 모든 장기와 함께: *간, 위장, 췌장, 비장, 작은창자, 큰창자(상행, 횡행, 하행), 신장, 부신, 요관, 방광, 생식기*…가 위치한다.

그림 18

도표 10

장기를 이마에 투영:

1) 간, 담낭
2) 비장, 췌장,
3) 복강신경총, 위장
4) 허리뼈, 창자, 신장
5) 꼬리뼈, 생식기, 방광, 직장
6) 가슴, (왼쪽에서)심장, 기관, 폐

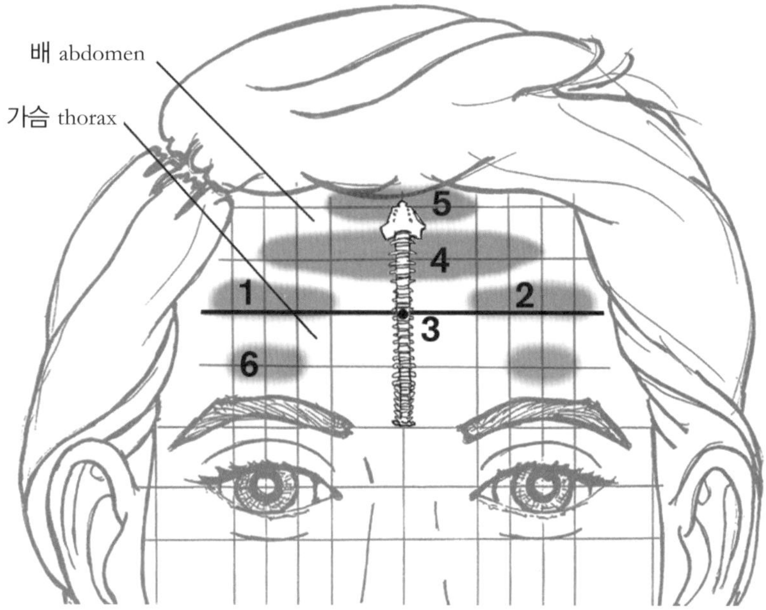

자신의 몸을 유추하여 장기의 위치를 생각하는 것이 쉬울 것이다. 이러한 방법은 이 도표를 지나치게 복잡하게 만들지 않을 수 있다. 게다가, 문제가 있는 경우, 해당 부위에 통증이 발생하는데, 통증을 통해 정확한 위치를 찾을 수 있다: 때로는 피부가 베인 느낌이 든다!

도표 11
관절을 얼굴에 투영

Diagramme 11 Projections des articulations sur le visage

이 그림은 얼굴에서 관절들을 다양하게 투영한다. 관절들은 얼굴에서 가장 자주 선이 끊긴 부위에 위치하거나(두피에 의해 형성된 다양한 ≪각≫) 자주 변형되는 부위(입술에서 입꼬리)에 위치한다: 이 관절들의 역할은 몸의 방향을 바꾸거나 골격의 어떤 부위의 방향을 바꾼다. 어깨와 골반, 팔꿈치와 무릎, 발목과 손목, 손과 발이 같은 장소에 있는 것에 놀랄 필요가 없다!

사실 모든 관절은 서로 대응한다는 사실을 아는 것이 더 좋을 것이다. 또한, 의심이 드는 경우, 망설이지 말고 관절의 **모든** 부위를, 가장 민

그림 19
도표 11
관절을 얼굴에 투영

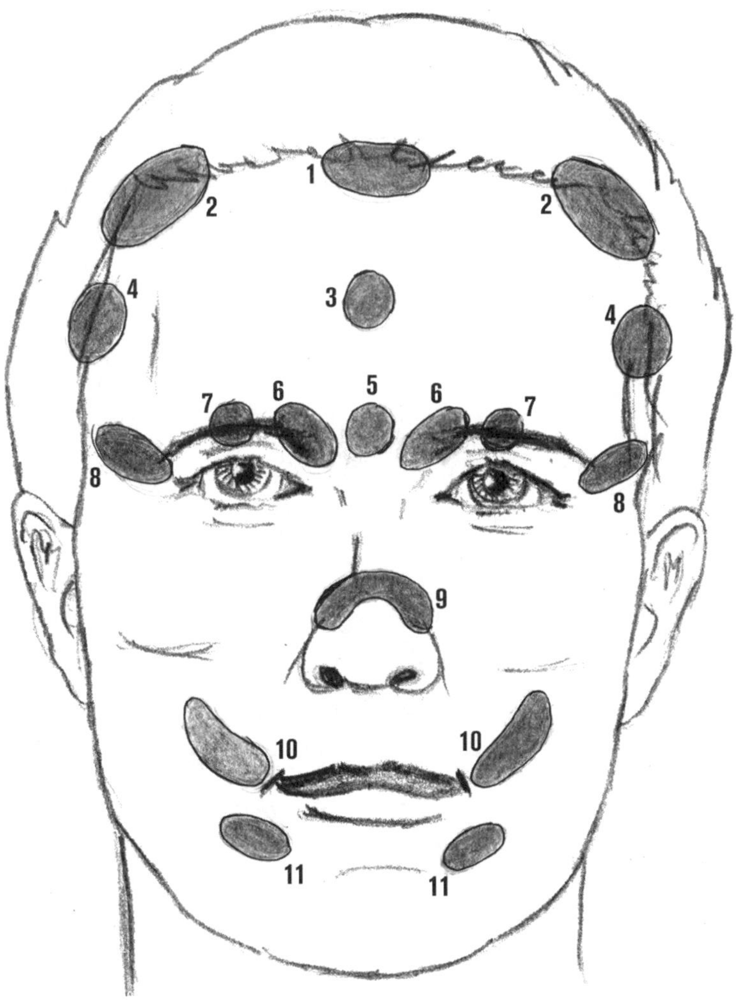

1) 꼬리뼈, 엉덩이, 골반
2) 목뼈, 무릎, 어깨
3) 무릎
4) 팔꿈치, 무릎
5) 목뼈, 발목
6) 어깨, 발가락
7) 팔꿈치
8) 손목, 발목
9) 골반, 엉덩이
10) 무릎
11) 발목

감한 부위를 강하게, 자극해봐라. 관절염 환자들이 한 부위에서만 통증을 느끼는 것은 드문 일이 아니다: 대부분의 경우, 다른 부위들 보다 이 부위들 전체에서 통증을 더 느낀다.

도표 12
귀앞에서 반사부위

Diagramme 12 Zones réflexes devant l'oreille

앞에서 살펴본 것을 기억하면: 척주를 투영한 곳에서, 가슴과 배의 투영을 추론할 수 있다. 우리가 자주 다시 시작하는 0점 단계인, 귀 바로 앞에 위치한 반사부위에서 이러한 사실을 확인할 수 있다.

눈높이에서, 귀가 얼굴에 부착한 곳에서, 귓불로 향해 바로 귀앞을 지나가는 선을 상상한다. 0점은 이 선 중앙을 향하는 작은 홈에 위치한다.

앞에서 척주를 투영한 것을 살펴보았을 때, 목 부위 또는 꼬리뼈 부위가 있었던 것처럼, 나머지 부위도 쉽게 추론할 수 있다.

여기서, 귓불 밑과 귀 뒤에 있는 홈에서 목구멍에 대응하는 14점과 15점이 있다. 몸을 부분적으로 보는 것이 아니라 몸 부위 전체를 생각해야 한다. 또한 만약 14점과 15점이 목구멍을 환기시키면, 이 점들이 위치한 부위는 목에 대응할 수밖에 없고, 따라서 목뼈와 대응한다!

그러므로 귀를 지나가는 선 아래에 목이 있다. 이 선 중앙으로 향해, 특히 위장과 복강신경총에 대응하는 0점이 있다. 몸에서 0점은 어디에 위치하는가? 몸통 가운데 있는데, 명치 안에 있고, 가로막높이에 위치하고 따라서 척주 중앙에 있다!

귓불 밑에서 0점까지 목뼈와 등뼈가 있다는 것을 추론할 수 있고, 그리고 0점에서 16점까지; 허리뼈를 투영하고, 마지막으로 꼬리뼈를 투영할 수 있다.

머리가 아래로 향하고, 14점에서 0점까지는 가슴을 투영하고, 0점에서 16점까지는 배를 투영한다. 간은 0점 다음에 오른쪽에, 비장과 췌장은 간의 위치와 같은 높이에서 왼쪽에, 그리고 창자는 바로 위에 위치하는데, 이러한 유추는 효율적이다. 명확하게, 앞에서 살펴본 장기 위에서, 방광, 직장과 생식기 반사부위가 있다. 이 부위 전체는 광대뼈 쪽으로 몇 cm 뻗어 있다.

귀가 2개 이므로, 다음과 같은 것을 발견할 수 있다:

○ 오른쪽 귀앞에서, 몸통의 오른쪽 부위를 투영하고,

○ 왼쪽 귀앞에서, 몸통의 왼쪽 부위를 투영한다.

이 반사부위를 자극하기는 쉬워도, 이 부위는 작다. 절대적인 위치를 찾을 필요가 없다: 이마부위와 얼굴부위를 보완하는 것으로 자극하면서, 장기와 대응하는 가장 민감한 부위를 문지르는 것으로 만족해야 한다.

그림 20

도표 12

귀앞에서 반사부위

오른쪽 귀

1) 방광, 생식기
2) 창자
3) 간, 담낭
4) 폐, 기관지

왼쪽 귀

1) 방광, 생식기
2) 창자
3) 췌장, 비장
4) 위장
5) 심장
6) 폐, 기관지

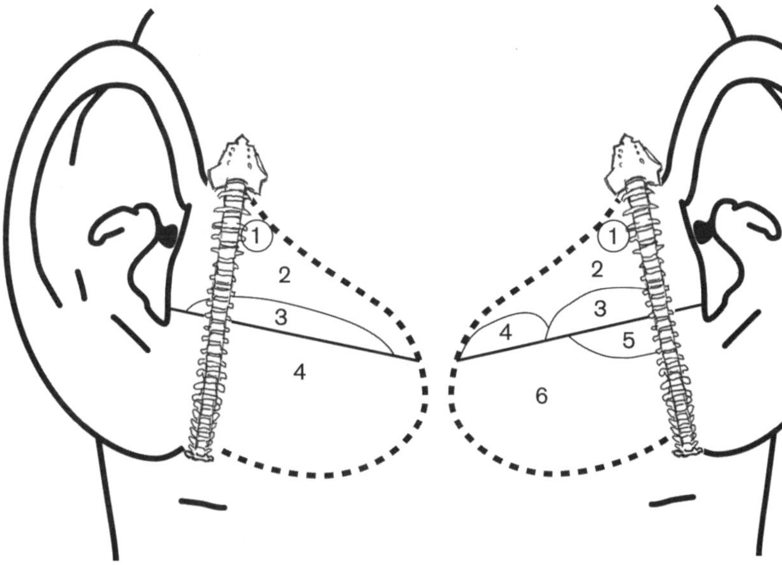

도표 13
발바닥을 얼굴에 투영

Diagramme 13 Projection de la plante des pieds sur le visage

이 그림은 호기심을 자극한다. 또한 얼굴에서 손바닥을 투영하고(발바닥을 유추하여), 또한 얼굴에서 귀의 반사부위를 투영하는데: 이러한 경우에는, 오른쪽 귀는 얼굴 오른쪽 부위에서 투영되고 왼쪽 귀는 얼굴 왼쪽에서 투영된다; 각 귓불은 턱으로 투영되고 외부의 상부 돌출부분은 눈썹 선을 따라간다; 이주와 대응되는 부분은 코이다.

이 도표는 손 부위, 발바닥 부위, 귀 부위…가 얼굴에 투영되는데, 이 부위들이 이상스러울 만큼 유사한 것에 반사요법 치료사들이 놀랄 것이다!

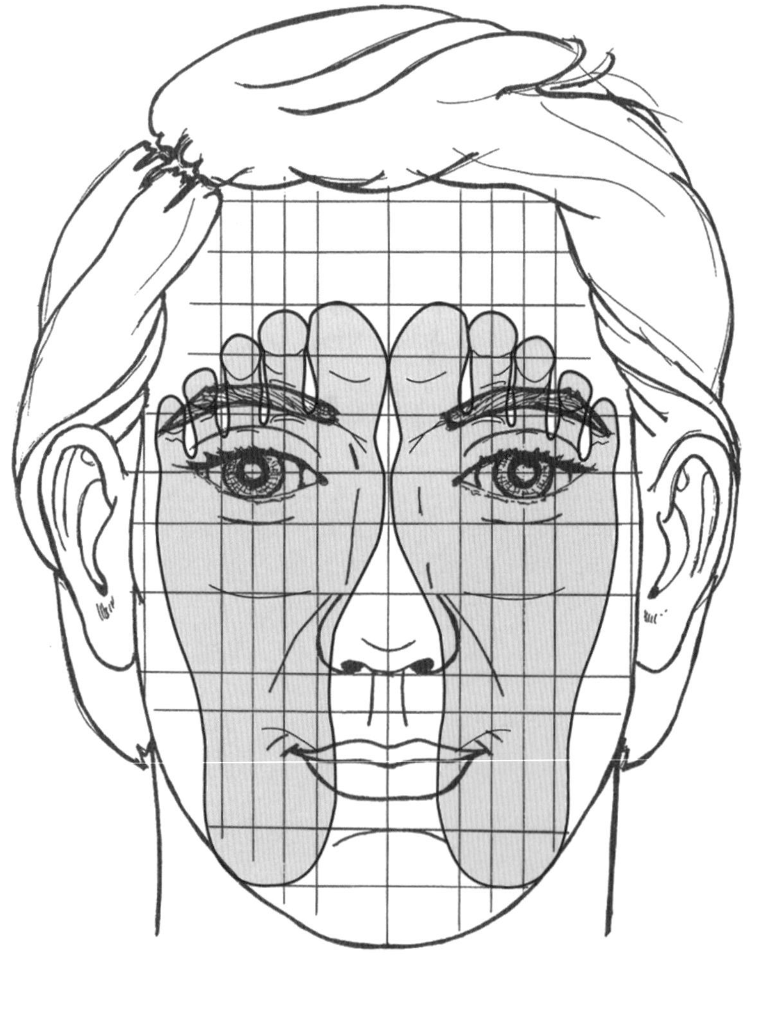

그림 21
도표 13
발바닥을 얼굴에 투영

발바닥 반사요법 또는 손바닥 반사요법을 아는 사람은, 이 반사요법에서 지칭하는 부위들이 올바르다는 것을 인지할 것이다. 간단하게 설명하였다 (다른 대응하는 부위들은 생략하였다).

○ 발가락은 머리(부비강 등등) 여러 부위와 대응하고, 심리적이고 감정적인 기능들과 대응하는데, 눈썹부위에 위치한다 — 바로 부비강 부위에 위치한다! 엄지발가락은 머리전체를 나타내는데, 코뿌리와 Dien' Cham'에서 머리를 투영하는 부위의 바로 위에서 만난다.

○ 발가락 아래에 위치한 전족궁은 폐, 기관과 대응한다: 그런데, Dien' Cham'에서 대응하는 부위와 동일하다.

○ 내장 —간, 비장, 췌장, 위장…—도 이 장기들과 대응하는 부위에서 발견한다.

○ 발바닥에서 조금 아래, 소장과 대장 반사부위가 있는데 입 부위와 대응한다: 상행결장은 오른발바닥에, 횡행결장은 한 발에서 다른 발로 연결되고, 그 후 하행결장은 왼발바닥에 있다: 이 모든 것이 질서정연하게 위치한다.

○ 발뒤꿈치에는 직장, 항문과 생식기 반사부위가 있다: 턱 반사부위와 대응한다.

그리고 얼굴 양쪽에서 손바닥과 귀를 투영하면서 동일한 유추를 할 수 있다.

Dien' Cham' 시술

La séance de Dien' Cham'

3

지금부터는 기본 반사점을 어떻게 사용하는가를 배우게 되고 그 후 점진적으로 다른 반사점이나 반사부위를 더 배우게 될 것이다. 초기에는 이 장에서 설명한 기본과정을 규칙적으로 반복할 것을 권유하고 주위 사람에게 시술할 것을 권유한다. **기초시술**이 익숙해지고 난 후에만 개별적으로 다른 반사점이나 반사부위를 첨부한다. 하지만 천천히 진도를 나가도록 하는데 학습한 점들을 확실히 숙지하고 난 후 다음 단계로 넘어가야 한다: 성공의 열쇠이다!

≪도구≫ *Les ≪instruments≫*

실습을 시작하기 위해서: 어떤 도구를 사용하여 반사부위와 반사점들을 마사지해야 하나? 침술에서는 침을 이용하지만, 안면 반사요법에서는 가장 단순한 도구만 사용한다: 자신의 손가락 또는 예를 들어, 볼펜처럼 끝이 둥근 물건을 사용하는데. 또한 이러한 도구는 매우 뛰어난 결과를 낳는다. 만약 치료사가 단지 볼펜으로 치료를 하는 것을 환자가 보면 매우 놀랄 것이다! 이러한 경우, 특별한 작은 바퀴나 ≪매화꽃≫ 망치 등을 활용하면 더 ≪개인의 기호에 맞는≫ 모습을 보여준다! 하지만 이러한 도구에 속지 말아야 한다:

기본 규칙 n°4

도구는 거의 중요하지 않다: 시술에서 중요한 것과 차이점은, 반사점과 반사부위를 정확하게 선택하는 것과, 이 부위를 자극하는 기술이다!

베트남 Dien' Cham'의 도구로부터 시작한다. Bui Quoc Chau 교수의 목록은 몸 부위와 얼굴부위에 시술하기 적합한 모든 종류, 모든 형태, 모든 크기의 도구를 제시한다. 그 중 몇몇은 동물을 마사지하는데 적합하도록 만들어졌고, 그 중 하나는 말에게도 안면 반사요법을 시술할 수 있도록 만들었다! 이 책에서 독자들이 좋아하는 동물을 마사지할 수 있도록 기초 시술법을 다룬 영역도 있다.

반사요법을 시술하는데 사용하는 모든 종류의 작은 바퀴 중에서, 저자는 특별히 흥미로운 3가지 도구를 특별히 선호한다.

- ***작은 안면 바퀴***, 일본에서 아직도 리도키(ridoki)라고 불리는데: 작은 바퀴 끝에 철선이 달려있고 철선 끝부분은 둥글다, 이 둥근 부위가 마사지 점을 정확하게 자극한다. 다른 쪽 끝 부위는 무딘 작은 톱니바퀴가 있는데, 사용하기 편하다. 반사부위를 자극하기 위해, 단지 이 작은 바퀴로 얼굴에 위치한 반사부위를 문지른다: 빠르고 효율적이다! 일반적으로 저자가 추천하는 다양한 용도의 도구인데 — 고양이나 개에게도 시술을 할 수 있다.
- ***큰 바퀴***, 덩치가 큰 동물을 시술할 수 있다: 말, 또한 큰 개. 큰 바퀴는 등을 빠르게 마사지 할 수 있는데, 몇 초 동안 척추의 양쪽을 문지른다: 정말로 편하다!
- ***≪매화꽃≫ 망치***: 도구를 사용하여 얼굴을 마사지 할 때 꽤 통증을 느끼기 때문에, 낭만주의에서 빌려온 이 이름은 도구의 용도와 거의 대응하지 않는다! 따라서 특별한 경우(여러 종류의 마비, 감각이상…)에 전문가들이 이 도구를 사용한다. 치료사는 날카로운 끝으로 부위를 자극하는 ≪매화꽃≫ 망치의 용도를 이미 알고 있다. 걱정하지 않아도 된다. 망치는 특별히 얼굴을 마사지하기 위해 만들었고 망치 끝은 무디기 때문에 지나치게 자극하지 않으면 마사지 한 부위에서는 피가 흐르지 않는다. 망치 몸통은 유연한 철로 되어 있다. 망치 머리는 2 부위로 구성되어 있다: 한쪽은 얼굴에서 반사부위를 두드리는 7개의 둥글면서 작은 끝으로 되어 있다. 다른 쪽 끝은 어린이나 노약자 또는 환자들을 마사지하는데 매우 유용한 유연한 고무로 되어있다(아프지 않다!).

이러한 특별한 도구를 발견하는 것은 반드시 필요한 것은 아니다: 가격이 싸면서 유용한 도구들이 많다! 다른 한편으로 얼굴을 자극하기 위해 널리 사용되는 도구들의 사용법을 배우는 것은 매우 중요하다: 그러면 독자들이 도구를 구비하지 않았다는 생각을 하지 않거나 또는 이러한 도구를 사용할 수 없다는 감정을 느끼지 않을 것이다. 고통을 받고 있는 사람들을 돕지 않으려고 아래 유형의 변명을 더 이상 할 수 없다.

– 아아, 유감입니다! 당신의 요통을 완화시키고 싶지만, 치료용 바퀴를 테이블 위에 놓고 왔습니다!

아니, 오! 모든 도구는 자극을 하는데 사용할 수 있다: 손가락, 또한 끝이 둥근 물건으로도.

○ 끝부분이 둥근 단순한 **볼펜**: 2색 또는 4색의 볼펜으로 끝이 플라스틱 작은 구로 되어 있으면 좋은 도구이다: 이 구는 Dien' Cham'에서 매우 좋은 도구이다. 게다가, 잉크가 닳으면, (둥근)심을 사용하여 반사점을 정확하게 누를 수 있다: 이 둥근 심은 작은 바퀴에 연결된 둥근 끝과 같다. 쓰고 난 볼펜을 버리지 마세요 — 특히 뚜껑이 둥글거나 포탄 모양인 경우에는!

○ 단순한 ***나무젓가락*** — 음식을 먹을 때 사용하는 나무젓가락이다! 나무젓가락 폭에 따라 다듬으면 된다: 젓가락이 지나치게 뾰쪽하면 하나는 둥글게 다듬는다(대략 볼펜 구 정도크기); 다른 하나는 포탄모양으로 다듬는다(둥근면이 지나치게 편평하면 안된다!).

○ 때로는 모양을 내기 위해 사용하는 ***유리젓가락***: 감촉이 좋으며 사용하기 용이한데, 유리젓가락 한쪽 끝 부위가 둥글다 —반사부위를 자극하기에 좋다— 그리고 다른 쪽 끝 부위는 (비록 둥글다 하더라도) 더 뾰쪽하여, 반사점을 자극하기에 좋다.

○ 사용할 수 있는 **돌**. 매우 싼 가격에 구입할 수 있다. 끝이 둥글면서 길쭉한 돌을 선택한다(세로 3–4cm 폭은 1–1.5cm). 장점: 가방에 넣어 들고 다니기가 용이하고 취향에 따라 색깔을 선택할 수 있다. 어떤 사람들은 별점이나 건강상태에 따라 자신들과 부합하는 색깔을 선택하기도 한다. 개인적으로, 저자는 저자의 심리상태나 취향에 따라 사용하는 다양한 색깔의 돌을 지니고 있다. 저자는 부드럽고 매끈한 돌을 사용하는 것을 좋아한다: 돌은 우아하고 생명력이 있다! 미끈하고 광택이 있는 모든 종류의 돌을 선택할 수 있다. 해변에서 파도에 의해 매끈해진 조약돌을 발견할 수 있다: 방학 때 마사지용으로 바닷가에서 ***조약돌***을 구할 수 있다!

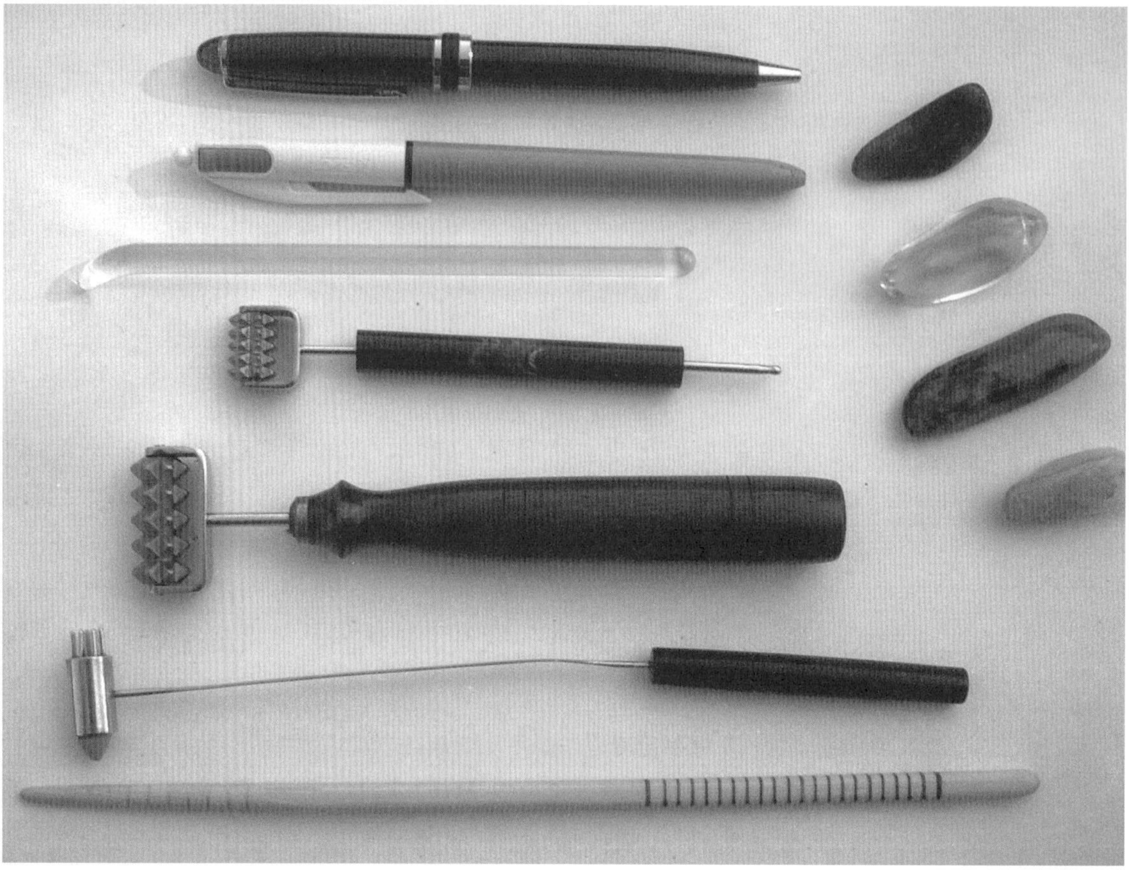

그림 22
도구

위에서 아래로:
- 끝 부위가 둥근 만년필
- 유리젓가락
- 작은 바퀴
- 큰 바퀴
- 매화꽃 망치
- (끝 부위를 다듬은) 나무젓가락
- 다양한 돌…

위에서 설명한 지침에 따라 물론 독자들이 도구를 만들 수 있다. 저자의 강의를 들은 사람들이 스스로 만든 —나무, 유리, 금속, 제단한 돌 또는 매끈한 돌 등등— 모든 종류의 도구를 보여주었다. 몇몇은 이러한 도구에 그들의 취향에 따라 채색을 하였다. 그러므로 독자들 스스로 만들어 보는 것도 유익하다!

손가락은 매우 유용한 도구이다: 항상 사용할 수 있고, 부드럽고, 조작하기 용이하다! 다음과 같이 마사지를 할 수 있다:

○ 엄지손가락 또는 접은 검지: 손가락 끝 부위는 Dien' Cham'을 시술하기에는 너무 유연하다. 효과를 보기 위해서는 어느 정도 부위를 눌러야 한다. 손가락 관절로는, 반사부위를 문지를 수 있지만 엄밀하게 말해 반사점을 정확하게 찾는것은 어렵다.

○ 검지, 중지 또는 약지손가락(또는 3 손가락 모두)으로, 마사지하고 문

지르고 또는 때릴 수(특히 이마나 뼈 부위 등 딱딱한 부위) 있다. 나중에 자세히 살펴볼 것이다.

활력을 주는 마사지 *Le massage énergétique*

Dien' Cham' 역시 매우 효율적인 치료마사지 방법이다. 독자들에게 가장 단순한 마사지법을 제시하는데 매우 효과적이다. 아침에 일어나자마자 짧은 시간에 활력을 불어넣어주는 기 마사지를 규칙적으로 하는 습관을 기르도록 한다—또한 낮에 기 마사지를 하는 것도 좋다(유일한 단점은 머리가 헝클어진다). 기 마사지는 기분 좋게 하므로 독자들은 기 마사지의 애호가가 될 것이다:

아침에 일어나거나 자동차로 여행 중일 때

단순한 기 마사지는 몸을 깨우고 낮 동안 활력을 불어넣어 준다. 잠을 제대로 자지 못해 쌓인 피로를 제거하고, 얼굴의 긴장을 이완시키면서 기와 혈액순환을 개선시켜 얼굴 주름을 없앤다. 아침마다 기 마사지를 행하고 필요하다면 오후에도 시술하는 것이 좋다. 단지 약간의 시간이 필요하고 손…이 도구이다

아침에, 눈을 뜨자마자 일어나는 나쁜 습관이 있는데, 밤 동안 기가 휴식상태에 있기 때문에 이 습관은 건강에 나쁘다. 기를 활성화시키기 위해 동물이 하는 것처럼, 부드럽게 몸을 늘이는 것으로부터 시작한다(강하게 근육을 긴장시키면 통증과 경직을 유발하면서 기의 순환을 방해할 수 있다).

- ○ 침대에 누워, 손바닥에서 열이 날 때까지 힘차게 양손을 문지른다. 양손을 코 양쪽에 둔다: 중지는 콧등 경사면에 두고 다른 손가락은 얼굴에 붙인다.
- ○ 중지가 코뿌리로 향해 미끄러지듯 양손을 위로 밀고, 그 후 양손을 이마 중앙부위로 밀고 머리카락, 머리 정수리까지 민다. 손바닥과 다른 손가락도 이마와 정수리까지 민다.
- ○ 이제, 양손을 머리 양쪽으로 내린다— 귀를 마사지하여 따뜻하게 하고, 양손바닥은 턱밑에서 만난다.

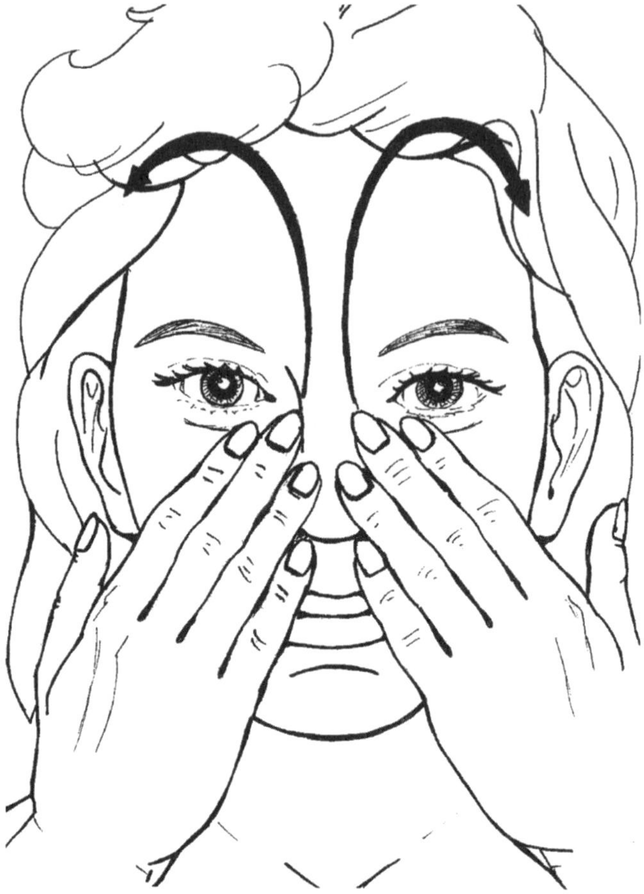

그림 23
활력을 주는 마사지

양손을 처음처럼 놓고 10회 반복하여 마사지를 한다. 손과 손가락을 붙이고 얼굴을 누르는 압력은 지속적이어야 한다. 간단한 마사지를 마치고 난 후, 얼굴이 따뜻해지고 기가 순환하는 것을 느끼기 위해 잠시 휴식한다. 이 마사지를 행한 독자들은 한 가지 욕망만 있을 것이다: 새로운 하루가 시작되는데 활력이 충만해져, 침대에서 뛰어 내려가고 싶은 욕망!

침대에서 일어난 후, 화장실에 가서 이 마사지를 마무리 한다: 따뜻한 물로 얼굴을 씻고 난 후, 차가운 물로 얼굴을 문지른다. 얼굴과 몸 전체가 활력을 찾는다.

낮 동안 또는 피곤한 자동차여행을 하는 동안, 이 휴식의 시간을 취한다: 효율적이고 간편한 기 마사지를 통해 ≪잃어버린 시간≫에서 빠르게 회복할 것이다. 아마 자동차 사고도 피할 것이다…

주의: 활력을 주는 마사지는 겨울에 추위를 더 잘 견디게 하고 감기에 대한 저항력을 강화할 수 있다!

자극 기술 *La technique de stimulation*

자극 기술은 매우 간단하여 설명하는 것보다 보여주고 시술하는 것이 더 쉽다. 하지만 걱정하지 않아도 된다: 독자들은 이 기술을 쉽게 배우고 개인적인 체험을 통해 이 기술에 대한 정보를 더 잘 이해할 수 있다.

도구를 사용해서(바퀴, 볼펜, 젓가락, 돌…)

여러 방법으로 자극할 수 있다. 우선 편하게 앉는다(만약 서있다면, 몸의 균형을 유지한다). 한 손으로 얼굴을 받쳐야 하기 때문에, 일반적으로 손목, 또는 손가락 1개 또는 2개(약지와 새끼손가락)로 얼굴을 받친다. 이러한 받침점은 얼굴을 마사지 할 때 원하지 않는 방향으로 마사지하는 것을 피할 수 있고(특히 눈 방향으로), 만약 손을 들고 시술을 하면 이러한 문제가 발생할 수 있다.

친절한 조언…

먼저, 거울 앞에서 자신에게 시술을 행한다: 시술을 하는 동안 어떻게 시술을 하고 있는지, 느낌이 어떤지를 알 수 있다.

대개 독자들 주위 사람들을 대상으로 시술을 하는데 독자들이 기대한 것만큼 항상 좋은 반응을 보이지 않는다.

하지만 첫 번째로 시술이 성공을 하면 약간의 ≪기술을 습득≫하게 되는데, 이는 독자들 자신과 주위사람들을 좀 더 안심시키고, 좋은 결과만을 획득하게 될 것이고 주위사람들이 고마워 할 것이다!

시술을 할 때 자세가 바른가? 도구를 올바르게 쥐고 있는가? 상황에 따라 다음과 같은 행동을 할 수 있다:

○ 도표 1에서 지시한 화살표 방향(수평방향, 수직방향 또는 사선방향 등등)이나 시술자가 논리적이라 생각되는 방향(예를 들어, 눈썹부위를 밑에서 위로 쓸면서 자극시키면 기분이 나쁠 수 있다)으로, 같은 도구를 사용하여, 반사점을 포함한 주변 부위, 반사점들을 포함한 부위 또는 반사부위를 *쓸거나 문지른다*. 지나치지 않을 정도로 충분히(일반적으로 피부가 붉어진다) 누른다! —첫 번째로 누를 때— 비록 약간 아

프더라도, 편안함을 느껴야 한다. 시술에 조금 익숙해지면, 독자들이 스스로 판단할 수 있다! 자극이 너무 약하면 효과가 없고, 지나치게 누르면,…… ≪시술받는 사람≫은 영원히 도망갈 것이다: 중도를 선택하라.

○ (사용한) 볼펜심, 마모된 돌, 젓가락 또는 철의 끝 부위(—둥근— 바퀴의 다른 끝 부위) —둥글게 마모된— 를 사용하여, 반사점이나 반사점 주위에 위치한 점들을 *광내기* 동작을 실행한다. 이 동작을 잘 하기 위해, 선택한 도구로 마사지를 실행할 부위를 눌러서 제자리에서 돌린다. 이때 반사점을 으깨는 것처럼 하면서, 피부가 돌리는 방향으로 따라오도록 돌려야 한다. 이 기술은 독특한 반사점만을 별도로 자극하는데 사용된다.

○ 특수한 *바퀴로 반사부위나 반사점*을 자극한다. 톱니바퀴로 선택한 부위를 약간 압력을 주면서 문지른다: 일반적으로 10−20회 정도 문지른다.

○ *고무망치*로 반사부위와 반사점을 자극할 수 있다: 막대기의 탄성을 이용하여 규칙적으로 두드린다(어린아이와 민감한 사람에게 편하다).

○ ≪매화꽃≫ 망치로 얼굴을 규칙적으로 *부드럽게 두드린다*: (끝 부위는 날카롭지 않지만 그래도…) 다른 방법을 사용하는 것보다 덜 불쾌하고, 무감각하고 ≪마비된≫부위를 자극하는데 매우 효율적이다. 가볍게 규칙적으로 두드린다. 개인적으로, 정말로 필요한 경우에만 이 방법을 사용한다(마비, 감각이상 등등). 대부분의 사람들은 이 시술에 통증을 느낀다.

알아야 할 것!

일반적으로, 반사점과 반사부위를 강하게 자극하면 자극부위는 매우 일시적으로만 붉어진다. 따라서 Dien' Cham' 연수에서 우리는 피시술자에게 멋진 모습으로 나온다고 말하면서 장난을 친다!

하지만, —드물지만— 이러한 자극은 피부가 ≪벗겨지는≫ 느낌이 드는 약간의 찰과상을 유발할 수 있다. 이러한 상황을 —특히 면역반응능력이 매우 약화된 사람에게 나타나는데— 걱정할 필요가 없다. 이 부위가 자연적으로 낫도록 그냥 두고 계속해서 다른 부위를 부드럽게 자극하면서 Dien' Cham'을 시술한다(급격하게 시술하지 않는다). 피부 상태의 개선은 시술받는 사람의 상태의 개선과 동일하게 진행되는 것을 알 수 있다.

손가락으로 시술하는

여러 가지 다양한 방법이 있는데:

- 손가락을 굽힌 관절부위로 *쓸거나 문지른다*. 단순한 기술은 눈에 띄지 않지만 매우 효율적이다. 사무실에서 갑자기 등이 아픈 경우는? 몇 초간 문지르면 통증이 사라진다. 달리기를 할 때 갑자기 발목이 아프거나, 근육통이 발생하면? 통증을 경감시키기 위해 멈출 필요가 없다. 몇 초 만에 통증을 사라지게 할 수 있는데 이보다 더 단순하고 실용적인 방법이 있는가?
- *손톱으로 부위를 자극한다*: 훨씬 더 드물지만, 손톱으로 가볍게 누르고, 그 후 손톱으로 제자리에서 가볍게 ≪돌리면서≫ 몇몇 점을 자극할 수 있다(코 바로 밑에 위치한 19점). 19점의 경우, 하루에서 유용한 ≪채찍질≫이 될 수 있다(주의할 것: 임산부나 고혈압이 있는 사람은 19점을 누르지 않는다!).
- 얼굴에서 몇몇 반사부위를 *두드린다*. ≪매화꽃 ≫망치의 유연한 막대처럼 손목으로 두드린다. 우선 손목의 움직임을 시험한다: 오른쪽 전완을 들고, 손을 앞뒤로 부드럽게 움직인다: 움직임이 경직되지 않고 유연해야 한다. 무엇을 움켜지듯이 손가락을 굽혀 손톱이 손바닥 위에 오도록 손을 약간 만다. 이제 왼손바닥을 앞에 두고 오른손 손가락으로 두드린다(평균 1초에 1회, 더 빠르게 하지 말 것). 일단 오른손 손가락으로 왼손바닥을 부드럽게 두드릴 수 있으면, 그 다음 얼굴을 두드리고, 나중에는 주위사람의 얼굴을 두드린다. 느낌이 좋아야 한다!

주의: ≪손목의 부드러움≫이란 단순한 개념을 이해하는데 어려움이 있는 남자들보다 여자들이 이 방법을 쉽게 행할 수 있다. 자발적인 몸짓으로 두드리는 것이 아니라는 것을 환기해야 한다: 손목이 *튀어 오르는 탄성*을 이용하여 두드린다. 남자들도 약간만 연습하면 이 방법을 행할 수 있다!

이마 마사지: 빠르게 활력을 주는 시술

Le massage du front: une rapide séance de revitalisation

곧 바로, 조금 전에 설명한 내용을 실제로 시술한다. 30초 후에 활력을 되찾고, 필요하다면 스트레스를 날려 버릴 수 있다.

자신에게 마사지

거울 앞에 선다. 약간 이 자세에 숙련되면 더 이상 거울 앞에 설 필요는 없다. 한손으로 머리카락을 올린다. 다른 손의 손가락을 망치모양으로 만들어 이마전체, 이마중앙에서 양쪽으로 이동하면서 관자놀이를 부드럽게 규칙적으로 두드린다. 눈썹, 정중선, 머리선을 좀 더 많이 두드린다.

타인에게 마사지

피시술자는 의자에 앉아, 등을 등받이에 기대고 양손을 무릎위에 놓는다. 시술자는 피시술자 앞에 선다. 필요하다면 피시술자의 머리카락을 한 손으로 올리고, 다른 손으로 이마전체를 부드럽게 규칙적으로 두드린다. 이마 중앙부위 부터 두드리고 관자놀이, 이마 가쪽을 두드린다. 중요한 점은 ≪두드리면서≫ 누르는 행위를 결코 해서는 안되고, 이마 전체를 두드려야 한다. 부드럽고 유연하게 두드려야 한다.

이 마사지는 매우 좋은 평을 받는다. 피시술자는 기분이 좋아지고, 이완되고, 휴식을 취할 수 있어 활력을 되찾는다. 30초 동안 시술하는 것은 기분 좋은 낮잠을 자는 것과 같은 효과가 있다!

반사점을 선택 *Le choix des points réflexes*

이제는 독자들은 어떻게 시술하는가를 이해했다. 반사부위와 반사점을 나타내는 다양한 도표로 인해, 이 도표들이 약간 어렵다고 느낄 것이다. 또한 독자들은 이 많은 부위와 점들 중에 어느 부위와 점을 선택해야 하는지 의문이 들것이다.

많은 점들이 서로 겹치기 때문에 —반사부위–기관–몸 부위—기능, 등등, 셀 수 없는 방법으로 시술을 할 수 있다. 게다가, 얼굴에서 각각의 반사점은 여러 기관이나 기능과 대응한다. 안심해도 된다: 시술은 문제가 있는 기관이나 기능에만 집중된다. 그러기 위해서 독자들은 자신들 몸의 지혜를 신뢰해야 한다.

초보자일 경우 어떻게 ≪마사지 계획≫을 수립할 수 있는가?

마사지 부위를 정하는데 다양한 방법이 있는데, (건강 분야의 전문가를 제외한) 독자들에게 기초 도표(1-2-3-9-10)를 활용할 것을 권한다.

1) ≪살아있는 것 같은≫ 반사점에 의해서

얼굴 반사점들을 손가락으로 만지거나 또는 도구(볼펜 심, 쇠나 유리의 뾰쪽한 부위, 바퀴, ≪매화꽃≫, 나무망치 등등)를 사용하였을 때 나타나는 증상이 있거나, 통증이 있는 점을 토대로 한다. 민감한 이 점들을 ≪살아있는 것 같은 점≫이라 부른다: 이 점들에 쑥뜸을 하면 열기를 흡수할 수 있다. 이 민감한 반사점들은 오직 신체기관의 장애에 따라서 나타난다. 가장 일반적인 것으로는 자극점 지도에 나열되어 있다(하지만 이것은 다른 것이다). 이는, 시술에서, 도표 1에서 언급된 반사점들 외에 통점을 찾아내는 것을 의미한다: 확실히 독자들 각자의 문제와 관계가 있다.

반사요법과 침술에서 신체장애, 기관의 손상, 기 흐름 장애, 염증… 등을 반영하는 통증이 있는 점들이 동일하다는 사실을 알 수 있다.

2) 그 기능에 나열된 반사점들에 따라

상황이나 지침에 따라, 잠재적으로 민감한 점들을 찾을 필요 없이, 명확하게 기능과 기관과 관계가 있는 점들 중에 아는 점을 선택할 수 있다. 문제를 해결하기 위해 때로는 하나 또는 두 개의 반사점으로 충분하다.

3) 장기와 골격을 투영한 도표에 따라

초보자에게 가장 쉬운 선택이다. 반사점들을 알 필요 없이, 몸의 여러 부위와 장기와 대응하는 안면 반사부위 위치를 알고, 문제가 되는 부위를 자극하기만 하면 된다. 이러한 방법으로 복잡한 만성적인 문제를 효과적으로 치료할 수 있는데, 그 이유는 각 반사점은 10여 가지의 기능을 지니고, 여러 장기에 영향을 주지만, 아픈 장기에 먼저 영향을 준다.

게다가, 반사부위를 자극하면 많은 반사점을 동시에 자극한다(비록 저자가 이 책에서 60개의 반사점만 다루지만, 얼굴에 약 600개의 반사점이 있다!).

경추에 장애가 있는 경우를 보자: 여기에 해당되는 반사부위는 양 눈과 양 눈썹 사이에 위치한다. 목의 통증을 해소하기 위해 이 부위를 자극하는 것으로 충분하다! 열거된 점들을 아는 것은 통증이 있는 점들을 좀 더 오랫동안 자극하면서 동시에 해당되는 반사점들(26, 8, 106, 34, 61)을 자극할 수 있다. 시술을 한 후, 척주를 마사지 할 필요가 없이, 경추가 편안해진다: 순식간에 피로를 느끼지 않고(시간 절약, 에너지 절약!), 환자에게 어떠한 위험이 없이 효과적으로 통증을 경감시킬 수 있는 이 요법은, 정골의사, 발병 과정 연구자, 물리치료사의 꿈을 실현시킨다.

반사부위를 아는 것으로 명백한 증상이 있고 단순하고 최근에 발생한 병을 완화시킬 수 있다: 통증, 장애, 두통, 어지럼증, 등등.

4) 침술과 중국기학에 따라

이러한 반사점의 선택은 침술사와 중국기학의 전문가에게 해당된다. 모든 양경은 얼굴(강추위에 가장 잘 견디는 부위이다!)을 통과한다는 것을 고려해야한다. 2개의 경락이 흐르는데 —독맥— 척주를 따라 올라가 이마로 내려와서 콧등을 따라 윗입술, 잇몸에서 멈추고, 그리고 —임맥— 치골에서 시작하여 턱 위, 아랫입술에서 멈춘다. Dien' Cham의 몇몇 반사점들은 또한 침술 점들과 같기 때문에, 중국기학을 아는 것은 중국진맥, 경락, 해당되는 혈점에 따라 나타나는 문제들의 원인을 치료할 수 있다.

주의: 얼굴에 침을 놓으면 매우 효과적이지만, 경험이 없는 시술자에게는 매우 위험하고 심지어는 환자를 사망에 이르게 할 수 있다. 이 기술은 **반드시** Bui Quoc Chau 교수에게 장기간 교육을 받은 치료사들이 시술할 수 있다. 반면에, 손가락, 끝이 둥근 볼펜, 작은 바퀴 또는 적합한 다른 도구를 사용하여 자극하는 것은 위험하지 않다.

5) 전통의학에 따라

이 치료법은 의사들에게만 해당된다. 의사들은 진단에 따라, 발병하는 경우에 따라, 우선적으로 알려진 반사점들을 선별할 수 있다. 치료의 효과는 의사들의 경험과 반사점에 관한 지식의 정도에 달려있다.

6) 치료사전에서 제시하는 처방에 의해서

임상학적으로 이루어진 치료사전의 치료방법에 의해, 이미 완치된 각각의 질환의 경우에 관해서는 완성된 처방법을 참고하면 된다. 일반적으로 이 처방법은 효율적이다. 하지만 병적증상의 원인이 다양하기 때문에 100% 치료된다고 할 수 없다. 따라서 상황에 맞도록 응용하여 사용하면 된다. 충분한 경험이 없고 각 반사점에 대해 충분한 지식이 없는 경우, 시술을 시작할 때는 유익하게 이 처방법을 활용할 수 있다. 6장을 참고하면 된다.

7) *개인적인 방법으로 설명하는 반사점을 선택하는 방법을 응용하여*

어는 정도 경험을 축적한 상급자들이 활용할 수 있는 Dien' Cham' 기술을 다룬 장이 있는데, 독자들이 시술에 어느 정도 익숙해지면 이 기술을 활용할 수 있을 것이다. 7장에서 이 시술을 설명할 것이다. 7장에서, 시술하는 동안 각 반사점을 테스트하여 어떤 반사점이 또는 어떤 반사점들이 지금 가장 효과가 있는지를 밝히는 시험할 것이다 —이러한 효과는 날짜마다 또는 요일마다 변할 수 있다. 이러한 방법을 통해 가장 효율적으로 시술을 할 수 있을 것이다. 시술자는 매 진료결과를 기록한 환자들의 분류카드를 만들어 활용할 수 있다. 이 분류카드는 시술자 자신뿐만 아니라 다른 사람들에게도 유용하게 활용할 수 있다.

통증이 있는 점과 ≪무감각한≫ 점

Points douloureux et points ≪muets≫

침술에서, 2종류의 점을 고려한다: 매우 민감한 점과 ≪무감각한〉 점, 즉 감각을 느끼지 못하는 점이다. ≪무감각한≫ 점은 일반적으로 매우 민감한 반사점이나 또는 매우 민감한 부위에 있다: 가장 효과적으로 작용하는 점인데 다음과 같은 Dien' Cham'격언과 대응한다:

> *≪통증을 느끼는 점의 부위에, 무감각한 점이 있다.≫*

이 두 부류는 진단분야와 치료분야에서 가치가 있다. 만약 안면요법의 전문가가 대응할 수 있는 모든 점들 중에서, 가장 활동적으로 여겨지는 무감각한 점들을 우선적으로 찾는다면, 이 방법은 절대적인 것이 아니다.

시술에서, 상기에 따라 권장하는 점들을 찾는 것으로 충분하고, 매우 좋은 결과를 얻기 위해 이 점들 전체를 자극하는 것으로 충분하다.

건강상태의 변화를 알려주는 신호

Des signes révélateurs d'un changement dans l'état de santé

안면 반사요법의 지식은 몸의 질환을 알 수 있는 지표로서, 얼굴에 나타날 수 있는 이러한 신호에 주의하면서 효과가 뛰어난 예방요법으로 활용할 수 있다. 따라서 얼굴에 나타나는 변화를 알아차리고 가능한 빨리 치료하는 것이 유익하다. 시술을 하면 이러한 변화가 사라지는데, 이런 경우 일반적으로 몸의 부위가 정상으로 돌아오거나 또는 장애가 있는 기능이 정상으로 돌아오는 것을 의미한다.

이러한 신호를 감지하는데 3가지 방법이 있는데, 마지막 방법은 전문가 영역에 속한다:

검사를 통해 나타나는 신호

작은 종양, 무사마귀, 피부 색, 건성피부 또는 지성피부, 열린 모공, 주위 부위에 비해 피부온도 변화, 한정된 부위에서 피부탄성변화 또는 조직변화, 부증 또는 반대로 함몰, 근육, 또는 뼈 모양변화, 근육연축, 변비, 농진, 백반병, 비정상적인 털, 땀 등등…

환자 자신이 인지하는 증상

부자연스러운 느낌, 아픈 느낌, 통증이 있는 느낌, (피부가 땅기는) 건조한 느낌, 감각이 이상한 느낌 또는 신체 일부분에서 감각을 느끼지 못하는 경우, 타는 것 같은 느낌, 찌르는 느낌, 경련이 있는 느낌 등이 피부에서 또는 피부 아래에서 느낀다.

도구를 사용하여 탐지하는 증상

신체 부위온도, 피부전기충격저항, 반사점 또는 반사부위 전자기측정, 키를리안 사진 등등: 이러한 모든 측정은, 주변 피부 부위에 비해 지나치거나 또는 부족하든 간에, 비정상적인 문제를 밝힌다.

이러한 모든 증상은 신체에서 병적인 증상이 나타나는 것을 알려준다. 이 증상은 어떤 신체적 문제를 미리 알려주거나 또는 장기가 약해지거나 병이 깊어지는 지표로서 나타날 수 있다. 어쨌든, 이러한 증상을 고려하는 것이 유익하다.

자주, 이 증상은 진행되고 있는 병과 유사하게 나타나고, 병의 심각성이나 또는 병이 발생한 부위를 알려줄 수 있다.

이 증상들 중에서, 흥미를 자아내는 것은, 증세가 나타나는 점이 ≪무른데≫, 즉 주위 부위에 비해 이 점이 무르다는 것이다. 이러한 점을 자극하면, 이 점이 저항을 하지 않고, 정말로 함몰되는 느낌이 든다. 비록 통증이 없더라도, 이 점을 자극해야 한다(피부가 저항하지 않는 정도는 병의 위중성과 관계가 있다). 문제가 해결되면, 이 증세는 사라진다. 이러한 자극은 찌르는 것 같은 통증이 있는 경우에는 특히 효율적이지만 병이 만성적인 상태는 항상 효율적이지 않다.

대칭 *Symétrie*

대칭을 이해하는 것은, 문제가 없다: 모든 것이 대칭적이다. 오른쪽에 위치한 장기는 얼굴 오른쪽에 위치하고, 왼쪽에 위치한 장기는 얼굴 왼쪽에 위치한다!

심지어는 왼손잡이에게도 이 대칭위치가 도치되지 않는 것 같다; 독자들이 해당된다면, 간단하게 시험을 할 수 있다: 독자들이 대응하는 민감한 점이 어느 쪽에 있는지 본다. 이렇게, 오른쪽 발목에 통증이 있고 민감한 점이 왼쪽에 있으면, 우선적으로 왼쪽 점을 마사지한다.

시술 리듬 *Le rythme des séances*

건강하고, 통증이 없는 사람은, 기가 원활하게 순환하기 때문에 건강을 유지하기 위해서 일주일에 2-3회 시술로 충분하다. 몸이 이완되고, 기가 원활하게 순환하면 병에 걸릴 일이 없다. 병이 나서 치료를 하는 것은 유감스러운 일이다: 병이 걸리기 전에 예방하는 것이 좋다!

통증이 자리 잡도록 기다리지 마라:

- *병이 자리 잡기 전에 최근에 생긴 통증을 없애기가 쉽다,*
- *통증이 사라지지 않고 지속적으로 내재하면 쉽게 병으로 발전한다.*

일어날 때

커피보다 좋은 나중에 설명 할 기초시술(1분 정도!)로 하루를 시작한다! 이 시술을 하면 건강이 좋아지고 활기찬 하루를 시작할 수 있다. 몸이 이완되고 편안하다는 것을 느낄 것이다.

잠자리에 들 때

신경계를 이완시키고, 다양한 활동으로 또는 노동으로 지친 피로를 없애는 것은, 일반적으로 병이 자리 잡지 못하도록 하는 것으로 충분한데, 저녁에 샤워를 하는 것처럼 더 좋은 Dien' Cham' 시술을 왜 스스로 하지 않는가? 이러한 시술은 독자들의 건강뿐만 아니라 일반적으로 인간관계에서도 매우 좋은 위생관리법이다. 왜냐하면, 적절한 기를 다시 보충하여, 피곤으로 인해 할 수 없는, 가족 또는 친구와 좋은 저녁을 보낼 수 있기 때문이다.

피부 관리

여성들에게, 아침저녁으로, 피부를 관리하기 전에 시술할 것을 권유한다: 이 마사지를 하면 얼굴 주위로 기순환이 원활하게 이루어지고, 크림, 로션, 기타 화장품이 피부에 더 잘 흡수된다. Dien' Cham'은 주름을 예방하는데 매우 훌륭한 방법이다.

매번 시술이 필요하다고 느끼는 경우

Chaque fois que le besoin s'en fait sentir

사실, 아주 작은 통증이나 장애가 발생할 경우 시술할 수 있도록 ≪Dien' Cham' 반사적 행동≫을 습득해야 한다. 머리가 아픈 것을 느끼는가? 통증을 제거하는데 30초면 충분하다. 컴퓨터 앞에서 몇 시간을 보낸 후 등이 아픈가? 눈이 침침하고 책상 앞에 있는 서류가 잘 보이지 않는가? 볼펜으로 조용히 몇몇 점을 자극하면 몸이 원 상태로 돌아온다. 감기가 걸릴 것 같은가? 30초 정도 마사지를 하면 —콧물이 흐를 때까지 기다릴 필요 없이— 이 문제가 해결된다.

이러한 효율성을 이해했으면, 이 마사지는 어디에서든지, 조용하게, 손에 든 어떤 것으로 시술할 수 있다. 마사지를 하기 위해, 심지어는 사무실에서도, 별도로 조용한 장소를 찾을 필요가 없다.

중요한 점은, 시술을 하여 기 순환이 더 빠르게 개선되면— 즉 증세가 나타나자마자— 더 좋은 효과를 볼 수 있고… 따라서 시술을 더 적게 할 수 있다! 예를 들어, 만성기관지염은 2–3회 시술로, 때로는 4회 시술로 치료될 수 있다(즉, 증상이 완전히 사라진다!) : 이는 환자의 상태에 달려있다. 그럼에도 불구하고 기 순환을 더욱 더 개선시키고 장기를 ≪따뜻하게 하는≫데 목적을 둔, 심도 깊은 치료는 더 많은 시술을 필요로 한다.

찌르는 것 같은 통증이 있는 경우, 하루에 2–3회 또는 더 많이 시술할 수 있다. 그 후 환자 자신이 시술 횟수를 정할 수 있다.

사례: 코감기

단순한 코감기의 예를 들자. 독자들이 몸에서 일어나는 어떤 반응에 대해 조금 더 주의를 기울이면, 어떤 전조를 알아차릴 수 있다: 머리가 맑지 않고, 목이 약간 타는 것 같은 느낌이 들고, 코가 마르면서 따끔따끔한 느낌이 들고, 숨 쉬기가 거북해진다. 이러한 신호를 알아차리는 순간부터 시술하는 것이 제일 좋다. 집에서 시술을 하기 위해 기다리는 것은 너무 늦을 수 있다! 아래와 같은 변명을 해서는 안된다:

- 하지만 내가 좋아하는 도구가 지금 없어!
- 시술을 하기 위해, 나는 안면 반사요법 책을 가지고 있지 않아.
- 저녁에 집에서 시술할 때까지 기다리겠어…

증세가 있는 순간에, 콧물이 벌써 흐르기 시작할 것이고 콧물이 흐르는 것을 멈출 수가 없는데— 잘해야 콧물이 흐르는 것을 경감시킬 수 있다. 하지만 이러한 증세를 알아차린 순간 30초만 할애하면 며칠간 고생하는 것을 피할 수 있다!

나는 갑자기 감기기운을 느낀 특별한 첫날을 기억한다. 그 해 가을은 아직 날씨가 따뜻했는데 창문을 열고 차를 운전했다. 며칠간 제네바에서 세미나를 개최하고 또한 내 책의 사인회를 개최하기 위해 자연요법 병원을 방문하려는 중 이었다. 독자들은 코가 빨개지고 충혈된 내 모습이 눈에 선하죠! 고속도로 휴게소에 차를 정차시키고 손가락으로 얼굴에 자극을 주었다. 1분도 되지 않아 증세가 사라지고 편안한 마음으로 다시 운전을 하게 되었다. 이런 경우는 한 번의 시술로도 충분하다. 독자들은 감기를 없애는데 이 보다 더 좋은 방법을 아는가?

다른 사례: 좌골 신경통

좌골 신경통은 경우에 따라, 하루에 몇 번을 시술해야 한다. 중요한 점은, 몸이 말하는 것을 경청하는 것이다: 몸이 시술을 받아야 한다면, 이미 받았던 시술의 효과를 기억할 것이다!

좌골신경통의 사례를 들면, 타면서 찌르는 것 같은 통증이 엉덩이에서 발생하여 다리를 따라 내려간다는 것을 독자들은 알고 있는가? Dien' Cham'을 시술하면, 비록 시술을 반복 할 필요가 자주 있더라도, 좌골신경통이 곧 사라질 것이다. 이러한 경우, 사실은 시술을 처음 할 때, 마사지를 받는 반사부위의 통증이 심해서 20초를 견디지 못할 것이다. 반대로, 처음 30분 동안은 통증이 가라앉을 때까지 여러 번 반복하여 짧게 마사지를 하고, 시술을 하면 실질적으로 평균 약 4시간 정도 통증이 사라진다. 그 이후에는 통증이 다시 나타나자마자 시술을 바로 시작한다: 이번에는, 마사지를 할 때 통증을 더 잘 참을 수 있고 1분 동안 시술하면 통증이 완화될 것이다. 4시간 마다 반복해서 시술하거나 또는 몸이 요구하는 대로 시술하면 된다 — 완전히 좌골신경통이 사라질 때까지. 물론 이 시술을 하더라도 정골의사를 방문해야 한다! 하지만 최소한 소염제에 의존하지 않고 의사를 방문할 수 있고 의사가 마사지를 할 때 더 잘 참을 수 있을 것이다!

몇몇 경우에는, Dien' Cham'을 시술하면 의사의 도움이 없이 문제를 해결할 수 있다.

시술하는데 걸리는 시간 *La durée des séances*

일반적인 규정은 없다. 연필로 10회 정도 자극하는 것으로 충분할 수 있고, 때로는 더 많은 시간이 필요할 수도 있다. 또한 저자는 짧은 시간 동안의 시술을 몇 번 반복하는 것을 좋아하지만 긴 시간 동안 시술을 해야 할 때도 있다: 사실, 모든 것은 피시술자의 상태에 달려있고 또한 시술이 통증을 얼마나 빨리 완화시키는가에 달려 있다. 간단하게 말해 대부분의 경우 2-3분 정도 시술하면 충분한데, 때로는 시술하는 시간이 더 짧을 수 있다.

특별한 병적인 증상이 없으면, 기의 원활한 순환을 위해 앞에서 설명한 기본시술만 하면 충분한데, 약 30초 정도 시간이 걸린다! 이 시술은 하루 중에 피곤을 느낄 때 또는 긴장된 시간을 보낸 후 몇 번 반복해서 시술할 수 있다. 모든 것이 제자리로 돌아오고 마음이 평온해질 것이다.

어떤 증세가 나타나자마자(통증이나 거북함): ***자극한다!***
즉시 시술하면서:

- *병이 자리 잡을 시간을 주어서는 안 되고,*
- *몸의 자연치유시스템이 작용하도록 한다.*

특별한 경우: 요통

시술이 2-3분을 넘어가는 유일한 일반적인 경우이다! 사실, 만약 아침에 허리가 아파 침대에서 일어나지 못하는 경우, Dien' Cham'이 큰 도움이 될 수 있다… 하지만 이마 마사지를 10분 정도 먼저 시술해야 한다! 이 장 마지막 부분인 158쪽에서 설명한 요통 시술을 할 때, 시술사전에서 지시한 반사부위(6장)를 참고하고 시술을 하는 동안 통증을 참는다. 일반적으로, 시술을 잘하면 한 번의 시술로 충분하다: 허리 통증…과 이마에서 시술 점을 선택하는 것은 독자들의 몫이다!

시술 *En pratique*

평균적으로, 대부분 반사부위나 반사점을 12회 정도 문지르는 것으로 충분하다. 결과에 적응해야 한다!

반사부위나 반사점이 매우 민감하면, 3-4회 정도 문지르는데, 효과를 얻기 위해 충분히 누르면서 문지르고, 몇 분 후에 다시 실행한다. 저자는 매우 약한 사람을 시술할 때 문제가 되는 부위를 2-3회 문지름으로써 효과를 본 적도 있다.

결과를 신뢰하고 —또는 결과가 만족스럽지 않더라도 믿음을 유지한다! 통증의 완화는 즉각적으로 또는 거의 즉각적으로 나타나야 한다— 그렇지 않으면, 2가지 이유로 인해 효과가 나타나지 않는다.

○ 반사부위나 반사점을 잘못 선택한 경우

○ 반사부위나 반사점을 충분히 누르지 않는 경우

때로는, 효과가 명확하게 나타나기 위해 5-10분을 기다려야 한다. 그렇기 때문에 저자는 시술 후 환자와 몇 분간 대화를 하는 습관이 있다: 이 대화 시간을 통해 효과가 나타나는 것을 볼 수 있다. 만약 5-10분 후 효과가 나타나지 않는다면, 시술을 다시하고, 반사부위나 반사점을 바꾼다 … 그리고 좀 더 강하게 누른다.

어느 정도의 압박으로 누르는가?

이 질문에 글로 대답하기는 어렵다: 실제로 보여주는 것이 확실히 간단하다! 하지만 글로 답변을 해보자.

○ 앞에서 설명한 점들을 문지르는 기술과 빨리 문지르는 기술을 자신의 손으로 시험한다: 손이 아프지 않을 정도로 누르지만, 시술을 할 때 압박을 느낄 수 있는 정도로 누른다. 여기까지는 순조로운 것처럼 보인다!

○ 이제는, 거울 앞에서, 같은 압박을 유지하면서, 얼굴 어느 부위를 마사지한다. 만약 올바르게 누르지 않는다는 생각이 들면, 손바닥 위에서 다시 연습한 후 얼굴을 마사지한다.

무엇을 느끼는가? 아마 손에서 별다른 자극이 없다는 것에 대해 불쾌한 놀라움이 얼굴에서는 더 불쾌하다는 것을 느낄 것이다! 아 그렇다: 얼굴은 매우 민감한데, 특히 첫 번째 시술에서는 더욱 더 그렇다.

독자들을 위로하기 위해 말하는데, 시술을 처음 하면 일반적으로 효과가 없을 수 있다 —기는 시술부위에서 자극을 받지 않는다— 하지만 시술을 반복하면 건강이 호전되면서 점차로 불쾌한 느낌이 줄어든다. 따라서 누르는 압박과 시술 횟수에 따라 압박의 효과를 관찰하면서 조절한다: 빠르게 자극을 주는 것이 시술을 할 때 덜 힘들다는 것을 인지하게 되고, 이는 좀 더 심도 깊은 시술로 독자들을 인도할 것이다.

얼굴을 아파트에서 약간 무관심하게 키우는 식물에 비교할 수 있다.
독자는 한동안 물을 주는 것을 잊었다가 어느 날 아침 식물에게 물을 주어야 한다는 생각이 들어 물을 흠뻑 준다. 식물이 시들었을 것 같아 비료를 주어야겠다고 스스로 말할 것이다.
좋은 정원사는 독자에게 그렇게 하지 말아야 한다고 말할 것이다! 시든 식물에게 비료를 주는 것은 식물을 고사시킬 위험이 있기 때문에, 반대로, 비료에 파묻히지 않도록, 점진적으로 식물에게 비료를 주어야 한다. 많은 비료를 한꺼번에 주면 식물이 더 약하게 되면서 고사할 수 있다!
처음 시술을 받는 얼굴도 식물과 같다: 부드럽게 점진적으로 시술한다.

이러한 작은 경험은 환자의 상태에 따라 압박을 조절하는 것이 좋다는 것을 잘 이해할 수 있고(이러한 사실은 항상 그대로 되는 것은 아니다!) 약하고 마른 사람을 시술할 때, 적어도 시술초기에는, 가볍게 눌러야 한다는 것을 이해 할 수 있다. 또한 상식을 활용한다: 아기, 매우 마른 노약자와 근육이 많은 전문 스포츠맨을 같은 방법으로 자극하지 않는 것은 당연한 것이다!

모든 병은 기의 순환이 원활하지 않아 발생한다.
만약 문제가 있는 장기만을 치료하려고 한다면, 결코 완전하게 병을 치유할 수 없을 것이다.
참된 치유는 전체론적일 뿐인데, 즉 전체 속에서 존재가 치유되어야 한다.
우리 몸의 약한 부분들을 치유하는 것이 아니라, 우리 몸 전체를 치유하는 것을 배워야 한다: 좋은 결과가 있을 것이다!

주의점과 금기사항 Précautions et contre-indications

Dien' Cham'에는 금기사항이 거의 없지만, 다음 사항을 주의 깊게 고려하는 것이 중요하다.

임신 La grossesse

모든 기 마사지와 모든 반사요법처럼, 임산부에게 Dien' Cham'을 신중하고 조심스럽게 시술해야 한다. 사실, 생리적으로 큰 변화가 일어나는 시기라는 사실을 신중하게 고려해야 한다. 반면에, 임산부에게 어떤 장애들이 발생하면 약을 먹는 것보다 몇몇 점을 자극하는 것이 좋다 —이런 경우 임산부에게 시술할 수 있는 점들을 4장에서 살펴보았다!(반사점을 설명한 장에서, 경우에 따른 금기점에 대해 명확히 표시했다).

몇몇 반사점과 반사부위는 출산 시 분만작용을 돕고 또한 분만을 빠르게 촉진시키기 때문에 매우 유용하다. 반면에, 임신 중에 이 점들을 시술하면 조산이나 거짓 분만을 발생시킬 위험이 있다! 따라서 임산부의 경우는 매우 신중해야 한다. 몸을 이완시키는 점을 제외하고는, 비록 기초시술이라도 권장하지 않는다.

반사부위에 관해서는, 규칙은 동일하다: 생식기나 골반과 대응하는 반사부위를 조심스럽게 피해야 한다 —그리고 좀 더 신중하기 위해, 필요한 경우가 아니라면, 얼굴 전체를 자극하는 것을 피한다!

기본 규칙 n°4

(분만 시를 제외하고) 임신 중에는 안면 반사요법을 시술하지 않는다.
시술이 필요한 경우, 자극하려는 점들이 금기점인지 반드시 확인한다.

고혈압과 저혈압 Hypertension et hypotension

Dien' Cham'은 다음과 같은 2가지 상황에서 매우 유용하다: 반사점이나 반사부위를 잘 선택하여 1분 또는 2분 동안 마사지를 하면, 혈압을 3~4 정도 올리거나 내릴 수 있다!

시술을 잘못하여, 고혈압이 있는 사람에게 혈압이 올라가는 점들을 자극하는 경우 ,혈압이 올라가 얼굴이 붉어지고 땀을 흘릴 수 있거나, 또는 저혈압이 있는 젊은 여자인 경우 혈압이 내려가는 점을 자극하면 얼굴이 창백해지고 어지러울 수 있는 위험이 있다!

이러한 2가지 경우는 4장에서 설명한 주의사항들을 항상 참고하는 것이 중요하다.

시술 중에 실수를 할 수 있는데, 하지만 표시된 마사지 기술에서 예방조치가 취해졌다: 0점 주위 부위를 자극하는데 일반적이고 자주 행하는 조치 —즉 귓불 밑에서 얼굴에 부착된 귀윗 부위, 귀 바로 앞에 위치한 선을 문지르는 것— 그리고 심지어는 시술 동안 이 선을 문지르는데— (때로는 단순히 ≪0점≫이라 부르는) 이 부위를 자극하는 것으로 시술이 마친다. 다양한 특징을 지닌 이 반사부위는 시술 중에 발생할 수 있는 기가 지나치게 강해지거나 또는 지나치게 부족해지는 것을 균형잡는다. 시술을 할 때 이 부위를 문지르거나 또는 이 부위를 문지르는 것으로 시술을 마치는 습관은 고혈압과 저혈압을 포함하여, 경우에 따라 발생하는 실수를 피할 수 있다.

따라서 만약 시술 중에 이러한 유형의 실수로 인해 환자의 얼굴이 붉어지거나 창백해지는 것을 보면: 0점 주위의 부위를 강하게 자극하면 곧 정상으로 돌아온다.

기본 규칙 n°5

비록 시술시간이 짧더라도 —항상 0점 또는 0부위라고 불리는 귀앞에 위치한 부위를 자극하면서 시술을 마친다!

보톡스, 피어싱, 얼굴피부 박리수술과 문신

Botox, piercing, peeling et tatouages

독자들은 이러한 정보를 알기 때문에 앞으로 시술을 더 완벽하게 할 수 있을 것이다(Dien' Cham'점들과 대응하는 부위, 대응하는 기관들을 표시한 장을 볼 것). 독자들은 현대미용 분야에서 갈수록 유행되는 이러한 다양한 수술들이 생각보다 더 위험할 수 있다는 것을 알 수 있을 것이다.

보톡스

유명한 보틀리눔 독소인데 —많은 사람을 살상하는 무기 중 하나로 분류되는 것을 환기하자!!! 즉 얼마나 ≪무해한≫것인가! 보톡스는 근육을 마비시키는데, 주름이 진행되는 것을 억제한다(눈썹을 더 이상 찌푸릴 수 없고, 웃을 때 눈초리를 매력적으로 주름지게 할 수 없다!).

그런데 감정을 표현하는데 매우 민감한 얼굴 부위에 일 년에 수차례 이 독성물질을 주입하는 것이 현재는 유행이 되고 있는데, 즉:

○ 눈썹사이 부위, 코 뿌리(26점과 그 주위),

○ 눈 주위(60, 130, 100, 180, 등등),

○ 입과 윗입술 주위(38, 17, 113, 63, 하지만 또한 85, 6, 61, 39, 38과 50).

다시 말해: 이 부위들은 극도로 민감하고, 반사성 반응이 강하게 일어나며, 많은 신경과 호르몬이 교차하며 — 게다가 장기와 골격이 교차하는 부위이다.

이 부위에 보톡스를 주입한 후 세월이 흐르면 위험한 결과가 발생할 수 있는 것에 대해 신중하게 자문해 볼 수 있는데 — 보톡스와 지속적인 연관이 있다고 생각할 수 없는 다양한 병리적 증세가 나타날 수 있다!

피어싱

벌써 오래전부터, 귓불에 구멍을 뚫으면 귓불에 위치한 중요하면서 취약한 반사부위에서 기의 균형이 흐트러질 수 있다고 생각한 치료사들은, 부모들에게 딸들이 귓불(무엇보다도 머리반사부위와 신경계반사부위)에 구멍을 뚫으려고 할 때 동의하지 말 것을 조언하였다.

현재는, 단순한 귀걸이를 거는 것은 유행이 지난 것처럼 보인다: 귀에 거는 귀걸이의 숫자가 늘어나고, (소화와 호르몬이 교차하는 매우 세심한 부위인) 입에도 고리를 거는데, 또한 코끝(19점과 143점의 대응 기관이나 장기를 볼 것)에서, 콧방울(64점, 74점과 61점)에서, 눈가(60, 100, 130, 180점 등등)에서 고리를 건다. 혀 자체에 고리를 걸지 않아도, 혀는 장기를 투영하는 중요한 부위이다.

자녀들이 피어싱을 하기 위해 약속을 잡기 전에, 미리 자녀들이 ≪고리를 달려고 하는 부위≫가 어떤 반사부위와 대응하는지를 알려준다. 상식이 이러한 행위를 하지 못하게 할 수도 있을 것이다…

얼굴피부 박리수술

여기서 저자는 모든 여성들이 —그리고 현재는 많은 남성들이— 행하는 자연스럽고 단순한 박리수술이나 죽은 피부조직을 제거하는 박리수술이 아니라, 세월이 흐름에 따라 나타나는 잔주름을 ≪지우려고 하는≫ 피부 깊이 행하는 박리수술에 대해 이야기 하고자 한다.

얼굴표면에는 놀랄 만큼 많은 반사성 반응부위, 복잡하게 분포된 혈관, 극도로 민감한 많은 신경말단이 분포하고 있고 ―뇌와 직접 연결되어 있다. Bui Quoc Chau 교수가 ≪얼굴은 컴퓨터 자판기와 같다: 자판기를 두드리면 바로 원하는 결과를 얻을 수 있다!≫…라고 증명하였기에 반사 요법 기술을 인공두뇌 치료(Cybenetic Therapy)라는 이름으로 명할 정도이다. 독자들은 얼굴 반사부위나 반사점을 부드럽게 자극을 한 후 몇 초 후에 그 결과가 나타나는 것을 확인할 때…건강과 생명 에너지에 부정적인 영향을 미치는 피부 깊이 행하는 박리수술(물론, 마취상태에서 수술을 한다)을 할 수 있는 생각을 하겠는가?

되돌릴 수 없을 만큼 건강을 해치는 위험을 무릅쓰는 것보다 얼굴에 주름을 ―일생동안 기쁨과 고통을 이야기 하는― 간직하는 것이 더 좋지 않을까? 박리수술 후 병에 걸리는 경우, 박리수술과 병과의 관계를 누가 생각하겠는가?

규칙적으로 Dien' Cham'을 시술하면 주름이 생기는 것을 늦출 수 있고 피부색을 좋게 하는데 큰 공헌을 한다! 위험이 없다!

문신

특히 여기서, ≪영원한 화장≫이라 불리는, 입 주위와 눈 주위에 하는 문신이 문제이다. 물론 심지어는 수영장에서 나올 때 ≪화장한≫ 입이 지워지지 않고 또한 눈에서 화장이 지워지지 않는 것은 실용적이다. 하지만 정말로 문신을 할 만한 가치가 있을까?

극도로 민감하고 약한 부위에 색깔이 있는 중금속의 농도가 강한 잉크를 주입하는 것을 생각해보라(명백하다)! 많은 주사로 인해 갑자기 극도로 자극받는 이 부위에 가해지는 상해를 고려하지 않고 문신을 하다니!

너무 얇다고 생각되는 입술(소화관, 소장, 대장…)을 ≪부풀리기 위해≫ 콜라겐 주입을 하는 현 시대의 유행을 잊지 말아야 한다.

기초시술 *La séance de base*

이제, 독자들은 Dien' Cham'을 처음 시술하는 문턱에 있다. 이 시술은 30초도 남지 않았고 그 후 독자들은 이 시술의 혜택을 평가할 수 있을 것이다.

기초시술은 이완 점, 자극 점을 포함한다. 모든 Dien' Cham'시술은 이 기초시술로 시작되어야 한다. 그 후 각 개인의 문제에 해당하는 점들을 자극하면서 이 기초시술을 보완한다.

> **기본 규칙 n°6**
>
> *기억할 것:*
>
> - *비록 시술 도중에 0점이나 0부위를 자극했다 하더라도, 각각의 시술과 부분적인 시술은 0점 또는 0부위에서 마친다.*
> - *각 점을 12-14회 문지른다!*

처음 시술을 시작할 때는 피시술자가 있는 것이 더 용이한데 —이 장에서 제시한 조언들을 유념하면서 시술하고자 하는 영역과 대응하는 도표를 참고할 수 있다. 주요한 도표들이 그려진 플라스틱 포스터를 가지고 있지 않으면(Jouvence 출판사에게 문의할 것), 책에서 이리 저리 찾지 말고 복사를 한다. 몇몇 학생들은 도표가 그려져 있는 작은 책자를 만들었는데 —항상 손에 가지고 다닐 수 있다.

자신에게 스스로 시술을 할 때, 점이나 부위에 정확하게 자극하는지 알기 위해 거울 앞에서 시술을 하는 것이 필요하다. 그 후에, 비록 거울이 없어도 이 부위와 점들이 어디에 위치하고 있는지를 느낄 수 있다.

이완하다

124, **34**, **26**, **0**점(귀앞에 위치한 **0**점을 제외하고, 이 모든 점들은 이마에 위치한다).

병의 상태가 어떠하든 간에, 모든 병은 신경계의 이상에서 기인하는데, 어떠한 시술을 하더라도 항상 심신을 이완시키는 시술로 시작한다. 장애가 있는 신경계는 만성피로와 지속적인 긴장으로 유발하고, 기를 지나치게 많이 소모시킨다. 이러한 상태는 면역계를 약화시킨다. 약해진 몸에 침입한 바이러스는 번식하기 좋은 장소를 발견하고 정착한다. 여기서부터 대부분의 병이 발생한다.

○ (눈썹 위, 이마 중간높이에 위치한) *124점부터 시작한다.* 만약 타인을 시술하는 경우: 왼손으로 이마가 보이도록 머리카락을 위로 올리고, 오른은 손가락을 벌려 약지와 새끼손가락을 이마를 눌러 지지대로 삼고 나머지 세 손가락으로 이마를 문지른다. 이마 곡선을 따라 수평으로

이 점을 문지르는데, 이때 문지르는 부위를 몇 cm 정도로 하고, 압박이 가해질 정도로 눌러 문지르는 동작을 크게 한다. 이렇게 14번 정도 문지른다.

○ (눈썹뿌리에 위치한) *34점을 눈썹을 따라 약간 올라가면서* 14회 정도 크게 문지른다. 충분히 누른다!(이 점은 불면증에 매우 효과가 있다).

기억을 좀 더 잘하기 위해…

이 점들은 거의 컵 모양으로

배열되어 있다:

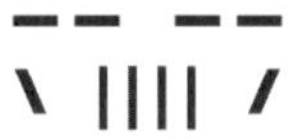

○ *그 후* (눈썹 중간에 위치한) *26점을 자극한다*: 제자리에서 돌리는 작은 동작으로 이 점을 꼬집거나, 또는 만년필 심으로 수직으로 쓴다(sweep).

○ (귀앞에 위치한) *0점을 문지르면서 첫 번째 시술을 마친다*: 체계적으로 이 점은 모든 점을 마사지 한 후에 마지막으로 문지른다. 사실, 이렇게 규칙적으로 0점을 자극하면 시술을 잘못하여 발생하는 실수를 피할 수 있다(예를 들어, 피시술자가 고혈압인데 혈압을 높이는 점을 자극했을 때…). 가장 간단한 것은, 귀 바로 앞에 위치한 부위 전체를, 힘차게 20회 정도 문지른다.

이렇게 하여, 첫 번째 단계의 시술을 마친다.

활력을 주다

127, **19**, **26**, **103**, **126**, **0**(수직 정중선).

기가 정체되거나 또는 면역시스템을 작동시키는 기가 약해졌을 때, 이 점들을 자극하면 기가 활성화 된다. 기능이 저하되고 지친 장기는 외부의 침입에 더 이상 방어를 할 수 없다. 그러므로 기를 소통시키고, 지친 장기와 그 기능을 활성화 시킬 수 있는 유일한 기(氣)인, 선천기를 자극하는 것이 중요하다.

○ *(턱 중앙에 위치한) 127점부터 자극한다*: 14회 정도, 작은 동작으로 (더 효과가 좋은 자극을 주기위해 위에서 아래로)문지른다.

○ (코 바로 밑, 중앙에 위치한) *19점으로 이동한다*: 이 점은 생명유지에 중요한 기를 활성화 시킨다. 피곤한 경우에는 이 점을 자극한다. 수직으로, 위에서 아래로 두드린다.

> **주의점**: *(분만 시를 제외하고)*
> *임산부에게 19점을 자극하는 것을 금지한다!*

○ (양쪽 눈썹 사이에 위치한) *26점을 잠깐 동안 자극한다.*

○ 그 후 (이마 중앙에 위치한) *103점을 자극한다*: 작은 동작으로 위에서 아래로 쓸어내리고, 그리고 작은 동작으로 왕복으로 문지르면서 자극한다.

○ (머리선을 형성하는 선 중앙에 위치한) *126점을 자극한다*: 126점 역시 14회 정도, 작은 동작으로 위에서 아래로 쓸어내린다.

○ (독자들이 익숙해진!) *0점을 문지르면서 이 시술을 마친다*: 귀 바로 앞에 위치한 부위 전체를, 힘차게 20회 정도 문지른다.

> **기억을 좀 더 잘하기 위해…**
>
> *이 모든 점은 아래에서 위로 수직축에 위치한다.* ↑

이 두 과정으로 기초시술을 마친다 — 아침에 일어났을 때와 저녁에 잠들기 전에, 활력을 찾고 피곤에서 벗어나기 위해, 시술할 것을 권유한다. 이렇게 짧은 시술은, 피곤하거나 스트레스가 엄습해 오면, 하루 중에서 필요하면 언제든지 여러 번 시술할 수 있다.

이렇게 간단한 시술이 작은 문제들을 해결하는데 충분하다는 것은 드문 일이 아니다. 침대에 누워서, 또는 앉아서 또는 서서 이 과정을 시술할 수 있다: 자세는 거의 중요하지 않다. 주위사람들과 자녀에게도 가르쳐 주길 권유한다: 매우 유용하게 활용할 수 있다.

통증을 완화시키다

이제는, 증세에 적합한 몇몇 반사부위나 반사점을 결정해야 한다. 독자들이 판단하여 적합하다고 생각되는(초기에는 6장을 참고한다) 점과 부위를 5초에서 10초 정도 자극한다(12—14회 정도 문지른다).

기억할 것: 통증이 없는 점을 지나치게 자극하면 역효과가 발생할 수 있다; 또한, 민감하지 않는 부위는 대충 넘어가고 통증이 있는 부위를 더 자극한다(같은 기능과, 같은 기관과 대응하는 부위와 점을 자유롭게 선택하는데 유용하다: 한 점은 민감할 수 있지만 다른 점은 민감하지 않을 수 있기 때문에, 어떤 점을 선택해야 할지 알려준다!). 자신의 몸을 믿는다!

균형을 찾기 위해, 항상 0점을 자극하는 것으로 시술을 마친다.

전형적인 시술 *La séance type*

이제는, 독자들은 기초시술을 할 수 있다. 지금부터는 독자들은 치료를 하거나 또는 통증을 완화시키는 시술단계로 넘어갈 수 있다.

하지만, 이 시술을 시작하기 위해서, 시술모델로 이용할 수 있으면서 다음 질문에 답을 할 수 있는 매우 ≪일반적인≫ 짧은 시술을 제안한다:

○ 어느 부위부터 시작해야 하나?

○ 반사점과 반사부위의 자극순서는 어떻게 정하는가?

○ 등등

시술을 배울 때, 자주 사용하는 기초 점들의 위치를 파악하고 문지르는 것을 배운다. 사실, 필요한 경우 어떠한 상황에서도 이 점들을 시술할 수 있도록 이 점들을 기억하는 것이 중요하다. 전형적인 시술은 신체기관의 기능 전체를 프로그램화 할 수 있기 때문에, 모든 상황에서 유용한, 이 전형적인 시술을 통해 이러한 방법을 배울 수 있다. 다른 한편으로, 건강에 별다른 문제가 없으며, 일주일에 1회 또는 2회 정도 시술한다: 모든 기능을 향상시키고 유지시킬 것이다.

근접한 점들

각각의 점은 몇 가지 기능과 대응하고 있다는 것을, 독자들은 이미 알

고 있다. 하지만 다음과 같은 규칙을 기억해야 한다:

기본 규칙 n°7

- *각각의 점은 가까이에 위치한 기관에 두드러지게 작용하고*
- *그 후 아픈 기관에 작용한다.*

이미 사용했던 그림을 다시 활용하는데: 식물에 물을 주는 것을 잊었을 때 꽃이 시들고 있다는 것을 발견하면, 어떤 행동을 취하는가? 물을 가져와서, 식물이 물에 잠기지 않도록 처음에는 조금만 물을 준다. 이 물은 어디로 향하는가? 노래진 잎으로? 벌서 처진 줄기로? 뿌리로? 중요하지 않다: 물을 어떻게 주던 간에 식물은 물이 필요하고 스스로 이 물을 잘 흡수할 것이라는 것을 독자들은 알고 있다.

사람의 몸도 이와 같다. 기가 필요하고 시술자는 기를 통하게 한다. 다른 것을 할 필요가 없다: 나머지는 사람 몸이 스스로 작용한다!

시술에서, 예를 들어 눈 주위에 위치한 점들은 우선 시력에 영향을 주고, 그 다음에 이 점들과 대응하는 기관에 영향을 준다. 이렇게, 눈 아래에 위치한 73점은, 유방, 가슴처럼, 대응하는 기관에 영향을 미치기 전에, 눈에 발생하는 장애를 완화시킨다. 아직까지 아픈 부위를 선별하고 다른 부위에 영향을 주지 않을 것이다. 따라서 진정한 컴퓨터인 얼굴과 인간 몸의 신중함을 믿고 안심해도 된다.

몇몇 실용적인 조언을 환기

진도를 더 나가기 전에, 시술을 행하는 방법을 요약한 몇몇 지침을 따른다:

- *시술 초기에 얼굴을 문지를 때, 민감한 점들을 측정하기 위해 얼굴을 수평으로 한 바퀴 문지른다.*
- *민감하지 않는 부위를 결코 오랫동안 자극해서는 안된다.*
- *각 점을 5-10초 자극하고 민감한 점은 더 오랫동안 자극한다.*
- *하지만 민감한 점들만을 기준으로 해서 진단을 내려서는 안된다: 진단이 그렇게 단순하지 않기 때문에 오진할 수 있다. 이렇게, 37점(비장과 대응)이 특별하게 민감해도 반드시 혈액상이나 면역계에 문제가 있다는 것은 아니다: 단지 하루가 끝날 때 다리가 무겁다는 것을 의미할 수 있다!*

전형적인 시술을 실습

전형적인 시술과 기본 점들을 살펴보자. 여기서는 현재로서 주요한 지침들만 알려줄 것이다. 주요한 지침들에 익숙해지면, 점들과 대응하는 부위들과 유용한 모든 지침들이 적혀 있는 다음 장을 참고한다.

아래에서 설명하는 순서대로 점들을 자극하는 것이 좋다. 이러한 순서는 논리적이고 주변부위를 고려하고 있다. 도표 1을 참고한다. 간을 자극하기 위해 50점과 41점부터 시작한다. 10회 정도 문지르고 난 후, 다음 점으로 넘어간다. 완전한 시술은 약 1분을… 넘기지 않는다! 이 시술에 관한 설명을 읽는 시간보다 시술하는 시간이 더 짧다!

> **기본 규칙 n°8**
>
> *정열선이나 또는 같은 부위에 위치한 점들을, 문지르면서, 모두 자극할 수 있다. 얼마나 시간을 절약할 수 있는가!*

이 시술에는 논리적인 순서가 있다:

첫 번째: 기초시술(이완하다—활력을 주다), 그 후:

볼에서 부터 시작한다: 오른쪽 볼, 그 후 왼쪽 볼:

50 간(단지 오른쪽에서만) : 소화문제, 고창증, 변비, 출혈 멈춤.

41 담낭(비록 절제 후에도) : 콜레스테롤, 소화, 현기증.
한 *동작으로 이 두 점을 자극할 수 있다.*

37 비장: 기혈 순환, 소화문제, 면역력결핍, 무거운 다리.

39 위장; 소화 장애, 위염
이 두 점을 동시에 자극할 수 있다.

73 (뼈의 딱딱한 부위) 눈, 폐(기침), 유방(유선증), 난소…
부드럽게 돌리면서 자극한다: 민감한 점이다.

3 폐, 심장(단지 왼쪽에서만), *바깥쪽으로 향해 수평으로 문지른다.*

이제는, 콧구멍으로 내려가고, 그 후 코로 올라간다:

61 폐, 간, 심장, 위장, 비장/부비강염, 코 막힘, 출혈 멈춤, 통증 마비. 이 점은 자연적인 엔도르핀(고통완화와 소염작용)을 생산하

고, 열, 콧물(감기)을 멈추게 한다.

8 심장, 목뼈, 목, 갑상선, 심장 박동 감소(심계증), 혈압을 떨어뜨림, 목통증 완화. *코를 눌러 지지대로 삼고 작은 원을 그리면서 자극한다.*

이제는 이마에 도달한다. 이미 자극한 점들을 다시 자극하는 것에 대해 놀랄 필요가 없다! 이 점들은 다시 자극할 만큼 중요하다:

34 어깨, (34점부터 눈썹을 따라) 팔, 눈, 부비강(sinus): 신경계의 긴장을 이완한다, 불면증(+**124**).

26 목뼈, 목, 부비강, 뇌하수체:≪3의 눈≫; (과도하게 활동적인 아이)의 정신을 안정시킨다; 또한 정신을 각성시킬 수 있고, 정신균형에 영향을 준다(지나치게 자극해서는 안된다); 두통

106 척주, 목뼈, 목, 눈, 부비강.

103 정수리(독맥 26),뇌하수체, 척주, 기억, 차크라 자극.

126 척주: 허리뼈, 꼬리뼈, 항문(출혈). *머리선을 따라 부드럽게 두드린다.*

342 척주: 허리뼈(요통) (등뼈: 콧등/목뼈: **26**)

126, 342 짧은 동작으로 위에서 아래로 자극하고, 그 후 이마와 코로 내려오면서 두드리고, 다시 올라가 0점에서 마친다.

8, 106 목뼈: 8−106 부위를 쓸고, 그 후 눈썹을 따라(어깨와 팔에 문제가 있는 경우) 쓴다. *이 점들은, 전체 또는 각각, 수직으로 마사지한다.*

좌골신경통인 경우: 콧구멍(엉덩이), 콧구멍 주위(서혜부)와 팔자주름을 마사지한다.

이마를 시술을 마치고 관자놀이를 시술 후 얼굴 아래부위로 내려간다:

124 신경계를 이완한다.

180 복강신경총(관자놀이 방향), 두통; 땀이 날 수 있다(때로는 손에 땀이 나 젖을 수 있다).

이제는 윗입술 차례다.

호르몬과 연관된 점들이 많다:

다음 점들은 윗입술에 위치한다: 수직 또는 수평으로 문지르는데, 작은 동작으로 이 점들 전체를 자극할 수 있다:

19 코, 간, 위상, 직장, 아랫배. 심장에 활력을 주고 기능을 개선시킨다: 기절한 경우 이 점을 자극한다. 혈압을 올린다; 기를 각성시킨다; 복통; 변비, 딸꾹질 멈춤, 구토 멈춤, 자궁 수축(임산부에게 시술을 금지한다).

63 직장, 췌장, 자궁. 변비, 소화, 통증, 어지럼증, 분만:
자궁 수축을 유발한다, 자궁출혈을 막는다.

17 부신, 천연부신피질 호르몬 생산(염증을 가라앉히는 작용).

113 췌장(비만), 전립선, 성생활, 자궁(생리문제에 효과가 있다), 방광염, 소화.

7 113점과 동일함.

38 무릎(관절증)/천연항생물질 생산(감염); **무릎 문제: 입 양옆을 수직으로 자극한다.**

이제는 턱에 위치한 점들을 자극한다.

127 소장, 임맥과 대응. 발뒤꿈치(중앙에서, 입과 턱 사이에 파인 곳); 생리통, 폐경, 일반적으로 성생활. 경련성 결장염, 설사(설사가 시작되는 초기에 자극한다).
턱에 위치한 점들은 수직으로, 즉 아래방향으로 자극해야 한다.

85 요관, 신장: 입 양쪽, 주름을 따라; 수분배출과 수분저장.

87 방광, 자궁.

22 방광

51 발, 발가락(턱의 세로); 엄지발가락(턱 가장자리에서 중앙). 자극하는 도구를 위로 향하도록 누르고 자극한다. *또한 이 부위에 위치한 모든 점들을 문지를 수 있다. 두통이 있는 경우, 일반적으로 양기가 머리로 올라간다: 이 점을 자극하여 기가 아래로 내려가도록 한다.*

365 발가락, 항문, 발, 창자.

이제는 마지막으로 귀 부위를 자극하면서 시술을 마친다:

16 귀, 모든 체액의 과도한 손실을 막는다: 출혈(체내 또는 체외). 섬유종이 발생하는 것과 관계가 있는 너무 지나치게 많은 생리혈, 등등…, 과도한 땀, 콧물(코에서 흐르는), 눈물 등등.

14 (귓불 앞) 귀, 목, 귀밑샘, 갑상선(갑상선 기능저하), 청각장애, 이염, 타액분비 과다. 턱의 움직임을 유연하게 한다: *귀에서,*

수평으로 마사지한다.

15 (귓불 뒤 안으로 들어간 부위) 귀, 턱, 혈압을 3–4 낮춘다.
갑상선 기능저하.
이 두 점을 수평으로 마사지하고 난 후, 수직으로 마사지한다 (광내기).

항상 0점을 자극함으로서 시술을 마친다:

0 신장, 귀, 눈, 입, 코, 척주. 주의할 것: 0점 자체는 (별도로) 복강신경총과 대응한다. (고 또는 저)혈압을 조절하는 이 점을 자극함으로서 시술을 마치는데, 0점은 선천기를 자극한다. 병약한 사람의 경우, 0점을 자극함으로서 시술을 시작한다.

생명의 기는 3가지에서 기원하는데

- *선천기면서 정력기*
- *음식*
- *호흡*

건강을 유지하기 위해, 이 3가지에서 기인하는 기의 질을 유지해야 한다.

특별한 몇몇 마사지 *Quelques massages particuliers*

효율적이면서 간단하게 반사부위를 자극하는 것은 때로는 특별한 기술을 필요로 한다. 6장에서 삽화와 함께 상세하게 설명하였다. 아래에 지적한 문제들을 참고한다.

변비

이 장애는 그림에서 표시한 것처럼 입 주위를 자극하면 빠르게 개선될 수 있다. 이러한 간단한 시술은, 비록 며칠 동안 변비로 고생을 한 경우에도, 좋은 결과를 낳는다: 오른손 손가락 2개로(검지와 중지, 엄지는 턱 아래를 누르고), 오른쪽에서 왼쪽으로 입 주위를 문지른다 —도표에서 가리키는 것처럼— 그 후, 턱 중앙에 다다르면, 외부로 ≪미끄러지듯이 빠르게 움직인다≫. 연속하여 50회 반복한다.

주의: 필요한 경우, 낮 동안에도 다시 시술할 수 있다.

아침에 일어나면, 공복에, 소금이 조금 들어 있는 따듯한 물을 마신다.

이러한 의미를 쉽게 이해하기 위해, 다시 한 번 유추를 해보자. 배를 보자: 상행결장은 오른쪽으로 올라가, 간 밑에서 각을 만든다(수직 결장). 그 후 횡행결장은 배윗부위를 통과하여 왼쪽으로 향하고, 하행결장은 배 왼쪽으로 내려간다.

아마 독자들의 어머니나 할머니가 독자들이 어렸을 때 대변 문제가 있을 때: 오른손바닥으로 독자들의 배를, 오른쪽 배 아래에서 갈비뼈를 따라 올라가, 상복부를 수평으로 지나 왼쪽으로 내려가는 큰 원을 그리면서 배를 문지르라고 가르치신 것을 기억해 본다!

이와 같이, 얼굴에서도, 상행결장은 입의 오른쪽에서 올라가, 오른쪽 결장각을 표시하고, 횡행결장이 되는 윗입술에서 돌아, 그 후 하행결장은 입을 왼쪽으로 우회하여 얼굴 아래로 내려간다.

만약 이러한 유추방식을 이해한다면, 결코 실수를 하지 않을 것이다.

설사

위와 동일한 마사지를 한다 — 하지만 반대방향으로 행한다! 사실, 이 마사지의 목적은, 배출을 자극하는 것이 아니라, 배출을 막는 것이다. 결과는 임시적이고, 효과는 오래 가지 않지만 귀중한 시간을 벌 수 있다!

그러므로 왼쪽 배 밑 부위에서 출발하여 왼쪽 갈비뼈를 따라 올라가서, 오른쪽으로 수평으로 배를 통과하여, 오른쪽 배 아래로 내려온다. 지속적으로 세 손가락으로 누른다.

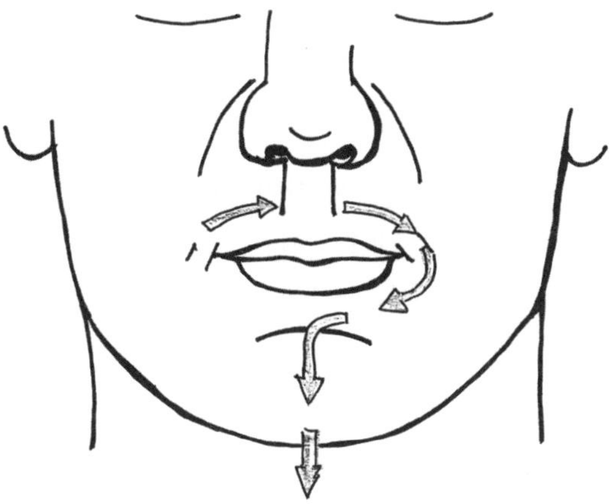

그림 24
변비인 경우 마사지 방향

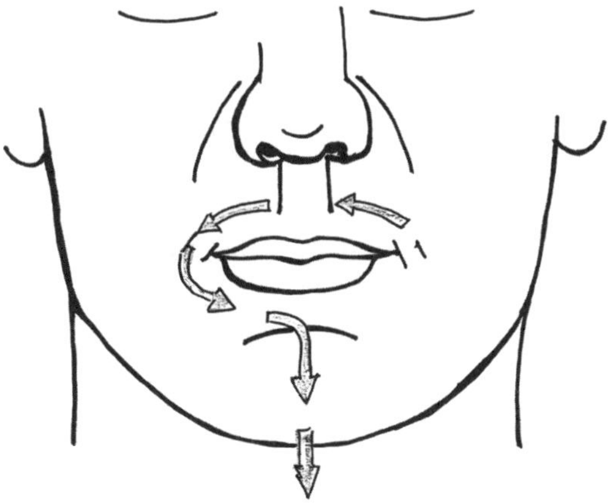

그림 25
설사인 경우 마사지 방향

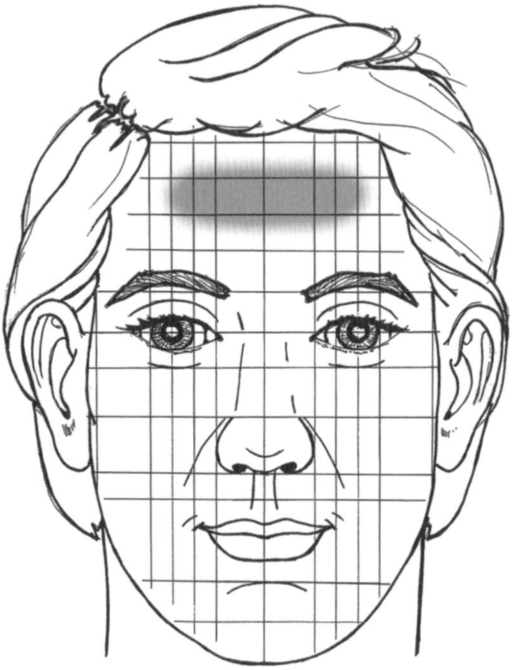

그림 26
요통

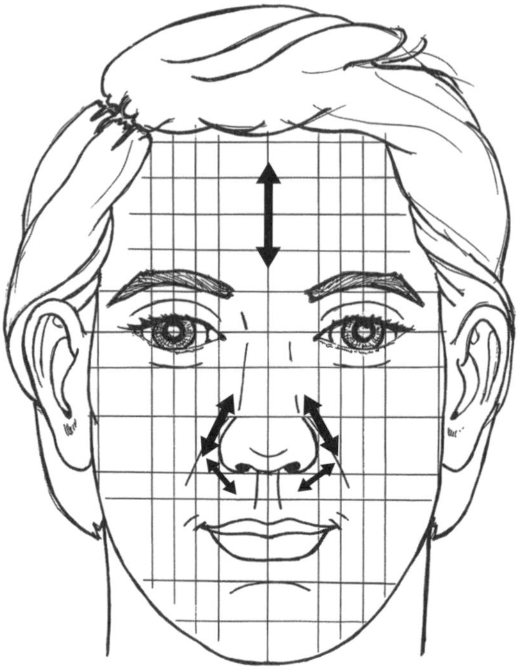

그림 27
초기 코감기

요통

6장에서 지적한 점들 이외에, 오랫동안 자극해야할 독특한 부위가 있다: 평균 10분 정도. 아래에 있는 도표에서 음영으로 표시한 부위이다. 이상하게 보일지라도, 짧은 시간에 통증이 많이 사라지고, 통증 없이 일어날 수 있다는 것을 알 것이다. 일반적으로, 단 한 번의 시술로 요통이 사라진다.

코감기

이 책에서 코감기에 대해 이미 설명하였는데: 감기는 증세가 나타나자마자 즉시 치료해야 한다. 그러기 위해서, 시간이 거의 걸리지 않는 간단한 시술이 있다. 추위를 느낄 정도로 피곤하고 콧물이 흐르고, 목이 붓고, 재치기를 하면서 감기의 첫 번째 증세가 나타난다. 이 때 기를 다시 충전시켜야 한다. 위 도표에서 표시한 것처럼, 검지로, 콧방울과 콧구멍을 따라서, 그리고 귀를 따라 강하게 마사지한다. 엄지를 접을 때 튀어나온 관절로, 106−103−342점이 위치한, 이마 가운데를 강하게 마사지한다. 매우 효과가 있다!

여성문제, 피임, 생리통, 불감증, 질 건조; 하지만 또한 성폭행 후. 등등

입술주위와 코끝을 자극하는 이 시술은 첫 번째 적응증 지시보다 훨씬 뛰어난다: 피임. 이 목록에서 상세한 설명을 볼 수 있다.

이 시술은 생리통을 완화시키고 폐경 후 나타나는 질 건조에서 발생하는 문제점들을 빠르게 해결한다.

방법[5]

- ㅇ 성관계를 가지기 전과 성관계 후 10분 동안, (가능하면) 오른손 검지와 중지로 입 주위로 약 200회 정도 문지른다(상처가 나지 않도록 너무 강하게 문지르지 않고 또는 효과가 없을 정도로 너무 약하게 문지르지 않는다).
- ㅇ 그 후 엄지와 검지로 가볍게 콧구멍을 집으면서 200회 정도 마사지한다(단지 2−3분!). 콧구멍을 양쪽 아래에서 집으면서, 콧등으로 빠르게 손가락을 올리면서 마사지한다.

이렇게 자극받은 부위의 온도는 올라가야 한다. 얼굴 마사지는 약간의 성적인 흥분과 함께, 골반부위가 열이 나는 느낌을 들게 한다. 자주 발생

5 Bui Quoc Chau 교수에 의해 완성된 방법과 도표

그림 28
여성문제(첫 번째 분야)

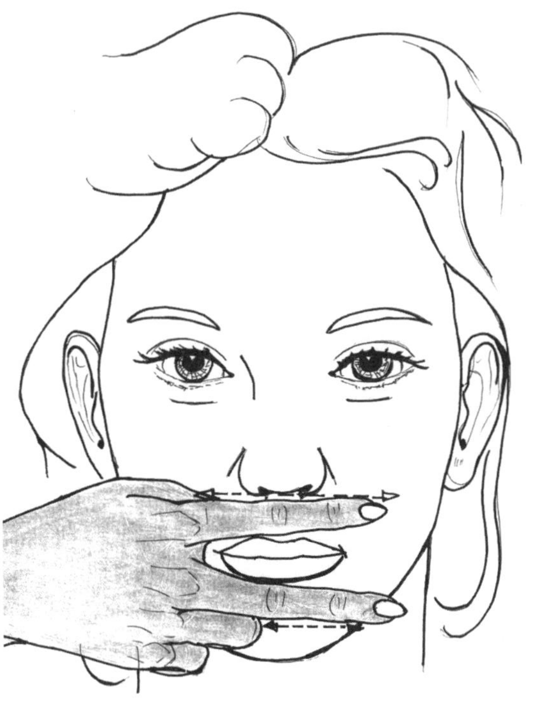

그림 29
여성문제(두 번째 분야)

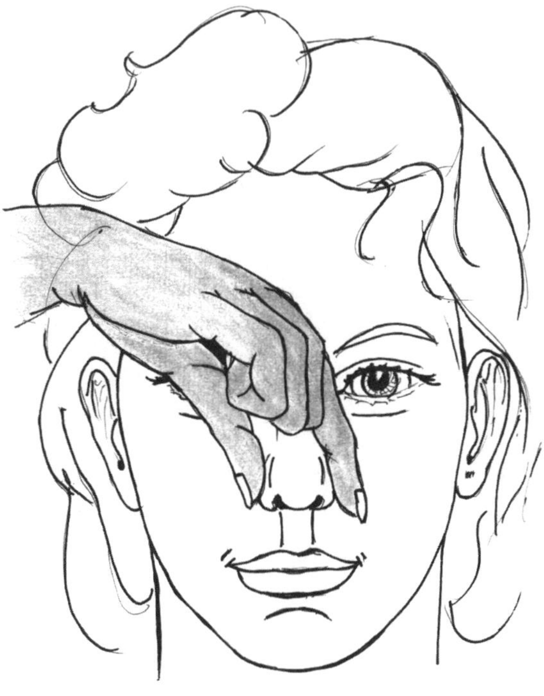

하는 질 건조에 관해 문제는, 더 이상 문제가 되지 않는다!

주의: 이러한 변화는 자극이 효과가 있고 좋은 결과를 얻는다는 것을 보증한다. 이 변화가 없는 경우는 올바르게 시술을 하지 않았다는 것을 나타낸다(예를 들어, 충분히 오래 동안 자극하지 않았거나, 또는 압박이 약했다거나). 때로는, 이러한 변화가 없는 경우는 불감증에서 기인하는데, 동일한 시술을 하더라도, 이번에는 만족할만한 결과를 얻을 때까지 매일 장기간 시술하는 것이 좋다.

주의할 것

이 마사지는 착상을 방해하는 자궁의 강한 수축을 유발한다. 임신을 했을 경우는 피할 것(유산이 될 수 있음).

성폭행을 당한 후

또 다른 중요한 지침: 성폭행의 결과. 성폭행을 당한 젊은 부인들에게서 이 기술의 효율성은 많이 확인했다. 가장 자주, 그녀들은 부부의 성생활의 어려움과 성교불쾌감을 느꼈다: 성관계를 거절할 정도로 강력한 통증, 질이 지나치게 강하게 수축하여 성관계가 불가능, 질 건조 등등.

이런 경우, 저자는 (**피임**에서 설명한) 마사지를 성관계 전에 몇 분간 행할 것을 권한다. 일반적으로, 시술을 처음해도, 현저하게 개선된 것을 느낄 것이다. 상황이 정상화되기 위해 대부분 3-4회 마사지를 하는 것으로 충분하다! 장기간 심리치료사의 진료를 받는 것 보다 확실히 효과적이고… 경비가 훨씬 싸다.

이 책에서 사용하는 점들의 대응부위

4

Correspondances des points utilisés dans ce livre

이 장은 이 책에서 사용하는 점들의 대응부위, 효과와 중요한 적응증 지시에 관해 —각각의 점들을 살펴볼 것이다. 따라서 독자들이 실수하지 않고 점들의 위치를 파악할 수 있다. 또한, 매우 자주, 시술을 할 때, 도표 1에서 잘 찾지 못하는 점을, 쉽게 이 장에서 찾을 수 있다! 하지만 처음 배울 때 이 장을 반드시 읽을 필요는 없다(너무 이르다!), 이 정보를 외우려고 시도할 필요도 없다.

저자는 이 책이 완벽한 시술방법을 설명한 책이 되기를 원했다; 초보자들은 Dien' Cham'을 간략하게 사용할 수 있는 방법을 찾아 볼 수 있다(1, 2, 3과 6장). 또한, 특히 건강전문가와 치료사(하지만 절대적이지 않다)를 위한 상급 Dien' Cham' 영역(4, 7과 8장)도 있다.

안면치료는, 단지, 얼굴에 500개 이상의 반사점이 있는 반면에, Dien' Cham'은 단지 57점만을 사용한다! 하지만 저자는, 혼돈을 피하기 위해, 이러한 다양한 점에 전통적으로 부여된 번호를 사용한다. 단지, 365에서…461로 갑자기 넘어가는거나 목록에서 모든 점들을 발견하지 못한다고 해서 놀랄 필요는 없다!

다른 반사요법들과 다르게, 각 점은 여러 가지 대응부위들이 있고 또한 여러 가지 효과가 있다. 얼굴에 신체를 투영하는 22개가 넘는 다양한 도표를 사용하는 전통적인 Dien' Cham'에서, 저자는 의도적으로 중요한 도표만 다루고 있다.

각 점에 대해 다음과 같이 표시될 것이다:

○ **다양한 대응부위는 굵은 글씨**,

○ 효과

○ 중요한 적응증 지시(매우 많다)

○ *마사지 조언은 이태릭체: 의미, 자극방법, 등등*

실수를 하지 않고, 각 점의 위치를 정확하게 알 수 있도록 도표에 삽화를 넣었다.

0 복강신경총, 신장, 귀, 눈, 입, 코, 척주, 부신, 팔, 다리, 생식기, 위장

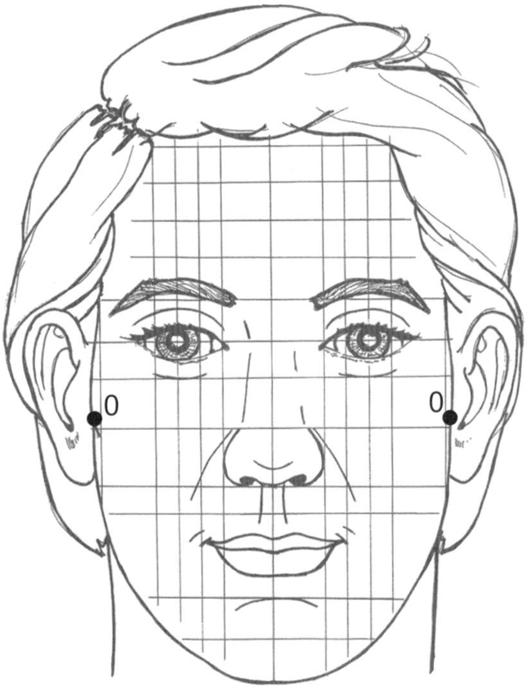

종종 이 점을 시작으로 시술이 —특히 허약하거나 피곤한 사람인 경우— 시작되고, 이 점을 마지막으로 시술이 끝난다. 이 점은 모든 기능을 조절하는 효과가 있다: 필요하지가 않는데 실수로 지나치게 어떤 점을 자극하거나, 또는 어떤 점을 잘못 자극해 실수를 하였을 때(예를 들어, 고혈압환자에게 혈압이 올라가는 점을 자극했을 때), 이 점을 자극하면 시술자가 실수한 잘못을 바꿀 수 있다. 따라서 항상 귀앞에 위치한 이 점을 자극하는 것으로 시술을 마치는 습관을 기른다. 또한 어떤 기관의 반응이 지나치게 강하면, 이 점을 자극한다.

이 점은 귀앞에 파인 홈 안에 있다. 하지만, 대부분의 경우, 수직으로 이 부위전체를 마사지하는 것이 더 간단하다:

○ *이완하고 편안함을 찾으려면, 위에서 아래로 마사지한다,*

○ *특히 활력을 찾기 위해서는, 아래에서 위로 마사지한다.*

중요한 효과

- 동맥혈압 조절 (고혈압 또는 저혈압)
- 신경 이완
- 심박수 조절
- 통증 완화
- 소화 촉진
- 정맥류처럼 작용(정맥수축)
- 땀을 지나치게 많이 흘릴 때 다한증을 멈춤
- 출혈 멈춤
- 콧물(코물이 흐름)과 체액이 지나치게 분비되는 것을 멈춤
- 몸을 따뜻하게 함
- 활력 강화
- 자궁 수축(분만, 자궁출혈)
- 면역력 증가
- 성능력 강화
- 신장의 기 강화
- 선천기 자극

중요한 적응증 지시

- 피곤
- 무력증
- 성욕감퇴
- 조루증
- 감기
- 오한
- 고혈압
- 저혈압
- 요통
- 피부발진
- 손에 땀이 남
- 발에서 땀이 남
- 심계증
- 귀(난청, 귀울림, 이염…)
- 눈(시력 문제)
- 부비강염
- 알레르기
- 담배중독
- 약물성쇼크
- 해독
- 마비
- 위장
- 백대하(leucorrh(o)ea)
- 화상(예를 들어, 뜨거운 물에 화상을 입었을 때)

1 요통, 부신, 성

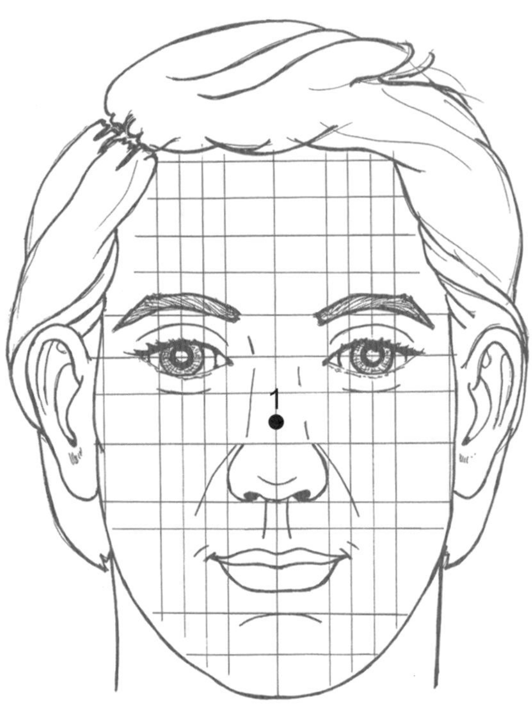

이 점(약간 들어가는 홈인, 콧등에 위치한)은 만성적인 저혈압으로 고통을 받고 항상 피곤을 느끼는 경우 매우 유용하다: 이 점을 자극만 하는 것으로 몇 초 만에 혈압이 2-3점 올라간다! (고혈압인 경우 주의해야 한다: 이 점을 자극하는 것은 위험하다.)

다른 점들을 자극하지 않고 민감한 이 점만을 자극해야 한다. 가능하다면 둥근 볼펜 끝으로, 제자리에서 돌리면서 광을 내는 것처럼 작은 동작으로 자극한다.

주의점: 고혈압인 경우 이 점을 자극하지 말 것!

중요한 효과

- 이완
- 규칙적인 심장박동
- 성능력 강화
- 체액손실을 감소
- 요통 완화
- 정맥혈압 상승(혈압상승제)
- 기 강화
- 활력 강화
- 몸을 따뜻하게 함

중요한 적응증 지시

- 신체적 피곤
- 정신적 피로
- 불규칙한 심박수(부정맥-심계증)
- 심장의 피로
- 요통
- 서있기 힘듦
- 성기능 약화
- 백대하
- 생리혈과다(월경과다)
- 복통
- 설사
- 치질

3 폐, 심장(왼쪽만 해당), 관자놀이, 가슴

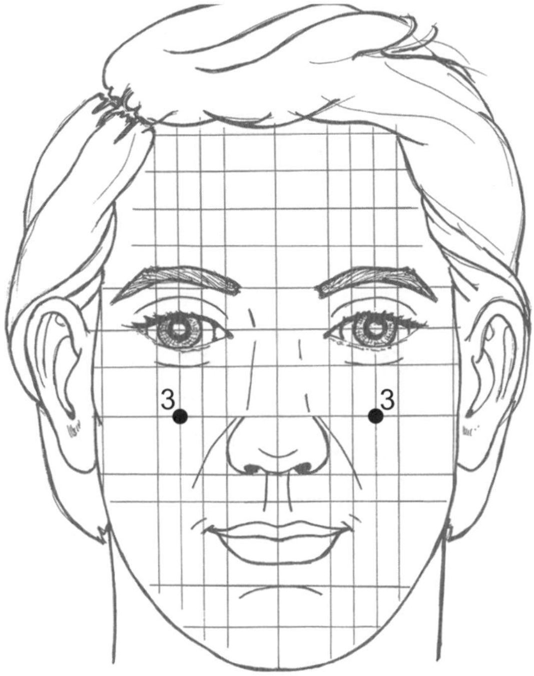

이 점은 기관지나 폐 문제, 심장장애로 고통을 받는 경우, 금연을 하려고 하는 경우 매우 유용하다.

만약 고혈압으로 고생을 하는 경우, 이 점을 자극하면 혈압 2–3이 떨어진다.

바깥쪽으로 향해, 수평으로 쓰는듯이 마사지 하면서 자극한다. 또는 이 점만 자극한다.

주의점: 저혈압인 경우
이 점을 자극하지 말 것!

중요한 효과

- ○ 모든 심장문제
- ○ 이완
- ○ 정맥혈압 떨어트림(혈압강하제)
- ○ 체온 떨어트림(열이 있는 경우 유용)
- ○ 기를 흩어지게 함
- ○ 점액분비를 줄임
- ○ 통증 완화
- ○ 이뇨 효과
- ○ 숨쉬기가 편해짐

중요한 적응증 지시

- ○ 불면증
- ○ 근육연축, 경련
- ○ 고혈압
- ○ 열을 동반한 감기
- ○ 두통
- ○ 흉통
- ○ 안면마비
- ○ 관자놀이 통증
- ○ 천식
- ○ 기침
- ○ 거친 숨
- ○ 치통
- ○ 부비강염
- ○ 코 막힘
- ○ 지나치게 진하고 뜨거운 소변
- ○ 소변부족을 동반한 변비
- ○ 손에서 지나치게 많은 땀
- ○ 피부문제
- ○ 부은 얼굴
- ○ 시력약화
- ○ 충혈 된 눈
- ○ ≪따가운≫ 눈

6 종아리, 심장

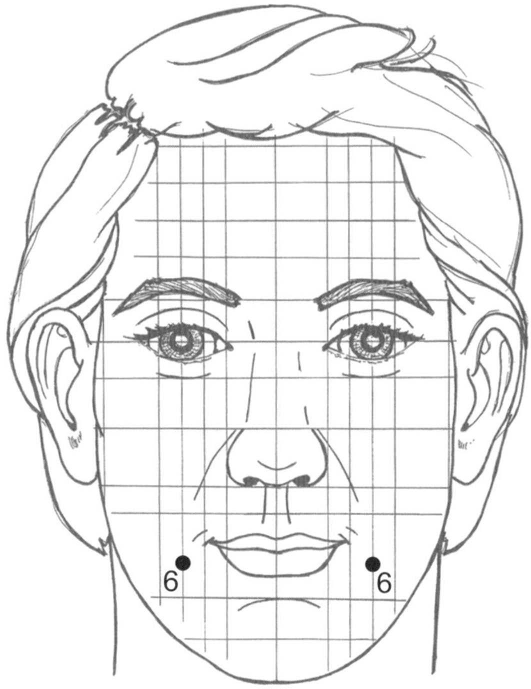

일상적인 저혈압과 만성피로를 예방하기에 매우 좋은 점이다.

이 점만 자극하든지(저혈압인 경우) 또는 85점과 연계하여 턱 중앙으로 향해 쓸듯이 작은 동작으로 자극한다.

주의점: 고혈압인 경우
이 점을 자극하지 말 것!

중요한 효과

- ○ 동맥혈압 빠르게 올림
- ○ 종아리 통증 완화
- ○ 시력 개선
- ○ 장기기능 개선
- ○ 출혈 멈춤
- ○ 심장 강화

중요한 적응증 지시

- ○ 저혈압
- ○ 종아리 경련
- ○ 시력감퇴
- ○ 피로

7 췌장, 난소, 전립선, 생식기와 이 기관들의 기능, 자궁

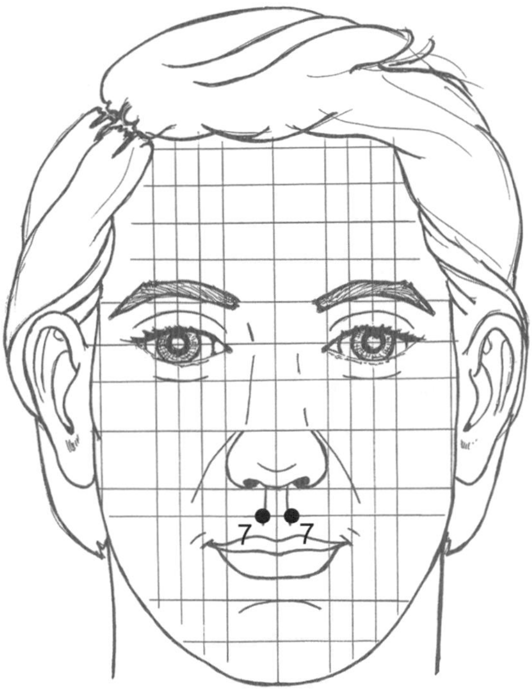

월경문제에 매우 효과가 있는 이 점은, 방광염을 완화시키고, (특히 과식을 하거나 또는 단음식을 많이 먹었을 때) 소화를 돕는다. 비만인 사람은 규칙적으로 이 점을 시술한다.

이 점은 콧구멍 중앙을 통과하는 축에 위치한다. 볼펜의 둥근 끝이나 뾰족한 것으로, 이 점만 마사지하거나 또는 수직이나 수평으로 윗입술과 코 아래부위를 쓸듯이 마사지한다.

중요한 효과

- ○ 면역력 강화
- ○ 혈액순환 촉진
- ○ 기의 순환 원활
- ○ 몸을 따뜻하게 함
- ○ 소염 작용
- ○ 분비작용 조절
- ○ 독소 제거
- ○ 복통 제거(월경불순증, 난소, 전립선, 엉덩이로 향한 통증)
- ○ 성기능 강화

중요한 적응증 지시

- ○ 비만
- ○ 알레르기
- ○ 불규칙적이면서 지나치게 많은 양의 월경
- ○ 월경통
- ○ 염증
- ○ 백대하
- ○ 난소
- ○ 전립선
- ○ 엉덩이 통증
- ○ 방광염
- ○ 성욕감퇴
- ○ 부비강염
- ○ 소화 장애
- ○ 결장내의 가스 과다증
- ○ 결장염
- ○ 혀 장애
- ○ 갑상선종

8 심장, 목뼈, 목구멍, 갑상선, 목, 턱뼈, 이빨, 혀

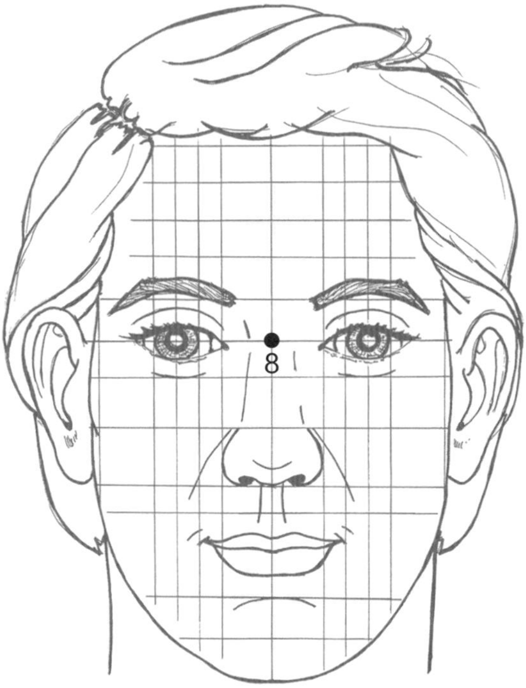

(수소음)심경에 위치한 이 점은 심박수(심계증)를 늦추고, 혈압을 내리고, 목뼈를 교정하고, 목구멍 통증을 치료한다. 또한 갑상선 기능을 정상화 한다.

코를 지지대로 삼고 작은 원을 그리면서 이 점을 자극한다. 눈을 찌르지 않도록 조심한다!

주의점: 저혈압인 경우
이 점을 자극하지 말 것!

중요한 효과

○ 이완
○ 동맥혈압 내림
○ 체온 내림
○ 땀 조절
○ 기 순환 개선
○ 목뼈와 척주의 염증성 통증 완화
○ 심박수 조절

중요한 적응증 지시

○ 악몽 후 불면증
○ 고혈압
○ 목뼈통증
○ 목이 걸림, 목통증
○ 혀 염증
○ 턱뼈에서 염증
○ 치은염
○ 목구멍 염증
○ 부비강염
○ 갑상선종
○ 시력장애
○ 모든 가벼운 염증
○ 심박수 장애
○ 심장문제

14 귀, 목구멍, 이하선, 갑상선(갑상선 기능저하)

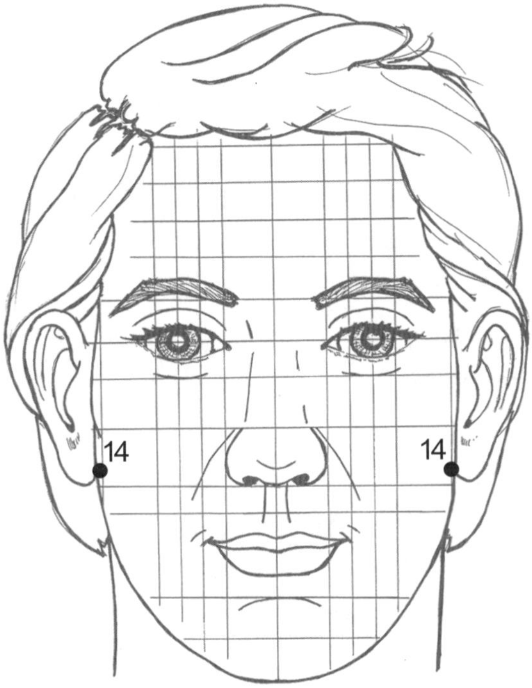

다른 효과 외에, 이 점은 청각장애, 이염을 치료하고, 턱뼈를 자유롭게 움직이게 한다(턱관절).

귓불과 얼굴을 연결하는 결합 점에 위치한, 이 점은 귓불 바로 밑에서 수평으로 마사지해야 한다.

주의점: 저혈압인 경우 이 점을 자극하지 말 것!

중요한 효과

- 진통효과
- 체온 내림
- 동맥혈압 내림
- 소염효과
- 소화촉진
- 타액분비 촉진
- 이완

중요한 적응증 지시

- 위통
- 치통
- 턱 통증
- 두통
- 열을 동반한 감기
- 말라리아
- 고혈압
- 갑상선종
- 기침
- 후두염
- 이염
- 얼굴부위 염증
- 소화불량
- 연화곤란
- 식욕부진
- 불면증

15 귀, 위턱뼈, 척주, 잇몸

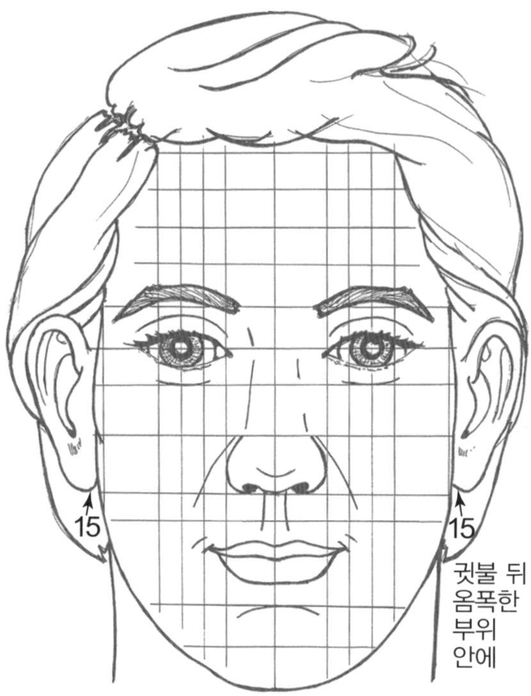

이 점은, 위턱뼈와 두개골 바닥사이에서, 귓불 바로 뒤 옴폭한 부위에 위치한다.

이 점을 자극하면 혈압이 3−4mmHg 떨어진다: 따라서 저혈압인 경우는 자극해서는 안된다! 갑상선 기능저하인 경우는 효과가 있다.

이 점만을 자극하는 것 외에, 14점과 함께 자극할 수 있다. 이러한 경우, (14와 15) 두 점을 마사지하고 난 후, 수직으로 마사지한다 (문지르기). 0점을 마사지하면서 시술을 마친다.

주의점: 저혈압인 경우
이 점을 자극하지 말 것!

중요한 효과

- ○ 동맥혈압 많이 내림
- ○ 체온 내림
- ○ 이완
- ○ 통증 완화
- ○ 소염작용
- ○ 뇌 혈액순환 촉진

중요한 적응증 지시

- ○ 고혈압
- ○ 고혈압으로 인한 땀 흘림
- ○ 유행성 감기
- ○ 말라리아
- ○ 불면증
- ○ 두통
- ○ 치은염
- ○ 귓병, 이염
- ○ 청각장애
- ○ 귀울림
- ○ 안면마비
- ○ 위턱뼈, 턱관절 장애.
- ○ 오한이 든 느낌
- ○ 척주

16 귀, 출혈, 심장, 눈

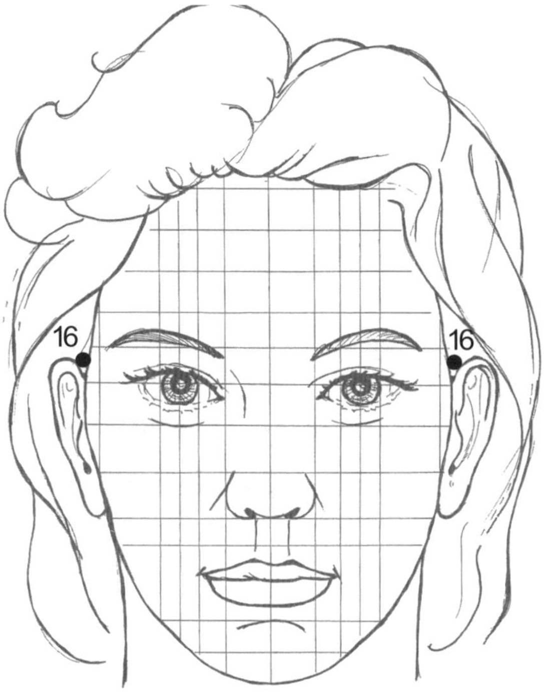

극히 중요한 이 점을 자극하면 체액의 손실이 빠르게 줄어든다(또는 심지어는 멈추게 한다): 출혈(인체내부출혈과 인체외부출혈), 예를 들어, 섬유종과 연관된 지나치게 많은 생리혈, 지나치게 많은 땀 흘림, 콧물, 오열, 등등.

손가락이나 볼펜으로 작은 원을 그리면서 이 점을 자극한다.

중요한 효과

○ 체액분비 조절
○ 근육수축 조절
○ 근육 이완
○ 체온 내림
○ 동맥혈압 내림
○ 눈 통증 완화
○ 두통 완화
○ 출혈 멈춤(모든 종류)
○ 소염 작용

중요한 적응증 지시

○ 지나치게 많은 눈물 흘림
○ 지나치게 많은 땀 흘림
○ 인체 내부 출혈과 인체 외부 출혈
○ 불면증
○ 고열
○ 감기
○ 눈의 통증 고혈압
○ 고혈압
○ 두통
○ 치통
○ 눈통증
○ 목통증
○ 벌레 물림
○ 팔이 잘 움직이지 않음

17 부신, 직장, 신장, 엉덩이(부신피질에도 같은 작용)

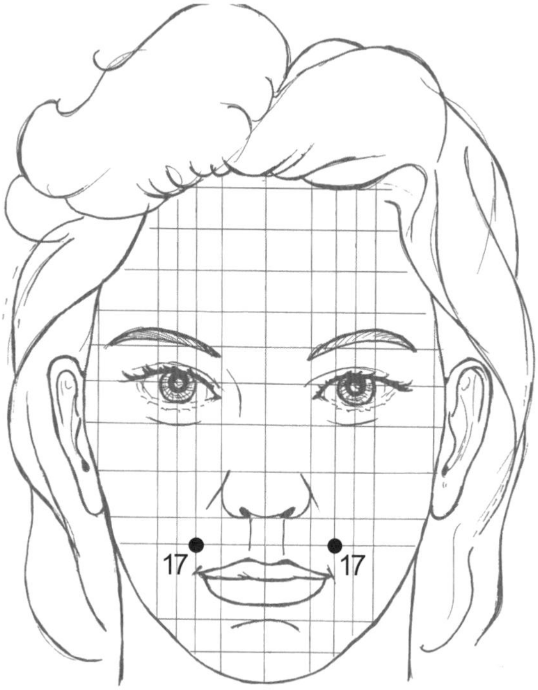

이 점을 자극하면, 매우 잘 알려진 소염 작용을 하는, **천연 부신피질 호르몬**이 생산된다. 이 점은 골반 전체와 관계되기 때문에 넓은 영역에서 활용할 수 있다.

이 점만을 자극할 수 있고, 또는, 수직으로 ≪쓸면서≫ 이 부위에 위치한 다른 점들과 함께 자극할 수 있다.

> **주의점: 종기가 있는 경우 이 점을 자극하는 것을 피한다(특히 위장)!**

중요한 적응증 지시

- 알레르기
- 감염
- 추위에 약함
- 결장염
- 경련성 결장염
- 설사, 이질
- 콧물흐름
- 가래를 동반한 기침
- 다한증
- 월경과다증
- 자궁출혈
- 산부인과문제
- 신경통
- 류머티즘, 관절염
- 천식
- 지방으로 인한 신장약화
- 피로, 쇠약
- 저혈압
- 과로
- 스트레스
- 무기력증, 나태
- 소양증
- 습진
- 화상
- 대상포진

중요한 효과

- ○ 몸을 따뜻하게 함
- ○ 신장기능 개선
- ○ 동맥혈압 조절
- ○ 체액분비 감소
- ○ 점액 융해
- ○ 출혈 멈춤
- ○ 항알레르기제
- ○ 항감염제
- ○ 염증에 의한 통증 완화
- ○ 장기의 기를 활성화
- ○ 결장염에서 발생하는 통증 완화
- ○ 급성통증 진정
- ○ 가려움증 진정
- ○ 넙다리, 엉덩이 통증 완화
- ○ 근육수축 조절
- ○ 근육이완

19 심장, 폐 , 코, 간, 위장, 직장, 아랫배, 양독맥과 대응

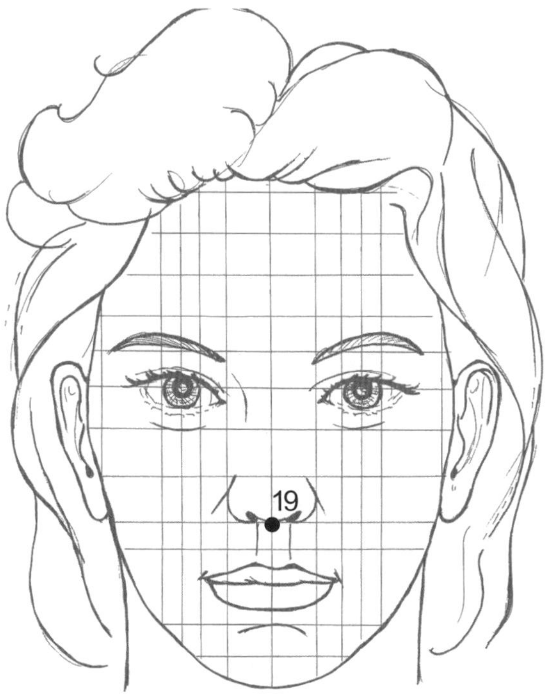

이 점은 매우 유용하다: 혈압을 올리고, 기를 활성화시키고, 변비, 복통을 완화시키고, 구토, 딸꾹질을 멈추고, 자궁수축을 유발시키고… 실수로 이 물질을 삼켰을 때 다시 배출시키고, 이는 부모에게 매우 유용하다! 유도하는 사람들에게 널리 알려졌는데, 기절한 사람의 심장을 자극시켜 의식이 돌아오게 하고: 실신한 경우 이 점을 자극하는 것을 주저하지 말아야 한다.

코밑에 위치한 점들은 수직으로 자극해야 한다.

주의점: 고혈압인 경우 이 점을 자극하지 말 것!
임산부가 분만을 하려는 경우를 제외하고(자궁수축을 돕는다!),
임산부에게 이 점을 자극하는 것을 금한다.

중요한 효과

- 심장기능 조절
- 아드레날린 분비 및 분비 촉진
- 실신 시 의식을 되찾게 함
- 몸을 튼튼하게 함
- 숨쉬기가 편해짐
- 정신을 맑게 함
- 체온 상승
- 기 강화
- 상기(上氣)
- 성기능 강화
- 생명력 강화
- 위액분비 촉진
- 장 연동운동 촉진
- 근육수축 조절
- 구토 유발 또는 구토 억제
- 자궁수축 촉진

중요한 적응증 지시

- 심장문제
- 약물 쇼크
- 실신
- 익사, 소생
- 물건을 삼킨 후 호흡곤란
- 간질
- 천식으로 인한 호흡곤란이나 천식발작
- 졸음
- 양기 부족
- 신경쇠약
- 성기능 감퇴
- 위통
- 결장염
- 변비
- 치질
- 분만
- 구역질, 구토
- 요통
- 마약(유해물 제거)

20 목뼈, 목구멍, 눈, 목, 부갑상선

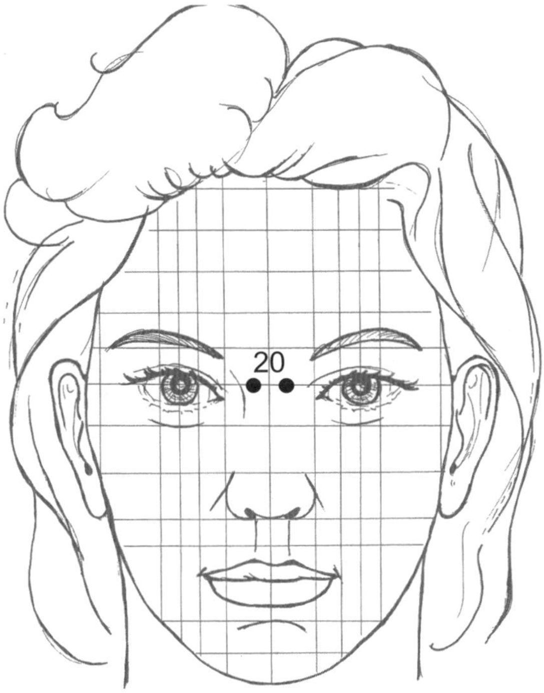

8점에서 몇 밀리미터 떨어진 양옆에 위치한, 이 점은 특히 칼슘이 빠져나가 발생하는 문제에 영향을 미친다.

작은 바퀴 끝이나 볼펜 끝으로 이 점을 자극한다. 간단하게 엄지와 검지로 얼마동안 이 점들을 꼬집을 수 있다.

중요한 효과

- 미네랄을 재흡수
- 부갑상선 자극
- 눈을 시원하게 함
- 뇌 혈액순환 촉진
- 목통증 완화
- 목 긴장 완화
- 이완

중요한 적응증 지시

- 골다공증
- 무기물 배출
- 두통
- 뇌 혈액순화
- 구루병
- 다양한 골절
- 눈 피로
- 목 통증

22 방광, 이빨, 골반부위, 전립선, 소장, 자궁

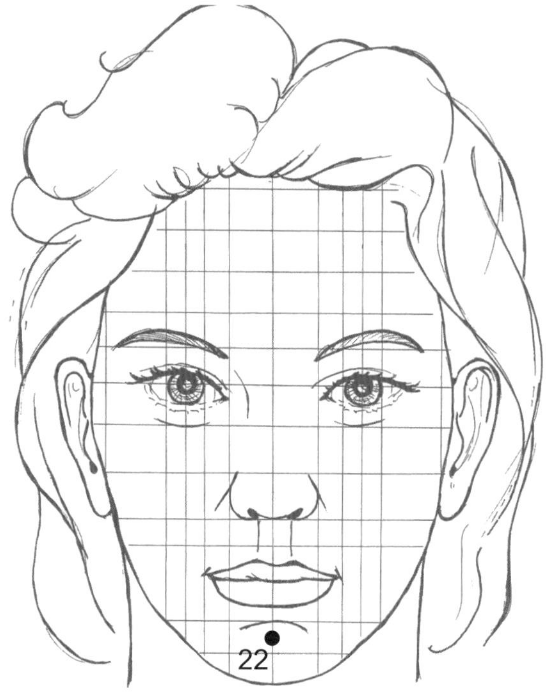

이 점은 방광과 관계된 모든 문제에 영향을 미친다: 염증, 방광염, 하수증(방광 ≪처짐≫), 요실금, 유뇨증…

이 점만을 자극할 수 있거나, 22점과 87점을 연결하는 부위를 수직으로 문지른다.

중요한 효과

○ 상기
○ 과도한 분비 멈춤
○ 방광통 완화
○ 방광기능 개선
○ 전립선 비대증 완화
○ 신체 방어능력 강화
○ 기를 활성화시킴
○ 골반부위 통증완화
○ 복통 완화

중요한 적응증 지시

○ 통증이 있는 설사
○ 이질
○ 치통, 특히 아래턱 통증
○ 복부팽만증
○ 소화불량
○ 방광염(17점과 연관된)
○ 방광하수증(처짐)
○ 자궁하수증
○ 지나치게 많은 생리혈
○ 생리불순
○ 전립선비대증
○ 백대하
○ 소변이 잘 나오지 않음
○ 피로, 무력증
○ 무기력증

26 목뼈, 목구멍, 부비강, 뇌하수체, 부교감신경, 송과선

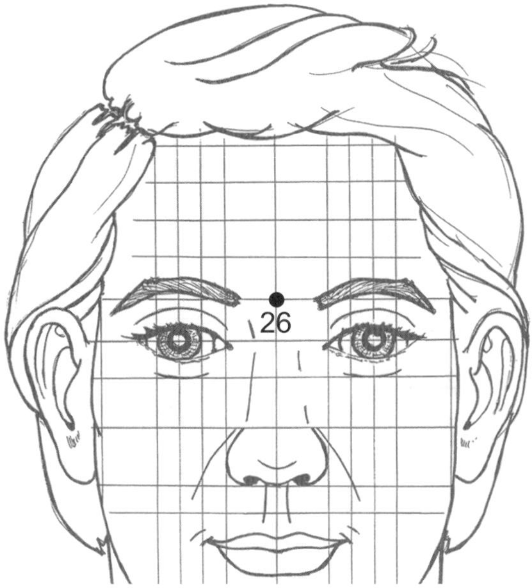

≪제 3의 눈≫이 위치한 점이다. 이 점을 자극하면 혼란스러운 정신이 평안해지고, 또한 일반적으로 정신이 각성되고 심리적으로 균형을 되찾는다: 이 점을 지나치게 자극하지 않는 것이 좋다! 이 점은 통증과 고열을 진정시키는 아스피린과 같은 작용을 한다.

위에서 아래로, 연속하여 약하게 두드리면서 자극한다.

주의점: 저혈압인 경우 이 점을 자극하지 말 것!

중요한 효과

- ○ 이완
- ○ 통증 완화
- ○ 살균제
- ○ 가려움증 완화
- ○ 심박수 조절
- ○ 동맥혈압이 많이 떨어짐
- ○ 급격히 체온 내림
- ○ 경련발작 조절
- ○ 배뇨 촉진
- ○ 배설 촉진
- ○ 해독
- ○ 알코올분해 촉진
- ○ 지나친 성욕 진정

중요한 적응증 지시

- ○ 불면증
- ○ 신경쇠약증
- ○ 기억력 감퇴
- ○ 간질
- ○ 경련
- ○ 파킨슨병
- ○ 딸꾹질
- ○ 경련, 테타니
- ○ 두통
- ○ 화상
- ○ 찰과상
- ○ 심계증
- ○ 고혈압
- ○ 고열
- ○ 감기
- ○ 실신
- ○ 말라리아
- ○ 무뇨증(소변보는데 힘듬)
- ○ 코막힘
- ○ 습진
- ○ 소양증
- ○ 알코올 해독
- ○ 구역질
- ○ 천식
- ○ 벌에 쏘임, 전갈에 쏘임
- ○ 뱀에 물림
- ○ 마취 점(코에 뜸을 놓기, 편도선)

34 어깨, 팔(34점부터 눈썹을 따라)

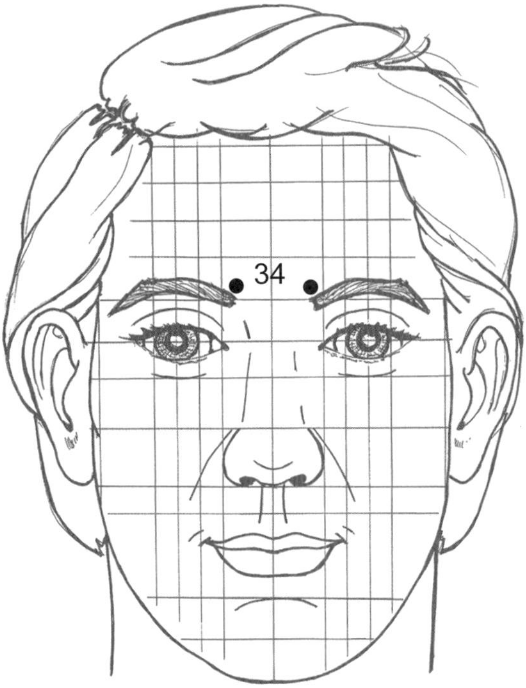

이 점은 신경계를 진정시키고 수면을 촉진시킨다(불면증).

눈썹뿌리에서 위로 올라가고 눈의 안와 가장자리를 따라, 눈썹을 약간 누르면서 이 부위(34에서 180점)를 자극한다.

중요한 효과

○ 신경계 이완
○ 통증 완화
○ 시력 개선
○ 근육 이완
○ 심장박동 조절

중요한 적응증 지시

○ 불면증(124점과 연결하여)
○ 신경쇠약
○ 두통
○ 발과 발가락 통증
○ 견비통
○ 위장 장애 – 위염
○ 치통
○ 시력저하
○ 경련, 간헐적 발작
○ 구토 – 구역질
○ 부정맥
○ 빈맥

37 비장, 혈액순환, 소화, 전립선, 3차 신경

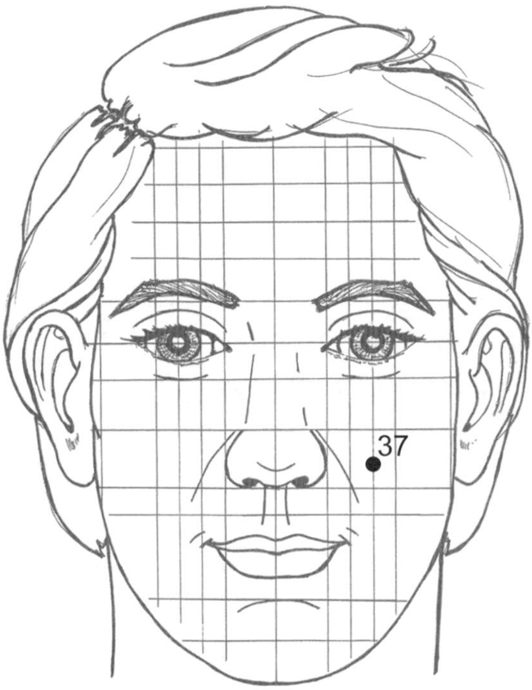

족태음비경에 위치한 이 점은 면역계가 약화되거나, 다리가 무겁거나, 기가 부족할 때 효과가 좋다.

이 점만을 마사지하거나, 또는 39점과 함께 수직으로 마사지한다. 이 점들을 자극하기 위해, 볼펜을 사선으로 위쪽과 안쪽으로 민다.

중요한 효과

- 면역계 강화
- 출혈 멈춤
- 혈액순환 개선
- 기순환 개선
- 소화 촉진
- 비장부위 통증 완화
- 점액 융해
- 소변문제 조절

중요한 적응증 지시

- 과다한 생리혈
- 위출혈(16, 61과 50점을 연결하여)
- 무거운 팔다리
- 팔다리 마비
- 따끔거림
- 신경 피로
- 육체적 피로
- 소화가 잘 안됨
- 점액
- 유뇨
- 실금
- 수분 함유 – 수종(edema, 水腫)
- 기침
- 천식
- 무거운 머리
- 안면마비
- 안면신경통
- 빈혈

38 무릎, 엉덩이, 갈비뼈, 중지, 신장, 직장, 항생제와 유사한 작용

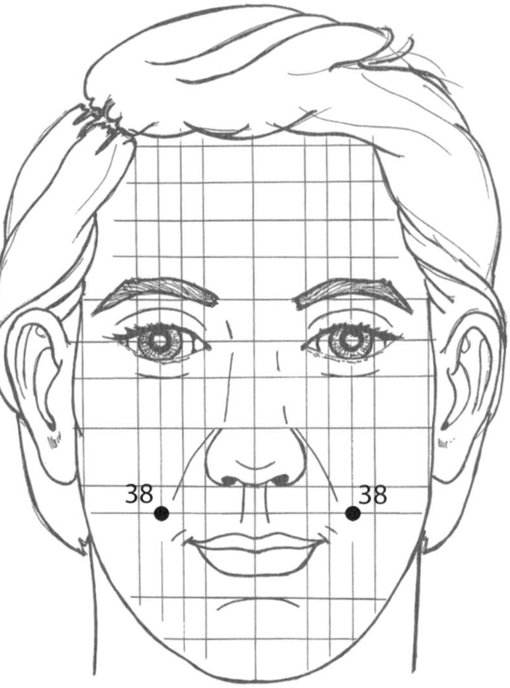

무릎문제(관절염, 사고로 인한 손상)에 관한 효과와는 별도로, 이 점을 자극하면 **천연 항생제**가 분비되는데, 여기에서, 어떠한 유형의 감염이든 그리고 감염된 위치가 어디이든 간에, 만약 감염이 되었을 때 이 점을 자극하면 매우 효과가 좋다.

이 점은 입꼬리를 따라 비스듬히 자극해야 한다. 무릎부위는, 입꼬리에서 (웃을 때) 귀 방향으로 몇 센티미터 더 확장된다.

또한 독자는 입 양옆을 수직으로 강하게 마사지 할 수 있고 이 때 38점을 포함하여 마사지 할 수 있다.

중요한 효과

- ○ 소염작용
- ○ 해독
- ○ 음식물의 장내통과를 촉진
- ○ 엉덩이통증 완화
- ○ 갈비뼈통증 완화
- ○ 무릎통증 완화
- ○ 중지와 대응
- ○ 결장내 가스과다증(장내 가스)
- ○ 감염에 맞서 싸움

중요한 적응증 지시

- ○ 염증이 발생하는 피부문제
- ○ 정종(疔腫), 종기
- ○ 이염
- ○ 부비강염
- ○ 치은염
- ○ 변비
- ○ 엉덩이, 갈비뼈, 무릎과 중지 통증
- ○ 수술 후 장내 가스를 배출하기가 어려운 경우: 19점을 같이 마사지한다.
- ○ 고열
- ○ 허리통증

39 위장, 직장, 갑상선, 3차 신경, 유방, 검지

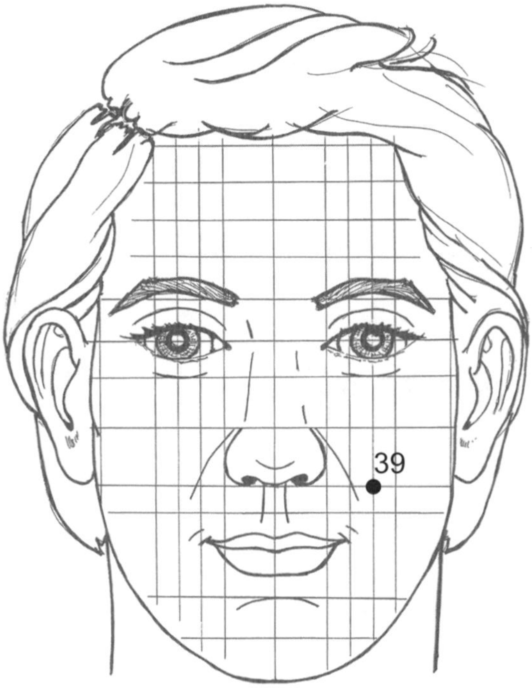

족양명위경에 위치한 이 점은 소화와 관계되는 모든 문제를 개선한다: 위염, 속쓰림.

매우 자주 39점 바로 위에 위치한 37점과 함께, 위에서 아래로 수직으로, 작은 동작으로, 마사지한다.

중요한 효과

- ○ 위통 완화
- ○ 위종양으로 인한 통증 완화
- ○ 소화 촉진
- ○ 검지 통증
- ○ 소염 작용
- ○ 동맥혈압 내림
- ○ 고열 내림

중요한 적응증 지시

- ○ 위통
- ○ 느린 소화시간
- ○ 검지 통증
- ○ 여드름
- ○ 치은염
- ○ 입술염증
- ○ 고혈압
- ○ 치통
- ○ 안면신경통
- ○ 안면마비
- ○ 좌골신경통으로 인한 발의 통증
- ○ 콧병
- ○ 부비강염
- ○ 코가 막히거나 콧물이 흐르는 경우
- ○ 유방증
- ○ 임신 후 유방증: 73점을 추가한다
- ○ 젖이 많이 나오도록 자극한다
- ○ 갑상선
- ○ 식욕부진

41 담낭(심지어는 절제 후에도), 콜레스테롤

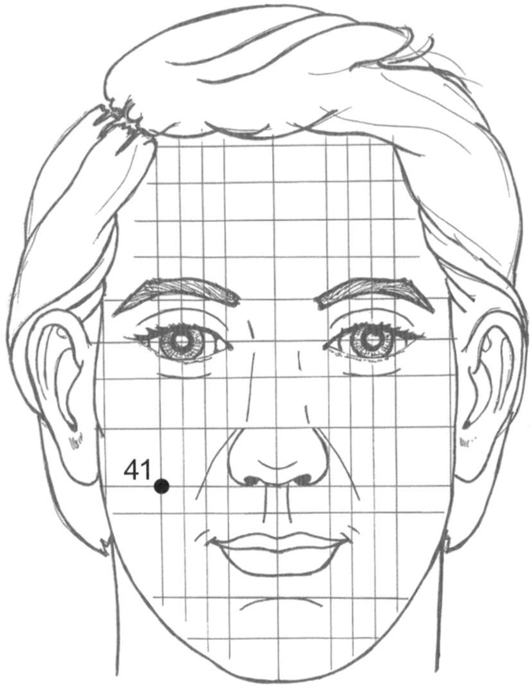

이 점은 콜레스테롤 수치 조절과 소화를 조절하는데 효과가 있다.

코 바닥 높이에서 수평으로 작은 동작으로 문지르는데, 자주 50점과 함께 마사지를 한다. 만약 이 점만 자극하기를 원한다면, 뾰족한 끝(또는 볼펜)으로 비스듬히 위쪽으로 누른다.

중요한 효과

- 통증 완화
- 위액분비 조절
- 위통
- 간 통증
- 담낭통증
- 담즙분비 조절
- 콜레스테 조절
- 혈압 내림
- 목뼈통증 완화
- 어깨부위 통증 완화
- 시력 개선
- 알레르기 반응 감소

중요한 적응증 지시

- 현기증
- 변비
- 갈비뼈통증
- 위통
- 간 문제
- 담낭의 병
- 황달
- 입안에서 쓴맛
- 콜레스테롤(50점 첨부)
- 고혈압
- 목뼈통증
- 어깨부위 통증
- 머리양쪽 통증
- 침침한 눈
- 류머티즘
- 알레르기
- 습진
- 불면증

43 이빨, 요통, 허리뼈, 꼬리뼈, 신장

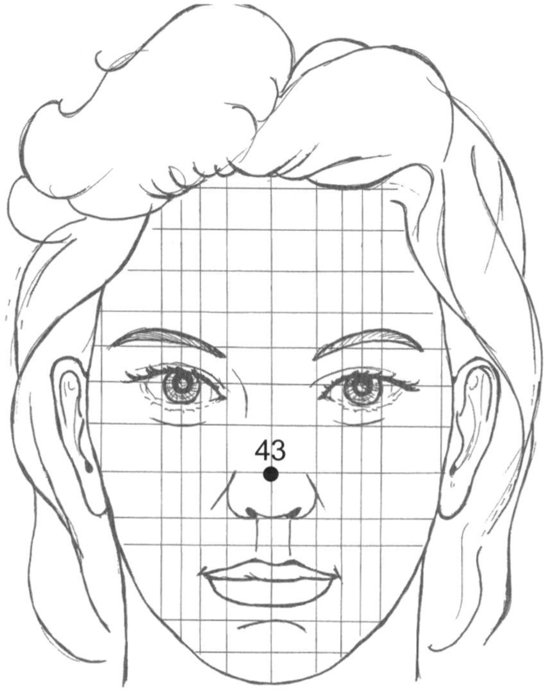

이 점은 신장과 허리에 관한 모든 문제에서 매우 유용하다. 이점은 전염성 질병의 회복을 촉진시켜주고 또는 외과수술 후 빠르게 회복을 촉진시켜준다. 침술에서 ≪명문≫(독맥 4)이다.

이 점은 볼펜이나 작은 바퀴의 끝이 둥글게 뾰족한 부위로 자극한다. 일반적으로 45점과 같이 자극한다.

중요한 효과

- ○ 체온 상승
- ○ 선천기 강화
- ○ 약해진 몸에 활력을 줌
- ○ 이빨과 잇몸을 강화
- ○ 신장 강화
- ○ 허리부위 통증 완화
- ○ 요통 경감
- ○ 성기능 강화

중요한 적응증 지시

- ○ 요통
- ○ 허리부위 통증
- ○ 신장과 연관된 치통
- ○ 치은염
- ○ 만성피로
- ○ 손발이 차다
- ○ 생리통
- ○ 출혈을 동반한 치질
- ○ 설사를 동반한 결장염(차가운 신장)
- ○ 좌골신경통
- ○ 야뇨증
- ○ 유뇨증
- ○ 다뇨
- ○ 신장염
- ○ 신장통
- ○ 성기능 약화
- ○ 정액이 새는 유정
- ○ 백대하

45 귀 — 허리 — 꼬리뼈 — 위장 — 신장

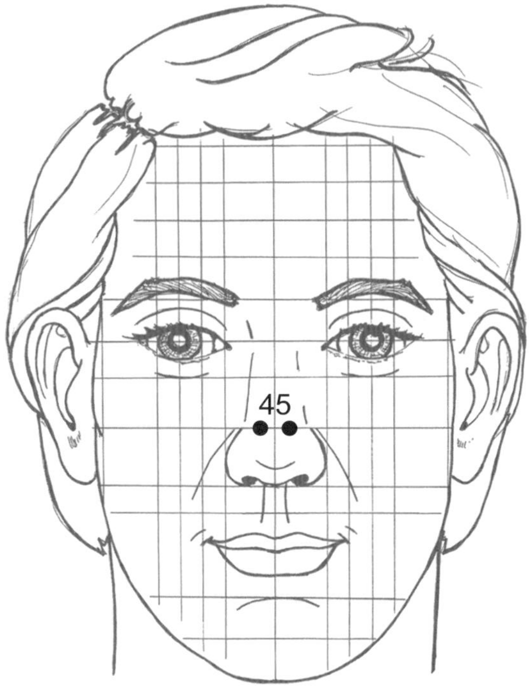

이 점은 앞에서 언급한 43점과 연결되어, 신장이 문제가 있을 때 효과적으로 작용한다. 또한 파킨스병 환자의 통증을 완화시키는데 효과적으로 작용한다.

앞 43점처럼, 볼펜이나 작은 바퀴의 끝이 둥글면서 뾰족한 부위로 이 점을 자극한다. 일반적으로 43점과 같이 자극한다.

중요한 효과

- ○ 몸에 활력을 줌
- ○ 근수축 조절
- ○ 진정, 이완
- ○ 요통 경감
- ○ 귀 통증 완화
- ○ 소화 촉진
- ○ 신장 강화
- ○ 성기능 강화

중요한 적응증 지시

- ○ 좌골신경통
- ○ 경련성 체질
- ○ 변비
- ○ 경련
- ○ 파킨슨병
- ○ 피로
- ○ 성문제
- ○ 발기부전
- ○ 무기력
- ○ 위염
- ○ 소화불량
- ○ 이염
- ○ 청각장애
- ○ 신장염
- ○ 신장통
- ○ 야뇨증
- ○ 유뇨증

50 (오른쪽만 해당됨!) 간, 림프 문제, 다리

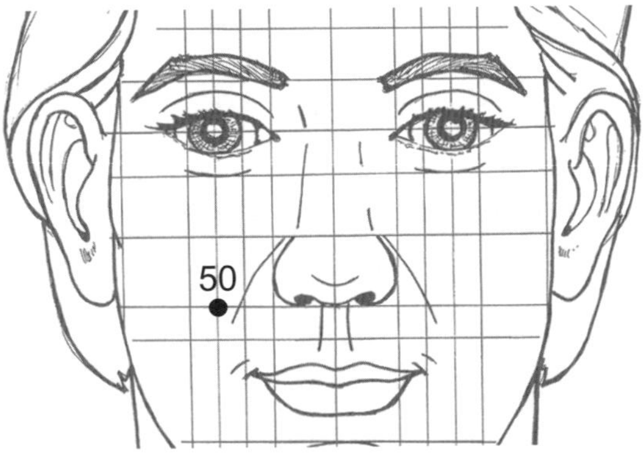

간경에 위치한 이 점은 출혈을 멈추게 한다. 간에 문제가 있는 경우 이 점을 자극한다(간염 포함). 이 점은 간 기능을 개선시키고, 정체된 림프액이 흐르도록 도와준다: 부종, 수분정체, 결절종… 콜레스테롤 수치를 낮춘다. *위에서 설명한 것처럼 이 점은 41점과 관계있다.*

주의점: 고혈압인 경우 이 점을 자극하지 말 것!

중요한 효과

- 근수축 조절
- 면역계 강화
- 신경계 보호
- 콜레스테롤 수치 내림
- 통증 완화
- 동맥혈압 올림
- 기 각성
- 알레르기 완화
- 출혈 멈춤
- 독과 유독가스의 영향을 사라지게 함
- 소염 작용
- 땀 조절
- 소화 촉진
- 혈액순환 개선
- 간 통증과 담낭통증을 경감

중요한 적응증 지시

- 안면마비
- 접질림
- 발과 다리 삠
- 불면증
- 간질
- 갈비뼈통증
- 목뼈통증
- 목비틀림
- 정수리통증
- 저혈압
- 알레르기
- 출혈
- 생리과다
- 류머티즘
- 습진
- 손발다한증
- 소화시키는 시간이 길다
- 소화불량
- 하품
- 치질
- 간문제
- 담낭 기능저하
- 담석
- 헛배
- 코 막힘
- 시각문제
- 앞이 잘 보이지 않음
- 콜레스테롤

51 발(특히 발바닥), 발가락(털을 따라), 엄지발가락(털 중앙의 가장자리)

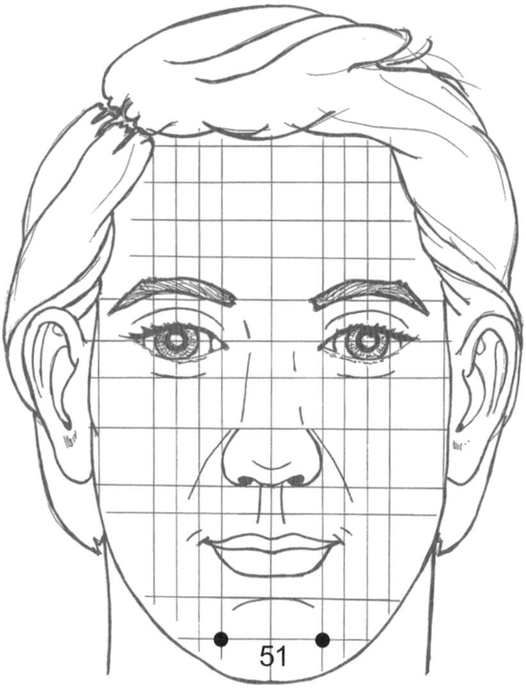

이 부위와 직접적으로 연관된 문제들 이외에도, 상기가 되어 머리에 양기가 지나치게 많이 모일 때 양기를 내리면서 긴장을 이완시키는 점이다.

주의: 머리가 아픈 경우, 일반적으로 머리에 양기가 지나치게 많이 정체되어 있다: 이 점을 자극하면 양기가 아래로 내려간다.

이 두 점의 위치를 정확하게 찾기 위해서, 손가락 3개(검지, 중지, 약지)를, 턱에서 돌출한 부위인, 턱 중앙에 붙인다.

○ 중지, 턱 중앙에 87점이 있다.

○ 검지와 약지, 오른쪽 왼쪽에서 57점이 있다.

주의점: 저혈압인 경우 이 점을 자극하지 말 것!

이 점을 자극하기 위해서는, 손가락 끝을 위로 누른다. 이 모든 점을 눌러 문지를 수 있다.

중요한 효과

- ○ 이완
- ○ 체온 내림
- ○ 동맥혈압 내림
- ○ 팔 통증 완화
- ○ 다리 통증 완화
- ○ 두통 완화
- ○ 기 분산
- ○ 기혈 조절

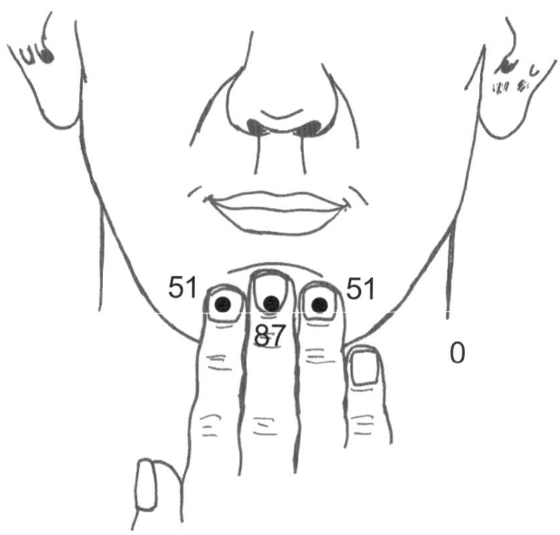

중요한 적응증 지시

- ○ 불면증
- ○ 고혈압
- ○ 고안압증
- ○ 고혈압으로 인한 두통
- ○ 팔, 다리, 머리 통증
- ○ 발이 차가움
- ○ 발이 무감하거나 쥐가 남
- ○ 발바닥 통증
- ○ 발가락 통증
- ○ 천식
- ○ 기침
- ○ 치통

60 눈, 심장, 폐 , 가슴, 유방, 이마, 혀, 얼굴, 팔, 아래팔, 손, 중지, 방광

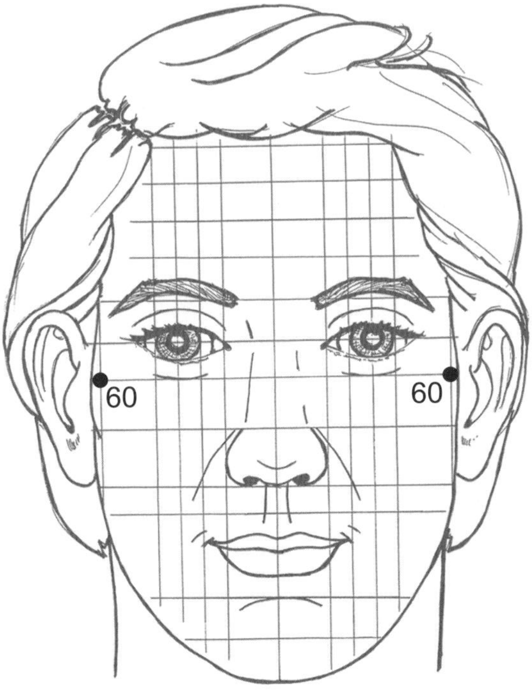

눈과 연관된 문제의 경우, 이 점 바로 위에 위치한 130점을 함께 자극한다. 폐 부위는 이 점에 한정된 것이 아니라, 콧방울 밑에서 시작하여 빰을 가로 지른다. 심장은 단지 왼쪽에 위치한 점에 위치한다.

경우에 따라, 이 점만을 자극할 수 있고, 또는 바로 위에 위치한 130점을 같이 자극할 수 있거나, 또는 콧방울에서 이 점을 연결하는 모든 부위를 자극할 수 있다.

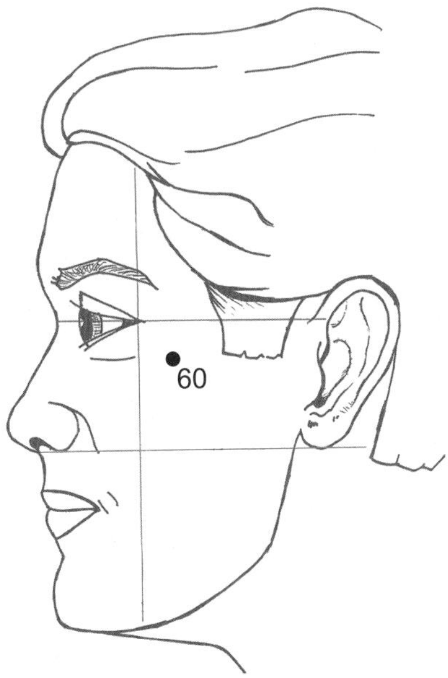

중요한 효과

- 팔과 아래팔의 문제를 완화
- 손의 통증 완화
- 얼굴 문제 완화
- 유방 통증 완화
- 체온 내림
- 몸을 따뜻하게 함
- 땀 조절
- 금연 지원
- 폐를 깨끗이 함
- 호흡을 원활하게 함
- 시력 개선
- 심박수 조절
- 심장 강화
- 이완
- 방광문제 완화
- 소염 작용
- 몸 강화
- 기 흐름 조절
- 이완

중요한 적응증 지시

- 근심
- 안면신경통
- 찌르는 듯한 통증
- 감각이상, 무감각
- 사지나 손이 마비되는 것 같은 느낌
- 백반증
- 이마부위의 두통
- 팔과 아래팔의 통증
- 팔과 아래팔 골절 후
- 혀 경련
- 손 관절
- 손가락 관절
- 유선증
- 유방선종
- 기관지염
- 니코틴 중독
- 호흡문제
- 호흡곤란
- 천식
- 떨림
- 파킨슨병
- 피로
- 무기력
- 심장문제
- 염증
- 팔과 손 관절염
- 방광염
- 비뇨기 문제
- 회복기
- 추위에 민감함
- 혈액순환
- 혈액상의 균형을 회복
- 어지럼증
- 기억력 감퇴

61 폐, 간, 심장, 위장, 비장, 엄지, 3차 신경

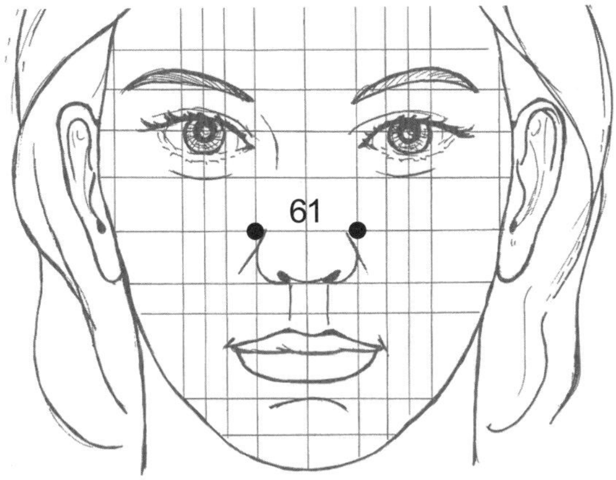

콧방울의 돌출된 홈에 위치한, 매우 중요한 이 점은 열을 생산하고, 엔도르핀을 분비한다, 부비강염이나, 코가 막히는 경우 이 점에 자극을 준다.

이 점은 출혈을 멈추고, 통증을 마비시키고, 비염인 경우 콧물이 덜 흐르도록 하거나 콧물이 흐르는 것을 멈추게 한다.

콧구멍을 따라, 위에서 아래로, 작은 동작으로 문지른다.

중요한 효과

- ㅇ 베타 엔도르핀 생산
- ㅇ 땀 조절
- ㅇ 통증 완화
- ㅇ 몸을 따뜻하게 함
- ㅇ 심박수 조절
- ㅇ 혈압 내림
- ㅇ 근수축 조절(이완)
- ㅇ 소염 작용
- ㅇ 중독 치료
- ㅇ 기 순환 개선
- ㅇ 점액 융해
- ㅇ (일반적으로) 출혈 멈춤

중요한 적응증 지시

- ㅇ 지나치게 땀을 흘리거나 땀을 충분히 흘리지 않음
- ㅇ 복통
- ㅇ 중독자의 금단증세
- ㅇ 두통
- ㅇ 위통
- ㅇ 닭살이 돋는다
- ㅇ 심장박동리듬 장애
- ㅇ 고혈압
- ㅇ 안면마비
- ㅇ 피부문제
- ㅇ 습진
- ㅇ 질염증
- ㅇ 자궁경부염
- ㅇ 백대하
- ㅇ 목염증
- ㅇ 편도선염
- ㅇ 천식
- ㅇ 엄지통증
- ㅇ 코피
- ㅇ 위궤양
- ㅇ 숨막힘
- ㅇ 좌골신경통
- ㅇ 구역질, 구토
- ㅇ 갑산선종
- ㅇ 고열
- ㅇ 기침
- ㅇ 코막힘
- ㅇ 감기
- ㅇ 변비상태

63 결장, 체장, 자궁, 위장

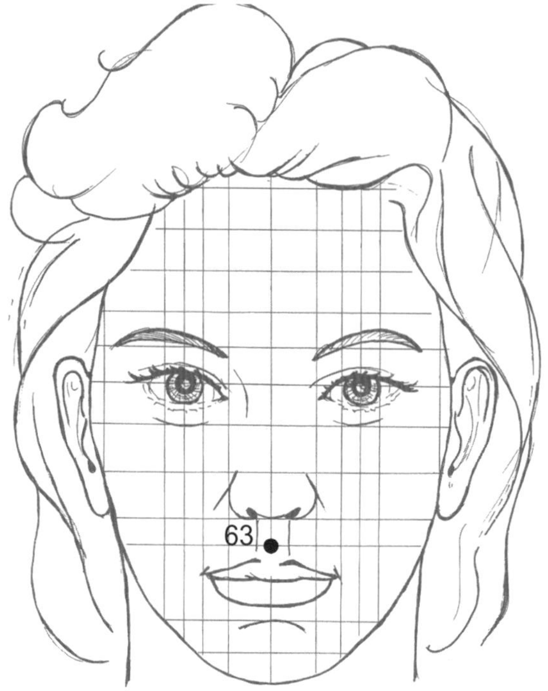

변비, 소화문제, 여러 유형의 통증이 있는 경우 유용한 점이다. 어지럼증인 경우 이 점을 마사지한다. 이 점은 자궁수축을 촉진시킨다: 분만 시 매우 유용하고, 또한 분만 시 자궁출혈을 예방하거나 멈추게 한다.

간단하게 볼펜으로 이 점을 자극한다.

주의점: 임산부인 경우
이 점을 자극하지 말 것
(분만 시는 제외)

중요한 효과

○ 질분비물 조절
○ 타액생산 조절
○ 정력 강화
○ 면역체계 자극
○ 척주통증 완화
○ 자궁통증 완화
○ 근수축 조절
○ (특히 자궁, 손과 발)
○ 기 순환 개선
○ 췌장, 위장, 결장과 자궁 따뜻하게 함

중요한 적응증 지시

○ 불감증
○ 발기부전
○ 현기증, 어지러움
○ 간질
○ 신경의 떨림
○ 위통
○ 입안이 마르거나 쓴 느낌
○ 저혈압
○ 좌골신경통
○ 분만
○ 분만에 따른 출혈
○ 생리통
○ 생리불순
○ 자궁, 질의 병적인 증상
○ 척주통증
○ 당뇨
○ 뱃멀미

64 (각각의 콧구멍 바깥쪽 바닥에 위치함)
서혜부, 엉덩이, 위장, 혀, 목구멍

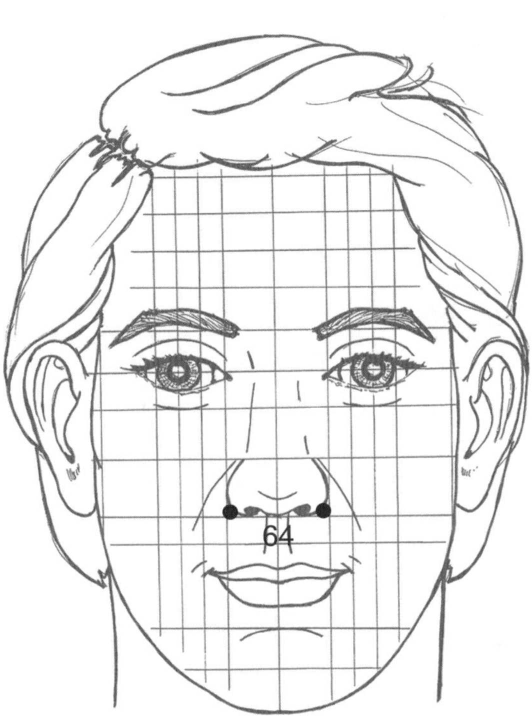

이 점은, 치료사전에서 가리킨 점들과 함께, 좌골신경통이 있는 경우 매우 유용하다.

볼펜이나 작은 바퀴의 둥근 끝으로 이 점을 자극하는 것이 좋다.

중요한 효과

- ○ 서혜부 통증 완화
- ○ 위통 완화
- ○ 근수축 조절

중요한 적응증 지시

- ○ 좌골신경통
- ○ 서혜부통증
- ○ 엉덩이 칼슘 손실
- ○ 위염
- ○ 하체마비
- ○ 혀와 목통증

65 목뼈, 목, 귀, 눈, 부비강, 코, 뇌, 난소, 어깨

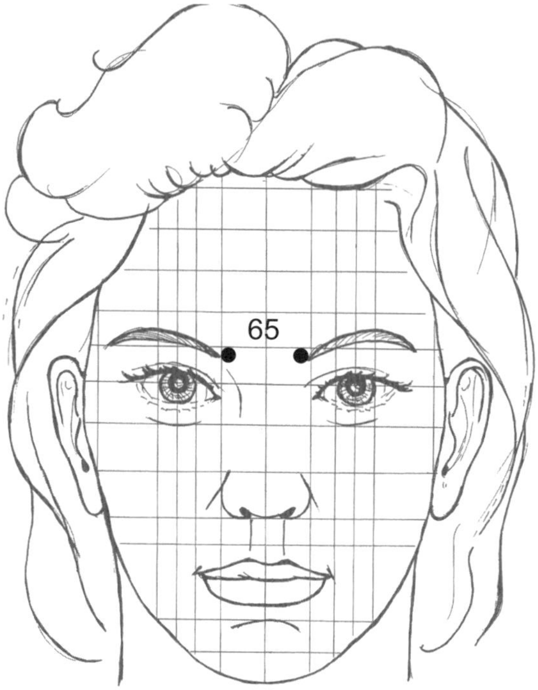

이 점은 족태양방광경과 관련이 있는데, 어지럼증, 두통과 뇌의 혈액순환과 연관된 문제들이 있는 경우 매우 유용하다.

이 점만 별도로 자극하거나, 눈썹위에 있는 34점과 함께 자극한다.

중요한 적응증 지시

- ○ 생리와 연관된 두통
- ○ 불규칙한 생리와 생리통
- ○ 방광염
- ○ 현기증, 어지러움
- ○ 무거운 눈까풀
- ○ 눈 문제
- ○ 실금
- ○ 전립선비대증
- ○ 목 부위와 어깨 통증
- ○ 어깨관절증
- ○ 견갑상완골 관절주위염
- ○ 부비강염
- ○ 청각장애
- ○ 이염, 이통
- ○ 목이 뻣뻣함, 목통증
- ○ 감기, 코 막힘
- ○ 턱 통증
- ○ 정신집중을 하는데 어려움
- ○ 기억력감퇴
- ○ 방광경을 따라 나타나는 통증

중요한 효과

- ○ 이완
- ○ 목과 어깨통증 완화
- ○ 두통 완화, 특히, 눈썹부위에서 발생하는 두통 완화
- ○ 코 막힘 제거
- ○ 귀 통증 완화
- ○ 뇌 기능 개선
- ○ 뇌 혈액순환 조절
- ○ 시력 개선
- ○ 방광 문제 완화

73 눈, 폐 , 유방, 난소, 신장, 심장, 머리, 가슴, 어깨, 등, 팔, 다리, 방광

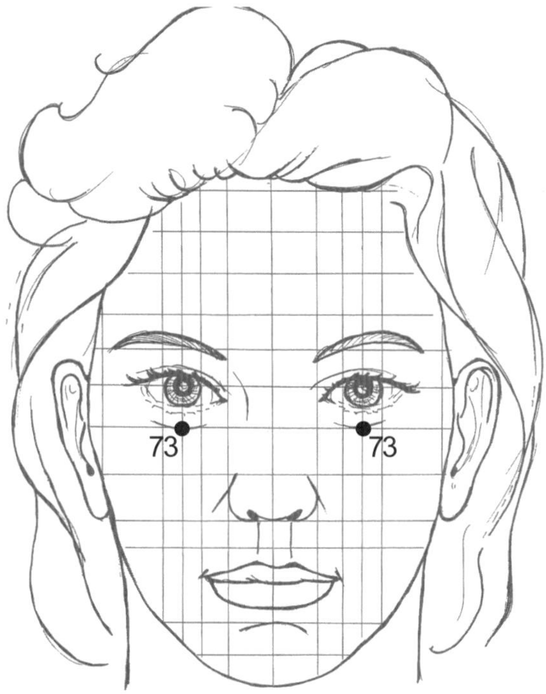

기침, 유선증, 유방이나 난소에 낭종, 시력문제, 결막염 등등의 경우에 유용하다. 또한 수유기간에 젖이 풍부하게 나오도록 한다.

눈구멍 아래에서 앞으로 돌출한 뼈 중앙에 위치한, 이 점은 예민하다: 작은 원을 그리면서 부드럽게 이 점을 자극한다.

중요한 효과

- ○ 이완
- ○ 유방염을 완화
- ○ 가슴염증 완화
- ○ 눈 염증 완화
- ○ 젖 생산 촉진
- ○ 활력을 줌
- ○ 혈액순환 개선
- ○ 기 순환 개선
- ○ 몸을 따뜻하게 함

중요한 적응증 지시

- ○ 심장피로
- ○ 유방의 병적인 증세:
  섬유 낭포병, 유방이나 난소에 낭종…
- ○ 협심증
- ○ 불면증
- ○ 마른기침
- ○ 신장통증
- ○ 전립선비대증
- ○ 난소통증
- ○ 소변문제
- ○ 어깨와 팔 통증
- ○ 안와통증
- ○ 눈이 약해짐
- ○ 신장결석
- ○ 탁한 기침
- ○ 생리불순

74 서혜부, 새끼손가락, 방광

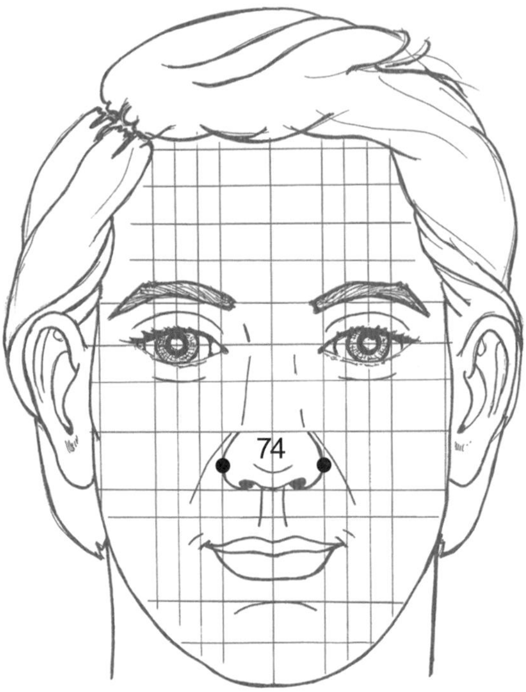

이 점은 좌골신경통과 위통이 있는 경우, 74점 옆에 위치한, 64점과 같이 자극한다.

콧구멍 곡선 중앙에 위치한, 이 점은 작은 바퀴의 강철 끝이나, 둥근 끝이나 손톱으로 자극한다.

중요한 효과

○ 서혜부 통증 완화
○ 위통 완화
○ 간 완화
○ 다리근육 수축 증가
○ 혈관 강화

중요한 적응증 지시

○ 소화불량에 따른 두통
○ 하체마비
○ 위염
○ 서혜부 통증
○ 소화가 잘 안됨
○ 좌골신경통
○ 딸꾹질
○ 이명, 귀울림
○ 난청

85 요도, 새끼손가락, 방광

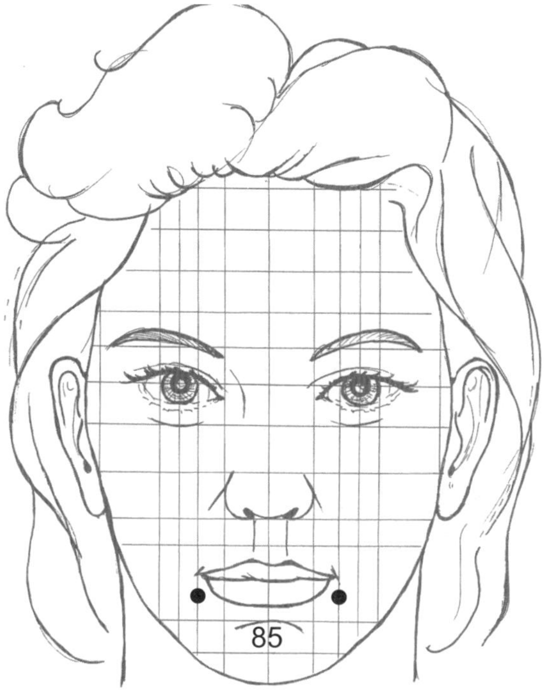

(신장은, 코와 턱을 연결하는 주름을 따라, 코입술주름 양쪽에 위치한다는 것을 기억한다.)

이 점은 배출, 비뇨문제, 수분 함유를 통제한다.

이 점은 가장 자주 신장부위와 함께 수직으로 위 아래, 아래 위로 마사지한다.

중요한 효과

- 열 내림
- 몸을 시원하게 함
- 동맥혈압 내림
- 이뇨 작용
- 분비작용 촉진
- 몸에서 수분 배출
- 독극물과 독소 제거
- 콜레스테롤 수치 떨어트림
- 호흡을 원활하게 함
- 새끼손가락 통증 완화
- 방광염통증 완화

중요한 적응증 지시

- 갑작스레 얼굴까지 치미는 열기
- 고혈압
- 물 함유
- 수종
- 봉소직염
- 신장결석
- 소변장애, 소변이 잘 안 나옴
- 방광염
- 마른기침
- 코가 마름
- 콜레스테롤 수치가 지나치게 올라감
- 담배중독
- 알코올중독
- 마약
- 중독
- 천식
- 새끼손가락 문제
- 종아리 통증

87 방광, 자궁경부, 난소, 고환, 전립선, 정수리, 목, 후두부

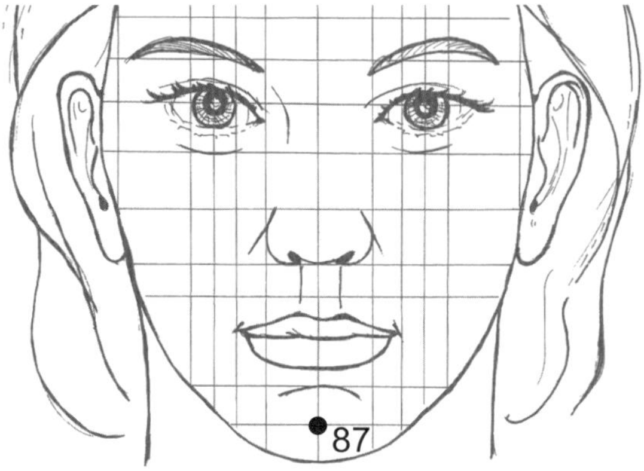

(침술에서 임맥 3번과 대응한다) 모든 방광문제(하수증, 실금, 유뇨…), 난소(낭종, 염증, 기능불순), 전립선.

이 점은, 턱에서 돌출해 있는, 바로 턱 중앙에 위치한다. 광내는 동작으로, 이 점만 별도로 자극하거나, 위에서 아래로 22점과 함께 자극한다.

중요한 효과

- 목을 풀어줌
- 열 내림
- 기를 하체로 내림
- 기를 분산시키고 순환
- 정수리 통증 완화
- 후두부 통증 완화
- 이뇨 작용
- 소변배출 조절
- 전립선통증 완화
- 호흡을 편안하게 함
- 진정제
- 자궁과 방광 수축 유발
- 해독

중요한 적응증 지시

- 머리 충격
- 목통증
- 목이 뻣뻣함
- 두통
- 심리장애
- 일사병
- 일사병
- 물을 함유
- 방광염
- 천식
- 호흡문제
- 경련성 체질
- 경련
- 생리통
- 전립선
- 발기부전
- 불감증
- 방광하수
- 자궁하수
- 난소낭종
- 섬유종
- 실금
- 유뇨
- 중독
- 호흡곤란
- 숨이 막힐 것 같은 느낌
- 고열
- 갑작스레 얼굴까지 치미는 열기
- 폐경
- 손발이 차가움

97 눈, 부비강, 팔, 팔꿈치, 견갑골, 어깨, 발, 엄지발가락

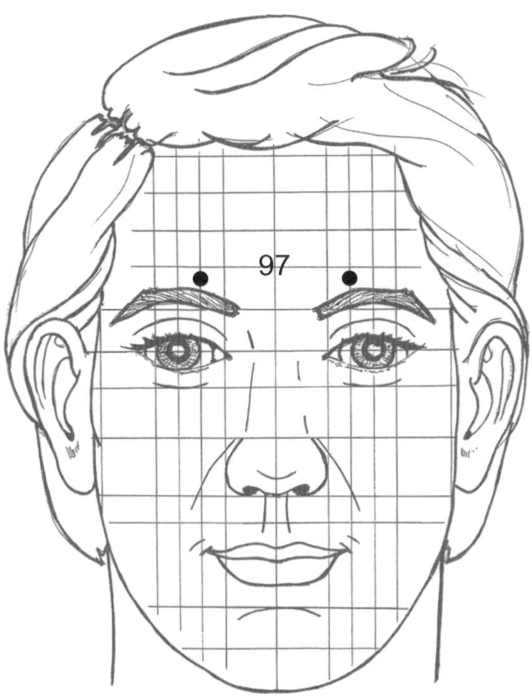

시력문제, 부비강염, 팔, 어깨… 통증 테니스엘보우, 팔꿈치 테니스엘보우, 또는 이부위에서 발생하는 모든 종류의 통증.

이 점은 눈썹을 따라 쓸어내리듯이 34, 65, 98점과 함께 자주 자극한다.

중요한 효과

- ○ 어깨, 팔, 팔꿈치, 발 통증 완화
- ○ 관절문제 완화
- ○ 견갑골통증 완화
- ○ 엄지발가락 문제에 효과
- ○ 시력 개선
- ○ 장의 연동운동 촉진

중요한 적응증 지시

- ○ 테니스엘보우
- ○ 시력감퇴
- ○ 팔, 어깨, 견갑골통증
- ○ 하체통증
- ○ 상체마비
- ○ 부비강염
- ○ 코 막힘
- ○ 변비
- ○ 엄지발가락이 접질리거나 부러짐

98 눈, 팔꿈치, 견갑골, 팔

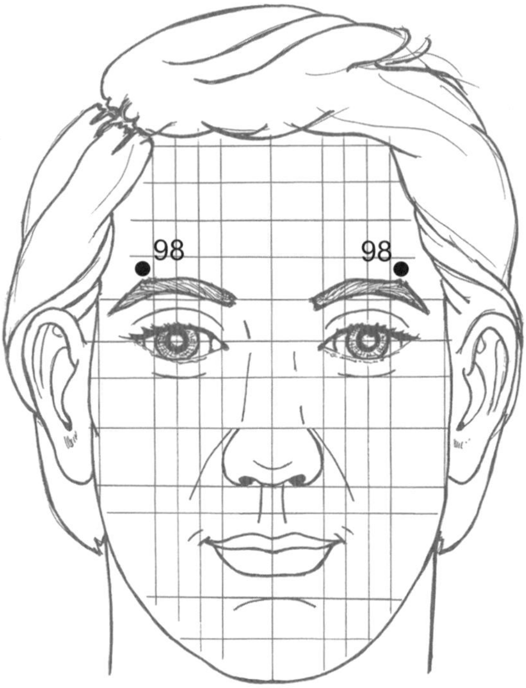

치료에 대한 적응증 지시는 97점의 적응증 지시와 비슷하다…

이 점을 수평으로 바깥쪽으로 쓸듯이 자극한다.

중요한 효과

○ 시력 개선

○ 팔과 팔꿈치 통증을 완화

○ 장의 연동운동 촉진

중요한 적응증 지시

○ 테니스엘보우

○ 불면증

○ 변비

○ 시력문제

○ 팔 통증

○ 등 통증

100 눈, 목, 후두부, 손목, 갑상선, 대응하는 얼굴 옆면: 100 오른쪽 점=오른쪽

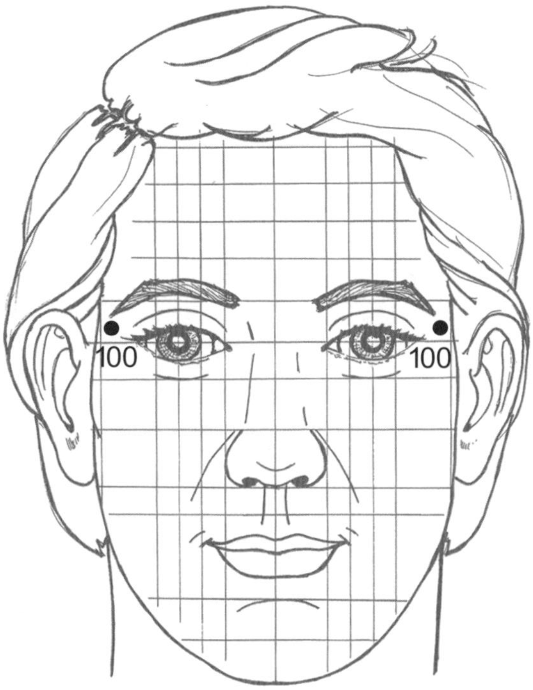

눈썹 끝에서, 뼈 가장자리에 위치한, 이 점을 눈썹을 지지대로 삼아 부드럽게 광을 내듯이 마사지한다. 또한 130점의 방향으로 수직으로 쓸어내릴 수 있고; 또는 180, 100, 130점을 동시에 자극할 수 있다.

이 점은 특별하게 눈 문제, 망막 편두통, 그리고 또한 갑상선과 관계된다.

중요한 효과

- ○ 눈 통증 완화
- ○ 신경계 이완
- ○ 관자놀이, 목통증 완화
- ○ 손목통증 완화
- ○ 동맥혈압 조절
- ○ 심장 강화
- ○ 심박수 조절
- ○ 열을 내림
- ○ 얼굴의 대응하는 측의 기를 순환시킴

중요한 적응증 지시

- ○ 심장 피로
- ○ 안성편두통
- ○ 어지럼증
- ○ 눈 통증이나 눈 문제
- ○ 안면마비
- ○ 반신불구
- ○ 고열
- ○ 불면증
- ○ 목이 뻣뻣해짐
- ○ 자궁 경부 통증
- ○ 목통증
- ○ 후두부 통증
- ○ 손목통증이나 손목증상
- ○ 골절, 삐기, 관절증
- ○ 바세도우병, 갑상선종
- ○ 갑상선문제

103 정수리(독맥 22), 이마, 눈, 척주, 뇌, 간, 뇌하수체

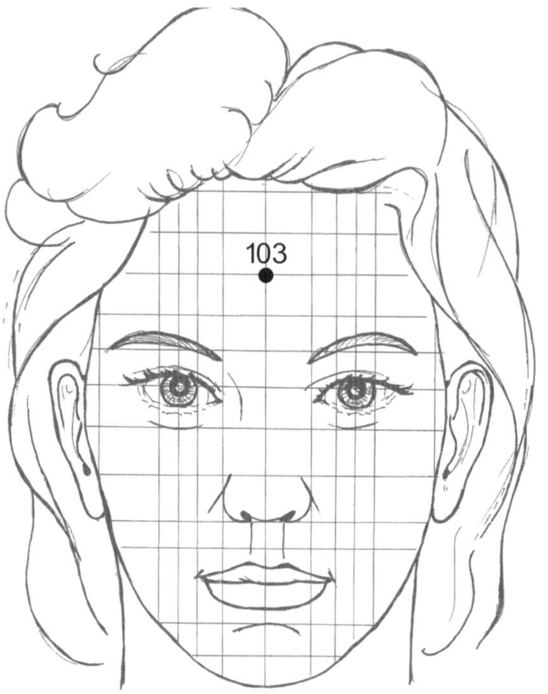

중요한 이 점은 기억력을 향상시키고, 호르몬작용을 조절하고, 차크라를 자극한다.

이마에 위치한 이 점을 자극하기 위해: 손가락 끝으로 두드리거나 또는 볼펜심으로 위에서 아래로 쓴다.

중요한 효과

- 기억력 향상
- 이완
- 활력을 줌
- 기 흐름 조절
- 혈구 수 조절
- 정수리 통증 완화
- 등 통증 완화
- 정신을 맑게 함
- 분비물의 과도한 배출 막음

중요한 적응증 지시

- 신경쇠약
- 육체적 피로
- 간질
- 정수리 통증
- 기억이 나지 않음
- 척주 통증
- 치질
- 자궁탈출
- 시력감퇴
- 두개골 상해

106 척주, 목, 목, 눈, 부비강, 정수리, 목, 후두부 부위, 이마, 견갑골

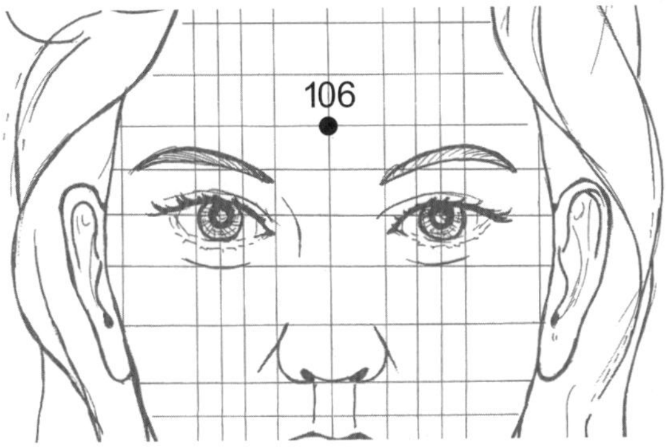

이 점은 뇌 혈액 순환을 촉진시키고 집중력을 높인다. 머리와 연관된 대부분의 문제를 완화시킨다.

앞에서 설명한 방법으로 이 점을 자극한다.

중요한 효과

- 이완
- 활력을 줌
- 턱 통증 완화
- 치통 완화
- 목통증 완화
- 심박수 조절
- 땀 조절
- 코가 막힘 뚫음

중요한 적응증 지시

- 심장문제
- 불면증
- 목과 이마통증
- 치통
- 다한증
- 코 막힘
- 갑상선종
- 근심

8점에서 106점(26점을 지나)까지: 목뼈

때로는 이 점들을 연결하는 것이 매우 좋은 효과를 얻는다: 목관절증, 두통, 시력문제, 기억력, 뇌에서 혈액순환, 갑상선 기능이상…

8점에서 106점을 쓰고, 그 후 눈썹을 따라, 어깨와 팔 부위를 쓴다.

113 췌장, 전립선, 난소, 자궁, 미주신경

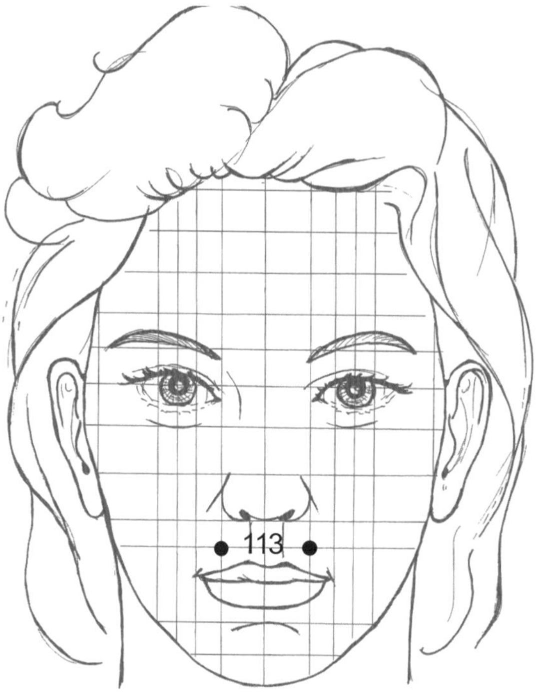

이 점은 당뇨병, 방광염, 소화, 생리장애에 직접적으로 영향을 미친다. 대부분의 성적인 문제와 연관된다.

볼펜으로 이 점만을 자극하거나, 윗입술과 코 바닥을 구별하는 모든 부위를 마사지로 자극할 수 있다. 이러한 경우, 17, 113, 7점을 연결하는 부위를, 수평으로 쓰는데 방향은 안쪽으로 향하게 한다(즉, 중앙을 향하여).

중요한 효과

○ 면역계 자극
○ 난소 통증 완화
○ 전립선 통증 완화
○ 엉덩이 부위의 통증 완화
○ 췌장기능의 균형회복
○ 소화촉진

중요한 적응증 지시

○ 난소장애
○ 전립선장애
○ 엉덩이통증
○ 소화불량
○ 당뇨병
○ 췌장병
○ 좌골신경통
○ 천식
○ 결장염
○ 갑산선종

124 담낭과 담즙(오른쪽), 비장(왼쪽), 뇌

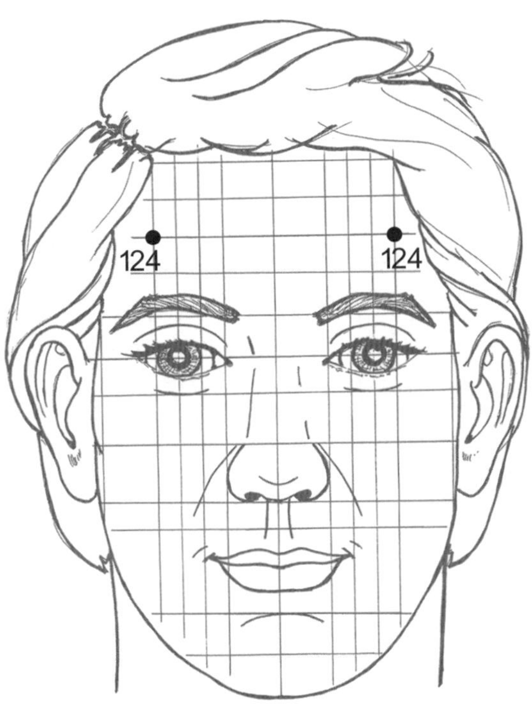

이 점은 앞에서 설명한 기초 점들에 속한다. 이 점은 동시에 이완시키면서 활력을 준다.

1cm 또는 2cm 크기로 수평으로 이 점을 쓴다.

중요한 효과

- 신경계 진정
- 통증 완화
- 땀을 적게 나게 함
- 알레르기 완화
- 활력을 줌
- 기 순환 조절

중요한 적응증 지시

- 배통, 요통
- 중독자의 금단현상
- 무력증, 신경쇠약
- 불면증
- 기억력 감퇴
- 두통
- 치통
- 식은땀
- 비출혈(코피)
- 부비강염
- 건선
- 피부문제
- 회복

126 정수리, 척주, 꼬리뼈, 항문, 직장, 방광, 코, 뇌

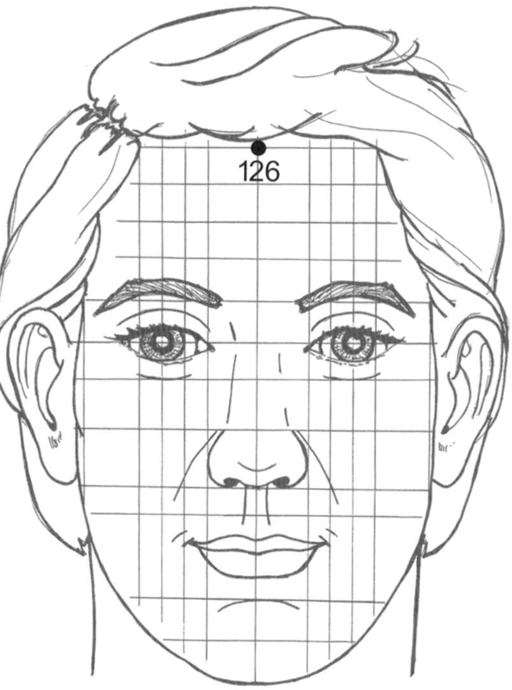

이 점을 자극하고 머리선을 따라 이 부위를 자극하는 것은 허리통증, 즉 요통을 완화시키는데 도움이 된다.

요통이 있는 경우, 머리카락 선을 따라 이마를 두드리거나, 작은 동작으로 이 모든 부위를 수직으로 문지른다.

126에서 19점까지 잇는 모든 점들은 척주를 치료한다: 따라서 이 부위전체를 위에서 아래로 또는 아래에서 위로 문지를 수 있다(한 방향은 기를 상승시키고, 다른 방향은 기를 아래로 내린다).

주의점: 고혈압인 경우 이 점을 자극하지 말 것!

중요한 효과

- ○ 동맥혈압 올림
- ○ 상기
- ○ 통증 완화: 정수리와 꼬리뼈
- ○ 분비물배출을 늦춤
- ○ 트림 나옴(갓난아이)

중요한 적응증 지시

- ○ 저혈압
- ○ 정수리통증
- ○ 치질
- ○ 잦은 배뇨(전립선 비대증)
- ○ 감기
- ○ 부비강염
- ○ 꼬리뼈통증
- ○ 요통

127 소장, 발뒤꿈치, 발목, 자궁(윗부위), 골반 부위, 임맥에서 방광과 대응

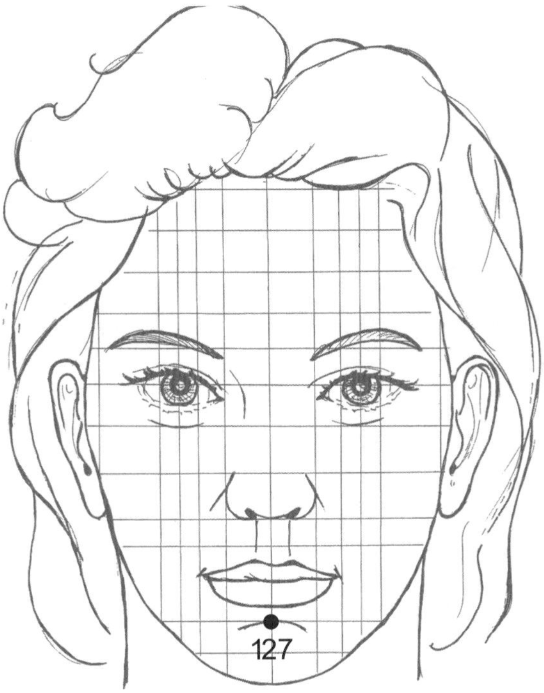

이 점은 —입과 턱 사이 움푹 들어간, 중앙에 위치한— 생리통, 폐경과 일반적으로 성생활과 관계된 모든 문제가 있는 경우 자극해야 한다. 또한 이 점은 경련성 결장염, 설사(설사가 시작되는 초기에 자극한다)에 영향을 미친다.

턱에서 위치한 점들은 수직으로 위에서 아래로 자극해야 한다.

중요한 효과

- ○ 신경 이완에 뛰어난 효과
- ○ 배를 따듯하게 함
- ○ 장의 연동운동 조절
- ○ 활력을 줌
- ○ 상기

중요한 적응증 지시

- ○ 불면증
- ○ 수족다한증
- ○ 무력증
- ○ 신경쇠약
- ○ 천식
- ○ 약물충격
- ○ 소화불량
- ○ 위염
- ○ 복통, 배가 차가움
- ○ 백대하
- ○ 생리통
- ○ 중독자의 금단현상
- ○ 니코틴중독
- ○ 이빨을 부딪침(발작)
- ○ 치통(아래턱)
- ○ 안면마비
- ○ 좌골신경통
- ○ 발뒤꿈치통증
- ○ 목통증
- ○ 머리가 무거움(특히 이마)
- ○ 이질, 설사
- ○ 촌충
- ○ 머리를 뒤로 젖힐 수 없는 통증

130 눈, 손, 손목

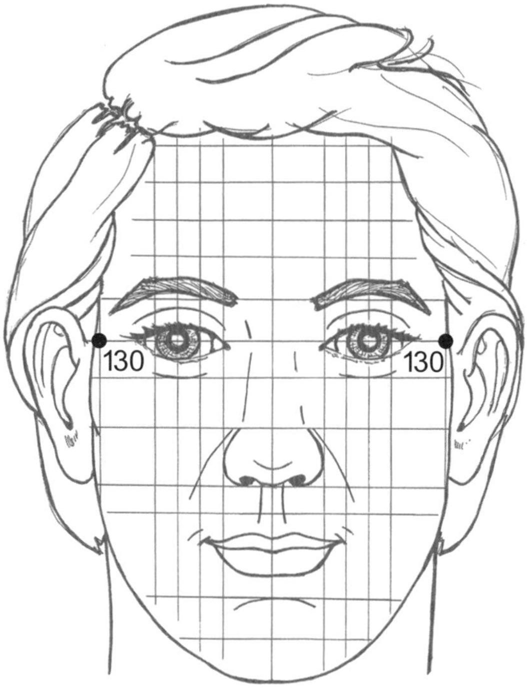

이 점 역시 두통점이다.

안와뼈 바로 뒤 파인 부위에 위치한 이 점을 수직으로 마사지한다. 자주 60점과 같이 마사지한다.

중요한 효과

- ○ 눈, 귀, 팔, 손, 손가락 염증완화
- ○ 홍채수축
- ○ 시력개선

중요한 적응증 지시

- ○ 시력 문제
- ○ 이염, 이통
- ○ 팔, 손과 손가락통증
- ○ 손허리뼈(metacarpal bone)문제
- ○ 두통, 편두통
- ○ 관자놀이통증
- ○ 발 통증(족소양담경에서)

143 결장, 직장, 꼬리뼈

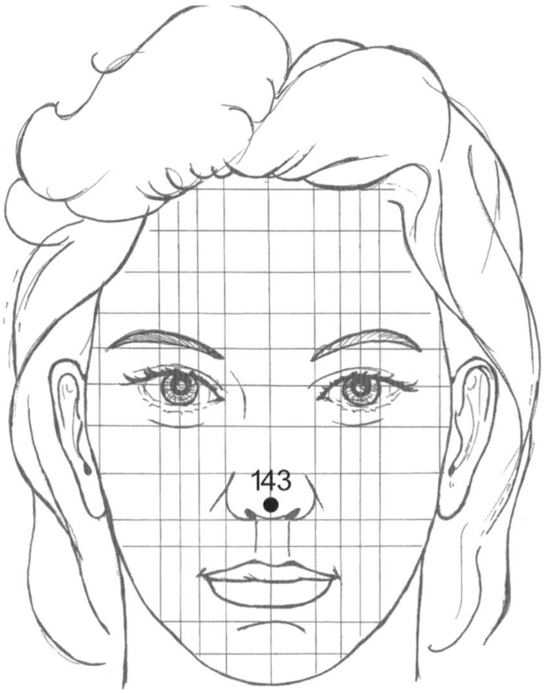

이 점은 무엇보다도 장 기능 문제와 꼬리뼈 문제에 효과가 있다.

볼펜으로 코 끝 바로 아래에 위치한 이 점을 자극한다(코뿌리에 위치한 19점과 혼동하지 말 것).

중요한 효과

- ○ 장의 연동운동 촉진
- ○ 열 내림, 몸을 시원하게 함
- ○ 꼬리뼈통증 완화
- ○ 기를 아래로 내림
- ○ 땀 흘림
- ○ 동맥혈압 내림

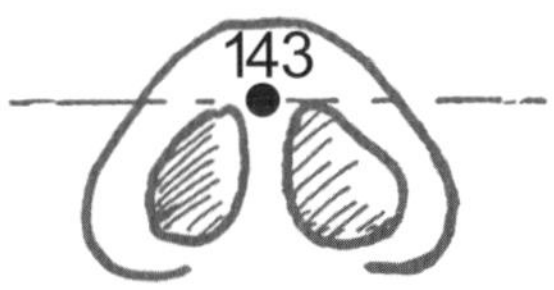

밑에서 본 코

중요한 적응증 지시

- ○ 고혈압
- ○ 꼬리뼈통증
- ○ 배통
- ○ 좌골신경통
- ○ 치질
- ○ 변비
- ○ 땀을 흘리지 않는 고열
- ○ 갑작스레 얼굴까지 치미는 열기

156 종아리, 심장, 난소, 고환, 전립선, 결장

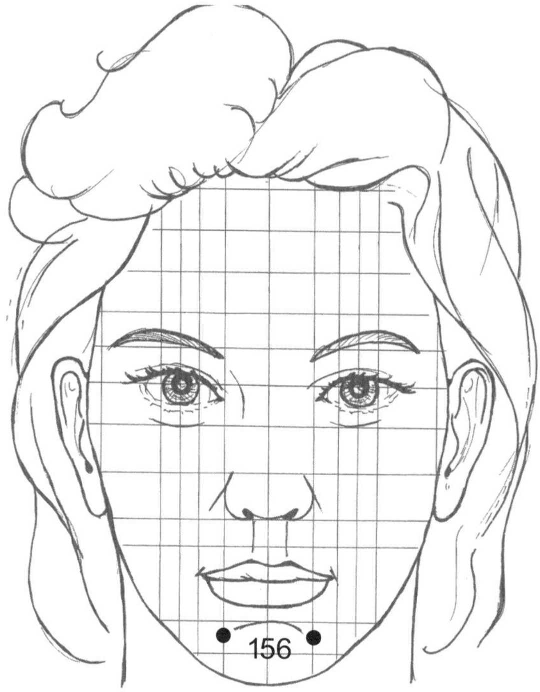

127점 양쪽에 위치한, 이 점은 난소문제와 전립선문제를 개선시킨다. 다른 점들처럼, 다양한 증상을 치료할 수 있다.

이 점은 127점과 연계하여 마사지 할 수 있다: 턱 가장자리를 따라, 수평으로 이 3개의 점을 문지른다.

중요한 효과

- ○ 호르몬기능 조절
- ○ 생리주기 조절
- ○ 혈액순환 조절
- ○ 기 순환 조절
- ○ 동맥혈압 조절
- ○ 장 조절
- ○ 생리통 완화
- ○ 난소, 전립선통증 완화
- ○ 심박수 조절
- ○ 면역계 강화
- ○ 몸의 저항력 강화
- ○ 다리, 발, 무릎, 눈썹, 목, 목뼈, 어깨 완화

중요한 적응증 지시

- ○ 종아리경련
- ○ 다리와 무릎통증
- ○ 눈썹통증
- ○ 안면마비
- ○ 목 장애
- ○ 변비
- ○ 골반부위 통증
- ○ 난소병
- ○ 전립선비대증
- ○ 발기부전
- ○ 불감증
- ○ 생리통
- ○ 심부정맥
- ○ 심계증
- ○ 코막힘
- ○ 땀(손발)
- ○ 고혈압, 저혈압

180 복강신경총, 관자놀이, 엄지

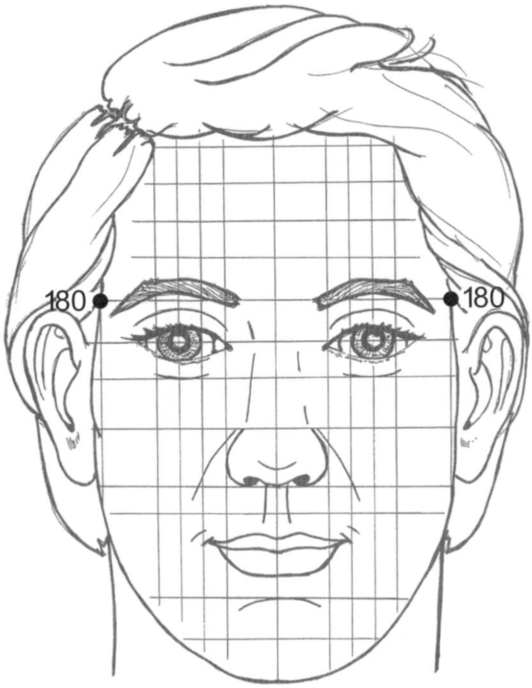

이 점을 자극하면 이완되고, 복강신경총에 의해 지배받는 영역과 몇몇 두통이 완화된다.

주의: 이 점을 자극하면 때로는 땀이 나거나 손이 젖는다.

귀방향으로 마사지한다.

중요한 효과

- 소염작용
- 열을 내림
- 땀이 남
- 혈압 내림
- 관자놀이통증 완화
- 엄지통증 완화
- 복강신경총 이완

중요한 적응증 지시

- 기관지염
- 땀을 흘리지 않고 감기에 걸린 상태
- 관자놀이통증
- 엄지손가락 통증
- 편도선염
- 구협염, 목통증
- 복강신경총통증
- 고혈압
- 눈염증, 결막염
- 치통
- 두통

177 **약지, 눈**

185 **검지, 눈**

191 **새끼손가락, 눈, 팔꿈치, 심장**

195 **중지, 눈**

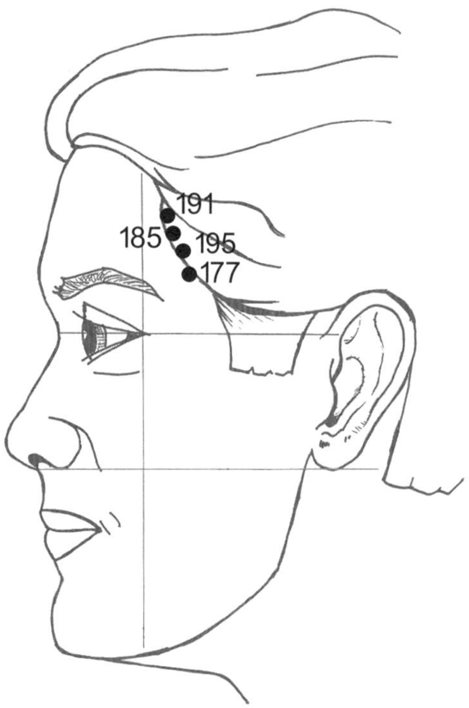

이 몇몇 점들을 한꺼번에 묶었는데, 왜냐하면 이 점들은 관자놀이에 위치하여 서로 서로 인접해 있고 공통적인 특징을 지니고 있기 때문이다:

이 점들은 모든 손가락과 시력문제에 관계된다.

따라서 적응증은 명확하다.

손가락 문제로 손가락의 통증을 완화시킬 목적이라면 각 점을 별도로 자극할 수 있다. 반면에, 눈 통증을 완화시키거나 또는 시력을 개선시킬 목적이라면, 수직방향으로 이 모든 점들을 문지르는 것이 좋다. 100점을 함께 문지를 수 있다.

197 무릎, 간, 눈, 슬개골

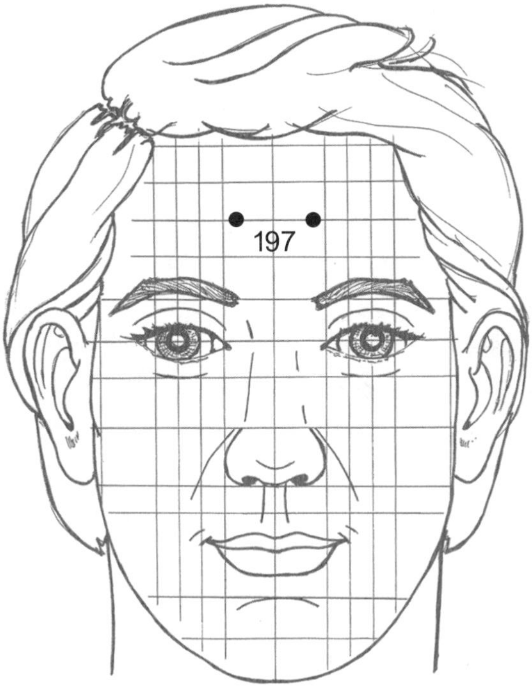

이 점은 103점 옆에 있다.

이 점을 수직으로 자극할 수 있다. 입 가장자리 양쪽에 무릎반사점이 있다는 것을 기억하자.

중요한 적응증 지시

- ○ 모든 무릎문제
- ○ 무릎관절증
- ○ 인대문제
- ○ 간염
- ○ 중독
- ○ 만성편두통
- ○ 시력약화

233 간

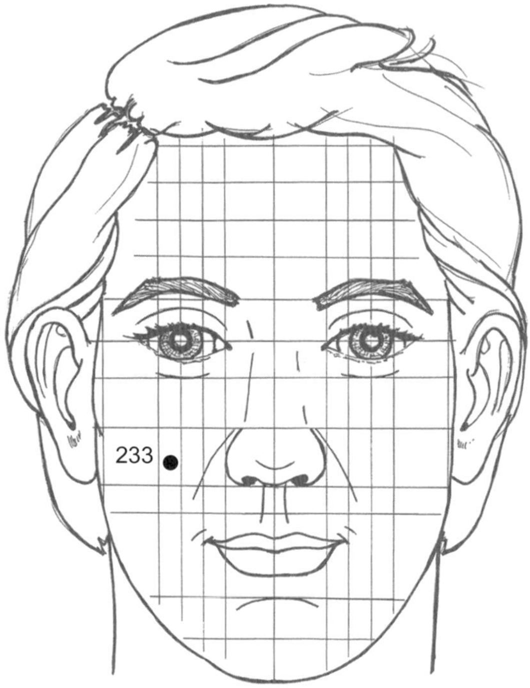

50, 41점을 보완하는 점으로, 50점 바로 위에 위치해 있다.

이 점은 바로 밑에 위치한 41, 50점과 함께 자극할 수 있다.

중요한 효과

- ○ 해독
- ○ 콜레스테롤 수치를 내림
- ○ 몸을 따뜻하게 함
- ○ 배출
- ○ 면역계 자극
- ○ 간통증과 담낭통증을 완화
- ○ 땀 조절
- ○ 혈액순환 조절

중요한 적응증 지시

- ○ 간염
- ○ 간장출혈
- ○ 담낭기능 저하
- ○ 담석
- ○ 알코올 중독
- ○ 마약중 독
- ○ 치질
- ○ 고창증
- ○ 콜레스테롤
- ○ 지나치게 땀을 많이 흘림
- ○ 혈액순환 장애
- ○ 갈비뼈 통증

287 난소, 고환, 질

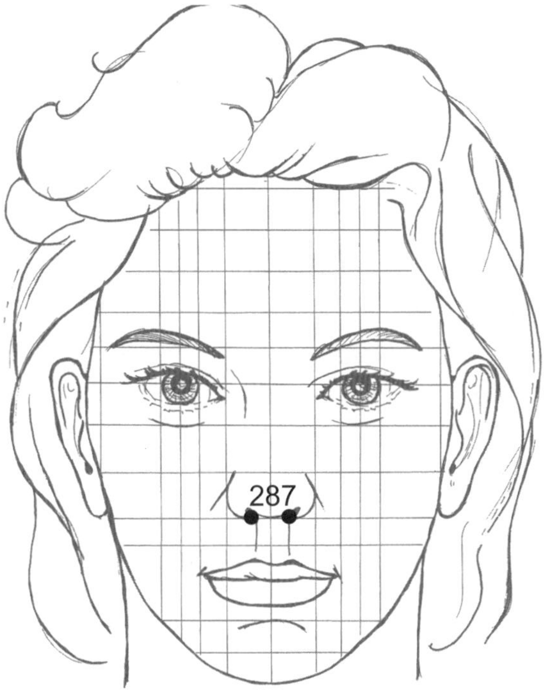

이 점은, 19점과 같은 선에, 7점과 113점과 이웃하면서, 이 점들과 유사한 효과와 적응증을 지니면서, 콧구멍 바로 중앙에서, 윗입술 위에 위치한다.

이 점만 자극할 수 있고 또는 주위 점들과 함께 자극할 수 있다. 이러한 경우, 윗입술에서 7점과 113점까지 수직으로 마사지한다.

중요한 효과

- ○ 자궁출혈 멈춤
- ○ 생식기기능 조절
- ○ 질분비물 조절
- ○ 백대하분비 줄임
- ○ 기순환 촉진
- ○ 몸을 따뜻하게 함
- ○ 독소 제거
- ○ 생리문제 완화
- ○ 성욕 강화

중요한 적응증 지시

- ○ 불규칙적이고 지나치게 양이 많은 생리
- ○ 배란통
- ○ 섬유낭종
- ○ 백대하
- ○ 자궁출혈
- ○ 치질
- ○ 전립선비대증
- ○ 발기부전
- ○ 점액낭염
- ○ 성기능약화
- ○ 부인과 염증
- ○ 질 건조

300 신장, 허리부위, 검지, 성

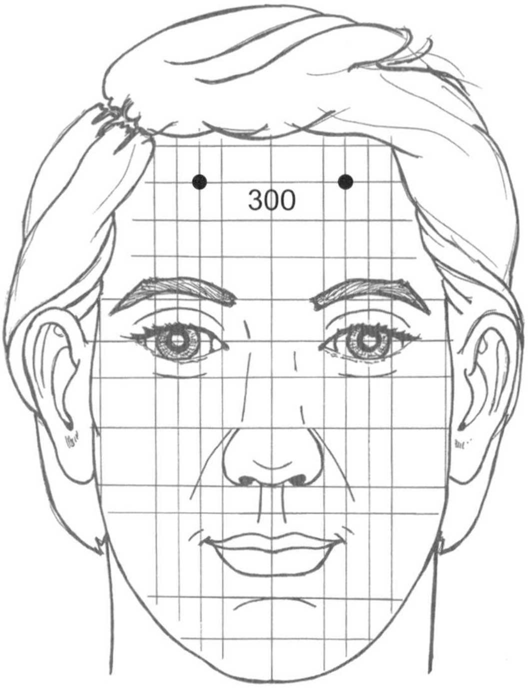

이 점은 특히 신장문제, 허리통증과 성기능 문제와 관계가 있다.

볼펜이나 또는 검지를 구부린 뼈마디를 이용하여 이 점을 수평으로 문지른다.

중요한 효과

○ 신장 강화
○ 성욕 자극
○ 발기 촉진
○ 신장통증 완화
○ 허리통증 완화
○ 검지통증 완화

중요한 적응증 지시

○ 니코틴중독
○ 허리통증
○ 두통
○ 야뇨증
○ 피로
○ 성욕감퇴

342 척주, 결장, 허리, 발이 찬 경우

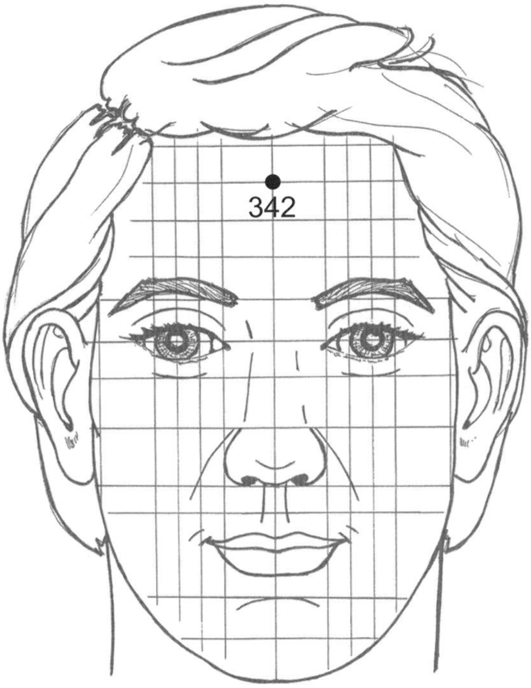

이 점은 선별적으로 요통점이다: 요통이 시작되는 초기에 이 점을 자극한다.

(목뼈는 26점 그리고 등뼈는 콧등에 위치한다는 것을 기억하자) 등 아래와 대응하는, 126점과 342점은 일반적으로 한 동작으로 자극된다.

126, 342: 짧은 동작으로 위에서 아래로 자극한다 —그 후 이마에서 코로 내려가면서 두드리고, 그 후 위로 두드리면서 올라가 0점에서 마친다.

중요한 효과

- ○ 척주통증 완화
- ○ 장기능의 균형을 유지
- ○ 발바닥을 따뜻하게 함

중요한 적응증 지시

- ○ 허리통증
- ○ 요통
- ○ 복부팽만증
- ○ 결장염
- ○ 발이 찬 경우

365 발가락, 항문, 정수리, 목 후두부 부위

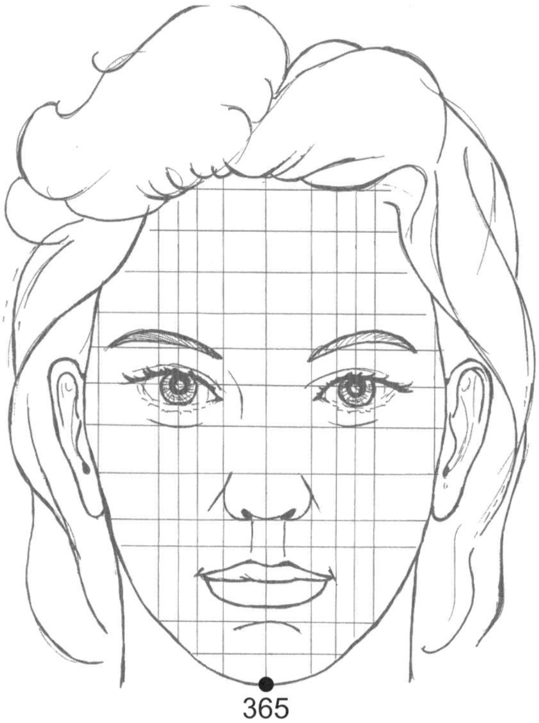

— 환자를 머리에서 발까지, 치료하는 특징이 있는…, 이 점은 또한 두통과 상처 난 발가락을 치료한다!

126점과 마찬가지로 머리선을 따라 뻗어 있는, 이 점은 양쪽 아래턱을 따라 연장된다. 이 점은 민감하기 때문에 정확하게 찾을 수 있는데 엄지발가락은 중앙에서 가장 가깝고 새끼발가락은 가장 멀리 위치한다.

주의점: 고혈압인 경우
이 점을 자극하지 말 것!

중요한 효과

○ 근수축 조절
○ 장의 연동운동 조절
○ 활력을 줌
○ 혈압을 상승시킴
○ 분비물 조절

중요한 적응증 지시

○ 설사
○ 치질
○ 발 통증
○ 요통
○ 좌골신경통
○ 궁둥이부위 통증
○ 방광염
○ 직장통증

461 발뒤꿈치, 발목

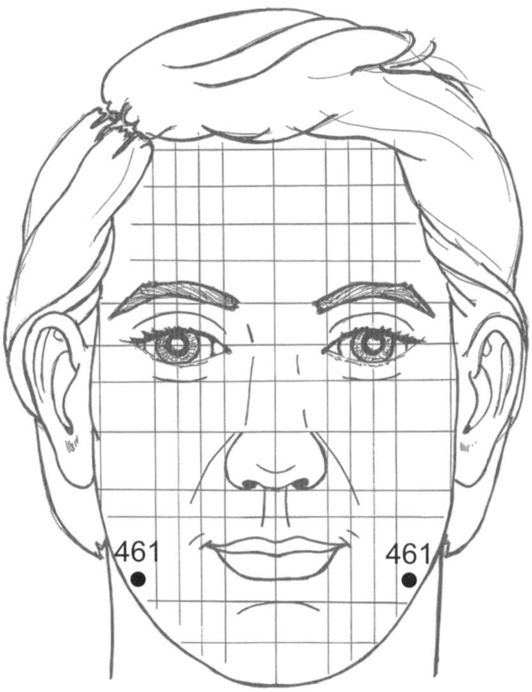

이 점은 볼 아래, 턱 가장자리에 있다. 만약 발목에 염좌가 발생했으면, 가능한 빨리 이 점을 자극한다: 염좌에 따른 불쾌한 현상들을 피할 수 있다(통증, 부종 등등).

이 점을 뾰족한 끝이나, 구부린 손가락 관절면 또는 볼펜으로 문질러 자극할 수 있다.

주의점: 저혈압인 경우
이 점을 자극하지 말 것!

중요한 효과

- ○ 발뒤꿈치통증, 발목통증 완화
- ○ 동맥혈압 내림

중요한 적응증 지시

- ○ 고혈압
- ○ 발뒤꿈치통증
- ○ 발목통증
- ○ 삐기, 접질림
- ○ 좌골신경통

560 허리통증, 신장

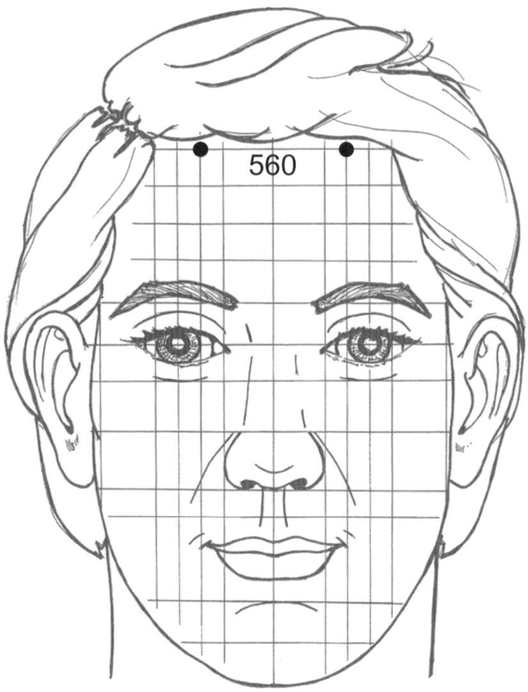

이 점은 가까이에 위치한 126점을 보완한다.

이 점을 126점과 함께 동시에 자극하는데, 머리선을 따라서 수직으로 작은 동작으로 문지른다.

중요한 효과

- ○ 허리통증 완화
- ○ 신장통증 완화
- ○ 배설 통제

중요한 적응증 지시

- ○ 요통
- ○ 정수리 통증
- ○ 소변문제
- ○ 실금
- ○ 유뇨
- ○ 전립선비대증
- ○ 치질
- ○ 꼬리뼈 통증

Dien' Cham': 동물에게도 시술 5

Dien' Cham': les animaux aussi

베트남에서 유래한 이 안면 반사요법은 동물에게도 놀랄만한 효과가 있다.

동물에게 시술하는 Dien' Cham'은 인간에게 시술하는 것과 매우 유사하다! 인간에게 시술하는 같은 반사점과 같은 도표를 동물에게도 사용하지만, 각각의 동물의 독특한 형태에 부합하도록 응용한다.

이 책에서, 독자들을 위해 매우 유용하게 현재 사용되고 있는 개념들만 다루겠다: 베트남 반사요법 개론을 쓰는 것이 아니다! 독자들은 모든 동물에게 적용시킬 수 있는, 도표를 참고한다. 그리고 유추하는 것을 잊어서는 안된다: 이러한 유추는 우리에게 동일한 방법으로 작용하고 그리고 표시된 도표에서 몇몇 반사부위를 동물에게 적용할 수 있도록 매우 빠르게 유추할 수 있다.

잘 맞는 방법 *Une méthode bien acceptée*

베트남에서, 이 치료방법은 동물을 치료하는데 널리 사용되어지고 있다. 게다가, 치료사들은 이 방법을 선호한다!

우리는 저녁이 되면 하루의 피로를 씻고 숙면을 취하기 위해 간단하게 이 방법을 시술하는데 익숙해 있다. 애완견은 우리가 시술하는 것을 바라보고 있다가, 시술이 끝나면 자신도 시술해 달라고 표현한다; 꼬리를 빠르게 흔들고, 이빨이 있는 작은 바퀴를 핥고, 주둥이를 우리에게 내민다. 이것이 무엇을 의미하는지 독자들은 알 것이다: 나의 애완견에게 시술을 해주는 일만 남았다. 애완견 주둥이와 이마의 중요한 부위를, 가장 적합하게 대응하는 부위를 찾으면서 작은 바퀴로 자극해준다.

나의 고양이 경우는, 고양이가 작은 바퀴를 무서워하는 경향이 있으므로 손가락으로 자극을 준다. Jourdan씨가 시구를 낭송하는 것처럼 Dien' Cham'을 고양이에게 시술할 수 있다: 시술하는 방법을 모른다 할지라도, 예를 들어, 고양이의 주둥이(척주, 소화계, 심장, 생식기…)를 조심하면서, 쓰다듬을 수 있다, 귀앞 부위 또는 귀뒷 부위(면역계, 척주, 심신의 일반적인 균형), 이마와 눈두덩(신경계, 앞 다리, 머리…)…

다양한 투영체계 *Les divers systèmes de projection*

우리 몸을 얼굴에 투영하는 체계가 동물들에게도 동일한 투영체계가 적용되어 효과가 있다는 것이 증명되었기 때문에 이러한 투영체계를 찾는 것은 갈수록 쉬워진다. 어쨌든, 일반적으로 점들에 대한 시술은 풍부한 주름, 부위들로 대처한다: 그러므로 독자의 애완동물에게 움직이지 않고 독자를 바로 바라보도록 하고 상상의 격자를 그려 점들의 위치를 찾아낸다!

항상 유추!

반면에, 유추는 항상 적용되는데 애완동물의 얼굴에서 독자들의 동일한 기준점들을 발견할 수 있다: 이마, 귀, 눈, 코, 볼과 입주위에서 항상 동일한 구조를 발견한다. 독자얼굴에서 발견한 점들을 애완동물에게서도 발견할 수 있도록 점들을 대조하는 방법을 배운다…Dien' Cham'은 이러한 분야에서 마술 같은데 모든 형태학에 적용되고 효과가 있다!

관절

관절의 다양한 반사부위를 생각한다: 일반적으로 동물에게 머리의 위치를 나타내는 다양한 부위가 있다는 것을 생각한다. 게다가, 척주를 투영하는 점이 있다면, 모든 장기와 함께 가슴과 배를 투영하는 점을 발견할 것이라는 것을 기억한다.

이마에서 반사부위

대부분 동물에게 이마는 넓고 접근이 용이한, 최상의 반사부위이다. 다양한 부위를 측정하기 위해서, 가장 자주 귀앞에서 이마의 둥근 영역을 따라 지나가는 선을 이해해야 한다: 이 선은 인간에게 머리선에서 구체화된 선으로 유추한다. 다른 선은 눈두덩 위를 통과한다. 이 두 선의 중간 높이에, 복강신경총을 발견하고 가슴과 배를 구분하는 선을 찾을 수 있다.

애완동물의 이마에서 도표 9를, 주둥이에서 머리를 투영하여, 비록 주둥이가 길더라도, 시각화 하는 것은 쉬울 것이다, 우리가 설명한 다양한 도표를 참고하고 그리고 이러한 경우처럼 이 도표들을 적용시키는 방법에 익숙해지도록 한다. 온 몸을 이렇게 다양하게 투영할 수 있는 것은 매우 도움이 될 것이다.

얼굴에서 몸의 일반 투영

시술에서, 독자들은 특히 도표 2와 동일하게 몸을 투영할 것이고, 또한 중요한 반사점들과 중요한 적응증 지시(도표 1)를 재현하는 몇몇 기초 부위들을 이용할 것이다 그림 30과 31을 참고한다. 그리고 이 그림을 시술에 적용시킨다!

독자들은 이 그림들을 빠르게 인식하고, 독자들의 애완동물도 독자들이 시술하고 있다는 것을 알 것이니, 안심해도 된다! 독자들은 단지 몇 초간의 시술만으로 좋은 효과가 나타나는 것에 놀랄 것이고 그리고 애완동물들은 짧은 시술에 익숙해질 것이고 독자들은 이러한 결과로 인해 시술에 더 많은 시간을 할애하려고 할 것이다. 당신의 개나 고양이가 이보다 더 바라는 것이 있는가!

말을 치료 *Un remède de cheval*

이 기술은 또한 말을 치료하는데 매우 효과적이다. 다른 한편으로는 말에게 적합한 약간 더 큰 작은 바퀴가 있는데, 까다로운 성격을 지닌 말이 이 도구를 겁 내지 않으면 사용할 수 있다.

다리와 발의 많은 문제들은 이 방법으로 치료할 수 있다. 마찬가지로 등에 관한 문제도 치료할 수 있고, 저자는 다른 치료방법이 실패했을 경우에도 이 방법으로 좋은 효과를 얻었다는 것을 확인할 수 있었다. 말이 넘어졌거나 사고로 상처가 생겼을 경우 즉시 치료하는 것이 가장 이상적인 치료방법이다: 문제가 있는 부위의 기혈 순환을 좋게 하여 회복시키면 후유증을 줄일 수 있다. 이러한 경우, 몇 분간 지속적으로 자극을 주어야 한다.

만약 말이 이러한 시술을 수용한다면, 기초시술처럼 빠른 자극을 규칙적으로 시술하는 것이 이상적이다: 산책 후 또는 회복 후, 또는 글경이를 빗겨준 후에 시술을 할 수 있다. 말이 빠르게 회복할 수 있고, 면역계와 신경계도 빠르게 회복된다.

어떻게 자극하는가 *Comment stimuler*

가장 간단한 방법은 손가락 끝으로 반사부위를 강하게 문지르거나 두드리는 것이다. 만약 톱니가 있는 바퀴를 사용한다면, 선택한 반사 부위를 부드럽게 문지른다: 말은 자신을 가볍게 긁는 것에 대해 만족해 할 것이다. 당연히 독자들은, 비록 끝이 둥글더라도, 뾰쪽한 끝을 사용하지 않을 것이다: 동물들이 불안해하고 시술을 잘못하여 동물들을 다치게 할 수 있을 것이다!

시술은 1분에서 2분 정도 지속된다! 모든 것은 동물이 어떻게 생각하는지에 달려있다. 시술은 언제든지 할 수 있다. 소화불량일 경우, 식후에 시술을 하는 것이 좋다.

우리들과 같이, 임신한 암컷은 조심해서 시술해야 한다: 위급한 경우가 아니면, Dien' Cham'을 시술하지 않는 것이 좋다.

반사부위 위치 측정(그림 30과 31)

Repérage des zones réflexes (그림 30과 31)

간단한 방법에 관해서는 이 보다 더 쉬운 것은 없다. 애완동물이 크던 작든 간에, 주둥이가 길든 또는 완전히 납작하든 간에, 고양이, 개 또는 작은 토끼라 할지라도, 반사부위의 위치를 측정하는 점은 모두 동일하다. 도표에 의거하여 애완동물에게 적용시키면 된다. 기본 규칙을 잘 이해하면 된다.

○ **머리 앞부분**(주둥이 중앙 부위)은 척주를 나타낸다. 코끝은 꼬리뼈, 코뿌리(양쪽 눈 사이)는 목과 대응한다. 이 양끝 사이에, 모든 척추가 위치한다:

○ 주둥이에서 출발하여, 허리뼈(신장, 소장과 대장, 생식기),

○ 그 후 등뼈(기관지-폐-심장),

○ 마지막으로 목뼈(목과 갑상선).

사고, 마비, 관절염이 발생했을 때, 또한 신장 이상, 소화불량 또는 호흡문제가 발생했을 때(이 모든 경우 위에서 지적한 문제가 있는 병과 직접적인 관계가 있는 점을 자극하는 것이 효과가 좋다) 이 부위를 자극하는 것이 매우 좋다. 주둥이 양쪽에, 골반, 흉곽(중앙으로)과 목(윗부위)의 반사부위가 있다.

○ **눈썹**, 안와에서 솟아올라 있는 가장자리 뼈에 눈썹이 있다. 이 부위는 어깨(코뿌리쪽으로), 앞다리(중앙부위)와 대응하고, 그리고 ≪손≫과 손가락(관자놀이 쪽으로)과 대응한다. 이 부위를 자극하면 스트레스를 받거나 불안해하는 애완동물을 조용하게 하면서 진정시킬 수 있다.

○ **이마**: 이마의 모든 부위는 중요하고, 비록 이마의 자극 점을 모른다 하더라도 이마 전체를 자극할 수 있다. 우선, 이마는 머리를 표현하고 이마 중앙은 뇌기능을 나타낸다. 하지만 또한 척주(코에서 출발하여 양쪽 귀 사이에 도달하는 중앙선을 따라서)와 실질적으로 신체의 모든 반사부위가 있다. 또한, 특히 이 부위를 자주 ≪쓰다듬는다!≫.

○ **주둥이 주위**: 이 부위는 골반과 대응한다. 마비가 왔거나 사고로 상처가 발생한 경우와, 선천성 고관절탈구인 경우에는 이 부위를 많이 자극하는 것이 좋다.
주의할 것: 주둥이는 자극하지 않는다(애완동물이 싫어할 것이다!).

○ **인중**(주둥이 아래와 윗입술 사이): 주둥이 바로 아래 애완동물의 생명을 구할 수 있는 매우 중요한 반사점이 있다. 소생점이며 활력을 불어 넣어 주는 점인데, 충격을 받거나, 의식을 잃거나, 매우 피곤하거나, 면역력이 떨어졌을 때 자극을 하는 점이다. 필요한 경우에, 지속적으로 자극을 주면 구토를 유발한다: 만약 개가 주둥이 앞에 있는 어떤 것들을 삼켰을 때 유용하게 활용할 수 있다! 간단하게 시술할 때, 애완동물이 시술받는 것에 익숙해지고 활력을 되찾게 하기 위해, 이 부위를 부드럽게 자극한다. 이렇게 시술하면 나중에 중대한 문제가 발생하여 강하게 자극을 주는 경우에 문제가 발생하지 않는다.

그림 30
(고양이) 몸을
얼굴에 투영

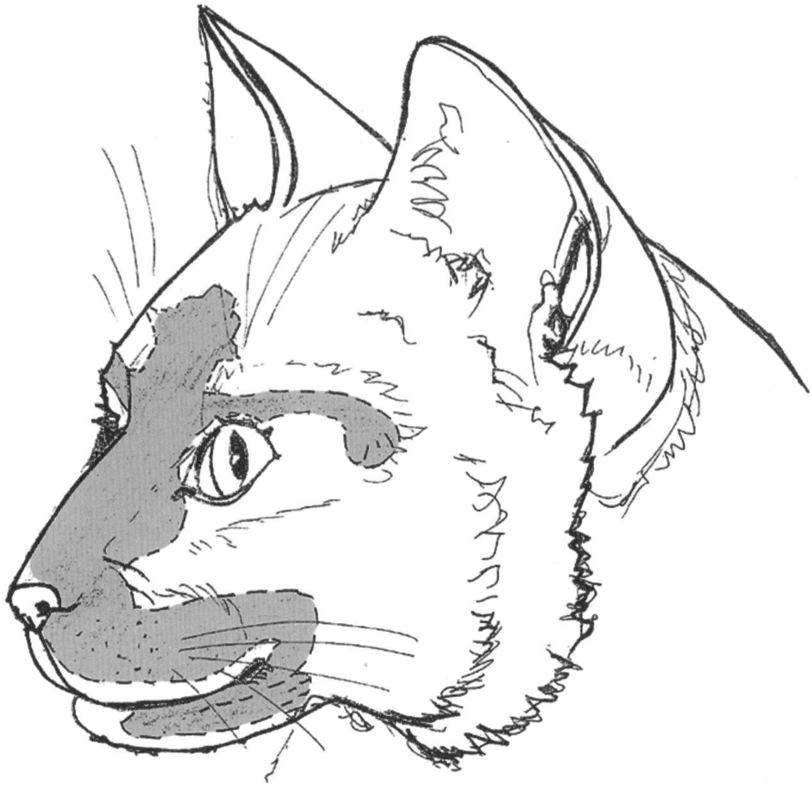

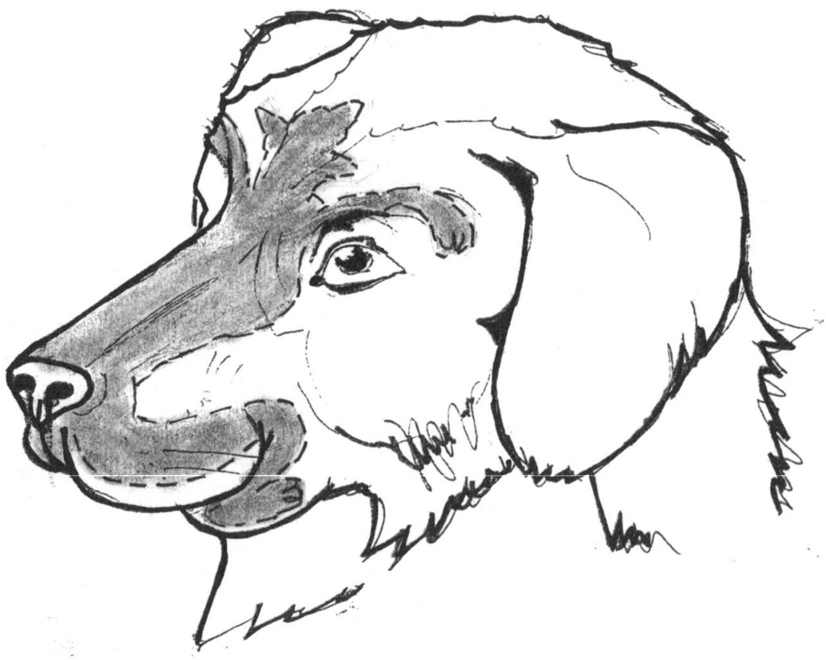

그림 31
(개) 몸을
얼굴에 투영

애완동물 목에 이 물질이 걸렸을 때

또는 기도로 음식물이 들어가거나, 또는 고기 덩어리가 목에 걸렸을 때(고양이에게 이 문제가 발생한다) : 애완동물이 바닥에 엎드려 질식하는 것을 보게 된다.

기다리지 않는다: 몇 초간 소생 부위를 강하게 자극한다; 일반적으로, 애완동물은 금방 이 물질을 토한다. 물론, 애완동물의 크기에 따라 자극의 강도를 조절한다: 세퍼트를 강하게 자극하는 것과 고양이를 강하게 자극하는 것은 다르다(게다가, 독자들은 쉽게 이해 할 것이다)!

만약 이 물질이 너무 커서 이 시술이 효과가 없을 때, 가장 가까이 있는 동물병원으로 애완동물을 데리고 가야한다.

- **인중**(주둥이 아래)**에서 입꼬리까지**: 이 부위는 엉덩이와 대응하지만, 또한 장과 대응한다. 위장은 이 부위의 윗부위와 대응한다. 오른쪽은 간, 왼쪽은 비장과 대응한다.
- 입**꼬리**는 무릎관절, 발목뼈, 신장과 대응한다. 이 부위는 입꼬리에서 출발하여 귀방향으로 몇 센티미터 올라간다.
- **입꼬리에서 턱 중앙까지**: 이 부위는 다리, 중족골, 발가락(턱 중앙)과 대응한다. 골절이 발생했을 때 매우 유용하다: 반사점들을 자주 자극해주면 뼈가 빨리 굳고 회복이 빨라지는데, 비록 석고 붕대를 했을 경우에도 해당된다.
- **귀 주위**는 자극을 하는데 매우 중요한 부위이다. 이 부위는 인간에게는 0점과 대응한다! 많은 교차점들로 인하여 시술에서 마지막으로 자극하는 부위인데, 우연스럽게도 동물들은 귀를 시술 받는 것을 좋아한다: 개나 고양이의 귀 뒤를 한 번도 쓰다듬지 않은 주인이 있겠는가?

기초시술 : 이상적인 포옹 La séance de base: un câlin idéal

몇몇 자료들은 동물에게 가장 편안한 시간이 될 수 있도록, 애완동물을 안는 동안, 시술을 할 수 있도록 한다. 일반적이며 시간이 짧은, 기초시술은 도표에 명시되어 있다: 매일 애완동물을 안을 때 시술할 수 있다. 스스로 또는 타인에게 시술하는 점들과 동물에게 시술하는 점들이 유사하다.

머리선은 이마 꼭대기에서 귀 밑으로 향하는 가상의 선으로 대처하였다는 것을 환기한다. 이 몇몇 조언들은 애완동물의 독특한 형태에 맞도록 적용시킬 수 있도록 한다.

기초 점

도표 1에서 발췌한, 몇몇 반사점들은 반사부위로 확대되어 마사지하기가 훨씬 쉽다. 독자들은 이미 독자자신에게나 또는 주위사람에게 시술한 경험이 있는 중요한 기초점들을 쉽게 확인할 수 있다. 애완동물에게 이 점들을 사람에게 적용되는 위치와 기술은 동일하기 때문에 쉽게 응용할 수 있다. 눈, 눈두덩을 토대로 하여, 광대뼈와 턱뼈 부위를 찾으면: 독자들 얼굴에서와 같이 동일한 점들을 발견할 수 있다.

외형이 다르다고 해서 당황할 이유는 없다: shi-tzu(사자개, 역자주)의 코는 셰퍼드의 코와 동일하다 — 단지, 한쪽이 코가 더 짧을 뿐이다! 이와 같이, 귀 모양과 귀 방향이 다르다고 해서 반사점이 달라지지 않는다. 0점은 귓구멍 앞을 지나가는 중앙선에 항상 위치하고 귀 방향이 앞으로 또는 뒤로 향하는 것은 전혀 중요하지 않다!

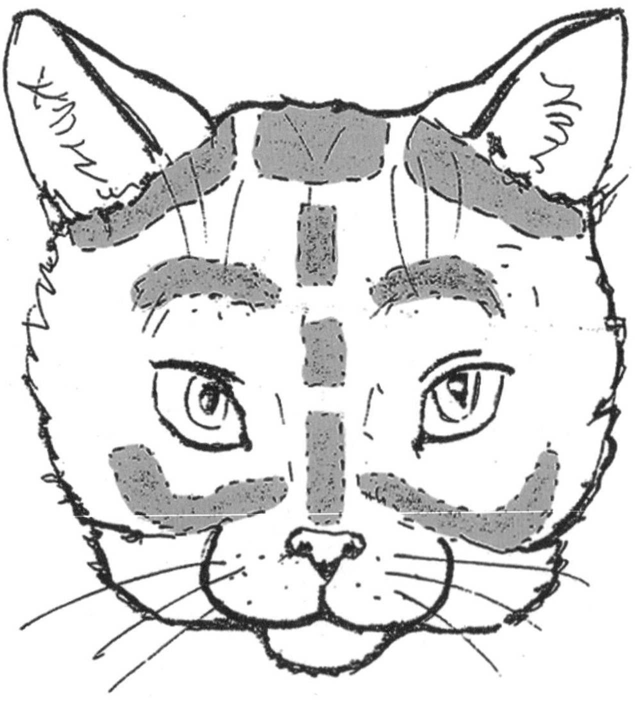

그림 32
≪치료 포옹≫의
전형적인 유형

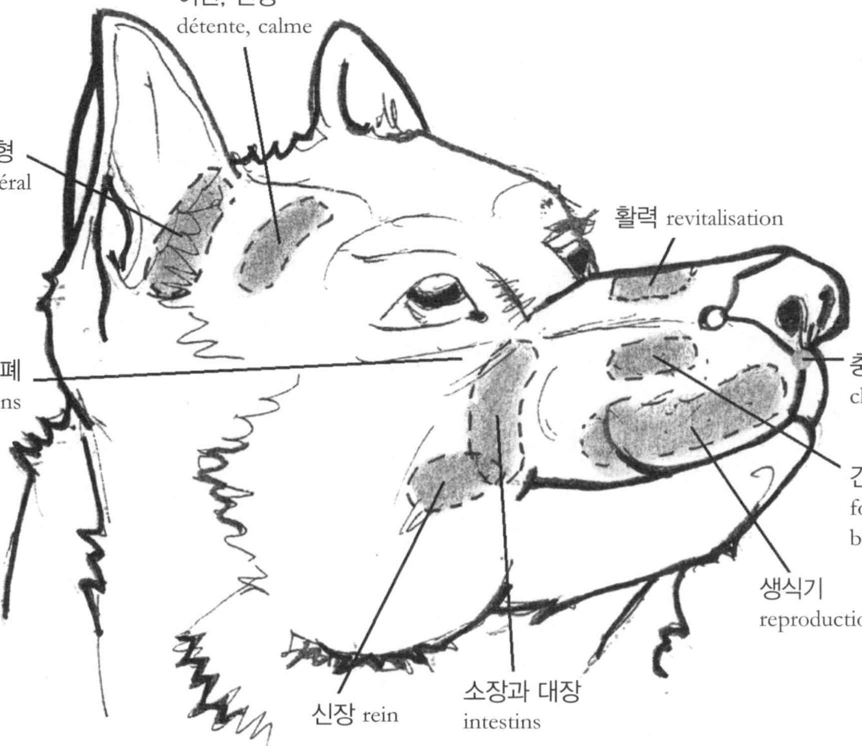

그림 33
기초 점(옆면)

그림 33과 34에서 나타난 몇몇 표시를 참고하여, 애완동물을 시술할 수 있다!!

자신을 가지고 부드럽게 시술을 하면서, 특히 침착해야 한다!!! 애완동물들은 독자들이 느끼는 감정을 표현할 수 있다: 개, 고양이와 말은 우리의 숨겨진 감정과 의식 상태를 놀라우리만큼 잘 표현한다! 훌륭한 피드백… 그런데, 독자들은 스스로 애완동물을 시술을 하지 않으려고 하는가? 독자들이 시술하면 애완동물을 더 안정시킬 수 있고 동시에 독자들도 편안해 진다: 이중 혜택!

시술하는 것이 약간 익숙해지면, 다음 장에서 권하는 치료에 관한 조언을 애완동물에게 적용시킬 수 있다. 사람들의 감기를 치료할 때 자극하는 하는 점과 동일한 점을 고양이의 코감기를 치료할 때 자극하고, 고양이에게 피부에 문제가 발생했을 때 사람들의 피부문제를 치료하는 동일한 점을 자극한다.

이 기술은 다른 치료에서 보완적으로 사용할 수 있다는 것을 환기해야

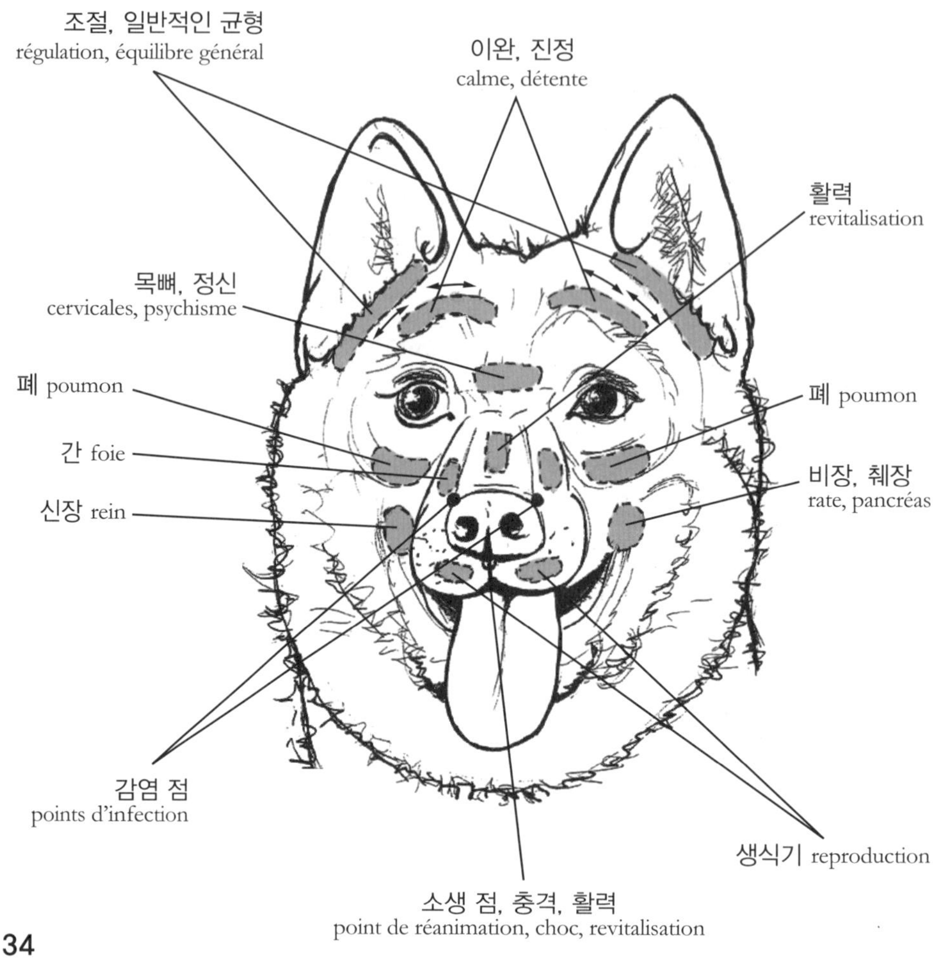

그림 34
기초 점(정면)

한다. 또한 규칙적으로 이렇게 시술하는 것을 잊지 말아야 한다! 그리고 만약 어린 고양이나 어린 개를 입양하는 경우, 애완동물이 어릴 때부터 이러한 시술에 익숙해질 수 있도록 하는 좋은 기회이다: 애완동물이 자라면 독자들이 이 시술을 하는 것에 대해 감사하게 생각할 것이다.

독자들이 기초시술의 기술에 익숙해지면, 좀 더 전문적인 시술을 할 수 있다. 애완동물의 건강 문제를 극복할 수 있고 애완동물이 자신의 건강 문제를 극복할 수 있다.

Dien' Cham'의 시술사전

Dictionnaire pratique de Dien' Cham'

6

다양한 건강문제를 예방하고 치료하다

Prévenir et traiter divers problèmes de santé

주의할 것

물론 잘 알고 있겠지만, 중병을 치료해서는 안되고, 단지 Dien' Cham시술에서 심각한 문제가 있는 사람을 치료해서는 안된다는 것을 기억해야 한다: 위급한 경우에는 ***응급구조대원****을 불러야 한다.*

단지, 의사가 도착하기를 기다리는 동안, 위급한 상황을 더 악화시키지 않으면서 효율적인 방법으로 환자를 도울 수 있다. 의사가 도착할 때까지 어떠한 조치를 취하지 않는 것 보다 좋다! 또한 이 기술을 사용하는 것을 망설이지 말고 그리고 환자에게 이 기술을 알려주는 것을 망설이지 말아야 한다.

여러 가지 조언 Conseils divers

이 시술사전은 초보자를 위해 제작되었다. 독자들은 시술방법에 관한 시술사전을 읽고 난 후 Dien' Cham시술을 할 수 있을 것이다.

그 후, 이 기초시술을 하는데 익숙해지고 여러 도표를 숙지하면(독자들은 이 방법이 쉽다는 것을 알 것이다!) 독자들은 다음 장에서 어떻게 개별적인 시술을 하는지를 배우게 될 것이다 — 독자 자신이나 주위사람들을 위해.

현재로서는, 주어진 지침을 따르는 것으로 만족해야 한다: 그러면 독자들은 첫 번째 결과들을 획득하게 될 것이다!

이 장에서 다룰 사례 연구에서, 시술에 사용하는 중요한 점들을 발견할 것이다. 독자들이 시간이 없는 경우를 위해 여기서 제시하는 도표를 활용하면 중요한 도표에 그려진 점들을 일일이 찾을 필요가 없다: 이렇게 단지 도표를 보는 것만으로 반사점들을 기억할 것이다.

격자가 있는 두 번째 도표는 해당되는 증세의 중요한 반사부위를 나타낸다 — 또는 적어도 여러 도표에서 대응하는 부위들을 나타낸다. 반사점과 마찬가지로, 이 부위들을 자극해야한다. 이 방법은 독자들이 시술을 통해 모든 장애와 연구하는 병들을 일반화시키는데 좋은 사례로서 활용할 수 있을 것이다.

다른 반사요법들에 대한 Dien' Cham의 가장 큰 장점 중 하나는 시술하기가 용이하다는 것을 독자들은 생각해야 한다. ≪나는 시술하는 볼펜을 또는 시술바퀴를 잃어버렸어요!≫ 라고 말하지 말아야 한다: 독자들은 항상 독자들의 손가락이나 또는 끝이 둥근 어떠한 도구도 사용할 수 있고, 대부분의 경우 이것만으로 시술을 할 수 있다.

환기 할 것: *147쪽에 기술한 기초시술부터 치료를 시작하는 것이 가장 이상적인 시술인데, 30초를 넘겨서는 안된다. 그 후, 1-2분 동안 순수하게 치료 시술을 행한다.* ***항상*** *귀앞에 위치한 부위를 마사지 하면서 시술을 마친다: 0점 또는 0점 부위.*

이제는, 독자들이 시술할 시간이다!

분만 *19, 63, 87, 0*

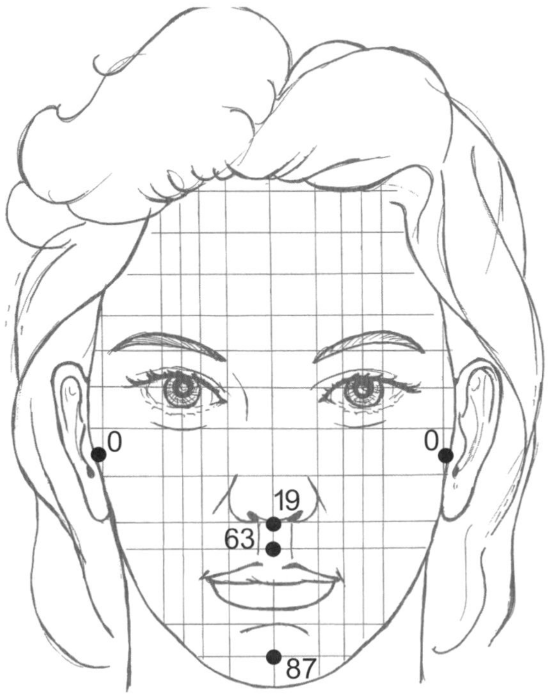

분만이 시작되는 순간부터 시술하는데, 이 점들과 이 부위들을 자극하면 자궁수축이 원활해진다. 마찬가지로 분만이 끝난 후에 바로 시술한다: 0점을 자극하면 자궁수축이 일어나는데, 출혈의 위험이 상당히 줄어든다.

> **주의할 것! 임신 중에는 결코 이 점들을 자극해서는 안된다: 조산할 위험이 있다.**

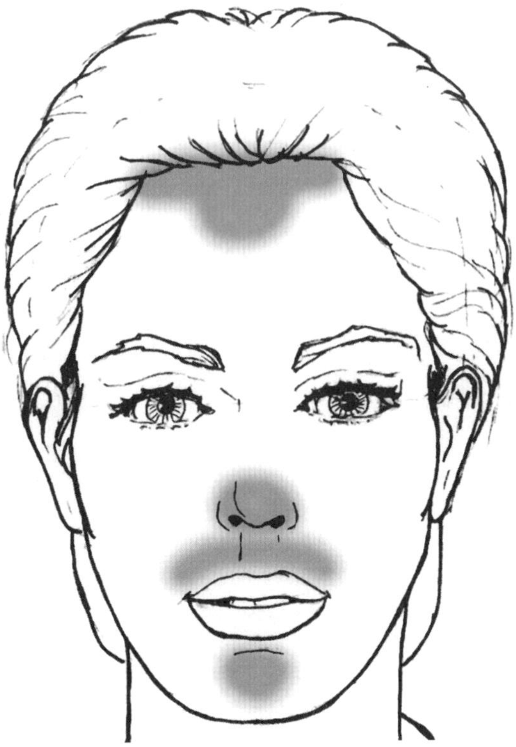

분만이 시작되는 순간부터, *피임*에서 설명한 입술 주위부위와 코를 자극한다. 이 시술은 골반을 이완시키고 통증을 완화시킨다.

또한 턱 전체와 머리선을 마사지한다.

위산과다 *124, 34, 26, 39, 19, 0*

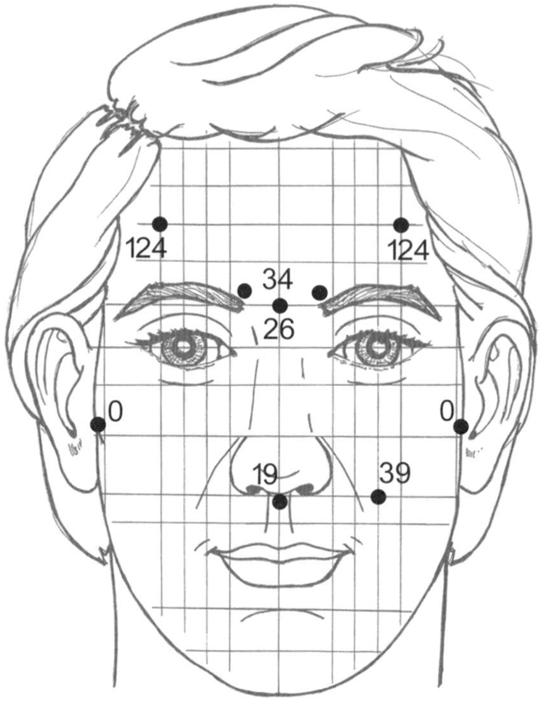

매우 기분 나쁜 이 증상은 얼굴을 간단하게 마사지함으로써 효율적으로 치료할 수 있다. 손가락 끝이나 볼펜의 둥근 끝으로 원하는 만큼 마사지한다.

식사방법을 바꾸는 것 이외에, 위장 점을 자극하는 것도 중요한데, 물론, 또한, 매우 자주 고통스러운 상황의 주범인, 스트레스 점을 자극하는 것도 중요하다.

124, **34**, **26**, **0**점을 자극하면서 심신을 이완한다. 그 후 **39**, **19**점을 자극하고 **0**점을 자극하면서 시술을 마친다. 이 짧은 시술을 하루에 여러 번 시술을 할 수 있는데 거북함이 진정될 때가지 시술하고, 식사 전에 하는 것이 좋다. 필요하다면, 소화를 돕기 위해, 식후에도 이 점들을 자극한다.

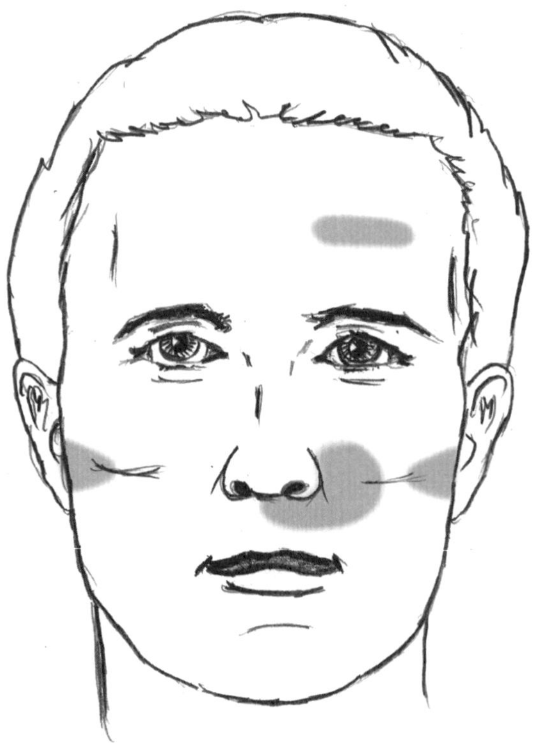

뾰루지, 여드름 *37, 38, 39, 63, 124, 127, 0*
또한 *60, 61, 3, 156, 143, 0*

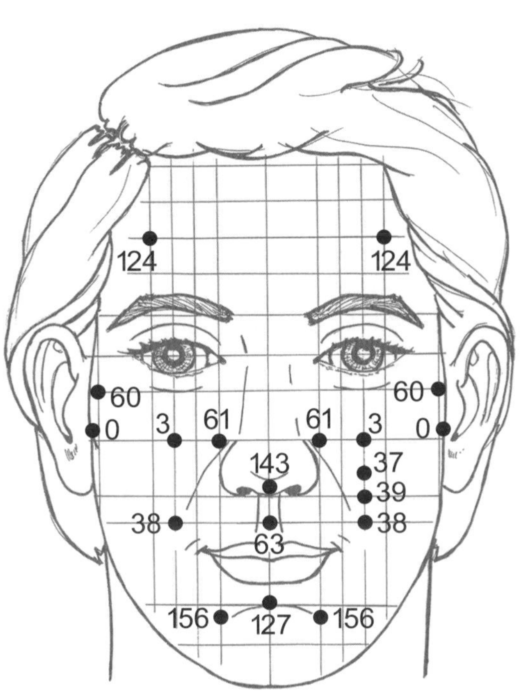

만약 난치성 뾰루지로 고통을 받는다면, 또한 고기, 조제식품, 단과자류, 유지방섭취를 줄이면서, 식이 섬유질이 풍부한(과일, 체소) 식단으로 바꾸는 것을 생각해 봐야한다.

(코에서 시작하여 입 가장자리에 도달하는) 코입술주름에 위치한 점들을 자극하고, 윗입술에 위치한 점들을 자극한다. 또한, 만약의 경우, 변비가 있다면 치료할 것을 권유한다(적절한 점들을 살펴본다).

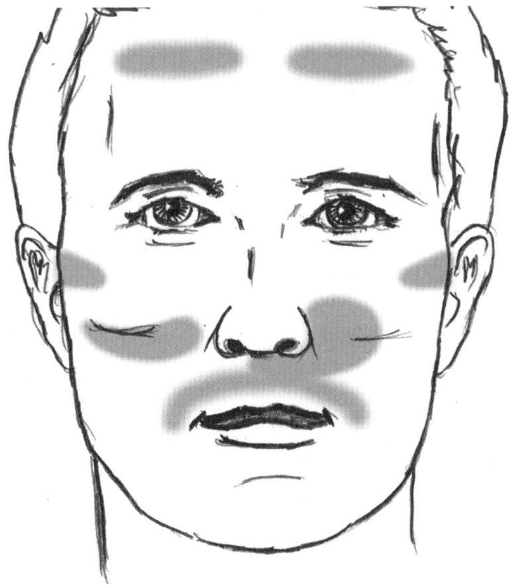

자극하는 부위는 근본적으로 소화관에 관한 반사부위이다: 남녀 모두 간, 담낭, 췌장, 직장, 호르몬 분비 부위와 입술 윗부위 점들을 잊어서는 안된다.

이명*(귀울림을 볼 것)*

가스 과다증*(복부팽만증을 볼 것)*

결장내의 가스 과다증*(복부팽만증을 볼 것)*

알코올(의 영향) *19, 61, 26, 41, 50, 63, 85, 113, 0*

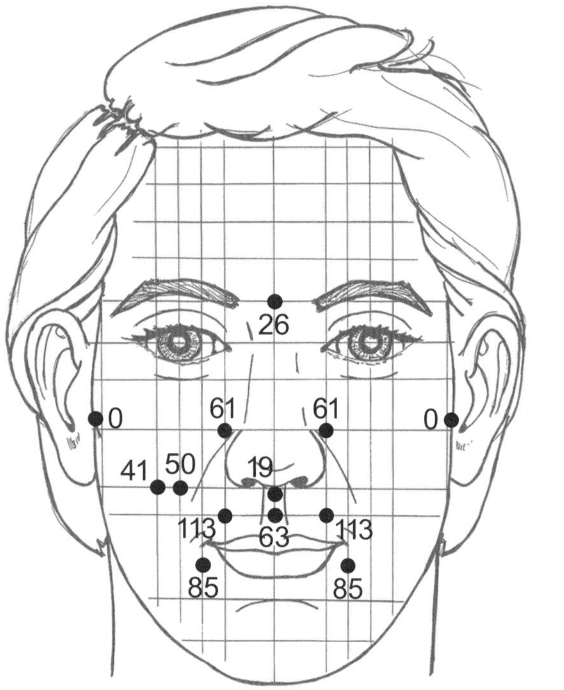

2-3분 동안 이 점들을 마사지 하면 식사와 더불어 반주를 많이 마신 영향을 감소시킬 수 있다. 간과 췌장이 덜 피곤해지게 만들고 몸이 알코올의 영향을 덜 받아 술에서 빨리 깰 수 있다. 물론, 이 모든 것은 독자들이 마신 알코올 양과 신진대사 능력에 달려있다.

하지만, 이 점들을 자극하면 몸이 빨리 좋아지는 것을 느낀다. 그러나 이 자극이 모든 것을 해결해 준다고 믿어서는 안된다: 비록 이 점들을 자극하여 알코올 배출을 가속화 시킨다 하더라도, 알코올이 몸에서 모두 배출되기 전까지는 알코올 테스트에서 알코올이 검출된다.

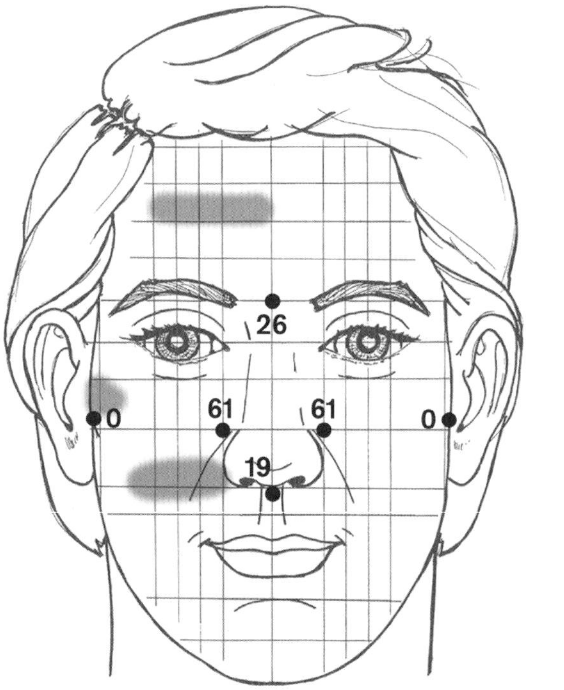

≪숙취≫ *19, 61, 26, 0*

만약 독자들이 전날 과하게 술을 마셨거나 또는 알코올 점들을 자극하는 것을 잊었다면, 다음 날 이 점들을 자극하면 몸에서 알코올을 배출하면서 ≪숙취≫에서 벗어날 수 있다.

간과 담낭이 지치지 않도록 이 장기들의 반사부위를 자극한다.

알코올 중독 26, 74, 85, 127, 50, 41, 113, 0

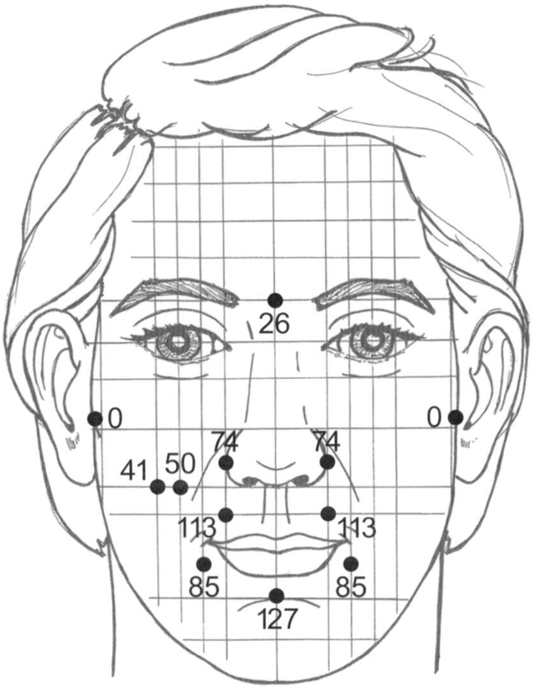

0점과 **26**점은 특히 알코올 배출을 용이하게 한다. 물론, 알코올 중독으로 인해 발생하는 일반적인 불안감을 치료해야 하면서 체력을 회복해야 한다. 단지 몇 개의 점들을 자극하는 것만으로 술을 마시는 것을 막지 못한다. 하지만, 만약 술을 끊기로 결심을 하였다면, 이 점들은 몸에서 독소를 제거하고 금주초기에 발생하는 ≪금단≫현상을 진정시키는데 유용할 것이다.

배출기관(간, 담낭, 장, 신장)의 반사부위를 자극할 것을 권하고, 또한 췌장과 신경계의 반사부위를 자극할 것을 권한다.

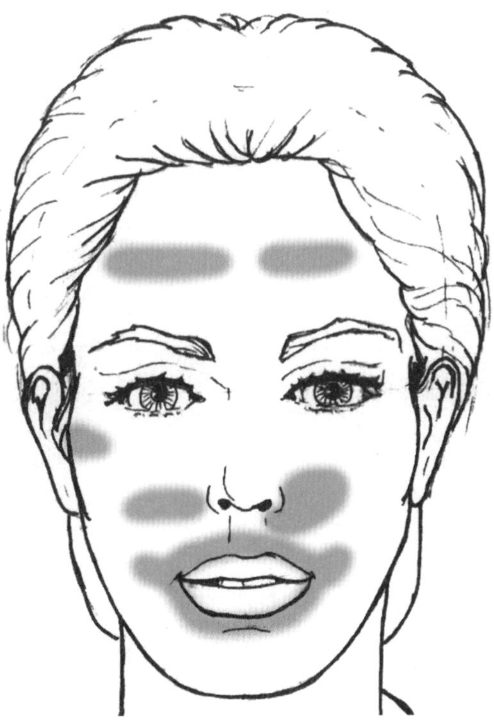

중요: 자주 권유되는 것과 반대로, 모든 형태의 설탕을 먹지 않는 것이 현명하고 그리고, 가능하다면, 커피에도 설탕을 타지 않는 것이 좋다. 반면에, 비타민B와 C를 보충하는 것을 권한다.

수유 73, 39, 60, 87, 0

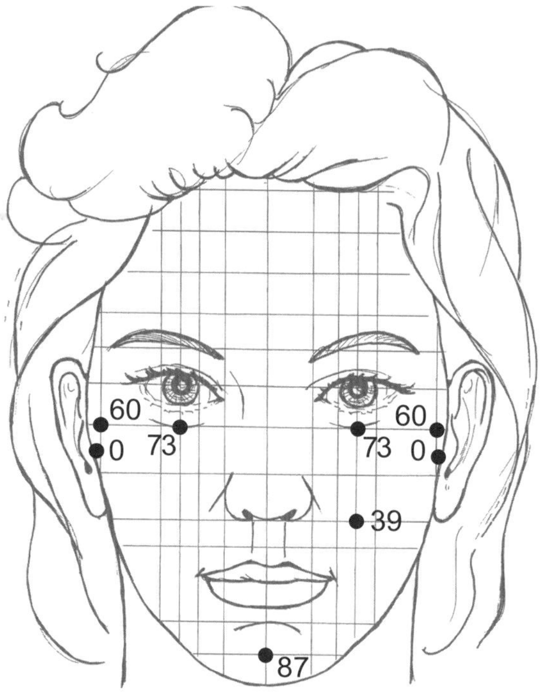

이 점들을 자극하면 모유생산이 증가된다. 분만 후 바로 이 점들을 자극할 수 있고, 그 후 필요한 경우 수유를 하기 바로 전에 자극하거나, 매일 자극하거나, 심지어는 하루에 여러 번 자극할 수 있다.

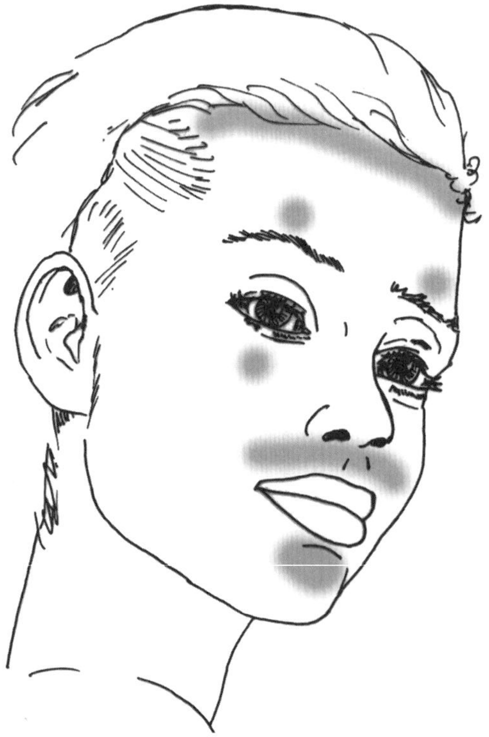

수유와 가장 연관이 있는 반사부위들은 소화계 반사부위들과 대응한다: 위장, 간, 췌장, 직장, 신장. 또한 면역계와 척주를 자극하는 것도 유용하다.

음식 알레르기 *61, 50, 3, 26, 60, 74, 17, 0*

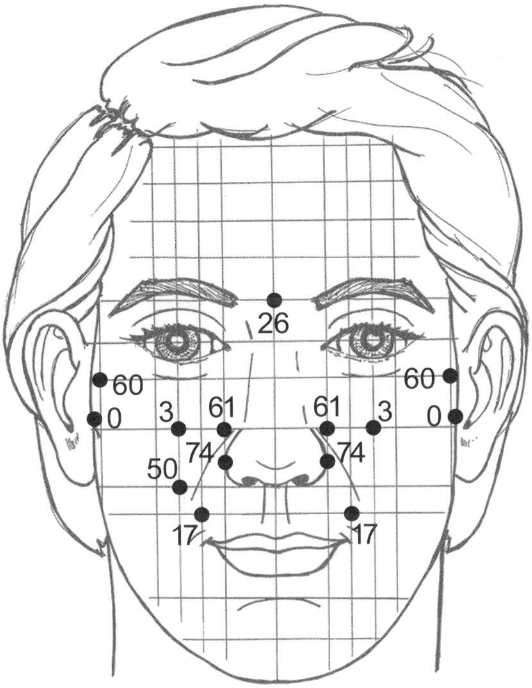

이 점들과 부위들은 소화를 촉진시키고 음식 알레르기의 위험을 줄인다. 오늘날, 면역질환의 출현에 크게 기여하고 있는, 모든 종류의 식품 첨가물로 넘치는 음식으로 인해 음식 알레르기는 매우 자주 발생한다. 문제가 되는 알레르기항원이 무엇인지를 조사하고 이 항원을 피하는 것이 좋지만, 때로는 이러한 행위가 쉬운 일이 아니다. 이러한 경우, 음식알레르기로부터 만족할 만한 효과를 보는 Dien' Cham' 요법을 시술하는 것이 좋다.

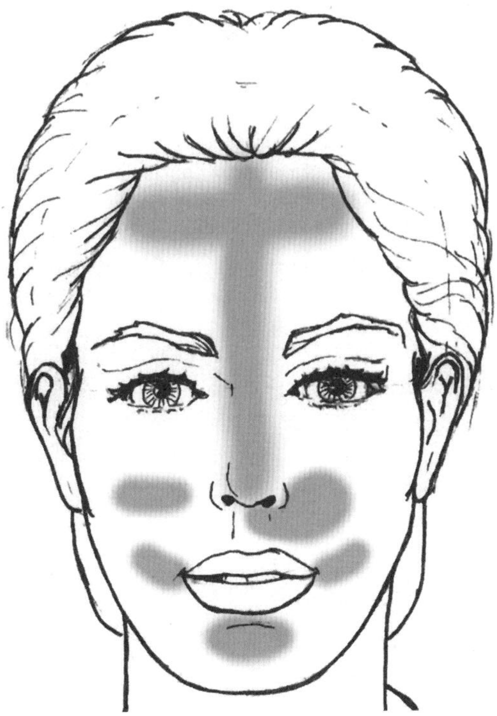

가장 영향이 있는 반사부위는 소화계와 대응하는 부위이다: 위장, 간, 췌장, 직장, 신장. 또한 면역계부위와 척주부위를 자극하는 것을 권한다.

호흡기 알레르기 *3, 7, 17, 19, 41, 50, 60, 61, 73, 124, 0*

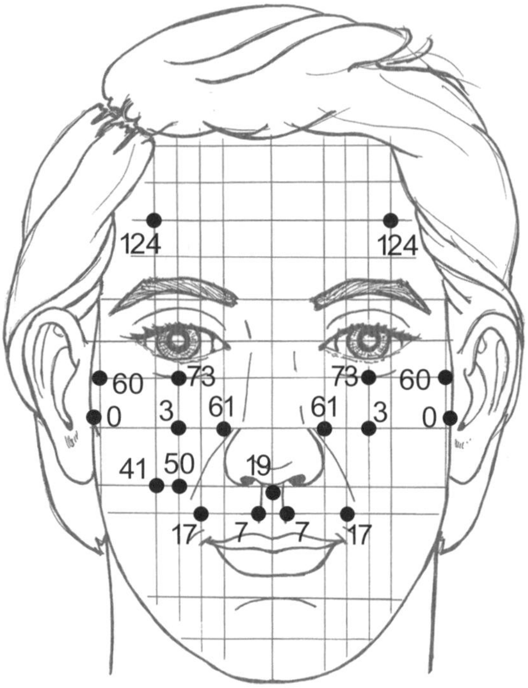

얼굴에 위치한 많은 점들이 면역계를 조절하고 유지시킨다. 특히 이 점들은 호흡기 알레르기와 연관된 병들과 대응한다: 천식, 만성기관지염 또는 천식환자, 부비강염, 비염 알레르기(고초열)… 알레르기 항원(꽃가루, 꽃이나 식물, 먼지, 동물 털, 깃털, 등등)이 발생하자마자, 매일 이 점들을 자극하거나, 또는 며칠에 한 번씩 이 점들을 자극한다. 만약 꽃가루 알레르기가 있으면, 봄이 되자마자, 꽃가루가 날리기 전에 이 점들을 자극하기 시작한다!

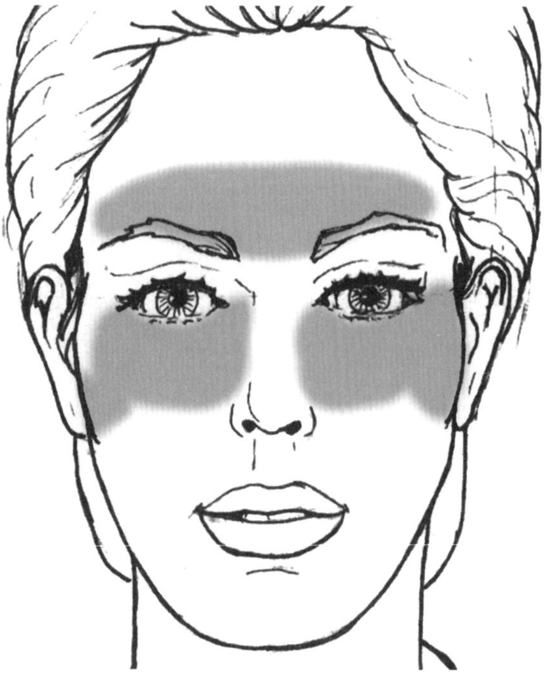

기관지와 폐, 코와 부비강의 반사부위를 넓게 자극한다. 이 책에서 제시한 지침을 준수한다.

또한 초기 증세가 나타나자마자(*3장, 특별한 몇몇 마사지와 이후 살펴 볼 감기 볼 것*) 이미 보았던 코와 이마를 자극할 것을 고려해야 한다.

편도선염(*구협염을 볼 것*)

빈혈 37, 124, 103, 34, 19, 0

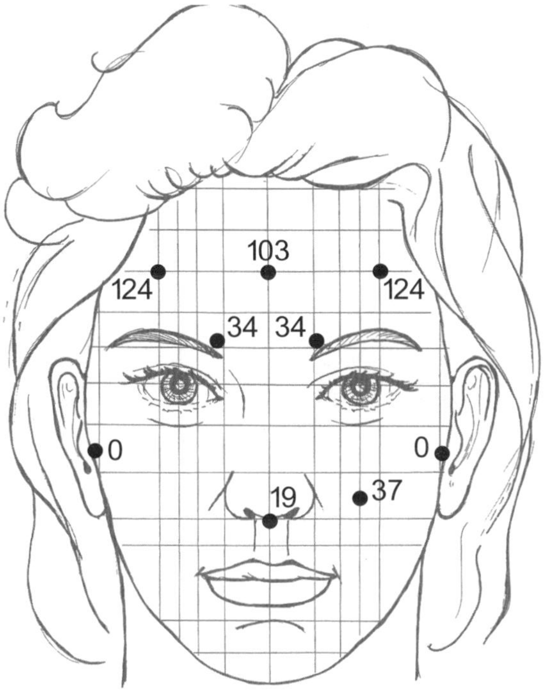

혈액상(hemogram)의 빈혈은, 일반적으로 철분이 부족하여, 적혈구가 부족하거나 또는 적혈구가 너무 낮아(헤모글로빈의 비율이 낮음) 나타난다.

여성들에게 많이 나타나는데(월경으로 인해 철분 손실), 남성도 역시, 비정상적인 피로, 저항력의 약화, 창백함, 과민성, 현기증, 경련, 두통, 위장 쓰림, 몸 전체가 간지러운 느낌처럼 일련의 다양한 장애로, 이 병이 발생할 수 있다. 음식섭취에 유의하고 철분이 풍부한 음식을 섭취하고, 또한 비타민 C와 B를 섭취하는 것이 좋다.

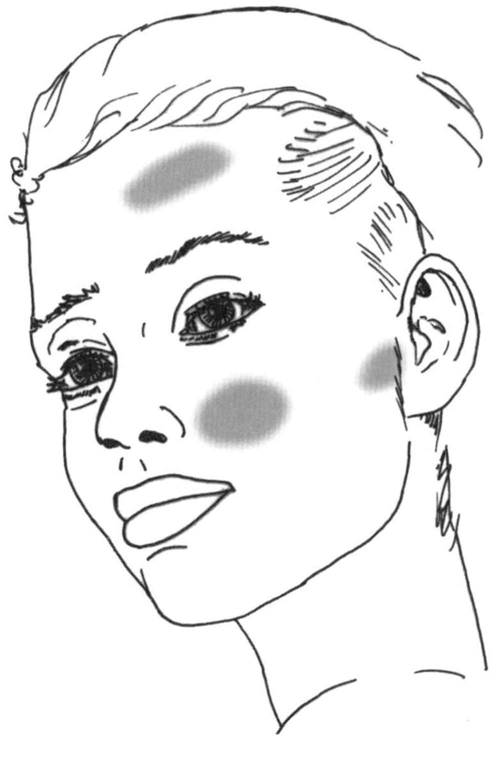

구협염, 인후염 *14, 3, 61, 8, 0*

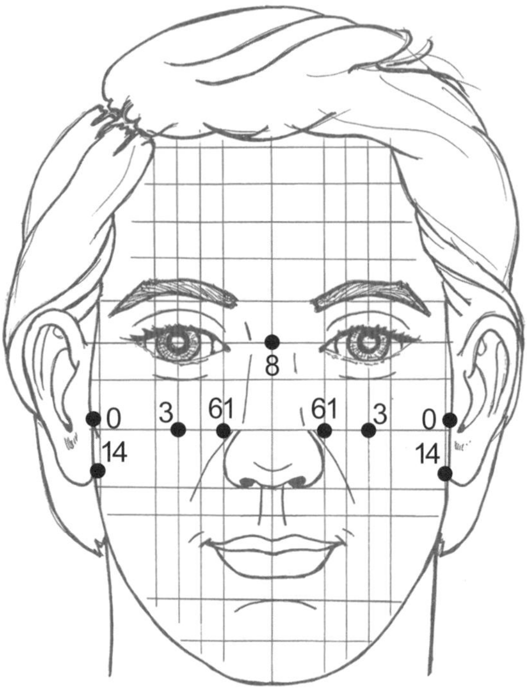

구협염은 목에 염증이 있는데, 빨리 치료하지 않으면 기도로 염증이 쉽게 번진다. 자주, 심하지 않는 감기에 걸린 후에, 감기가 완전히 사라지지 않으면 목이 쉬고 깨진 소리가 난다! 또는 소리를 지나치게 많이 내어, 목에 염증이 생겨 고통을 받거나 또는 고통스러운 인후염으로 고생한다: 음식을 삼키기가 힘들다. 구협염은 기회를 엿보고, 때로는 더 심각한 장애의 전조로 나타날 수 있다. 구협염 증세가 나타나자마자 치료하는 것이 좋다: 이 점들을 자극하자마자 염증이 가라앉는다.

또한 염화마그네슘을 섭취할 것을 생각한다.[6]

첫 번째 증세가 나타나자마자, 귓불 뒷 부위와 밑 부위를 마사지한다: 간단하고, 빠른데 자주 증세가 악화되는 것을 막는다.

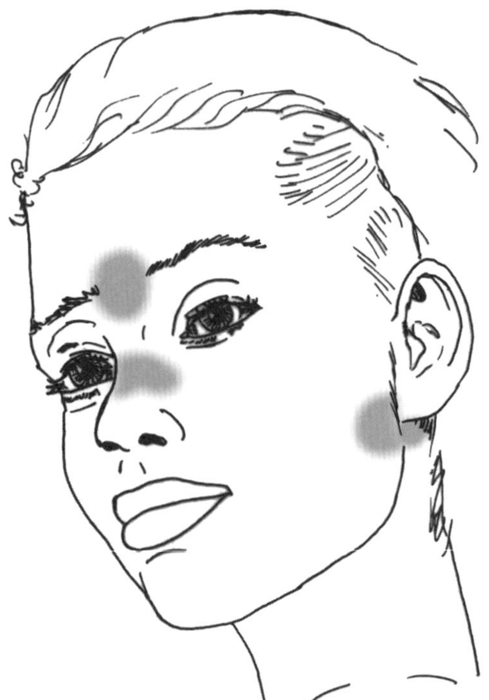

6 염화마그네슘을 볼 것 – 잘 알려지지 않은 기적의 약, Marie-France Muller, jouvence 출판, 2007(증판).

협심증(심장을 볼 것) *1, 3, 100, 106, 73, 61, 19, 60, 0*

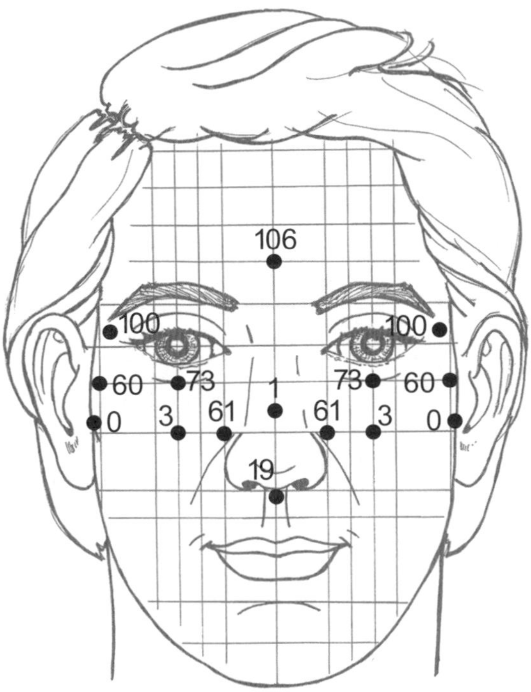

이 점들은 고통스러운 증세인 협심증을 치료한다: 가슴을 조르는 것 같은 통증, 가슴 왼쪽 부위가 답답하거나, 질식할 것 같은 느낌, 목, 턱 때로는 왼팔까지 통증이 확산된다. 매일 이 점들을 자극해야 하고, 필요한 경우 더 자주 자극해야 한다. 또한 고통스러운 발작을 빠르게 완화시킬 수 있다: **19**점을 강하게 누르고, 발작이 사라질 때까지 손가락으로 표시한 반사부위들을 문지른다. 하지만 몸이 주는 경고를 무시해서는 안된다: 원인을 파악하기 위해 의사의 진단을 받아야 한다. 또한 식단을 점검하고… 좀 더 많은 운동을 한다.

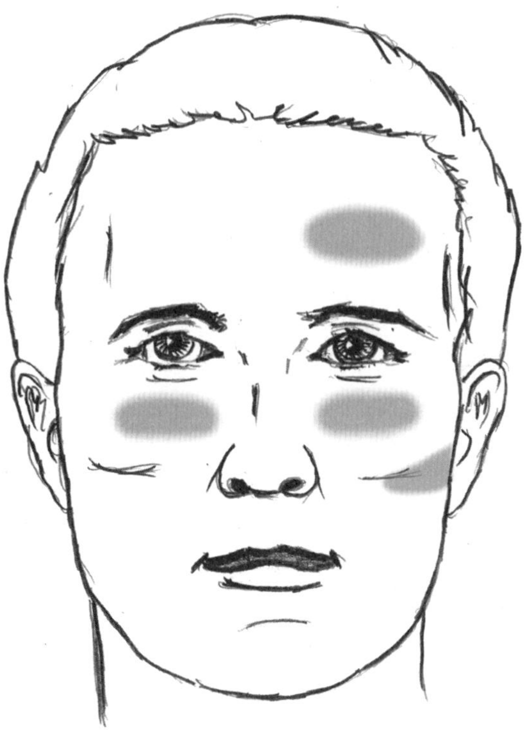

표시한 반사부위들에 반사점들을 첨가한다. 반사점은 일반적으로 반사부위에 위치한다.

천연 비타민 E는 심혈관병을 예방하는데 탁월한 효능을 발휘한다. 50세가 넘는 독자들 중에 만약 심혈관 병이 의심되는 경우, 매일 400mg을 섭취하고, 필요한 경우 더 많이 섭취한다.

또한 음식 섭취를 조심하고 스트레스를 줄여야 한다!

근심 124, 34, 103, 106, 26, 8, 60, 0

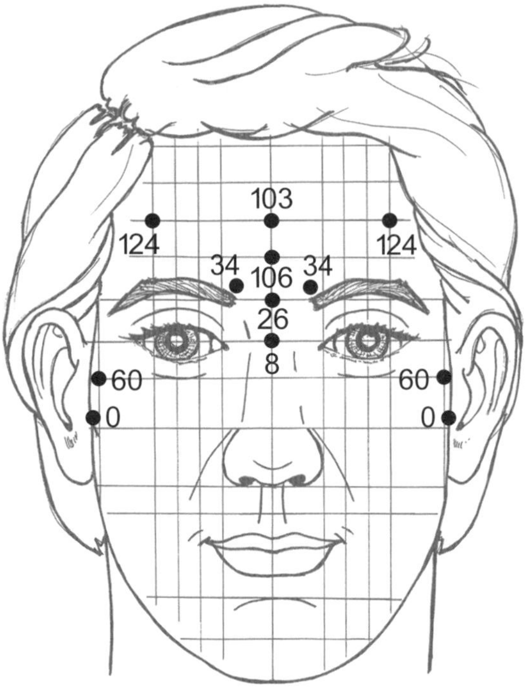

많은 점들이 신경계를 조절하고 자극하는 작용을 한다. 이 점들을 규칙적으로 자극하거나 가끔 자극을 하면, 약을 복용할 때 부작용이 발생하지 않아, 많은 도움이 될 것이다!

또한 기초시술을 규칙적으로 행하는 것을 잊어서는 안된다: 기초시술은 독자에게 즉각적인 도움이 될 수 있다.

만약 독자 중 근심이 많아 밤에 잠을 자지 못하는 경우, 잠을 청하기 전에 이 점들을 자극한다. 스트레스를 받는 상황이나 근심을 야기하는 상황에 직면하게 될 때 이 점들을 자극하면 매우 유용하다(시험, 중요한 면접, 대중 연설 등등).

또한 간의 건강을 살펴야 한다: 간의 상태가 좋지 않으면 원인이 밝혀지지 않는 근심들이 종종 발생할 수 있다… 특히 새벽 1–3시 사이에 발작이 발생하는 경우가 그렇다.

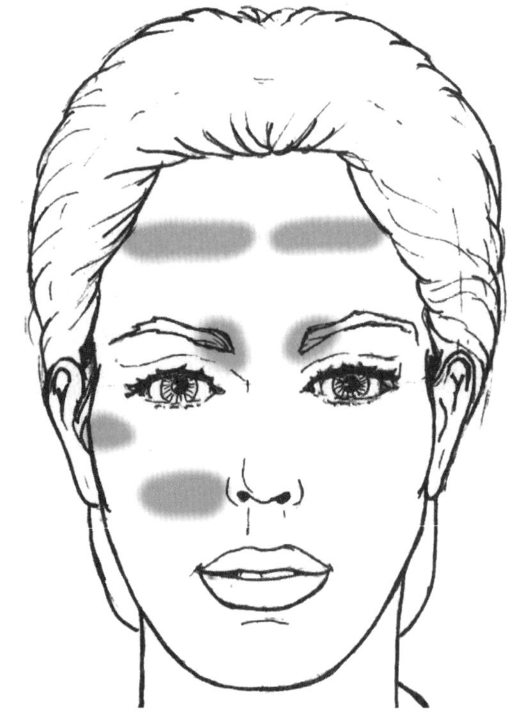

식욕부진 *14, 37, 39, 41, 50, 19, 0*

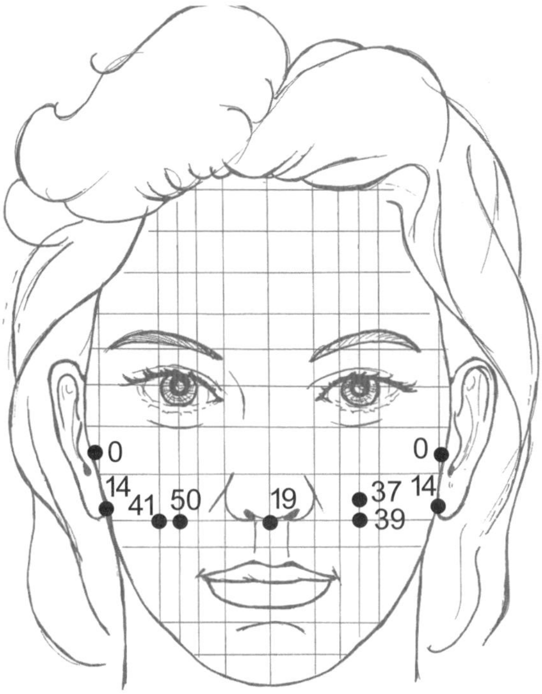

식욕부진 점들과 함께 이완점들과 활력점들, 그리고 근심점들을 같이 자극하는 것이 좋다. 내분비 문제(난소 점들 — 자궁 점들…)와 소화장애 문제를 자주 치료하는 것이 필요하다. 매우 자주, 이전에 장애가 있었던 기능들이 정상으로 돌아오면서, 식욕과 소화능력은 회복된다.

일반적인 치료는 규칙적으로 이루어져야 하고, 만약 필요하다면 1일 2회, 식욕이 현저하게 좋아질 때까지 시술한다. 완치가 될 때까지 1일 1회 시술을 할 수 있다. 식전과 식후에, 소화를 돕는 점과 부위들을 자극하는 것이 좋다*(이 항목을 볼 것)*.

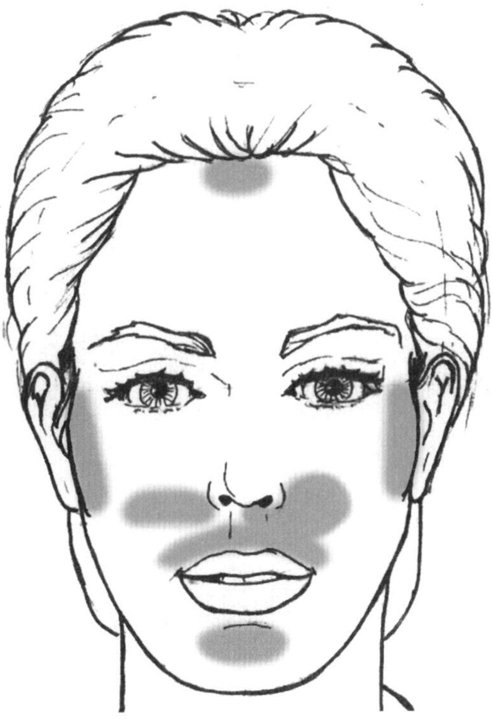

소염(점) 26, 3, 50, 17, 38, 14, 16, 61, 60, 0

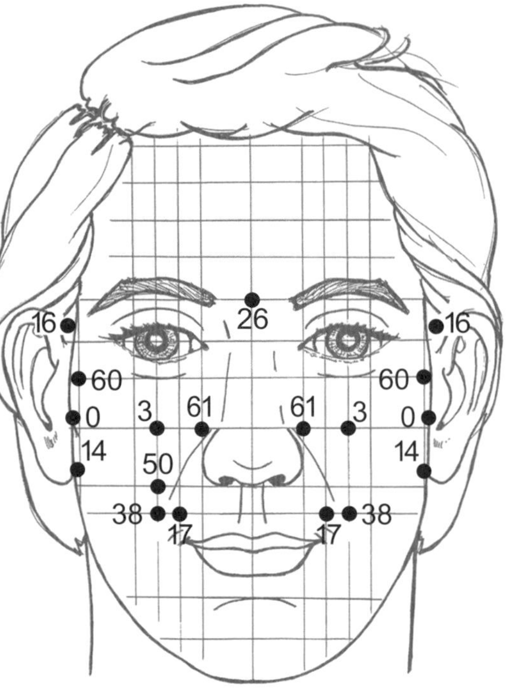

이 점들을 ≪천연 소염제≫라고 부를 수 있다. 사실, 규칙적으로 오래 동안 (얻어진 효과에 따라 판단하는데, 결코 1−2분 이상 자극하지 않는다!) 이 점들을 자극하면 염증성 통증에서 염증이 빠르게 가라앉을 수 있고 호전되는 것은 지속된다. 염증이 진정되는 것은 단지 일시적인 것이 아니라, 시술이 진행되면서 일반적으로 염증의 진정이 지속적으로 유지된다. 하지만 1회 시술로 완치되는 경우는 드물다.

염증이 발생하는 모든 경우, 면역기능 점, 배출기관 점(간, 신장, 장)과 척주 부위를 자극하는 것이 좋다.

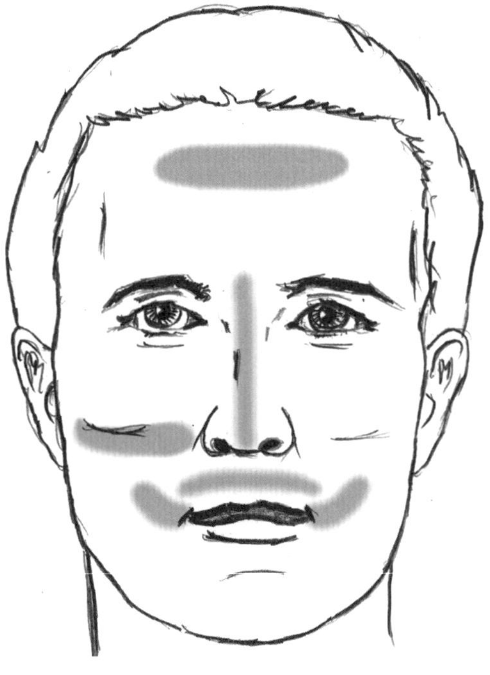

실성(목소리의 약화를 볼 것)

아구창 *8, 14, 15, 0*

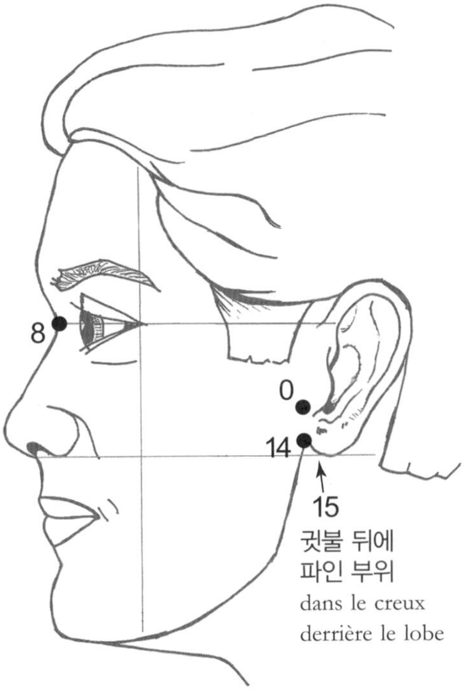

아구창이 나타나자마자, 또한 입에 영향을 주는 장애들이 나타나자마자, 이 점들을 자극한다. 염화마그네슘 용액(1포를 1리터 물에 탄다)으로 입을 행구고… 과식하지 않는다!

이 점들과 함께 소화부위를 같이 자극하면 효과가 좋다: 위장, 간, 담낭과 장, 물론, 이 장기들은 서로 연관이 있다.

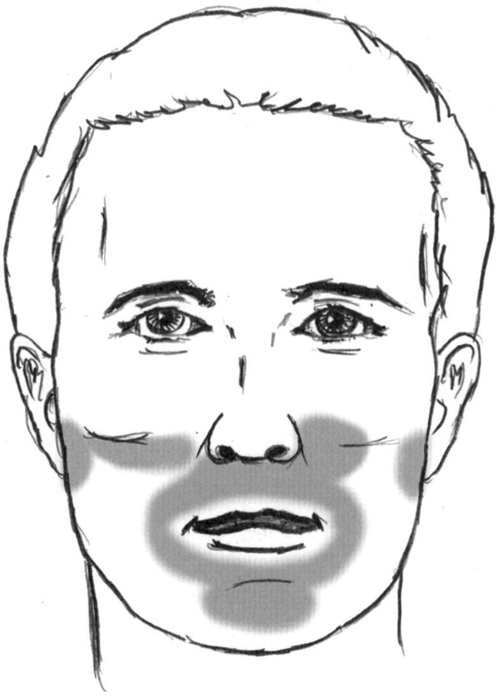

식욕(부진) 14, 41, 50, 19, 37, 39, 0

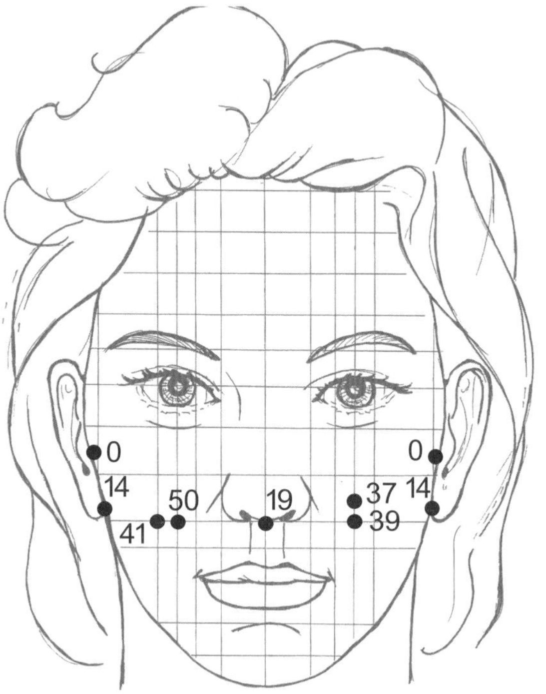

식욕부진은 —특히 어린아이, 노인 또는 병약한 사람에게는— 활동의 저하를 가져오고 자주 간 기능 또는 장 기능을 떨어뜨리고, 다른 장애(무기질 부족, 경련 등등)들을 유발한다. 이러한 장애들을 일시적으로 완화시키기 위해, 식전에 이 점들을 자극한다.

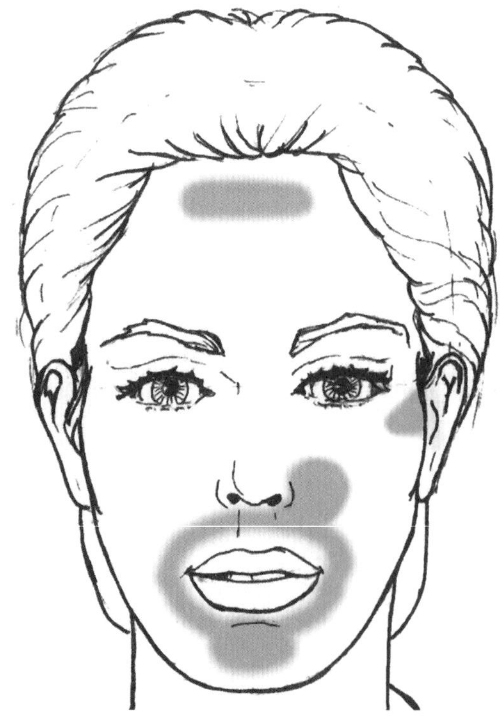

또한 음식물의 흡수와 배출을 개선시키기 위해 소화부위를 자극한다. 만약 필요하다면, 변비문제를 마사지로 해결한다.

관절염 *17, 41, 60, 97, 98, 156, 0*

관절증에는, 항상 *37, 38, 39, 61* 점을 같이 자극한다.

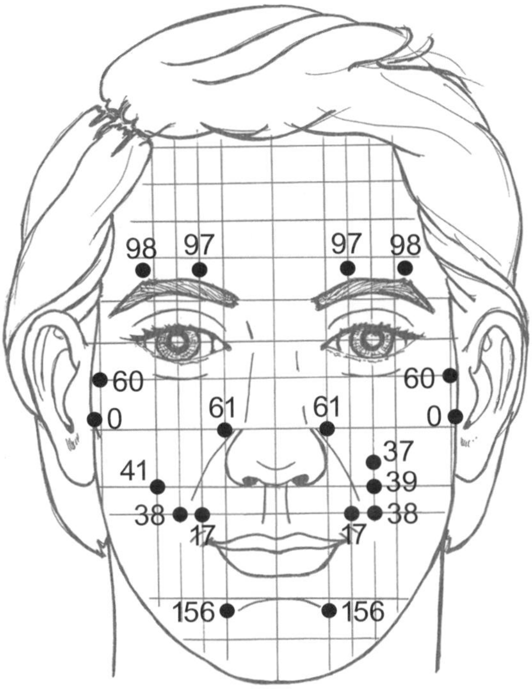

이 점들은, 염증성 통증을 수반한, 전체적으로 관절염을 치료한다. 장애의 정도에 따라, 개인 프로그램을 수립한다.

상황에 따라, 다음과 같은 점들을 첨가할 수 있다:

34, 51, 65 팔과 어깨,
130, 100 손과 손목,
130, 51 다리와 발,
197 무릎,
98 팔꿈치 장애.

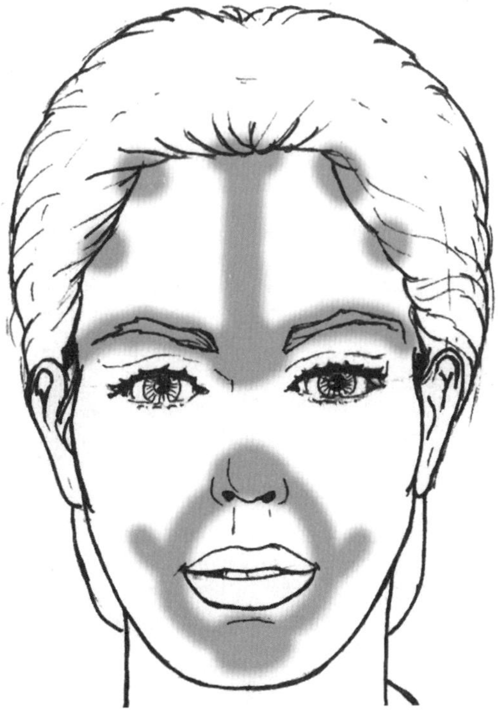

기억할 것: 관절은 서로 대응한다! 또한, 상황에 따라, 관절 전체 부위를 자극하는 것이 좋다(1장, 도표 8을 볼 것).

여기에 새로운 통찰력이 있는데, 느낌에 따라 조절한다.

관절증 17, 41, 50, 60, 98, 156, 0

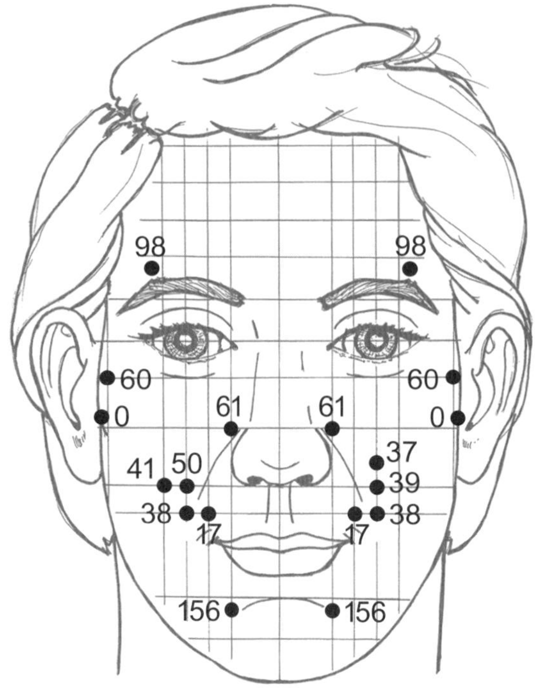

퇴행성 관절증은, 언젠가는, 우리 모두에게 발생할 수 있다. 과거에는 나이든 사람들에게서만 볼 수 있는 병인데, 젊은 사람들에게도 빠르게 전파되는 것을 발견하는 것은 놀랄만한 일이다. 분명히 다량의 첨가물과 몸을 산성화를 만드는 설탕의 과용과 함께 인공적인 음식이 그 원인이고, 여기에 현대인의 생활리듬(산성화시키는)과 몸을 나쁘게 만드는 육체활동의 부족이 이러한 병의 원인으로 본다. 이 점들은 통증을 완화시키고 현재의 상황을 호전시켜 준다. 최소한의 신체활동을 하고 자연 상태인 야채(홍당무, 셀러리, 등등)를 많이 섭취하도록 한다.

관절부위 전체를, 척추를 포함하여, 자극한다. 손상이 된 부위만을 자극하지 않는다: 항상 가장 민감한 부위에 특히 더 자극을 하면서 수평으로 전체를 빠르게 자극한다.

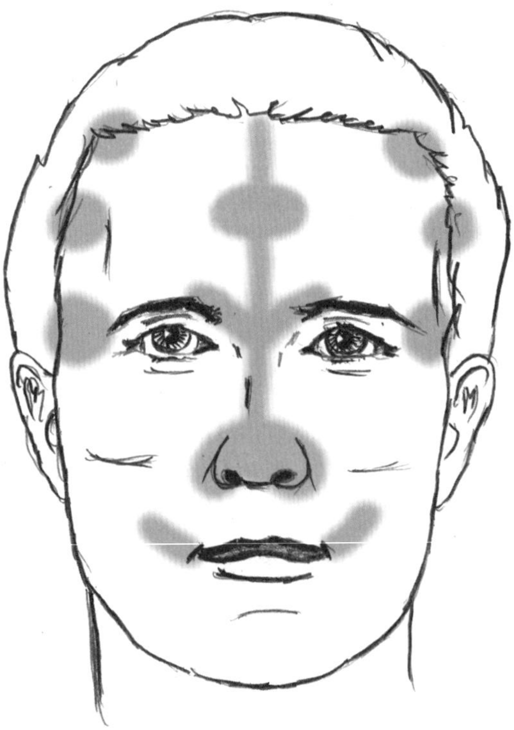

관절의 관절증 97, 156, 100, 17, 41, 197, 61, 37, 38, 39, 0

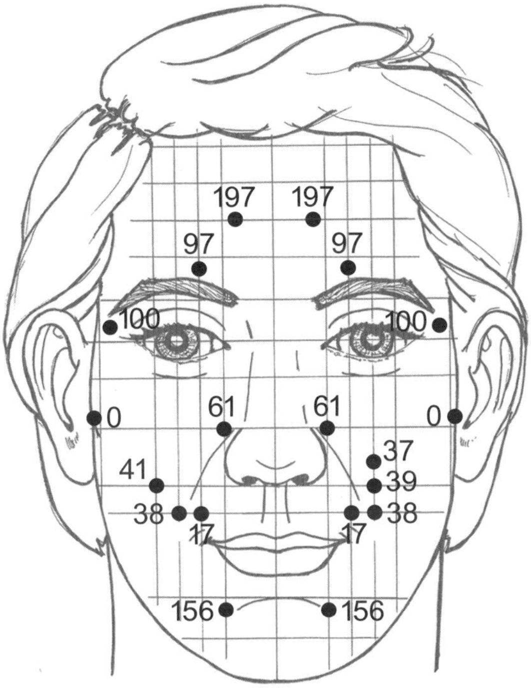

질병의 상태에 부합하도록 시술한다. 독자들은 느낌에 따라, 이 모든 점들을 연결하여 자극할 수 있거나 또는 기초시술(관절증)만 할 수 있다. 병의 호전이 지속될 때까지, 하루에 2−3회 시술한다.

규칙적으로 고추나물에서 추출한 기름으로 자주 마사지를 하면 관절의 통증과 염증을 가라앉힌다. Harpagophytum(악마의 발톱, 역주)를 달여서 매일 복용하거나 이 식물의 추출물이나 연질캡슐을 복용하는 것을 고려한다.

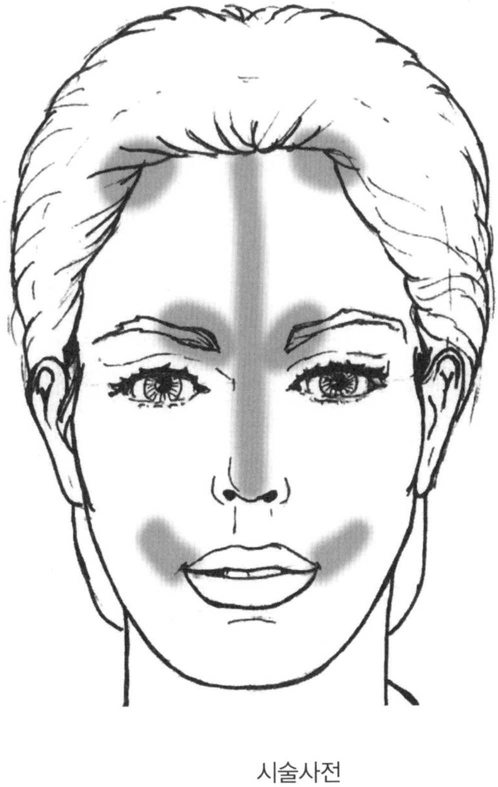

손상을 입는 관절 점들을 자극하면서 또한 손상관절부위를 자극한다. 이 때 손상을 당한 쪽을 더 많이 자극하면서 통증을 느끼지 않거나 거의 느끼지 않은 반사부위를 가볍게 자극한다.

팔과 어깨의 관절증 65, 34, 51, 17, 60, 156, 0
필요하다면, 61, 37, 38, 39를 같이 시술

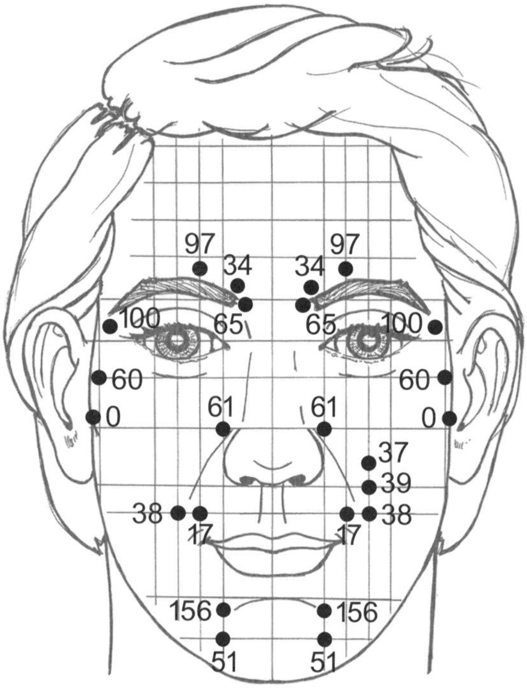

관절증이 팔과 어깨에만 있다면, 이 점들만을 자극하면 된다. 그렇지 않는 경우, 다른 특별한 점들을 더 자극한다.

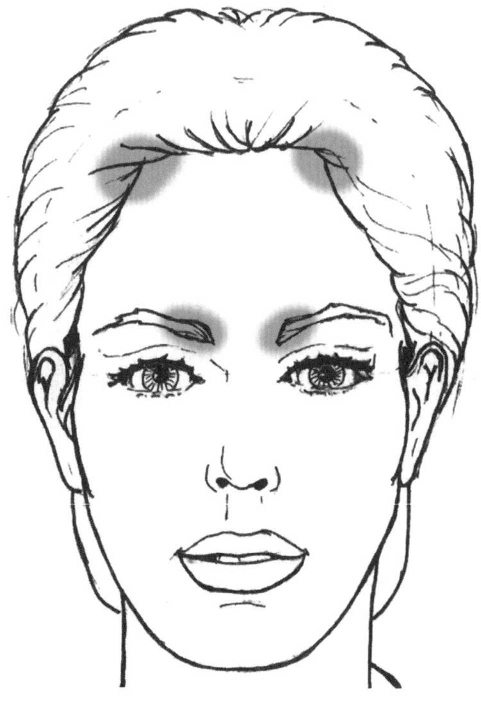

잊지 말 것: Dien' Cham'시술은 반사점과 반사부위를 자극한다! 가장 적합한 시술을 택한다!

손과 손가락 관절증 *130, 17, 100, 156, 0*

필요하다면, 61, 37, 38, 39를 같이 시술

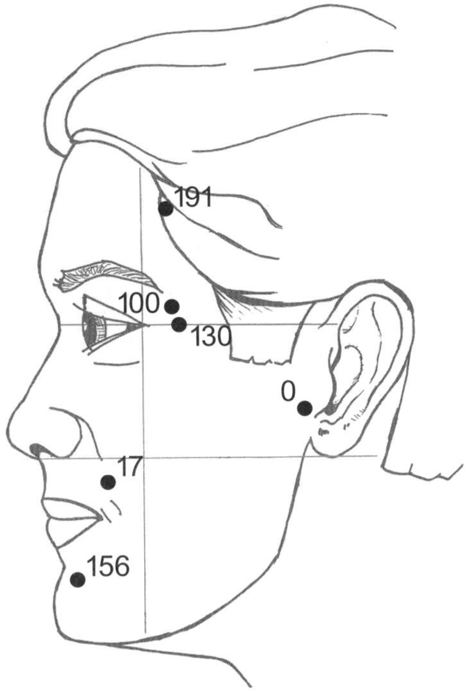

위에서 가리킨 점들과 함께 특히 손상을 입은 손가락에 대응하는 점들을 첨가한다(*손가락 볼 것*). 관절증을 치료하는 다른 관절증 시술들을 참고한다.

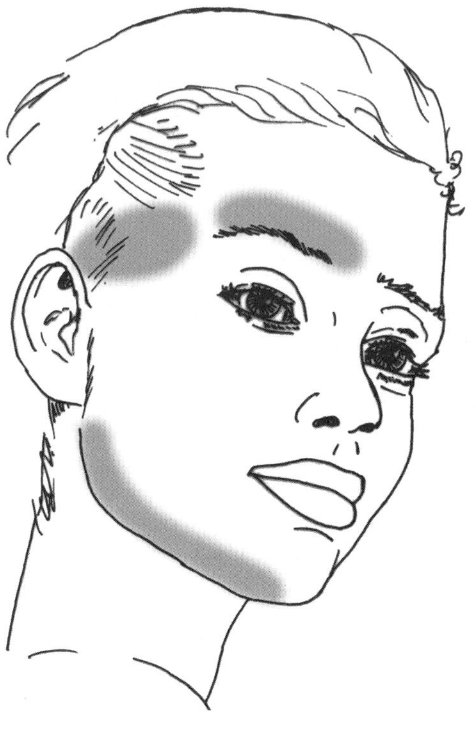

엉덩이 관절증 63, 17, 41, 156, 0
필요하다면 61, 37, 38, 39를 같이 시술

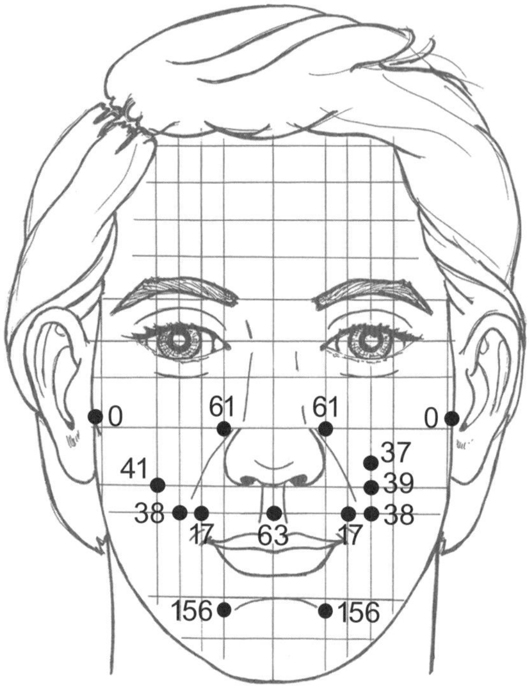

끔찍한 관절증의 변형이 나타나자마자, 외과 수술로 치료를 할 수밖에 없는, 관절의 퇴화를 피하기 위해 바로 시술하는 것이 중요하다. 회복할 수 없을 정도로 상황이 악화되지 않는다면 시술로 치료하는 것이 가능하다. 앞에서 언급한 조언을 참고하고 *(관절증 볼 것)* 일반적으로 관절증을 치료하는 점들을 추가하여 시술한다. 어쨌든, 통증이 빠르게 완화되는 것을 느낄 것이다.

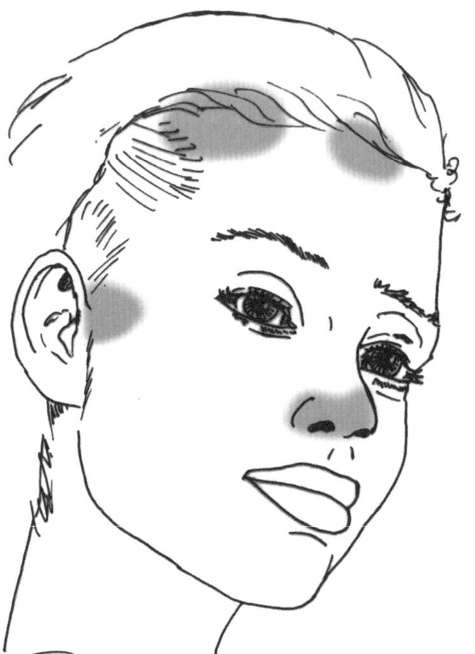

이 점들을 시술하면서 콧구멍을 자극한다: 손가락이나 볼펜으로, 2개의 통통한 콧방울을 힘차게 문지른다. 또한 이 점들과 대응하는 이마 부위를 자극한다.

심부정맥 *1, 8, 19, 34, 61, 100, 106, 60, 0*

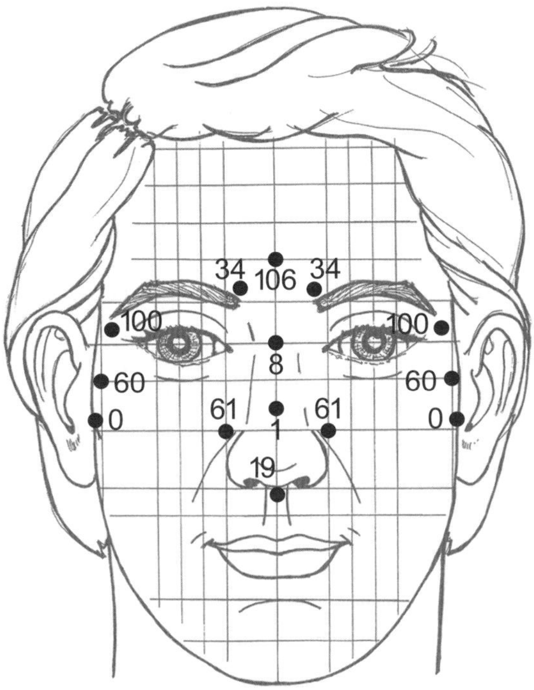

이 점들은 심장박동수를 조절한다. 이러한 경우 과도함을 조화롭게 하는 **0**점의 조절효과를 발견한다: 심장이 너무 빠르게 뛰거나, 또는 너무 느리게 뛰면, **0**점은 심장박동의 균형을 되찾게 해준다. *심계증 볼 것.*

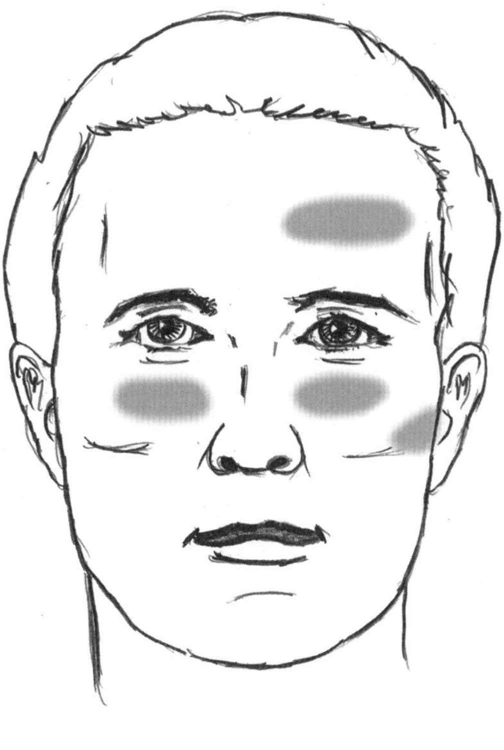

또한 대응되는 반사부위를 마사지한다.

무력증 124, 34, 1, 45, 60, 61, 19, 17, 127, 22, 6, 0

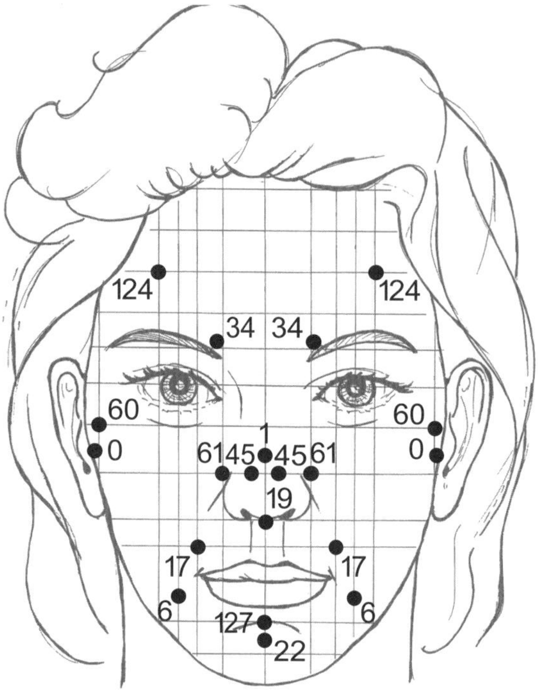

무력증은 신체적으로 신경적으로, 일반적인 피로한 상태이다. 이 점들을 자극하면 몸 전체에 기의 순환이 원활해지면서 기가 활성화 되고, 뇌 기능이 좋아지면서 면역계의 기능이 강화된다. 이 점들 전체를 자극하는 것이 좋다: 무력증으로 인해 발생하는 대부분의 장애를 일반적으로는 한꺼번에 치료할 수 있다. 게다가, 효과를 빠르게 보기 때문에 참을성이 증가한다.

또한 규칙적으로 기초시술을 행하고, 전형적인 시술(Dien' Cham' 시술 3)은 몇 초 만에 모든 장기를 자극할 수 있다.

천식 26, 19, 3, 61, 17, 37, 60, 0

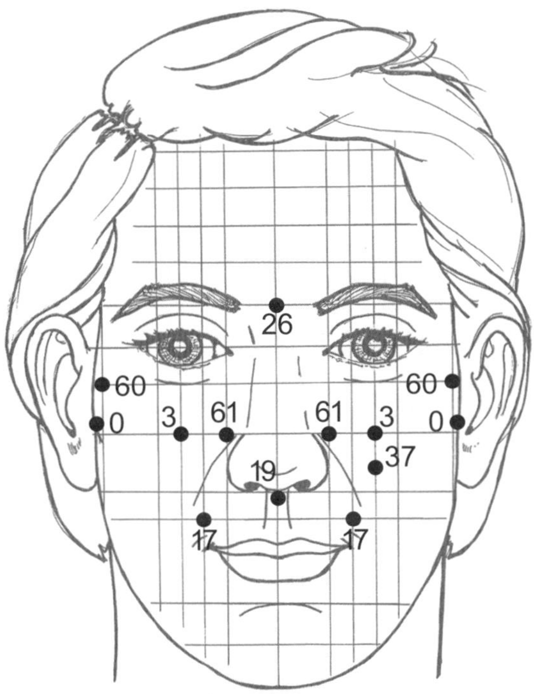

이 3 유형의 순서는 번갈아 가면서 시술할 수 있고, 필요하다면 자주 시술할 수 있다. 몇 번 연습하고 난 후, 가장 적합한 시술을 택한다. 가리킨 점들을 참고하여, 가장 민감한 점들을 중앙으로, 자신의 프로그램을 작성하고, 최소한 1일 1회 시술한다. 숨이 가쁘거나 호흡이 곤란해지는 증세가 나타나자마자, 이 점들을 자극한다: 증세가 빠르게 호전되고, 증세가 나타나는 간격이 길어지고, 마침내 증세가 완전히 사라질 것이다.

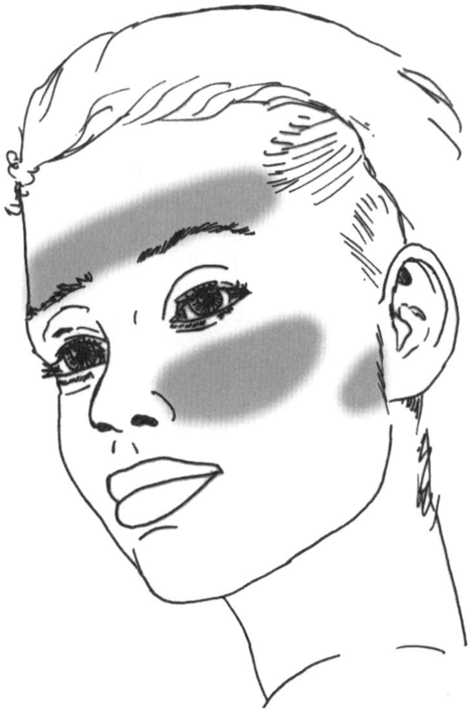

또한 여러 반사부위들을 생각해야 한다. 감기증세가 조금이라도 있으면, 특별한 마사지를 행한다(*감기 볼 것*).

천식(변이) 14, 37, 39, 50, 3, 61, 0

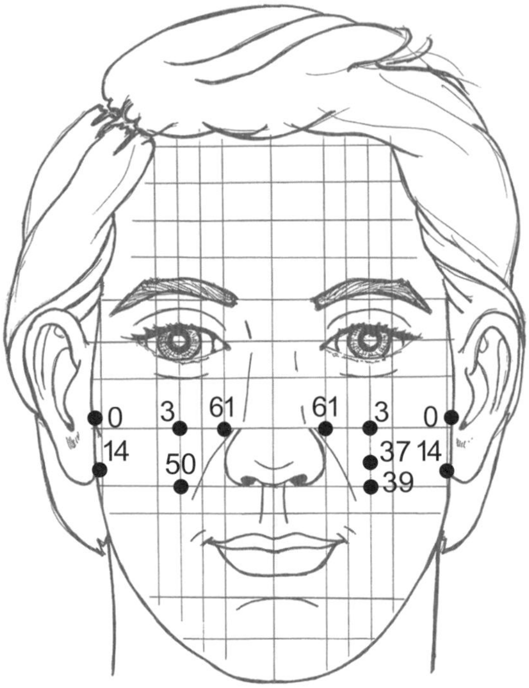

천식(변이) 60, 85, 87, 51, 113, 19, 0

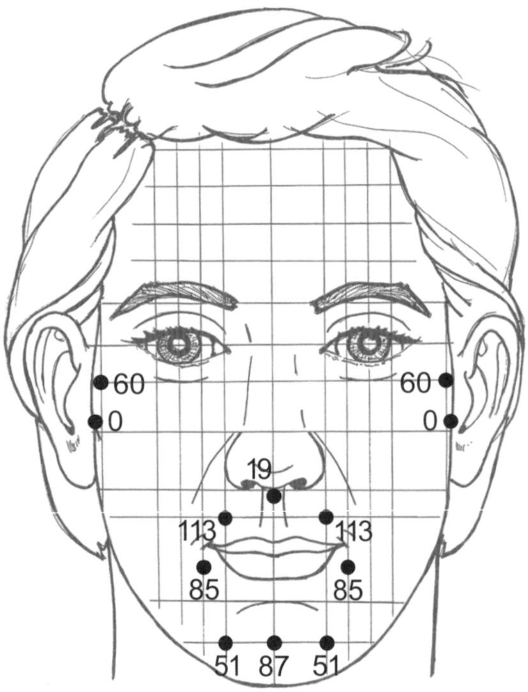

천식이 발작할 때 *19, 61, 3, 14, 37, 50, 43, 300, 0*

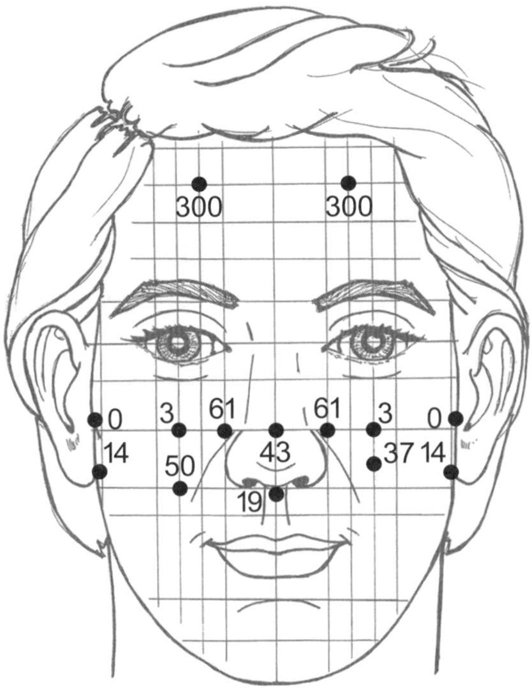

천식발작을 결코 간과해서는 안된다: 천식발작에서 발생하는 심각한 불쾌감을 넘어서, 적시에 치료하지 않으면 위급한 상황이 발생할 수 있다. 천식발작이 시작되자마자, **19**점을 강하게 자극하는 것으로 시술을 시작하고, 그 후 위에서 가리킨 다른 점들을 자극한다: 발작이 갑자기 멈출 수 있는 가능성이 매우 높다. 발작이 없는 경우에는, 특히 일상적으로 자신에게 하는 시술을 한다. 천식치료를 매일 하면 점진적으로 호전된다.

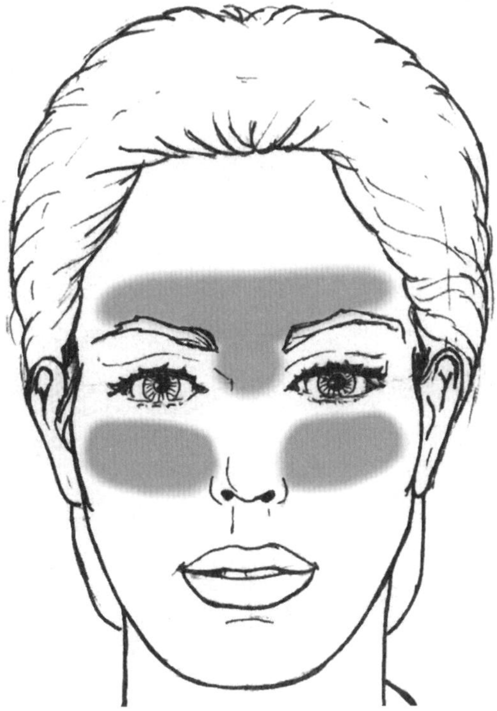

반사부위를 자극한다.

주의점: *잘 알다시피, 약을 먹는 것을 멈추어서는 안된다: Dien' Cham'은 보완하는 역할을 하고 약을 대처하지는 않는다! 단지, 치료가 진행될수록 약에 의존하는 비율이 점진적으로 줄어들 것이다*

음식물이 기도로 들어갈 때(생선 가시, 씨…) *19, 63, 7, 14, 0*

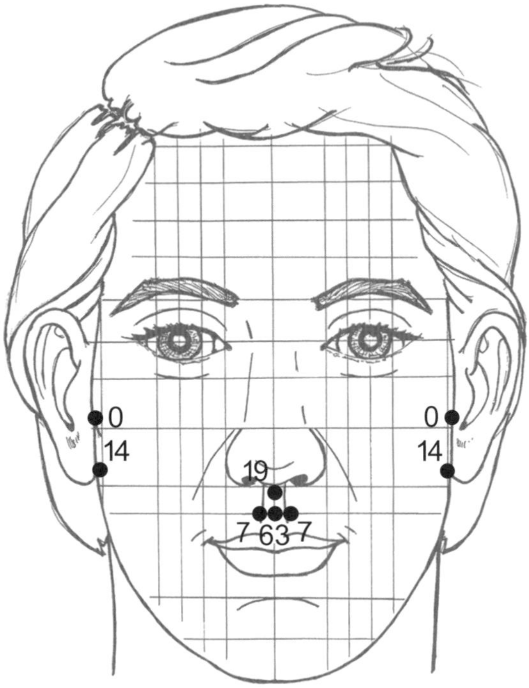

음식물이 기도로 들어가는 상황을 이미 겪어봤을 것이다. 아기와 어린애들에게 자주 발생하는 현상이다. 등을 두드리는 것만으로 효과를 볼 수 있지만, 더 심한 경우, 이 짧은 시술이 매우 유용할 수 있다. 볼펜으로 **19**점을 강하게 자극한다. 코밑과 윗입술 사이를 강하게 문지른다. 일반적으로, **19**점을 자극하면 기도로 들어간 것을 다시 토해낼 수 있다.

청력(장애) 65, 3, 45, 300, 14, 15, 16, 0

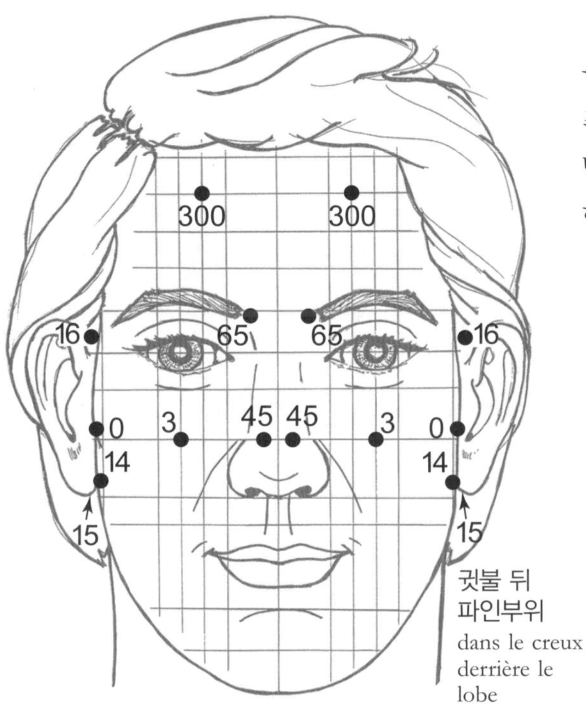

청각장애의 정도가 어떠하든 간에, 이 점들을 자극한다. 청각장애의 정도가 보통이거나 최근에 발생하였다면 결과는 곧 나타난다. 만성적으로 청각장애인 경우는, 기적이 발생하지는 않지만, 일반적으로 증세는 호전된다.

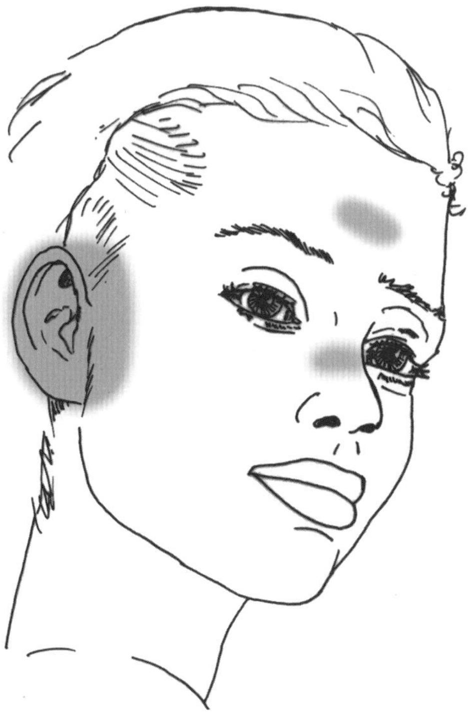

반사부위를 추가한다.

갑작스레 얼굴까지 치미는 열기 7, 73, 85, 87, 127, 143, 0 또는 7, 113, 26, 14, 15, 16, 0

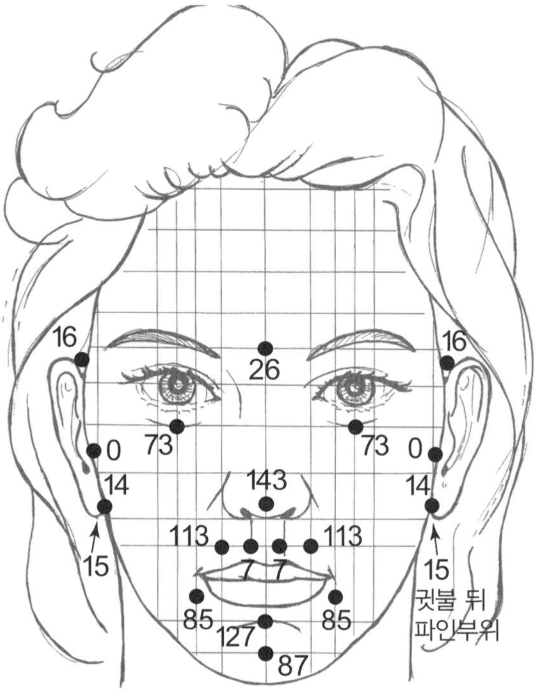

(폐경 후 또는 자궁전체 절재수술이나 난소 제거 수술 후에 뜻하지 않게 발생하는) 불쾌감은 Dien' Cham'을 규칙적으로 시술하면 빠르게 완화될 수 있다. 귀주위에 위치한 점들을 자극한다. 단지 검지로 귀 주위를 둥글게 마찰한다: 앞, 뒤, 아래와 위. 갑작스레 얼굴까지 치미는 열기가 생기자마자 항상 마찰한다. 폐경을 치료하는 점들을 매일 자극하는 것을 잊어서는 안된다.

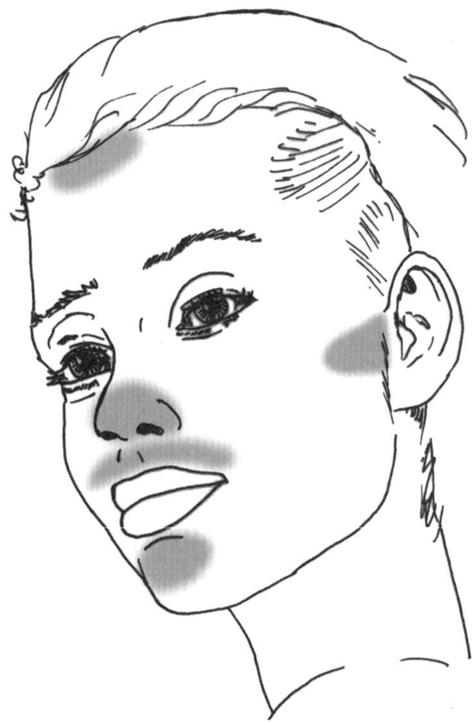

호르몬과 대응하는 부위를 또한 자극한다: 이마 가운데에서 머리선까지, 코끝과 콧방울, 입 주위와 특히 코밑과 윗입술 사이.

귀울림(이명) 3, 14, 15, 16, 0

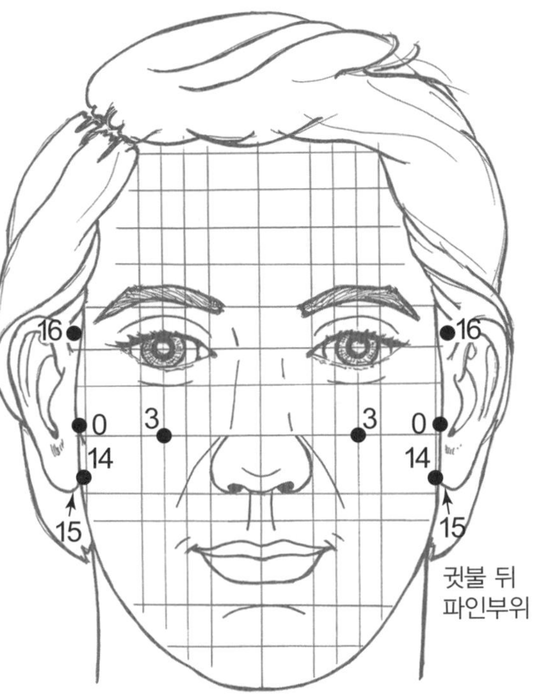

불쾌한 귀울림이나 이명은 때로는 70-80 데시벨까지 소리가 나는데, 밤낮으로 이 소리를 참아야 하기 때문에 일상생활을 영위하는데 어렵다. 원인은 다양한데 무엇보다도 귀울림이나 이명을 치료해야 한다: 단지 귀지가 귀안을 막는 것으로 이러한 소리가 날 수 있는데 귀지를 제거해야 한다. 빈번하게 발생하는 다른 원인들: 청각신경 염증, 고혈압(이 경우 귀에서 휘파람 소리를 듣는다), 동맥경화, 신장문제, 간염, 목뼈 연축, 등등. 이 몇 점들을 자극하면 이 증세가 호전되거나, 몇몇 경우에는, 이 증세가 멈춘다.

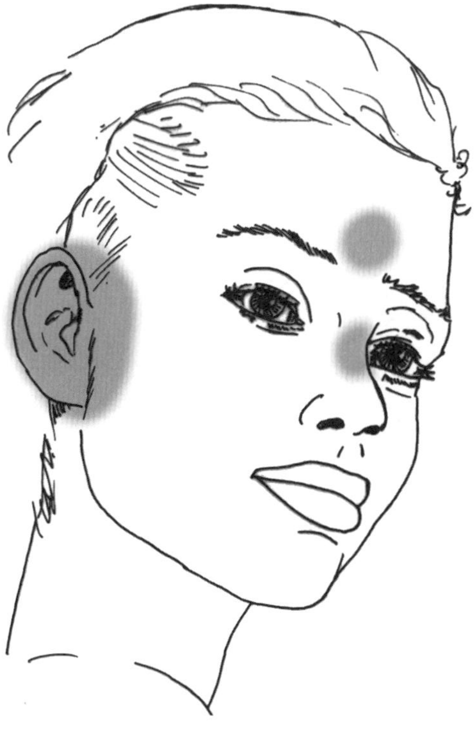

또한 반사점과 반사부위는 우선 주위에 있는 부위와 기관을 활성화 시킨다는 것을 생각한다. 귀 주위 전체는, 귀주위에 위치한 점들과 부위들은 다른 적응증과는 별개로, 귀의 주변부위로 인식해야 한다. 이명이 들리자마자 귀 부위 전체를 자극한다.

기관지염 3, 17, 26, 8, 61, 37, 51, 73, 38, 14, 0

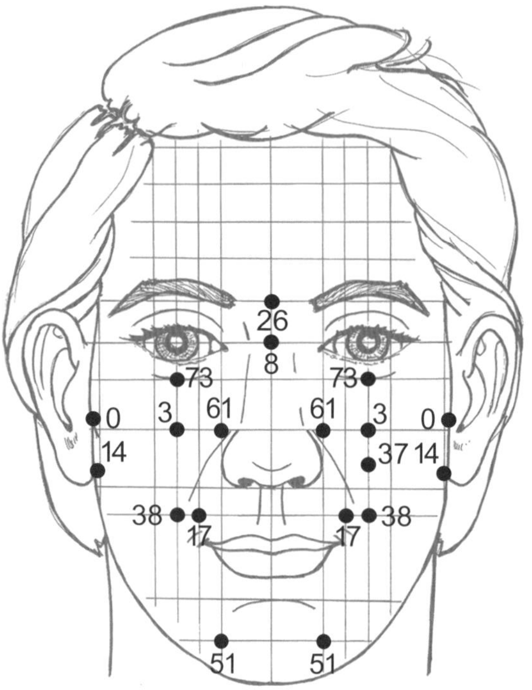

단순한 기관지염(겨울에 추위로 인해 걸리는)이거나 또는 알레르기나 흡연으로 인한 만성 기관지염인 경우라도, 이 점들을 자극하면 기관지염이 빠르게 호전된다. 다른 병의 경우와 같이, 병이 지속되면 약을 복용하면서 치료를 병행할 수 있다. 하지만, 장애들이 나타나자마자 시술을 시작하거나, 또는 목이 아프거나 감기처럼 기관지염의 초기 증세들이 발생하자마자 시술을 시작하면, 약을 복용하지 않아도 될 것이다. 전염병의 경우에서 조언했던 것처럼, 또한 염화마그네슘 용액[7]을 복용하는 것을 생각한다.

무엇보다도 우선 자극해야 할 반사부위는 기관-폐 부위이지만, 또한 배출과 기를 활성화시키기 위해 간, 신장, 장과 척주를 자극한다.

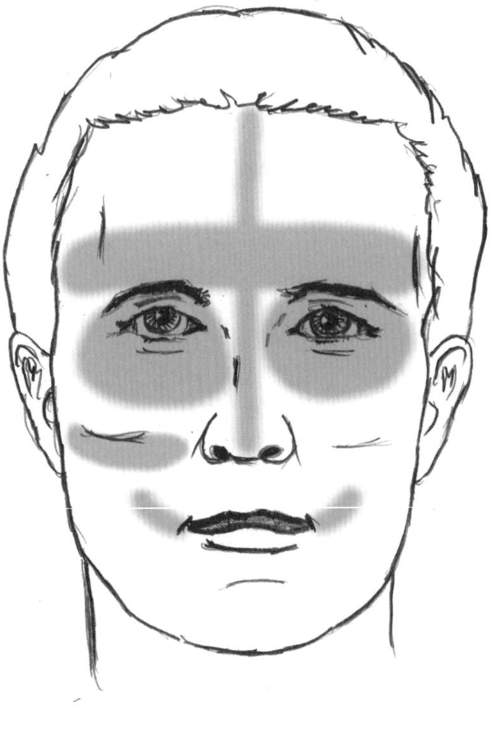

[7] 이미 인용한, *염화마그네슘*을 읽을 것

화상 *17, 26, 38, 85, 60, 61, 14, 15, 16, 0*

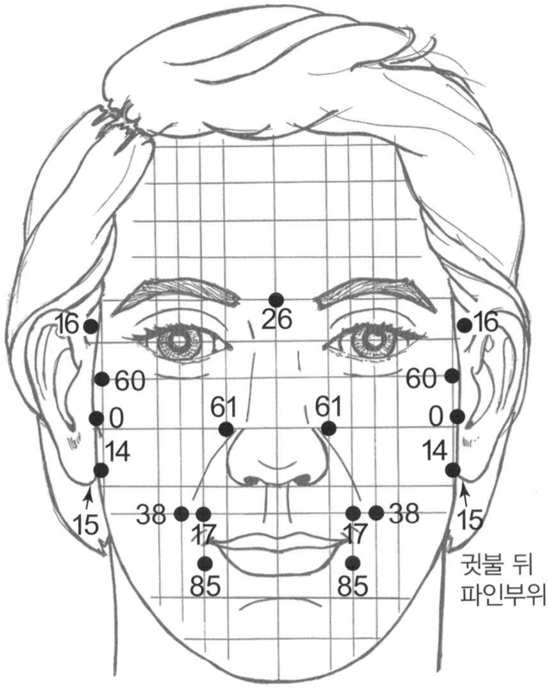

이 점들은 통증을 완화시킨다. 화상을 입은 부위와 대응하는 점들을 함께 자극한다. 또한 통증을 완화시키고 세포조직의 빠른 재생을 돕는 점토질[8]의 진흙을 바르는 것을 생각한다.

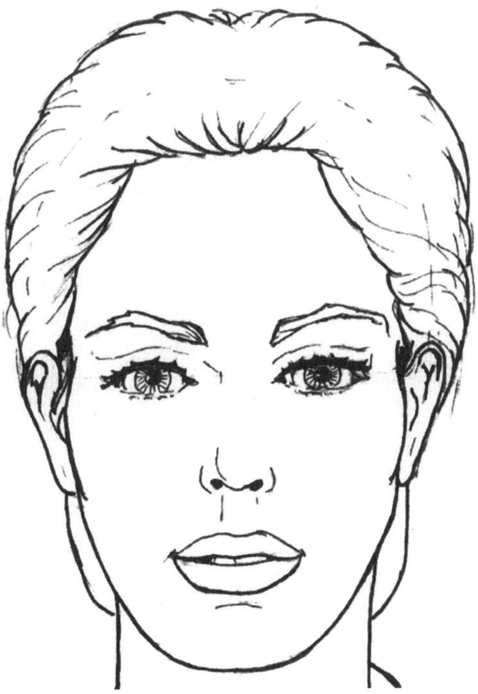

자극해야 할 반사부위는 화상을 입은 부위이다: 팔다리 또는 다른 부위. 옆에 있는 그림에는 어떠한 표시도 하지 않았는데, 그 이유는 독자들이 이 그림을 복사하여 화상을 입은 부위가 얼굴의 어느 부위와 대응하는지 찾아내도록 하기 위해서다.

[8] *안면 점토*를 볼 것, Marie-France Muller, Jouvence 출판, 1998.

담석(담낭결석증) *41, 50, 233, 124, 0*

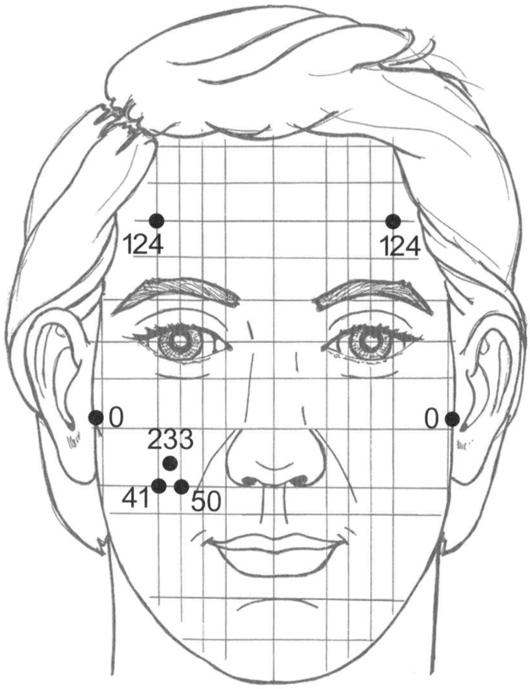

물론, 지방과 설탕을 적게 섭취하는, 조화로운 식단으로 고통을 주는 담석이 만들어지는 것을 피할 수 있다. 하지만, 담석이 형성되어, 외과수술을 피하려고 하면, 가능한 가장 빠르게 시술을 시작해야 한다. 식단조절과 더불어 운동을 하면서, 이 점들과 이 부위들을 자극하면, 통증과 장애(구토, 갑작스레 얼굴까지 치미는 열기)의 완화를 넘어서, 가장 자주, 담석이나 작은 결석을 배출할 수 있다. 더 큰 담석인 경우, 지속적으로 시술을 하면 저절로 담석이 녹는다(반대의 경우, 찌르는 것 같은 통증이 있는 경우, 반드시 병원에 가야 한다). 또한 따뜻한 음료(티잔, 레몬이나 다른 것을 탄 물)를 마신 후(차게 해서 처음으로 압축해서 추출한) 순수한 올리브기름을 아침마다 1숟가락씩 마시고, 레시틴 콩을 섭취하고… 동물성 기름의 섭취를 줄인다.

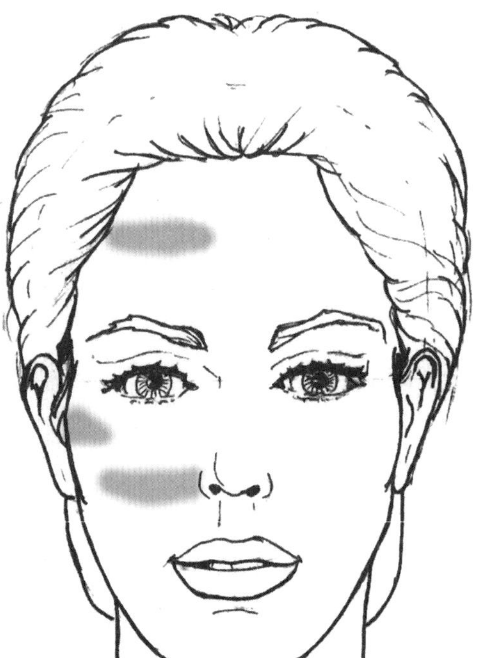

신장결석(신장결석증) 38, 43, 45, 73, 300, 85, 0

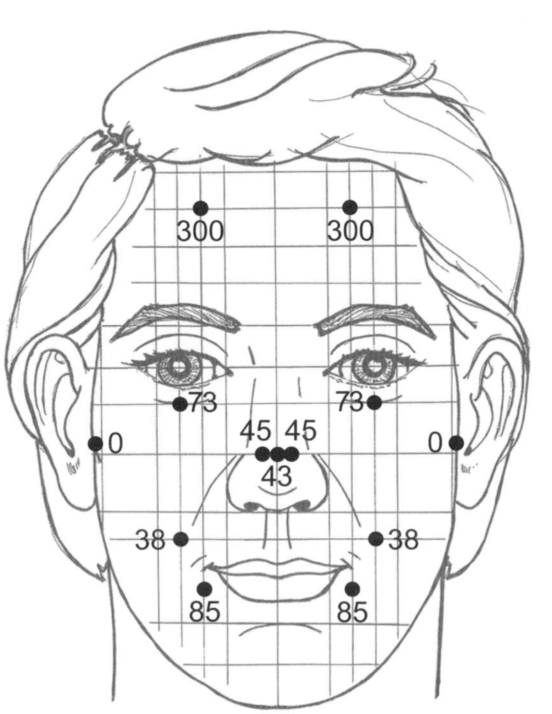

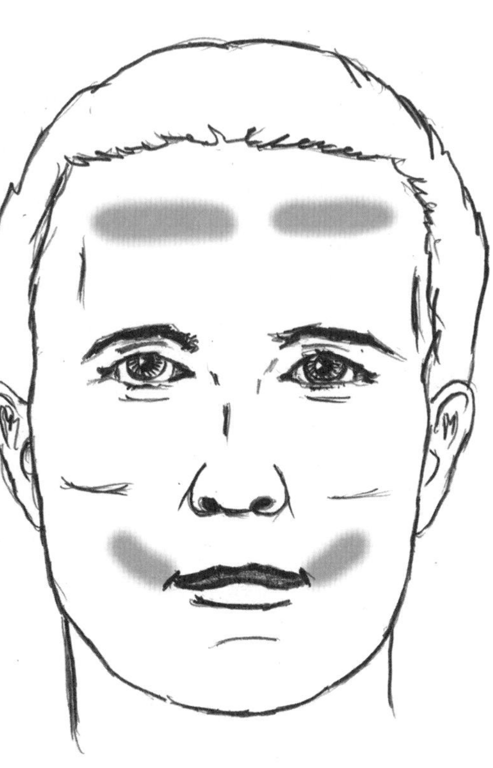

신장 안에서 생기는 작은 돌조각이 유발하는 참을 수 없는 고통은 그 어느 고통보다 심하다. 여기서, 이 돌을 녹이기는 거의 불가능하기 때문에, 신장결석증을 치료하는 것보다 예방하는 것이 더 쉽다. 하지만 작은 결석으로 고통을 받는다면, 이 점들을 자극하면 최소한의 통증으로 이 작은 돌들을 배출할 수 있다. 만약 독자들이 신장결석으로 고통을 받은 경험이 있다면, 규칙적으로 이 점들을 자극하여 재발을 방지해야 할 것이다. 칼슘과 마그네슘 약을 규칙적으로 많은 양을 복용하면 또 다른 결석이 생길 가능성이 있다는 것을 알아야 한다.

최근의 연구에 의하면, 지금까지의 이론과 반대로, 소화흡수가 되는 칼슘이 부족하면 결석이 형성되는데 — 유제품은 결석을 만들지 않는다! 반면에, 우리는 ≪돌조각을 먹도록≫ 만들어지지 않았다! 만약 수돗물에 석회질이 너무 많으면, 정수기로 여과하거나 또는 무기질이 적은 물을 마셔야 한다. 또한 — 해양이나 식물에서 기인한: 이것은 병적 경향에 대해 매우 긍정적으로 작용하는, PMH, Plasma de Quinton 이나 Mineral Gold(미국에서: T.J. Clark's Phytogenic Mineral Formula)같은 자연적인 무기질의 콜로이드를 섭취한다.[9]

9 이미 인용한, *얼마나 강철 같은 건강인가!* 볼 것.

악몽 *8, 50, 3, 37, 0*

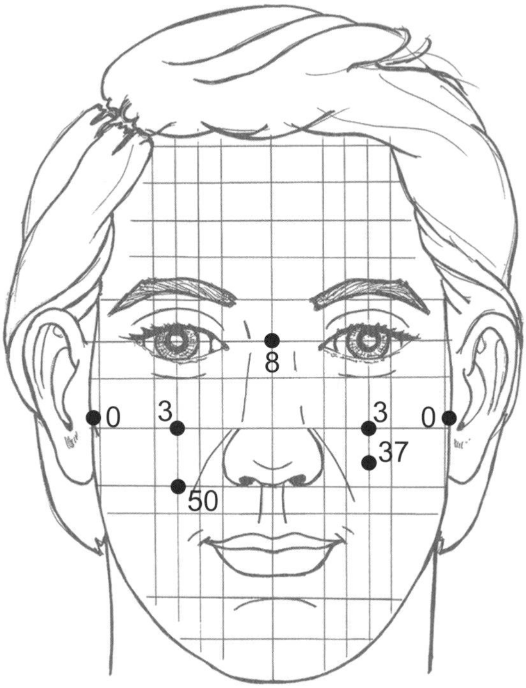

악몽으로 잠에서 깨어날 경우 **8**점을 자극하면 바로 잠이 든다: 따라서 악몽을 꾸고 난 후 잠을 못자고 어린이를 둔 부모에게는 매우 유용하다.

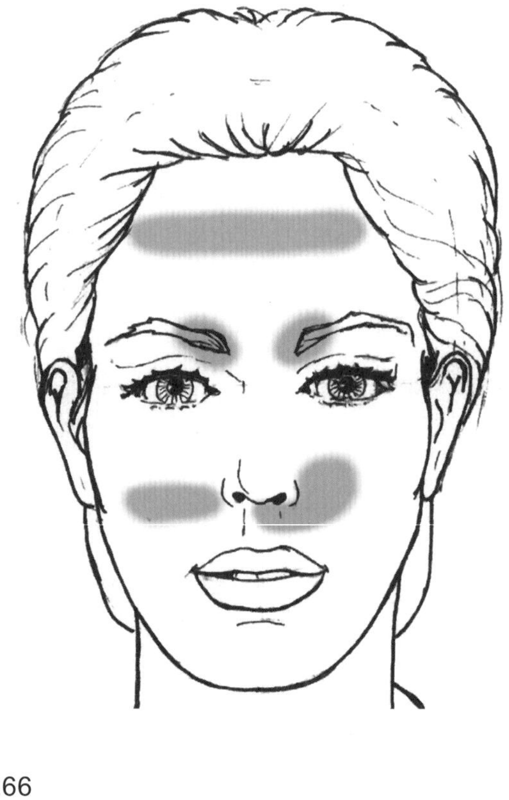

독자들 중 악몽을 자주 꾸는 사람이 있다면, 잠을 자기 전에 이완 점들과 소화를 돕는 부위들을 자극하는 것이 좋다: 이 부위들을 자극하면 편안하고 상쾌한 잠을 잘 수 있다.

봉소직염 26, 3, 85, 87, 50, 37, 39, 74, 143, 0
또한 85, 87, 22, 0

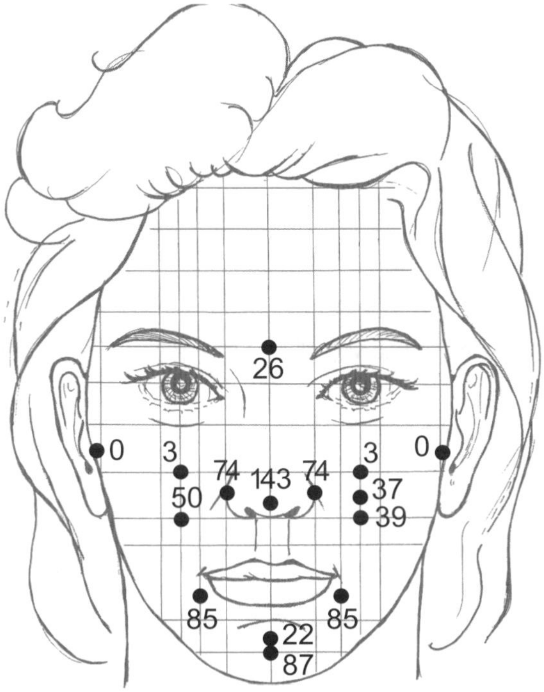

이 점들은 몸이 수분을 함유하는 것을 제어한다. 따라서 규칙적으로 이 점들을 자극하면, 모든 여성들이 두려워하는, 봉소직염을 줄일 수 있다. 하지만 지속적으로 효과를 보려면 인내를 가지고 시술해야 한다. 몇몇 경우는, 내분비계점*(피임을 볼 것)*, 갑상선점(**8**, **14**, **15**), 췌장점(**7**, **113**, **63**) 그리고 때로는 심장점(**3**, **19**)들을 같이 자극하는 것이 좋다.

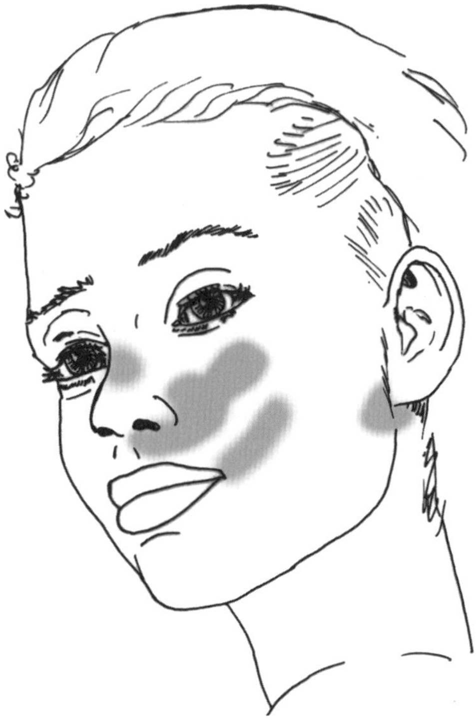

또한 내분비계, 갑상선, 췌장, 심장, 신장…과 대응하는 반사부위를 자극한다.

두통 61, 26, 106, 34, 124, 0

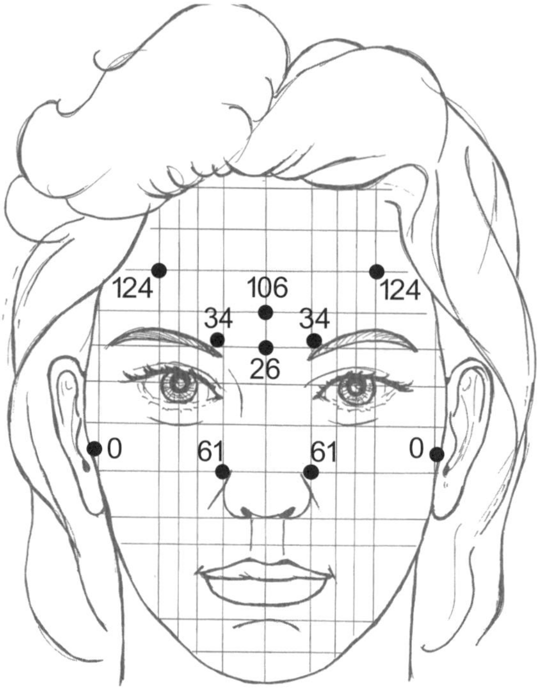

살면서 두통이 없었던 사람이 있을까? 그 원인을 명확하게 말하는 것은 어렵지만(최소한 설명할 수 있는 140 종류의 이유나 동기가 있다), 가리키는 순서대로 이 점들을 자극하면 쉽게 통증을 경감시킬 수 있다. Dien' Cham'은 아스피린을 대처한다! 일반적으로, 두통은 긴장과 관계가 있다. 긴장으로 인해 근육이 수축하면 이 근육에 혈액을 보내는 혈관이 수축한다; 기의 순환이 막히고 머리부위에서 어느 정도 통증이 나타난다. 격렬하고, 시끄러운 삶, 근심, 스트레스 또는 과도한 업무나 지속적인 업무로 인해 긴장이 발생한다. 반사요법을 시술하면, 즉각적으로 두통이 진정되는 효과를 얻는다!

두통은 간기능 저하(*≪소화기 장애≫라고 불리는 두통을 볼 것*)와 자주 연관이 있다. 시술을 할 때 항상 간과 담낭부위를 자극하는 것을 생각해야 한다.

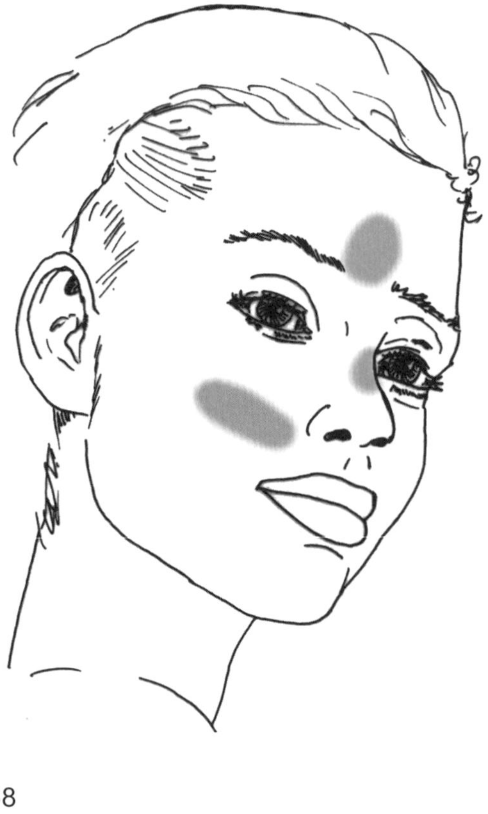

국소적인 두통 *41, 51, 61, 3, 100, 180, 0*

머리 한쪽에서 발생

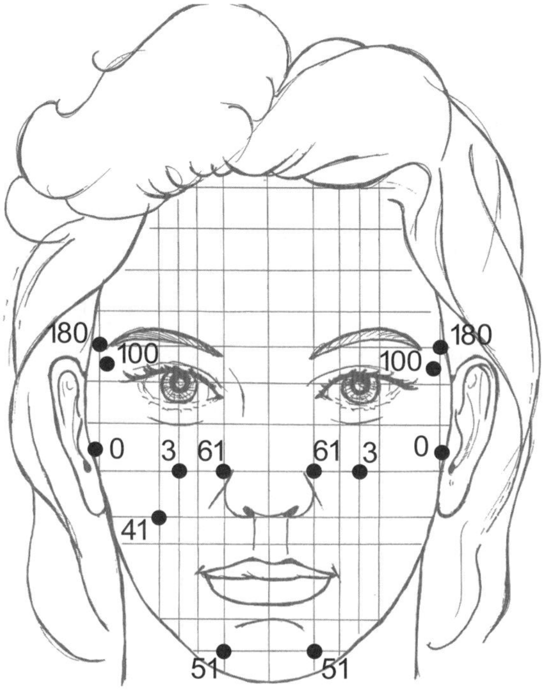

두통은 복잡 다양하다! 일반적으로 두통은 앞에서 가리킨 점들을 자극할 수 있다. 만약 이 시술이 충분하지 않다고 판단이 들면, 여기서 가리키는 점들을 자극한다. 필요하다면 자주 시술한다: 마사지를 하면 두통이 매우 빠르게 사라지지만, 다시 재발한다. 통증을 느끼자마자 시술을 하면, 몇 초 만에 두통이 사라질 것이고, 그리고 두통이 발생하는 간격이 점차 멀어지고 마침내 두통이 사라질 것이다.

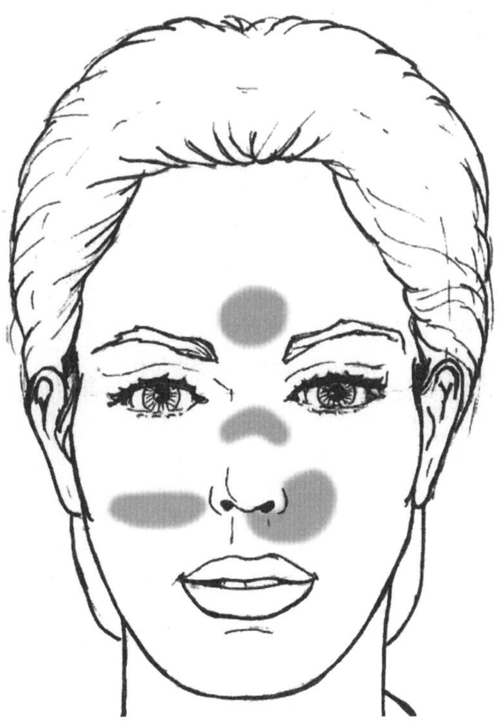

또한 두통이 발생한 부위를 많이 자극하면서, 머리와 대응하는 부위를 자극한다(이마 가운데, 코 등등).

아래와 같은 부위를 함께 자극한다:

○ 머리 오른쪽이 아프면, 간과 담낭부위를,

○ 머리 왼쪽이 아프면, 위장과 췌장을.

국소적인 두통 *50, 51, 87, 61, 103, 0*

정수리에서

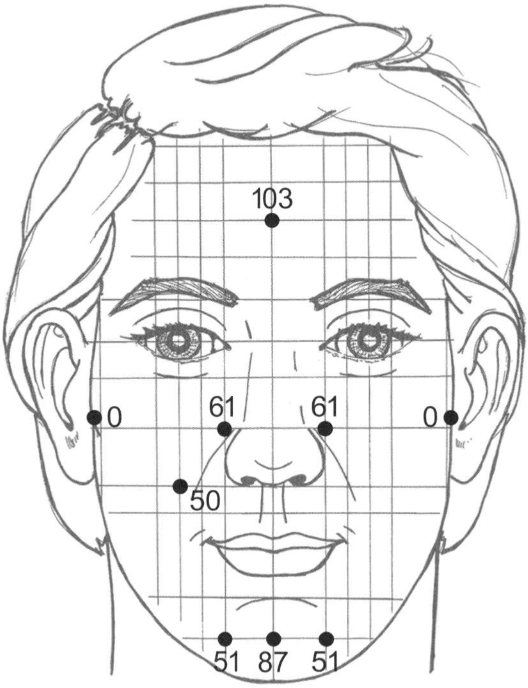

고통스러운 이 두통은 자주 발생하는데, 때로는 많은 장애를 발생한다! 항상 일반적인 두통 점들을 자극하면서 시술을 시작한다. 이 시술을 해도 통증이 완전히 사라지게 하지 않으면, 이 두통에 더 적합한, 왼쪽 그림에서 가리키는, 반사점들을 자극한다: 효과가 금방 나타날 것이다!

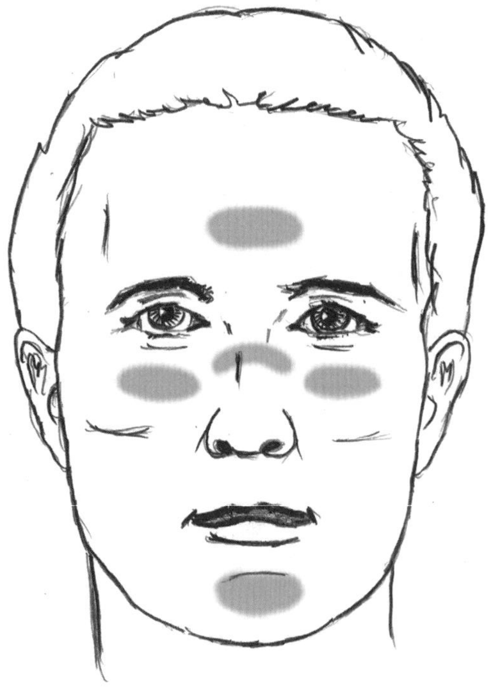

다시 두통이 발생하자마자, 가능하다면 이 짧은 시술을 하면, 더 좋은 효과가 나타나고 그 효과가 더 지속적일 것이다. 만약 이 두통이 오래 전부터 있더라도 실망할 필요는 없다: Dien' Cham'의 ≪특징≫ 중 하나는, 누구도 성공하지 못했지만, 비록 오래된 통증이더라도 순식간에 통증을 완화시킨다!

국소적인 두통 *41, 61, 3, 180, 0*
관자놀이에서

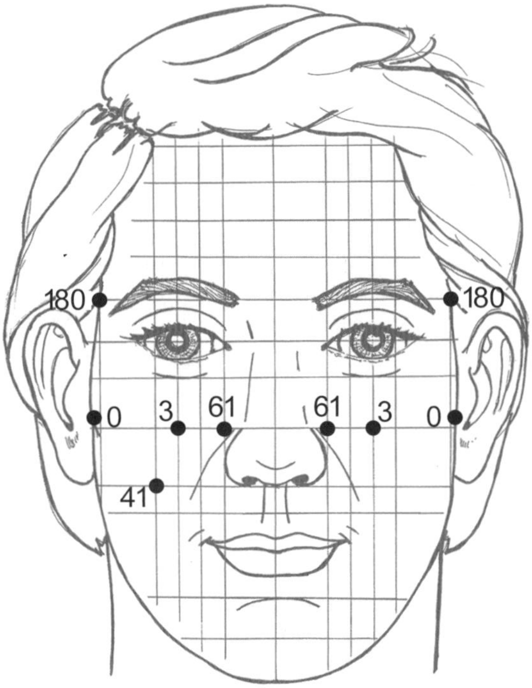

찌르는 것 같은 통증을 자주 느끼는 것은 담낭 기능장애와 자주 관계가 있다. 두통을 치료할 때, 두통이 발생하는 원인에 따라 반사점들을 선택하는 것이 중요하다. 왜냐하면 이렇게 시술을 하면 매우 좋은 결과를 얻을 수 있다. 이러한 시술의 사례들을 통해, 독자들은 자신의 느낌과 경험에 의해, 독자들 스스로 적절하게 자극해야 할 점들을 선택하는 ≪처방≫을 내릴 수 있기 때문이다.

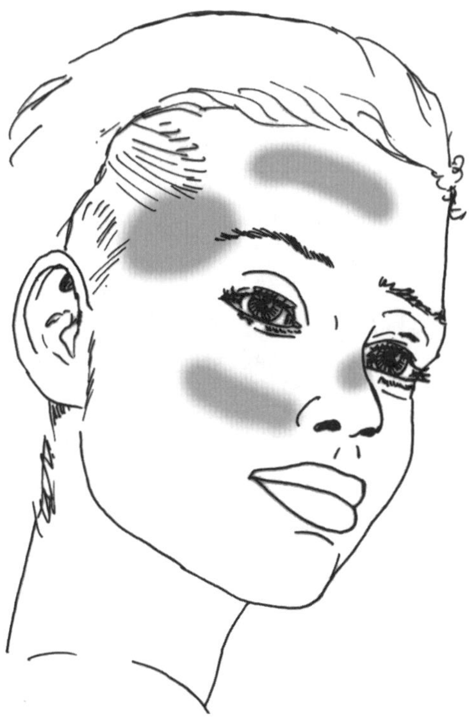

특히 오른쪽 관자놀이에서 통증을 느끼면, 간과 담낭의 반사부위를 같이 자극한다! 왼쪽 관자놀이에서 통증을 느끼면, 위장과 췌장의 반사부위를 같이 자극한다.

≪소화기 장애≫라 불리는 두통 50, 19, 3, 61, 26, 106, 103, 34, 124, 0

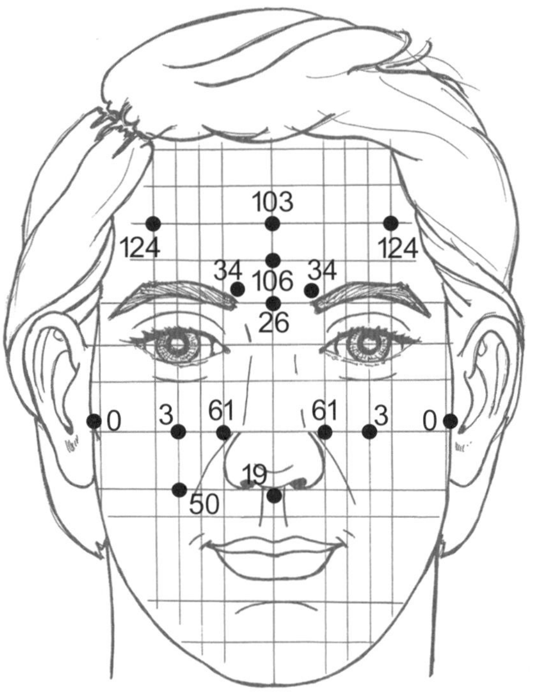

두통은 여러 가지 원인에서 발생한다고 언급했다. 그 중에서, 원인을 알 수 없는 두통 중 하나는, 과식을 하거나 또는 간 기능의 문제로 인해, 흔히 발생하는 소화 불량에서 기인한다. 두통이 발생하자마자, 이 점들을 자극하면 바로 두통이 진정될 것이다. 만약 만성두통일 경우, 예방차원에서 며칠 동안 식사 후 마사지를 하는 습관을 기른다. 과식을 하는 경우에서 이 점들을 자극한다: 건강이 빠르게 돌아오는 것을 느끼고 소화불량으로 인해 하루를 허비하는 것을 피할 수 있다!

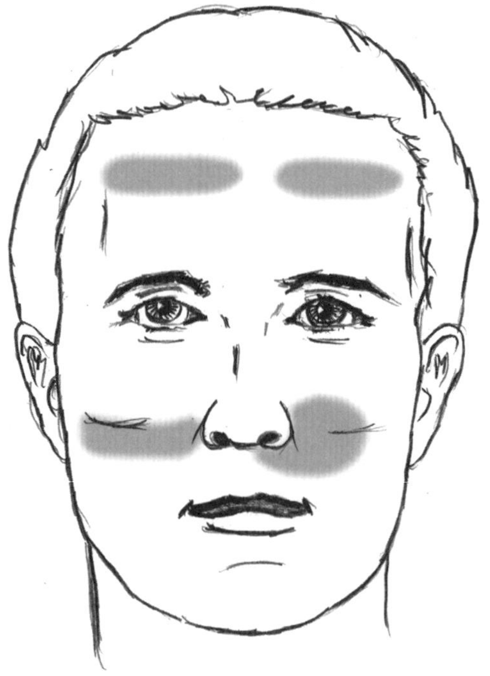

또한 매우 자주, 이러한 통증은 ≪위장≫ 때문이라고 성급하게 판단을 내리는 경향이 있는데… 그 원인은 특히 지나친 음주에서 기인한다! 어떤 사람들은 알코올을 조금만 섭취해도 불쾌감을 느끼는데 비해, 다른 사람들은 술에 강하다고 생각하지만, 과음을 하면 심한 두통으로 고생을 하게 된다.

목뼈 *8, 34, 26, 65, 106, 16, 0*

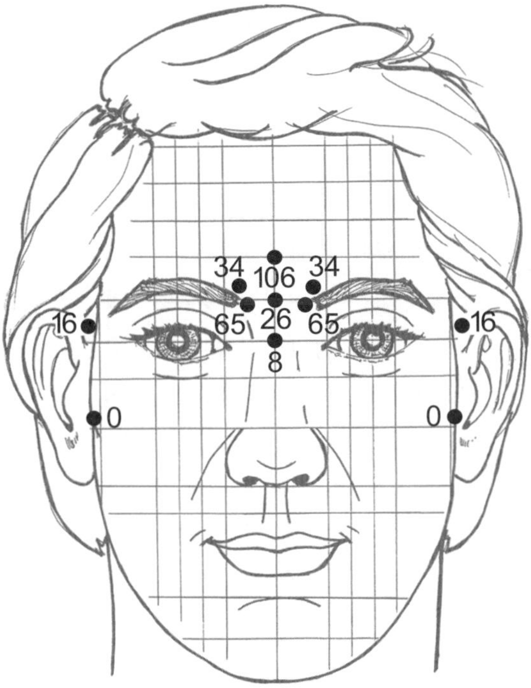

만약 목뼈로 인해 고통을 받는다면(통증, 관절증, 두통, 어깨와 팔 통증), **8–106** 부위를 쓸고, 그 후 어깨와 팔에 대응하는(오른팔/오른 눈썹 – 왼팔/왼 눈썹), 눈썹을 따라 위치한, 부위를 자극한다. 척추는, 0점이 있는, 귀앞 부위 전체(도표 8과 12를 참고 할 것)에 위치하고 있다는 것을 기억해야 한다: 따라서 등과 목에 문제가 있는 경우 여기를 자극해야 한다.

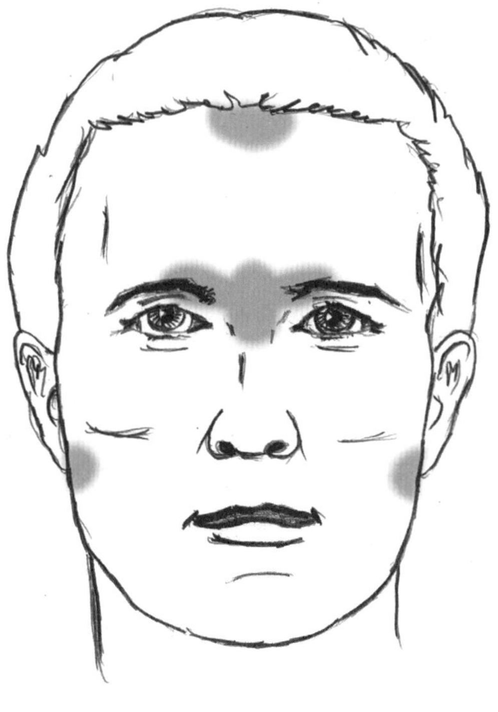

목통증은, 목뼈 비틀림과 마찬가지로, 코뿌리와 눈썹사이에 위치한 부위를 몇 초 자극하면 빠르게 통증이 완화될 것이다.

차크라(Chakras) 365, 127, 19, 1, 8, 26, 103

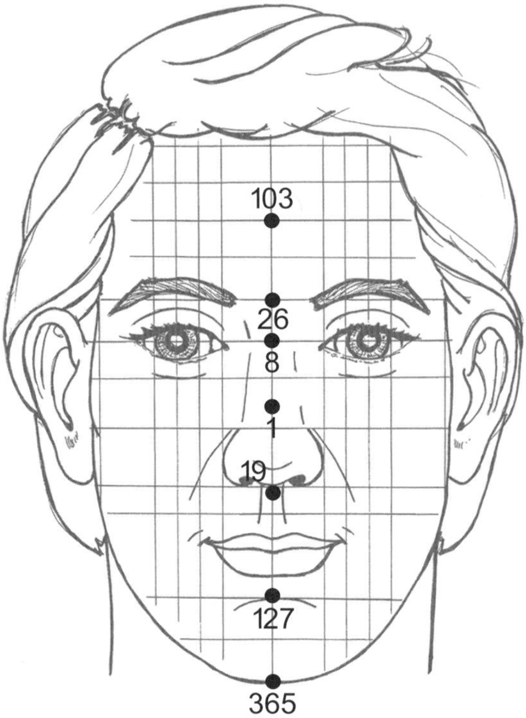

7개의 차크라와 대응하는 7개의 반사점은 턱에서 수직으로 이마 중앙까지 퍼져있다. 순서는 다음과 같다.

1er 차크라 또는 천골신경총: **365**

2^{e} 차크라 또는 배꼽신경총: **127**

3^{e} 차크라 또는 복강신경총: **19**

4^{e} 차크라 또는 명치신경촐: **1**

5^{e} 차크라 또는 상완신경총: **8**

6^{e} 차크라 또는 이마신경총: **26**

7^{e} 차크라 또는 관상신경총: **103**

이마 신경총 또는 ≪제 3의 눈≫과 대응하는, **103**점은 차크라 전체를 자극(마찬가지로 뇌하수체 —내분비샘과 대응— 그리고 내분비계 전체를 조절하는 기능)한다.

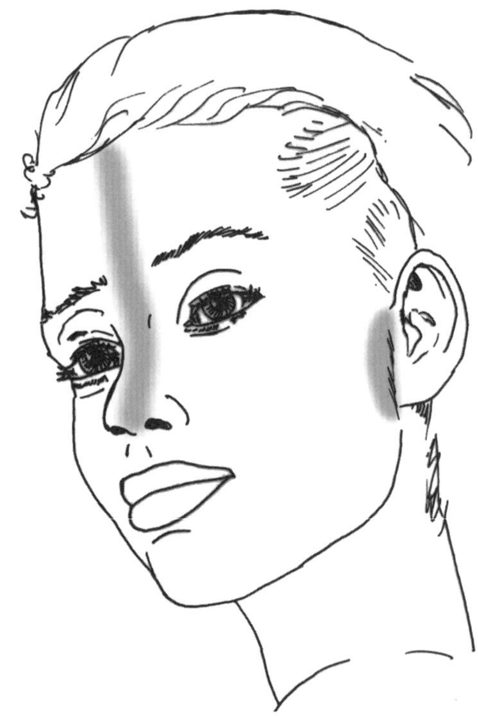

또한 귀앞에 위치한 선에서 차크라의 투영을 발견한다. **0**점은 복강신경총과 대응한다.

기(상승을 유발한다) 126, 103, 1, 19, 127, 22, 6, 37, 50, 0

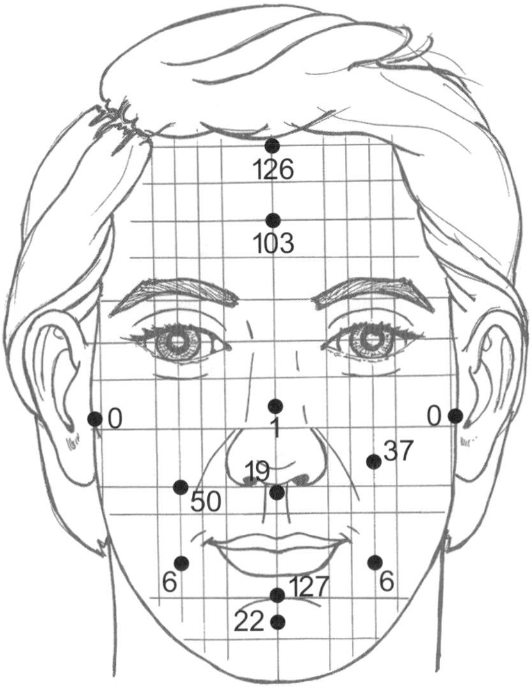

무도인들은 기의 개념을 이해하는데, 그들은 기를 운행하고 사용하는 법을 배운다. 기는 생명력이고 그 이상의 뜻을 지니고 있다.…

병이 들면, 몸 어느 부위에서 기가 정체되거나 아니면 지나치게 흘러, 어떤 부위에서 기가 지나치게 많아지거나 또는 모자랄 수 있다. 모든 기치료의 목표는, 기가 정체되었을 때 다시 흐르게 하고, 기가 부족한 부위로 기를 흘러가게 하여, 기의 균형을 바로 잡는데 있다. 등등. 따라서 기가 상승하도록(위로 올라감) 하는 경우에는 유용하다.…

(하강을 유발한다) 26, 3, 51, 87, 14, 15, 0

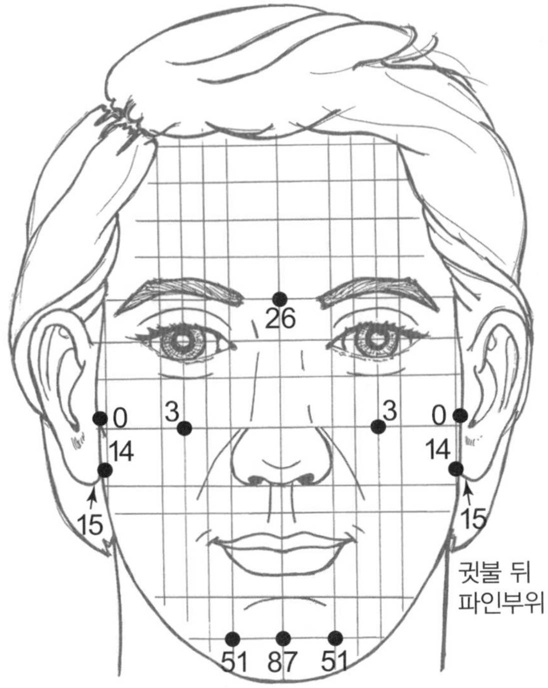

기를 하강시켜야, 즉, 기를 아래로 내려야 하는(예를 들어, 머리에 지나치게 기가 몰릴 때, 많은 경우에서 두통의 원인이 된다) 상황이 있다.

약물 충격 *19, 127, 0*

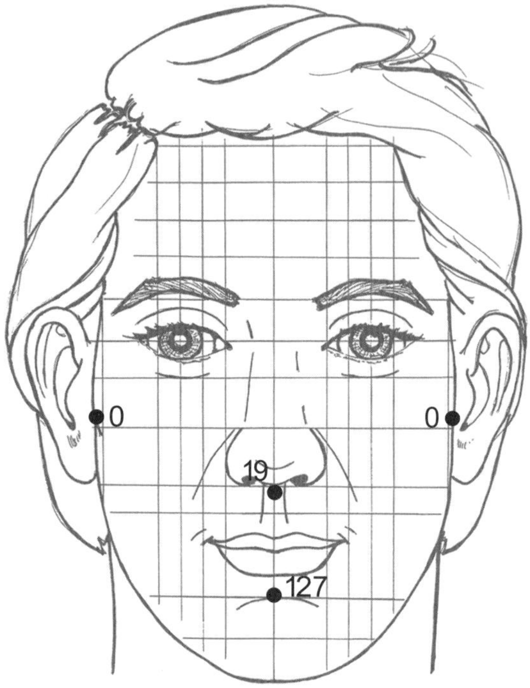

이 2개의 점은 거부반응을 일으키는 약물이 몸에 들어 왔을 때(예를 들어, 국소마취에서 마취 알레르기 충격인 경우) 또는 몸에 해로운 물질을 마셨을 때(다양한 마약, 알코올, 화공약품 등등.) 생명을 구할 수 있다. 하지만 가능한 최대한 빨리 의사를 불러야 한다: 즉시 이 점들을 자극하고 **구조대원**을 불러야 한다.

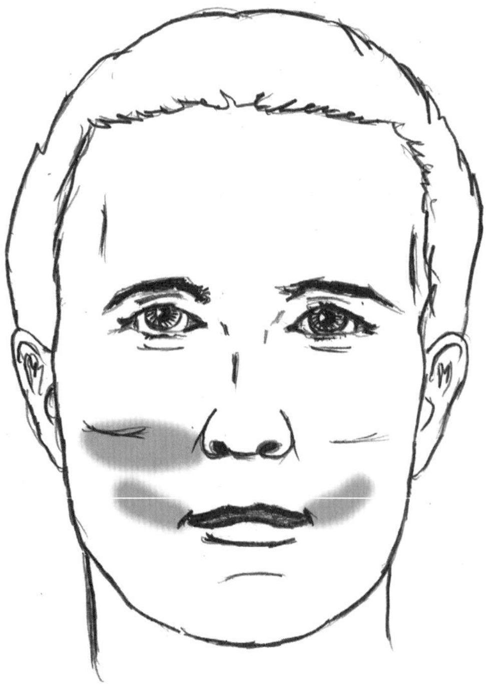

콜레스테롤 (수치를 낮춘다) 41, 50, 37, 113, 7, 233, 0

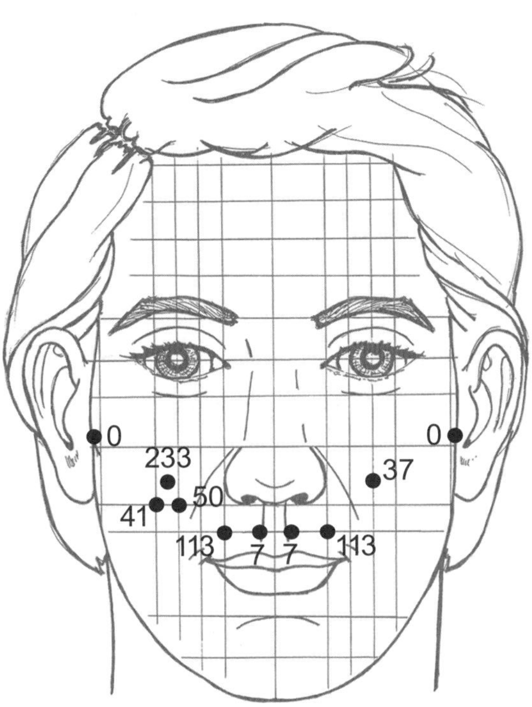

높은 콜레스테롤 수치와 심혈관 질환과의 상관관계를 독자들은 잘 알 것이다. 만약 콜레스테롤 수치가 너무 높으면(특히 저밀도지단백질과 중성지방), 식이요법과 함께 이 점들을 자극한다. 만약, 다른 한편으로, 갑상선기능저하로 고통을 받고 식이 요법에도 불구하고, 저밀도지단백질 또는 중성지방의 비율이 내려가지 않는다면 **8**, **14**, **15**점을 자극한다.

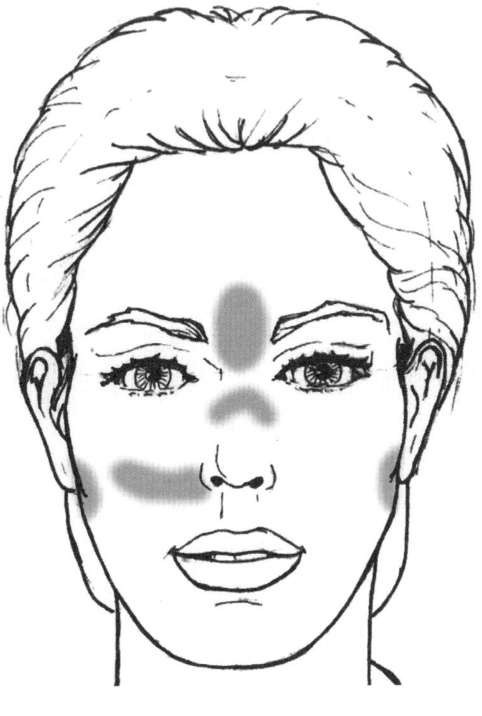

콜레스테롤 수치가 높은 것은 또한 간 기능저하와 관계가 있고, 때로는 중성지방과 연관이 있다. 따라서 이 장기와 대응하는 부위를 자극하는 것이 좋다.

뇌 혈액순환 *106, 65, 60, 8, 15, 0*

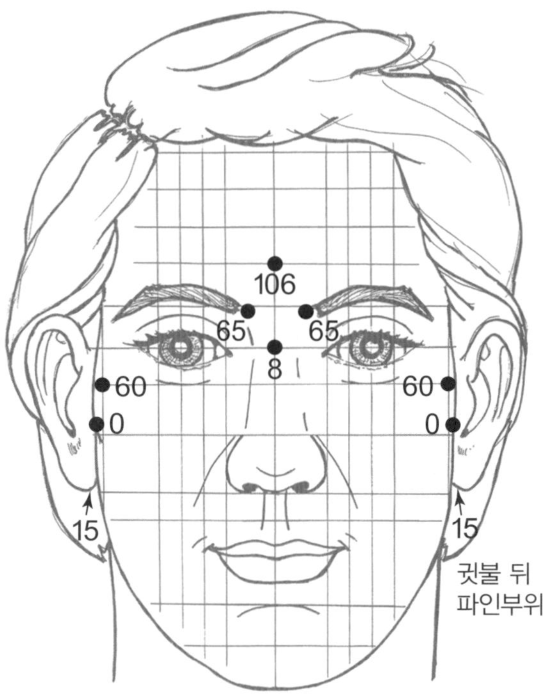

뇌 혈액순환이 잘되게 하는 것은 건강을 유지하는 보물이다. 그런데 현대사회에서 우리들의 생활은 뇌 혈액순환을 방해한다: 스트레스에서 음식까지, 운동부족에서 수면부족까지, 알코올과 흡연… 나이도 여기서 문제가 된다. 따라서 최대한으로 뇌 혈액순환을 유지하는 것이 중요하다. 혈액순환에 장애가 있는 경우 이 점들을 자극한다. 가능하다면 뾰족한 것으로 **15**점을 강하게 자극하면 피가 뇌로 흐르게 되어 바로 효과를 본다.

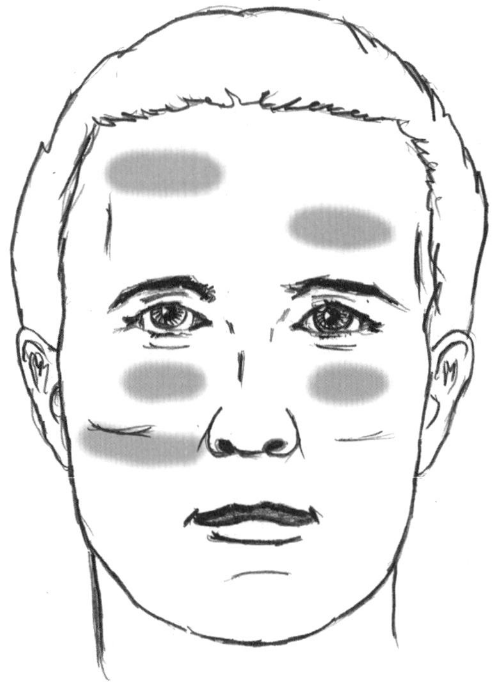

간과 심장 반사부위를 함께 자극한다. 또한 일반적으로 머리부위를 자극한다.

혈액순환 7, 37, 50, 60, 73, 74, 156, 0
(무거운 다리를 볼 것)

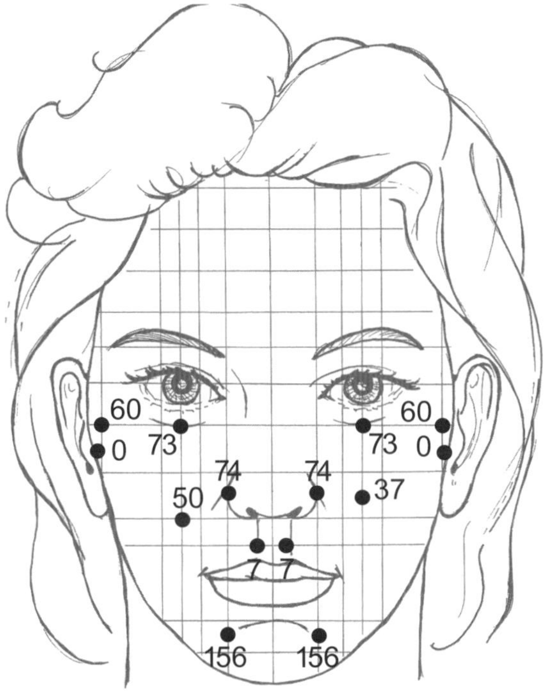

정맥류, 정맥류성 종창으로 고통을 받거나, 또는 하루를 마칠 때 다리가 무거운가? 이러한 불쾌감은 정맥막의 탄성이 부족하다는 것을 나타낸다. 반사점과 반사부위를 자극한다.

사무실에서 장시간 앉아 있거나, 또는 컴퓨터 앞에서 오랫동안 앉아 있는 경우 하루에 여러 번 시술한다: 이 모든 경우에, 혈액순환이 잘되지 않는다. 규칙적인 운동이 최상의 약이라는 것을 잊어서는 안된다!

주의: 이러한 경우 **0**점은, 정맥수축과 탄력을 원활하게 만드는, 정맥순환개선제로 작용한다.

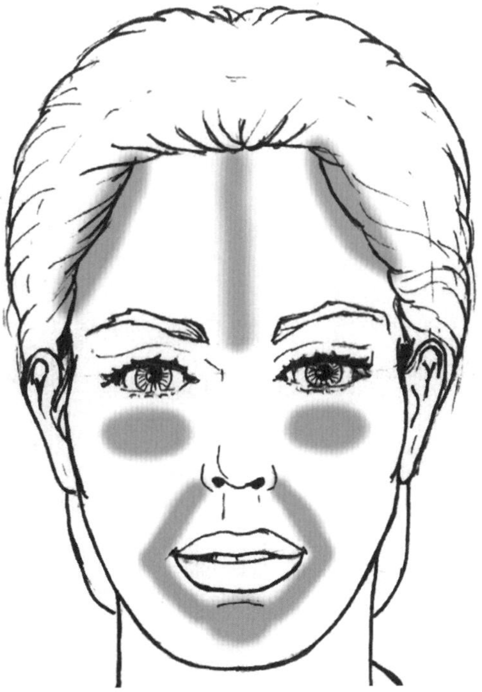

꼬리뼈 *126, 143, 0*

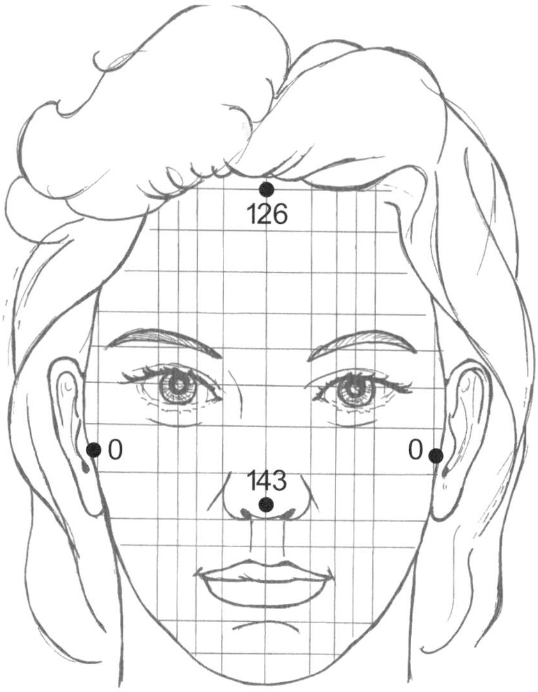

예를 들어, 넘어지거나 또는 너무 오랫동안 앉아 있어서, 꼬리뼈 통증으로 고생한다면, 통증이 사라질 때까지 2개의 점을 오랫동안 자극한다.…

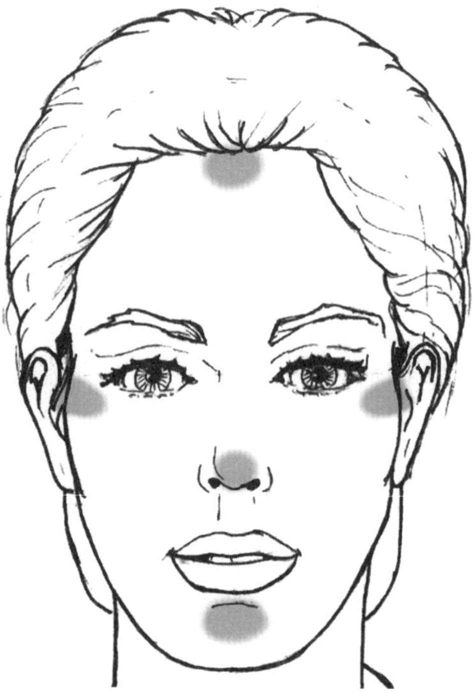

… 반사부위도 같이 자극한다!

심장(심부전) 1, 3, 6, 19, 73, 100, 106, 156, 60, 191, 0

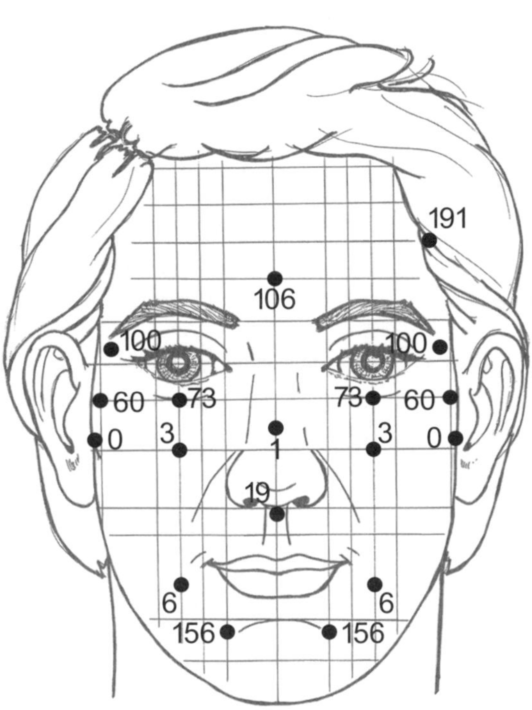

협심증(특히 **73**)의 경우와 모든 심장문제가 있을 경우 이 점들을 자극한다. 그렇지만 의사가 처방해 주는 약을 계속해서 복용해야 하지만, 확실하게 이러한 문제들이 경감될 것이다. 필요하다면 하루에 몇 번씩 자극한다.

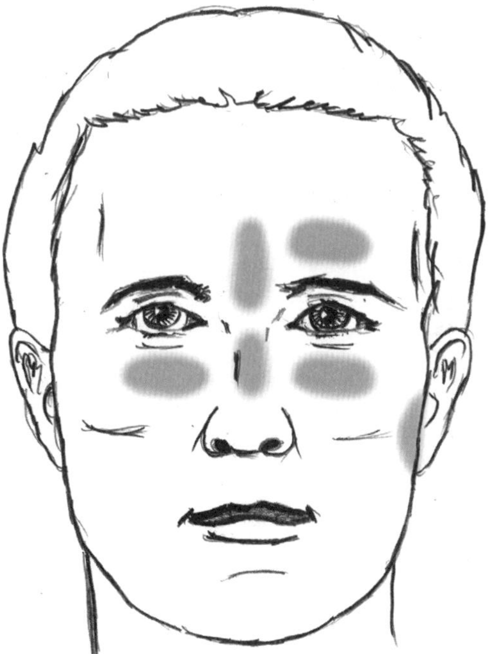

일반적으로 심장과 가슴 반사부위, 그리고 척주, 특히 등, 반사부위를 자극한다.

대장균염 *19, 17, 38, 43, 143, 113, 61, 63, 37, 300, 85, 87, 0*

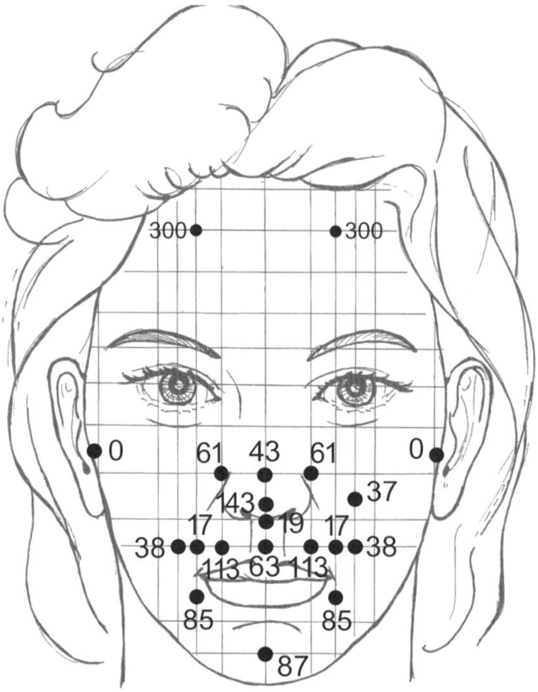

이 모든 점들은, 매우 빈번하게 방광염을 동반한 방광 감염으로 인해 발생하는, 자주 고통스러운 장의 감염에 효과적이다. 턱과 함께 윗입술에 위치한 점들 전체를 자극할 수 있다.

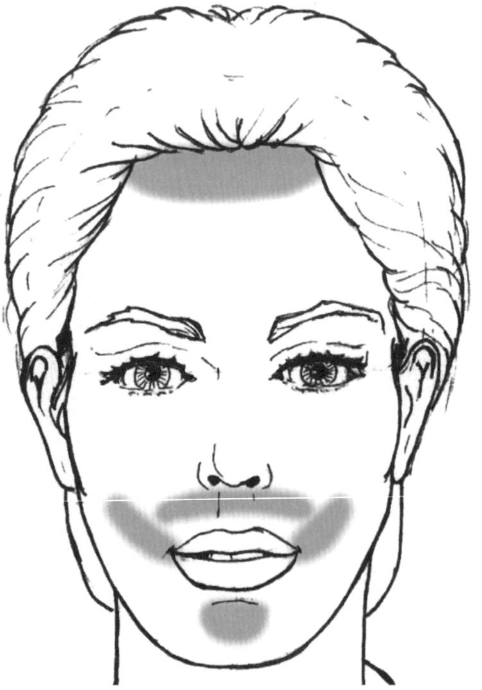

또한 방광염을 예방하기 위해, 결장, 신장과 방광 반사부위를 자극한다.

결장염, 기능성 결장염 *127, 63, 19, 61, 0*
또는 *342, 98, 19, 17, 38, 0*

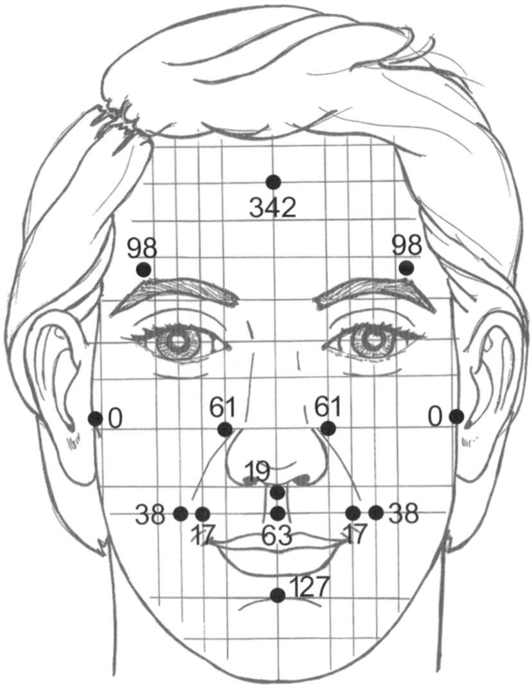

결장염증이나 대장염증과 연관이 있는, 결장염은, 때로는 대변이 나오지 않는데도 화장실에 가고 싶은 욕구를 동반한, 배가 자주 반복적으로 아픈 원인이 된다. 결장염은 장이 차가워지거나 또는 장 기능의 이상과 관계가 있을 수 있다. 일반적으로, 육식과 가공육식을 지나치게 섭취하면서 채소를 적게 먹는, 균형 잡히지 않은 음식섭취가 원인이다. 여기서 가리키는 점들은 설사가 없는 경우에 자극한다: 2-3분간 자극하면 통증이 빠르게 완화된다.

경련성의 결장염 *127*

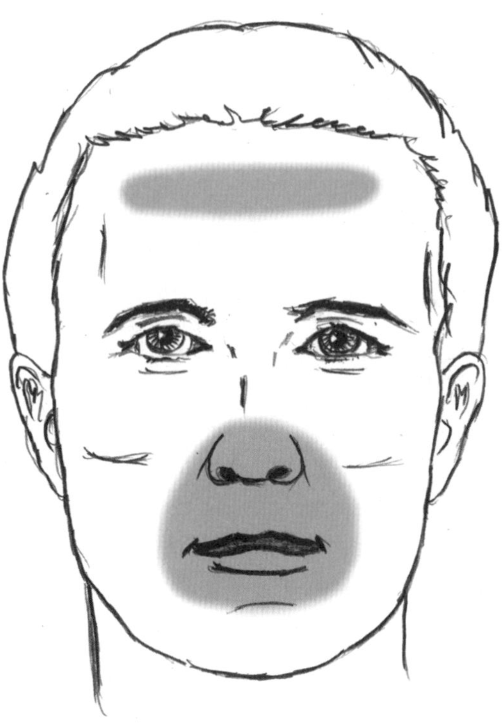

스트레스로 인해 결장염이 발생했을 경우, 다른 시술을 한다: **124**, **34**, **8**(이완), 그 후 **61**(코입술주름을 따라), 다시 한 번 **61**, 하지만 이번에는 수평으로, 고무개로 지우듯이 **3**점 방향으로 자극하고; **0**점에서 마친다.

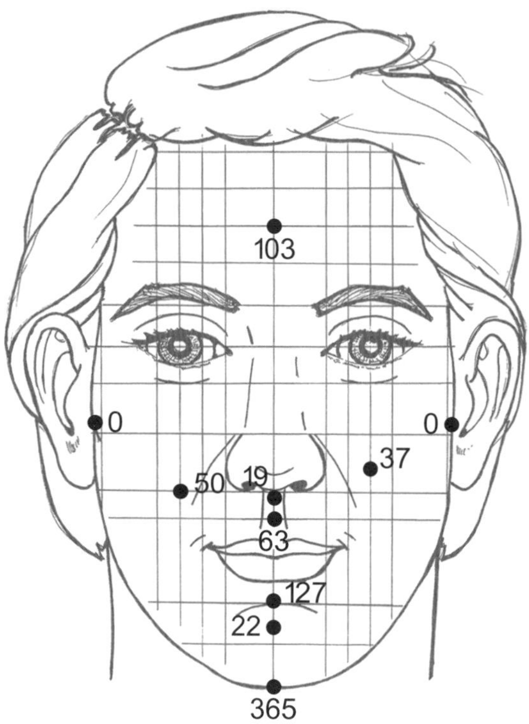

만약설사를 동반한 결장염일 경우, 이 시술을 참고하거나 또는 다음의 점들을 자극한다: **103, 50, 37, 63, 127, 22, 365, 19, 0.**

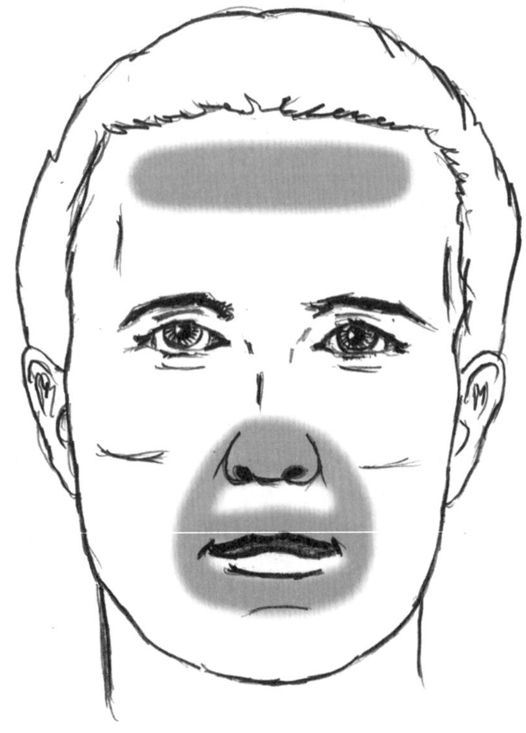

또한 그림의 반사부위를 자극한다.

척주 19에서 126까지, 0

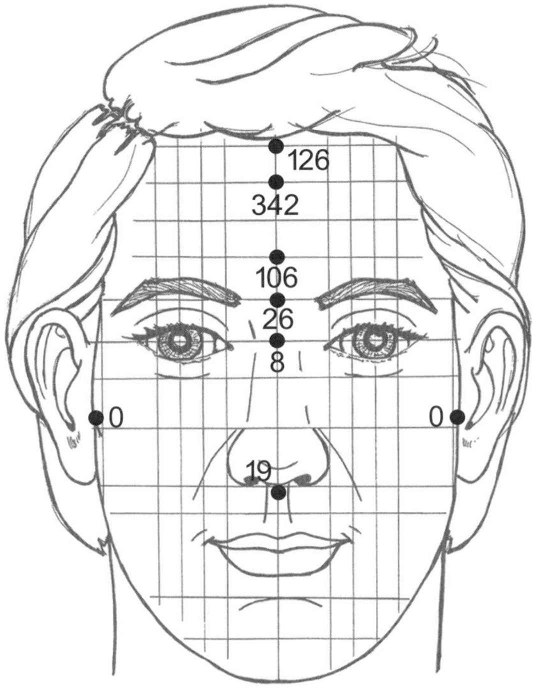

얼굴에서 각각의 척추와 대응하는 점들을 발견한다. 상태가 척주가 양호한 상태는 건강을 보장한다. 또한 이 점들을 규칙적으로 자극을 하면, 등이 아프지 않다. 그리고 만약 등이 아파 고통을 받으면, 해당되는 점들을 자극한다.

8, 26, 106 → 목뼈

19에서 8까지(콧등) → 등뼈

342 → 허리뼈(요통)

126에서 19까지 → 이 점들이 위치한 선을 자극하면 척주가 치료된다.

126, 342 → 척주의 건강을 되찾게 하거나 유연하게 하기 위해, 위에서 아래로 쓸듯이 이 2개의 점을 자극하는 것으로 시작하고; 그 후 이마에서 코를 따라 내려가면서 두드리고; 마지막으로 이 선을 따라 올라가면서 두드리고 0점을 자극하면서 시술을 마친다.

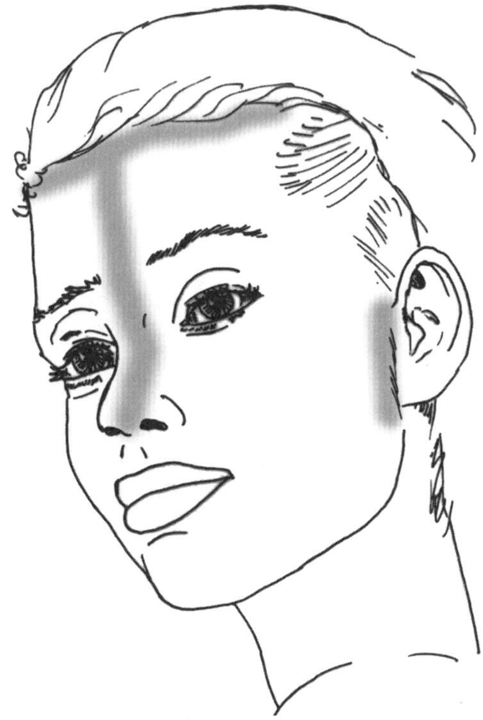

또한 얼굴에서 척주를 투영하는 원칙을 요약한 도표 6을 참고한다.

이 점들 외에도, 또한 척추를 나타내는 반사부위 전체를 자극할 수 있다.

결막염 73, 180, 130, 100, 16, 51, 50, 38, 17, 7, 0

이 고통스러운 염증은 눈을 충혈시키고 눈물을 흘리게 한다. 결막염은 알레르기로 인해 또는 대기 중에 떠다니는 입자에 의해 발생할 수 있다. 특히, 눈을 비비지 말아야 한다. 여기서 가리키는 반사점들과 반사부위들을 필요한 만큼 자극한다.

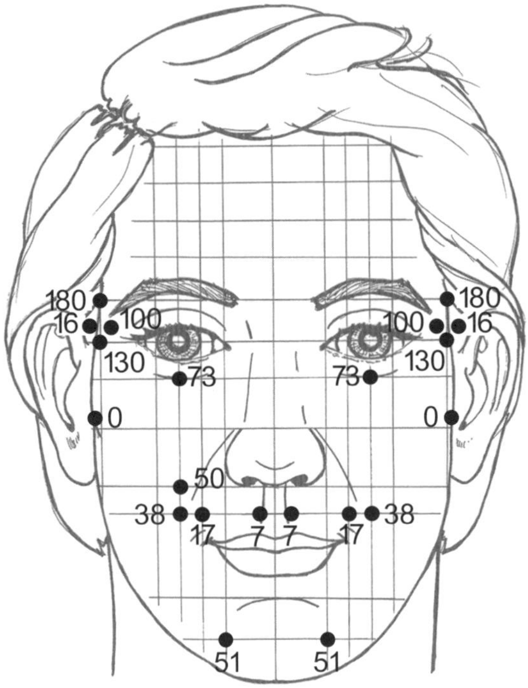

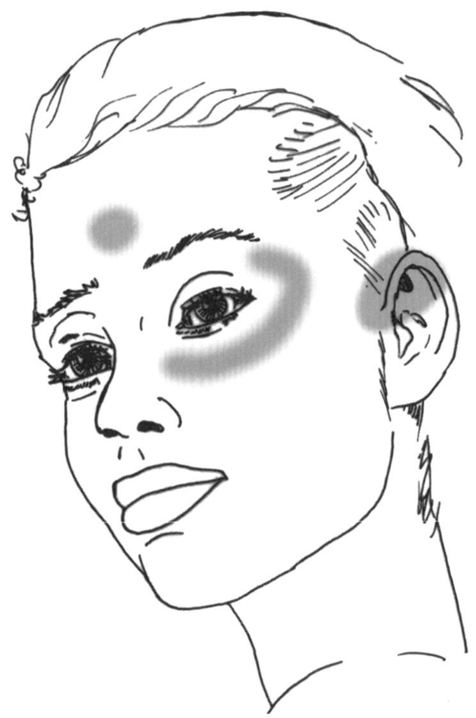

변비 50, 19, 3, 143, 41, 97, 98, 38, 0

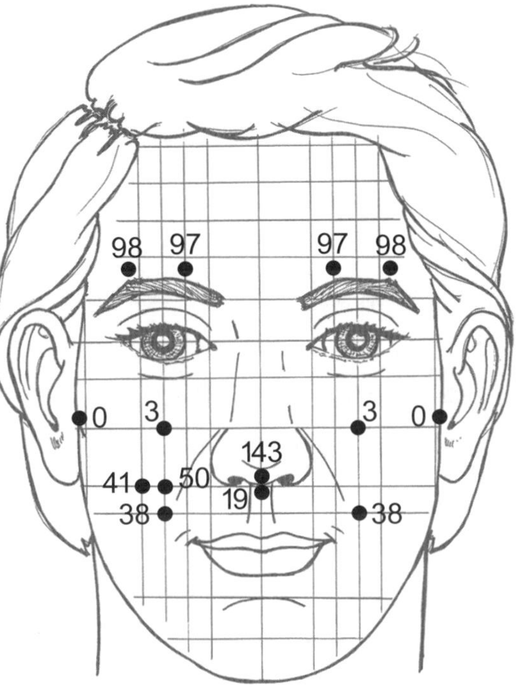

대변배설이 늦어지거나, 또는 배변량이 적어서 유발되는, 매우 빈번하게 발생하는 이 고통은 여러 가지 이유에서 기인할 수 있다: 입구에 장애가 있거나(결장이 좁아졌거나 막힘) 또는 기능장애이거나, 근육의 힘이 약해졌거나 또는 고통스러운 경련을 동반한 지나친 근육수축. 매우 빈번하게, 고혈압이 있는 사람들에게 이러한 문제가 많이 발생하고, 육식(그리고 육류가공식품: 돼지고기류 등등)을 자주 많이 섭취하는 사람들에게도 이 문제가 발생하고, 또한 섬유질(과일과 체소)을 조금만 섭취하고, 물을 매우 적게 마시고 운동이 부족한 사람들에게도 나타난다.

간단한 시술이 있는데, 비록 며칠간 대변을 보지 못했다 하더라도, 매우 효과가 좋다: 오른손 손가락 2개 또는 3개(검지, 중지 필요한 경우 약지, 엄지는 턱을 받친다)를 입의 오른쪽에서 왼쪽으로 돌린다 —그림에서 보여준 것처럼— 그 후 턱 중앙에 도착하여 바깥쪽으로 ≪흩어내린다≫. 아침에 일어날 때, 공복 시, 약간 소금기가 있는 따뜻한 물을 한 컵 마신다. 그 후 이 시술을 50번 정도 한다.

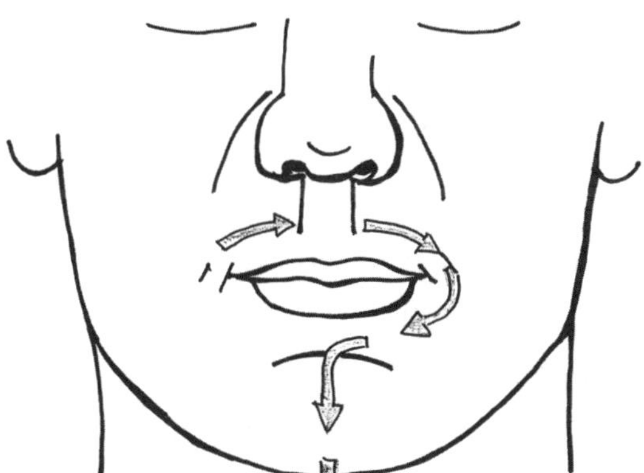

주의점: 필요한 경우, 하루 중 언제라도 시술한다.

피임

이 방법은 이상하게 보일 수 있지만, 동남아시아에서 수천 명의 여성들이 이 방법을 사용하여 피임에 성공을 한다. 물론 이 방법을 사용 하는데 조심할 것을 당부한다. 여성독자들이 이 방법을 시도하여 성공을 했는데; 하지만 또한 실패를 한 경우도 있다. 매우 민감한 이 분야에서 믿음과 전통을 무시해서는 안된다: 임신이 되고 또는 임신이 되지 않는 것에는 정신상태가 결정적인 역할을 한다. 수년간 불임으로, 아기를 가질 수 없다고 생각하여, 아이를 입양한 후 아기를 임신하게 되는 많은 경우를 확인한다!

안면 반사요법의 원칙에 의하면, 코의 반사부위는 자궁과 밀접한 관계가 없고, 입술 위쪽에 위치한 점들과 입술 아래쪽에 위치한 점들은 난소와 자궁에 연결된다. 이 반사부위들을 자극하면(누르거나, 문지르거나 가볍게 치는 등, 자극을 여러 방법으로 할 수 있다) 이 기관들의 호르몬, 근육과 생체 유형을 변화시킬 수 있다.

이 기술의 장점은 단지 피임에만 한정되지 않는다. 독자들이 이 책을 읽으면서 이해하겠지만, 이 기술은 질건조, 성교불쾌감, 불감증, 생리통, 분만, 일반적으로 성에 대한 충격과 연관되어 나타나는 ≪질구멍 작음≫등등에 좋은 효과를 낳는다.

방법[10]

- ○ 성관계를 가지기 전 그리고 관계 후 바로 10분 정도, 오른손 손가락(더 편함) 검지와 중지로 입 주위를 약 200회(다치지 않기 위해 너무 강하게 문지르지 말고, 효과를 보지 못할 정도로 너무 약하게 문지르지 말고) 정도 문지른다.
- ○ 그 후 엄지와 검지로 코를 약하게 집은 상태에서 100회(2–3분밖에 걸리지 않는다!) 마사지한다. 코밑에서 코의 양쪽을 잡고 빠른 동작으로 콧등을 향해 마사지한다.

이렇게 자극받은 부위는 따뜻해져야 한다. 이 얼굴 마사지를 하면, 기분이 좋으면서 약간의 성적 흥분과 함께, 골반부위에서 열감을 느낀다. 자주 발생하는 질건조에 대해서는, 더 이상 문제가 되지 않는다!

주의: 이러한 반응들은 자극의 효력을 증명하고 피임이 잘되는 것을 보장한다. 이러한 반응들이 없으면 마사지를 잘못했다는 것을 의미한다(예를 들어, 충분히 자극하지 않았거나, 또는 너무 약하게 잡았거나). 때로는, 반응이 없는 것은 불감증이 원인이 될 수 있는데 불감증은 치료하기가 쉽다. 하지만 효과를 볼 때까지 매일 규칙적으로 장기간 마사지를 한다.

피임이란 좋은 결과를 얻기 위해, (예를 들어, 정확하게 피임기간을 결정하는 약국에서 파는 도구가 없다) 200회 문지르는 것은 중간 정도의 횟수이고 단지 2–3분이 소요된다. 민감하고 건강한 젊은 부인은, 열감과 다른 감각을 느끼는데 50회 정도만 문지르면 된다. 반대로, 중년부인이나 또는 생식력이 떨어진 부인은 효과를 보기 위해 더 많이 문질러야 한다. 어찌하든간에, 다음과 같은 감각을 느끼는 것이 중요하다: 열감(얼굴과 골반부위) —성적 흥분— 질이 축축해지는 느낌과 때로는 심지어는 질수축

---
10 Bui Quoc Chau 교수의 연구에 의해 완성된 방법과 도표.

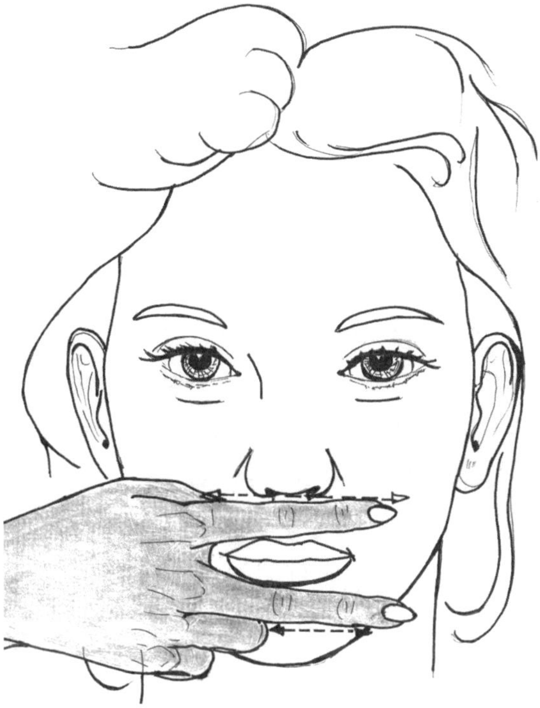

(근육이 움직이는 것을 느낀다) : 이러한 경우, 피임이 될 수 있는 좋은 기회가 된다.

주의점: *이 마사지는 착상이 되는 것을 방해하는 강한 자궁수축을 유발한다. 임신 중에는 피해야 한다(유산의 위험). 반대로, 분만 중에 이 기술을 사용할 수 있고 때로는 통증을 완화시키고 이완할 수 있다.*

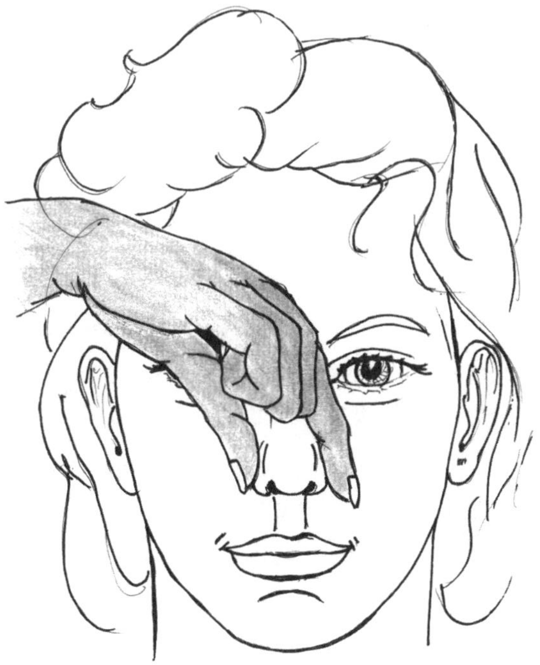

타박상, 탈구, 삠 *50, 461, 130, 127, 100, 97, 0*

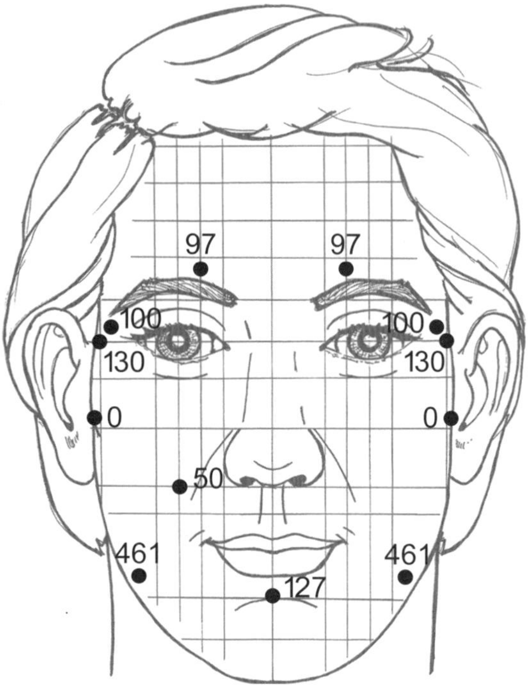

삐거나 또는 염좌가 발생했을 경우 이 몇 개의 점들을 아는 것은 매우 유용한데, 문제가 발생하자마자 가능한 가장 빠르게 이 점들을 자극하는 것이 이상적이다: 이 점들을 자극하면 상태가 심각해지는 것과 통증을 피할 수 있다. 또한 상해가 있는 부위를 몇 분간 찬물로 씻는다. **100**은 손목과 대응하고, 그리고 **97**과 **127**은 발목과 대응하는 것을 기억한다.

상해부위와 대응하는 반사부위를 같이 자극하는 것이 좋다. 도표 4, 6과 8과 함께, 도표 2a와 2b를 참고한다(1장).

일사병 *19, 26, 143, 85, 0*

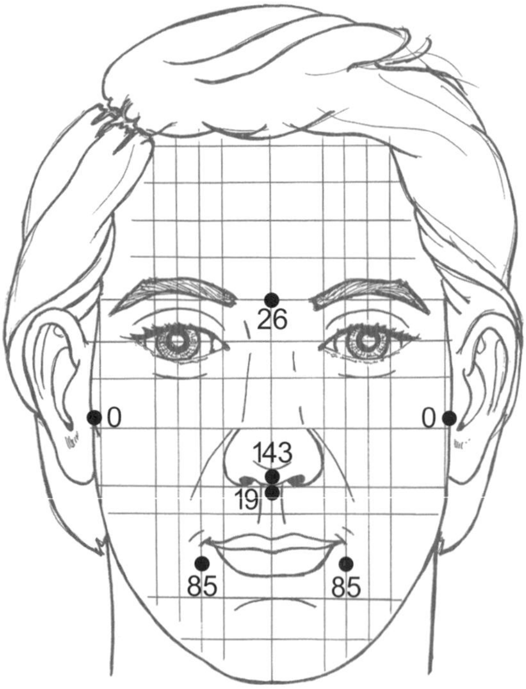

여름에 해변에서 잠이 들거나, 햇빛이 강한데 피곤한 상태에서 정원에서 일을 하거나, 에어컨 없는 차에서 장시간 운전하거나, 이 모든 상황은 약한 사람에게는 일사병이 발생할 수 있다. 어린아이들도 또한 일사병에 걸릴 수 있다. 이 점들은 응급처치로 몸의 열을 떨어트리는 작용을 한다. 10분 정도 자극한다. 그리고 일사병에 걸리지 않기 위해, 매우 더울 때 레몬이 든 물을 큰 컵으로 마시거나, 비타민 C를 섭취한다. 또한 몸에 찬물을 뿌리거나 또는 하루에 젖은 수건으로 여러 번 몸을 문지른다.

근육통, 근육경련 *34, 127, 19, 61, 342, 50, 37, 0*

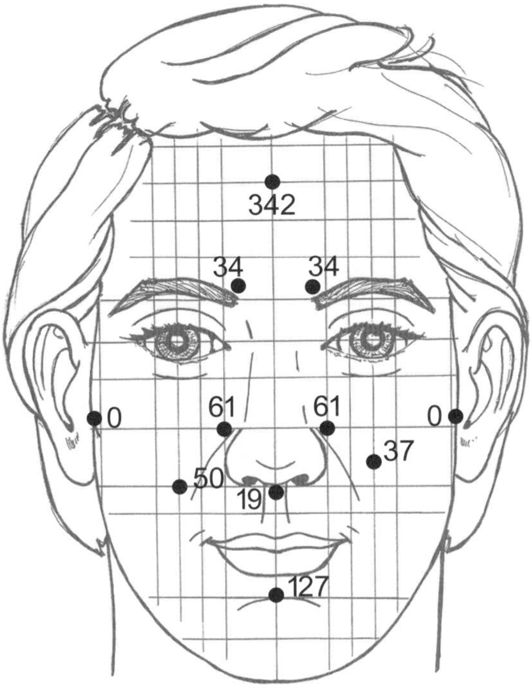

(지나친 신체활동으로 인해) 근육통이 근육에서 기인하든 또는 근육통이 열을 동반하든, 이 점들은 통증을 빠르게 가라앉힌다. 만약 다른 한편으로 경련이 나고 다양한 경련성 통증을 발생하면, 이러한 장애가 완전히 사라질 때까지 규칙적으로 이 짧은 시술을 한다. 또한 마그네슘을 보충하여 경련을 진정시킬 수 있다*(경련성 체질을 볼 것)*.

이 시술에서 장애가 나타나는 부위와 대응하는 반사부위를 같이 자극한다: 장딴지, 갈비뼈, 등 등등.

방광염 61, 19, 87, 63, 50, 7, 17, 0

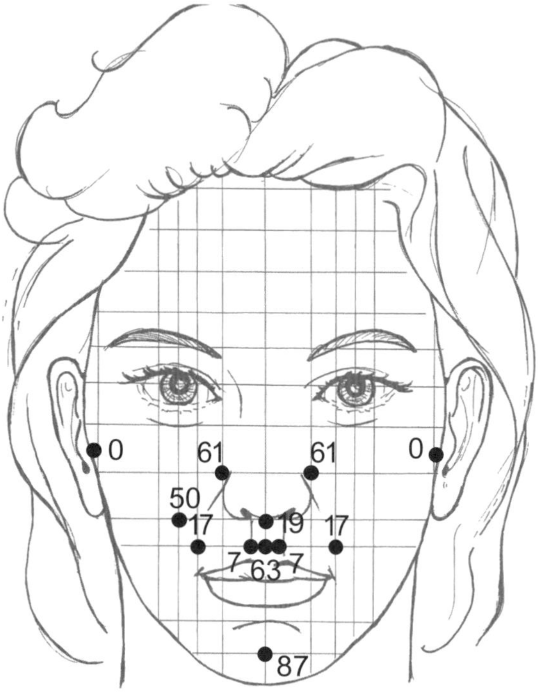

방광염은 방광에 염증이 있는데, 자주 대장균염과 연관이 있다. 방광염은 매우 고통스러운 배뇨통을 동반한다. 이 몇 개의 점들을 자극하면 매우 빠르게 통증이 완화되는데, 이 효과에 놀랄 것이다! 느낌에 따라 두 가지 유형의 시술 중 한 유형의 시술을 선택하고, 배뇨통이 완전히 사라질 때까지 시술을 여러 번 한다. 레몬이 든 따뜻한 물을 많이 마시고 장의 감염을 치료한다. 염화마그네슘과 규산염이 도움이 될 수 있다.

방광염(변형) 61, 63, 7, 113, 127, 51, 87, 73, 0

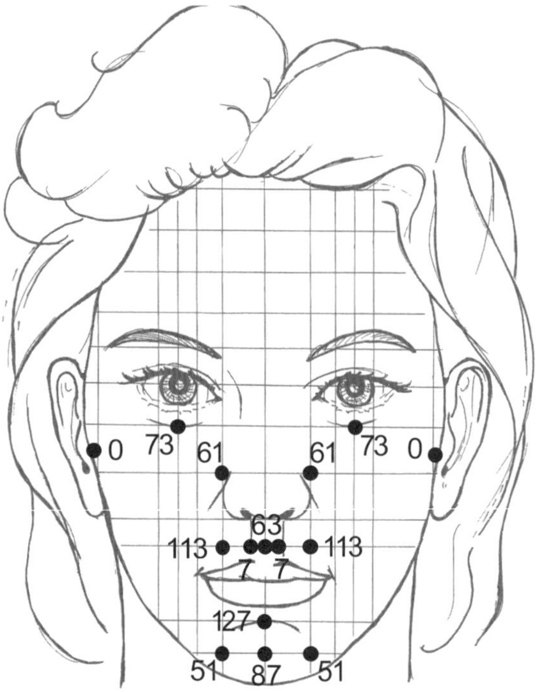

방광염(더 간단하게, 위급한 경우에 시술) *22, 17, 156, 0*

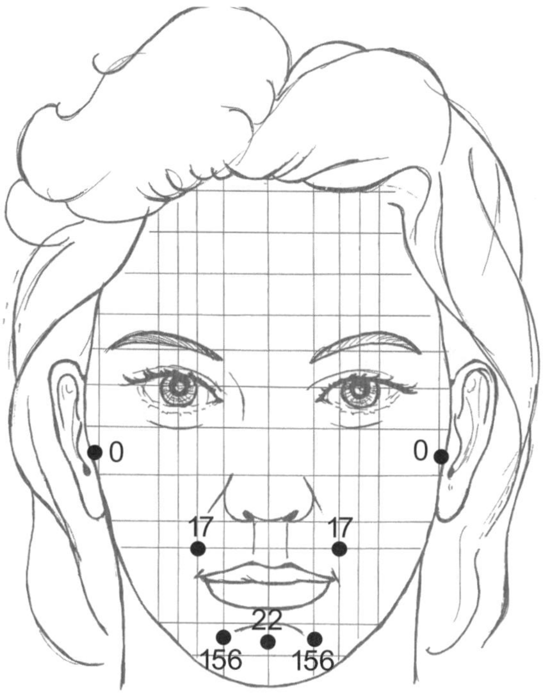

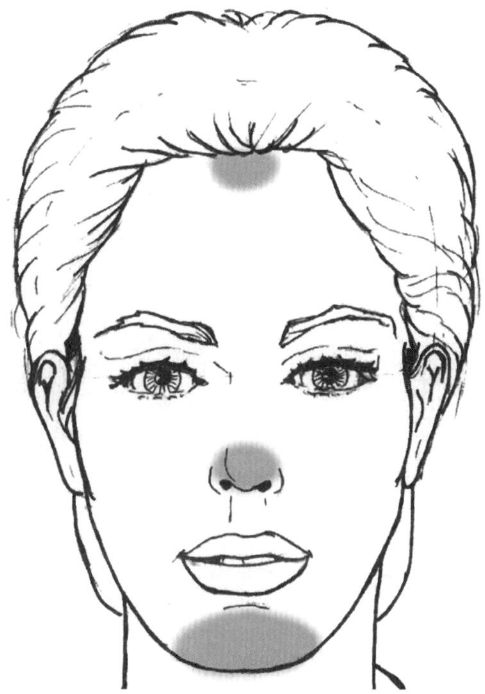

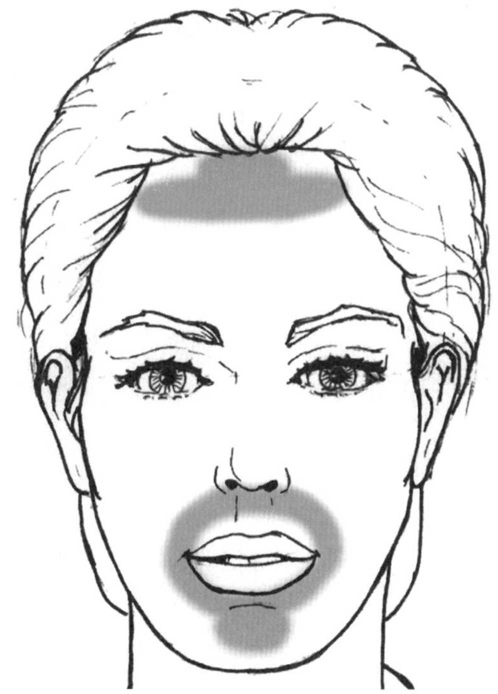

게다가 방광, 결장에 대응하는 반사부위를 같이 시술할 수 있다.

턱과 이마 상부부위를 넓게 쓰는 듯이 자극한다.

칼슘 상실, 무기성분 감소 *85, 87, 43, 45, 20, 300, 0*

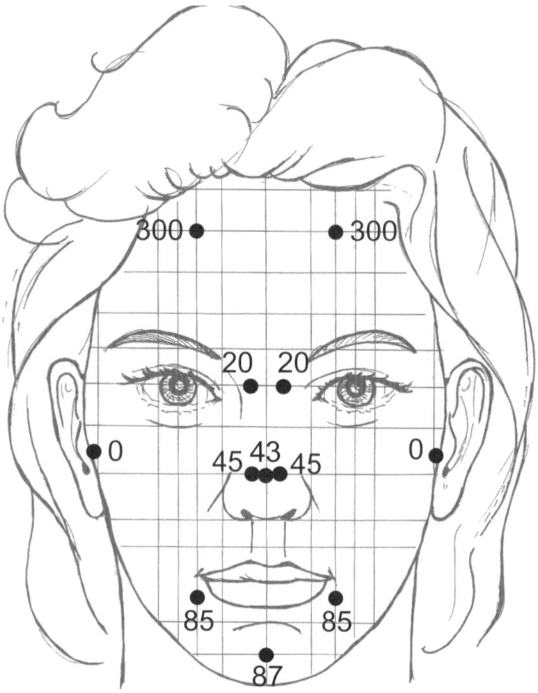

이 점들은 칼슘이 잘 흡수되도록 하고 골다공증을 예방하는데, 이러한 칼슘 상실은 폐경기 여성에게 공통적으로 나타난다. **20**점은, 갑상선 양쪽에 위치한 작은 내분비선으로 칼슘의 신진대사에 중요한 역할을 수행하는, 부갑상선과 대응한다. 이 점들은 어린이의 성장을 유지시키고, 특히 ≪성장기≫에, 또한 몸이 부러진 뼈를 접합시키는데, 도움을 준다!

엉덩이뼈에서 칼슘이 부족한 경우, 이 시술에서 **64**점을 같이 자극한다.

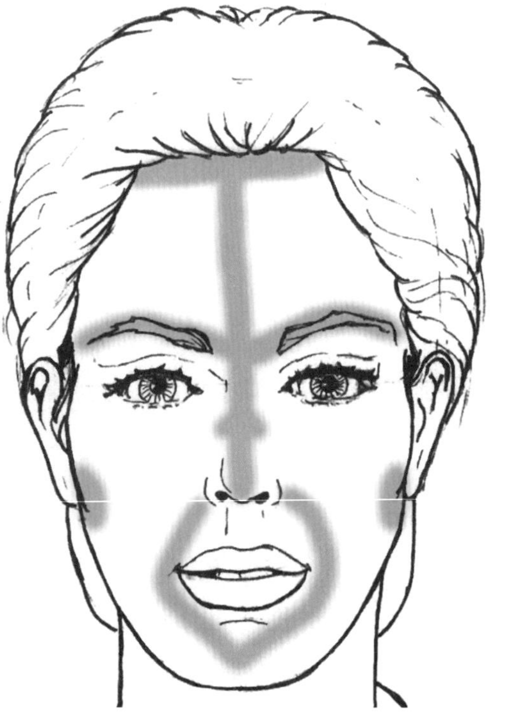

전체골격(도표 2 볼 것)에 대응하는 반사점들과 반사부위들을 같이 자극하고 또한 갑상선과 부갑상선부위를 자극한다.

면역계 63, 7, 6, 22, 113, 127, 37, 0
또한 60, 61, 37, 50, 113, 127, 156, 17, 0

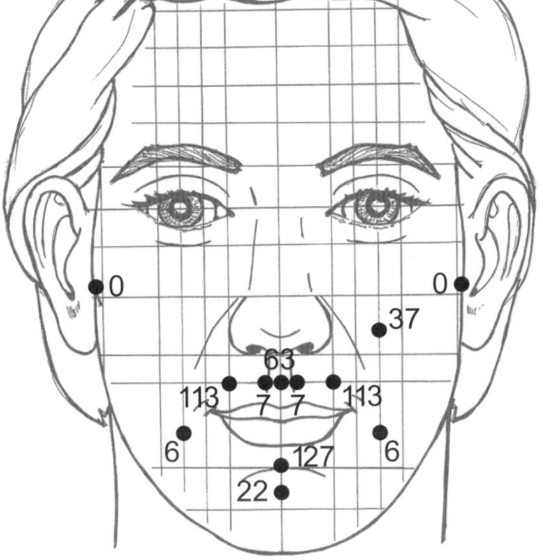

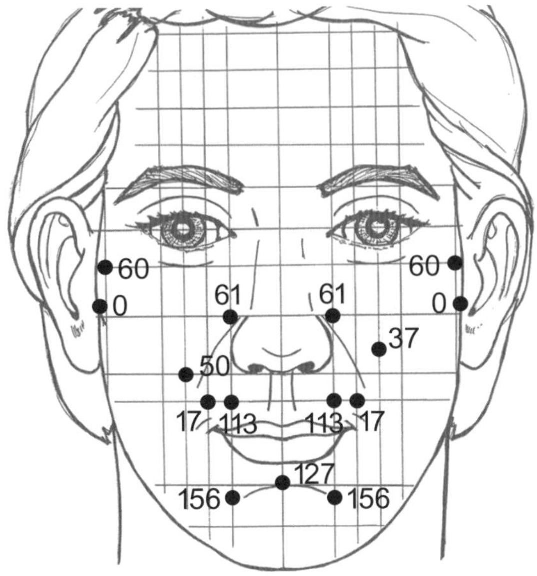

면역결핍이 있는 사람은 많다: ≪모든 유행병에 걸리는≫ 늘 병약한 어린이로부터, 암, 자기면역질환이나 에이즈로 고통받는 사람까지. 이 모든 경우, 이 점들을 규칙적이고 심도 있게 자극하면 몸의 재생능력을 향상시킬 수 있다. 화학요법을 받는 환자인 경우, 화학요법을 받기 전과 받은 후 면역계를 자극하는 것이 좋다. 이러한 자극은 이미 약해진 자연적인 방어시스템을 가능한 보존하면서 이 치료의 효과를 더 많이 보게 한다. 왜냐하면 그렇지 않으면 이후, 병이 정착할 수 있기 때문이다. 면역계를 보호하는 것이 중요한데, 왜냐하면 면역계는 우리 건강을 담당하기 때문이다. 우리 몸은 셀 수 없을 정도로 많은 ≪적≫(때로는 생존에 필요하고, 그래서 이 용어를 제한적으로 사용)과 전쟁을 할수록, 몸을 방어하고 스스로 치유할 수 있는 자연적인 방법을 지원하는 것이 좋다: 면역계가 작용할 수 있기만 하면, 우리의 몸은 어떻게 대처해야 할지를 매우 잘 알고, 또한 그렇게 대처하고 있다!

피곤하거나, 전염병(감기 등등)에 걸릴 경우 그리고 방어능력이 약해진다고 느낄 경우(과로, 스트레스, 상태가 좋지 않는 경우…) 이 몇 개의 점들을 자극한다. 게다가, 검지와 중지로 입 아래 위를 강하게 마찰한다.

물론, 시술 시 이 모든 점들을 자극할 수 있고, 급하게 시술해야 할 경우 시술을 2회로 나누어서 하면 기억하기가 쉬울 것이다.

가려움 26, 3, 17, 7, 50, 51, 61, 0

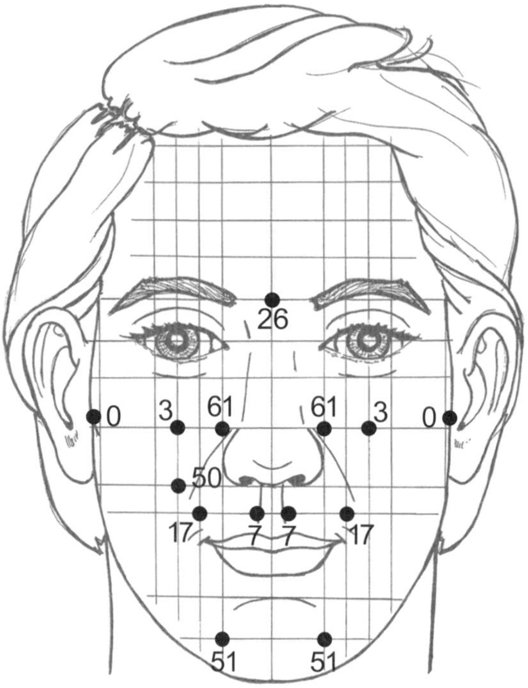

이 점들은, 원인이 무엇이든 간에, 벌레에 물렸을 경우(항목을 볼 것)를 포함하여, 소양증과 가려움을 완화시킨다. 또한 습진과 순환장애에 대해 생각해야 한다: 필요한 경우 이 병들을 치료한다.

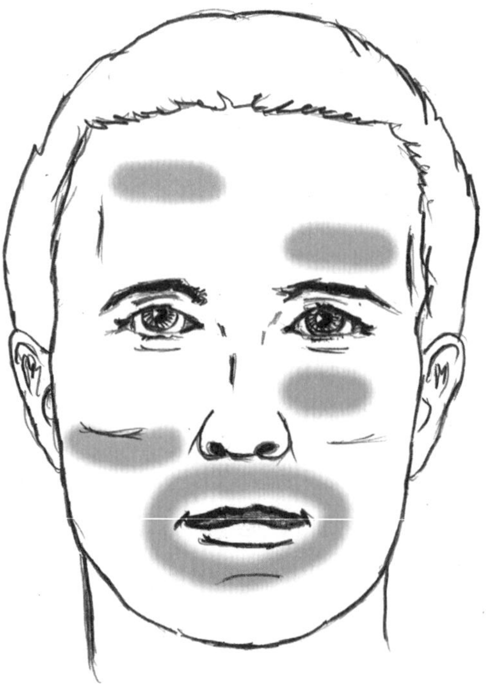

다음과 같은 반사부위를 자극한다: 자주 원인이 되는, 심장(혈액순환을 위해), 간과 결장,

치아 39, 3, 16, 43, 51, 57, 61, 8, 34, 106, 124, 180, 0

(또한 충치, 치통, 이 뽑기, 감염…)

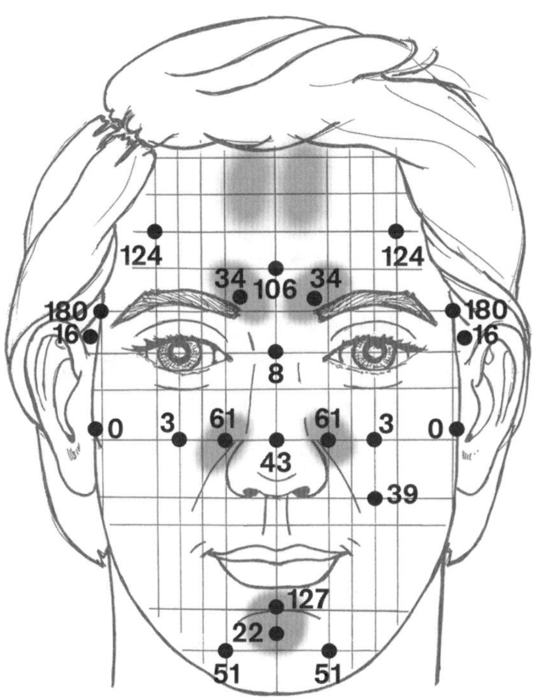

이 모든 점들은 치아에 관한 병을 완화시킨다. 가장 적합한 점들을 선택한다. 특히:

○ **51**점은 통증을 완화시키고

○ **15**점은 2개의 턱뼈와 대응하고

○ **22**점과 **127**점은 아래턱의 통증을 완화시킨다.

간단한 방법

124, 180, 61, 127, 22, 0

이 점들을 자극하면 충치와 종기를 치료하지 못하지만, 치과의사를 통증 없이 만날 수 있는 시간을 벌 수 있다. 효과는 시술 후 5분에서 10분 사이에 나타난다. 이 도표에서 가리키는 것처럼, 손가락으로 이 부위를 문지르는 것으로 효과를 볼 수 있다.

통증이 완전히 사라질 때까지, 하루 동안 이 짧은 시술을 원하는 만큼 할 수 있다. 다른 간단한 방법: 약간 꼬집으면서 코뿌리를 부드럽게 문지른다.

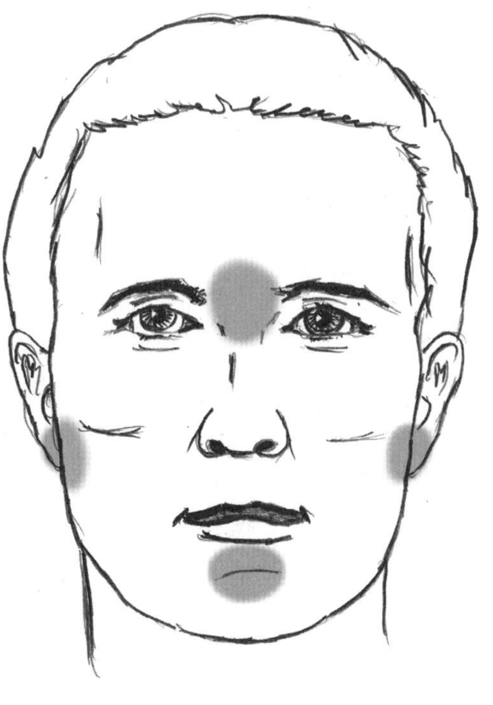

신경쇠약 *34, 124, 22, 127, 50, 1, 19, 103, 0*

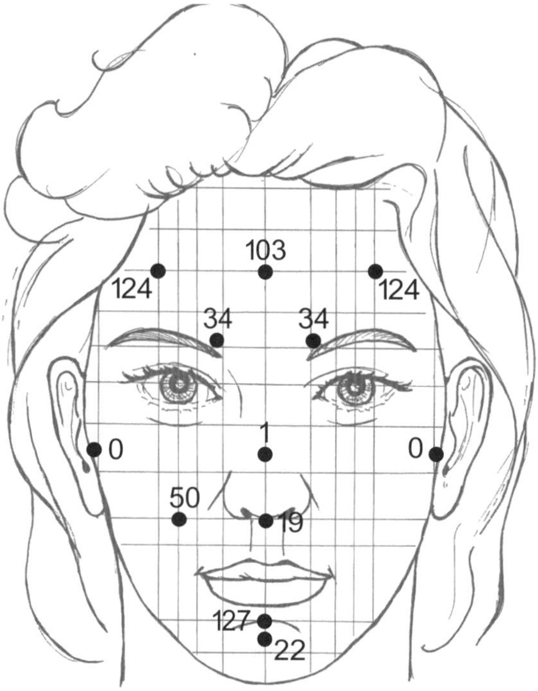

신경쇠약은 일상적인 병이 되었는데, 특히 남성보다 여성들이 2배 더 높다. 슬픔, 낙담, 불면증, 만성피로, 두통, 우유부단한 성격, 산만, 매사에 부정적인 시각…: 신경쇠약을 앓는 자신의 삶 뿐만 아니라 주위 사람들의 삶을 망가트리는 것이 이 병의 주된 특징이다.

그런데, 매우 자주, 원인은 심리적인 것이 아니라 생리적인 것에 기인한다: 호르몬계의 역할로 인해서, 몇몇 영양결핍으로 인해서(예를 들어, 트립토판, 비타민B6, 엽산) 그리고 매우 자주 저혈당으로 인해서. 이러한 장애와 대응하는 점들을 자극하면 이 고통스러운 병과 효율적으로 싸울 수 있다.

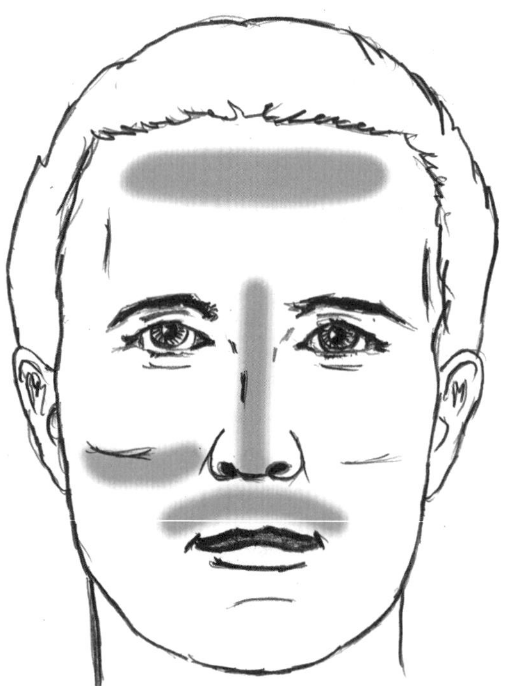

중독치료, 배농 26, 3, 85, 87, 0
또는 7, 19, 26, 38, 50, 61, 85, 124, 87, 0

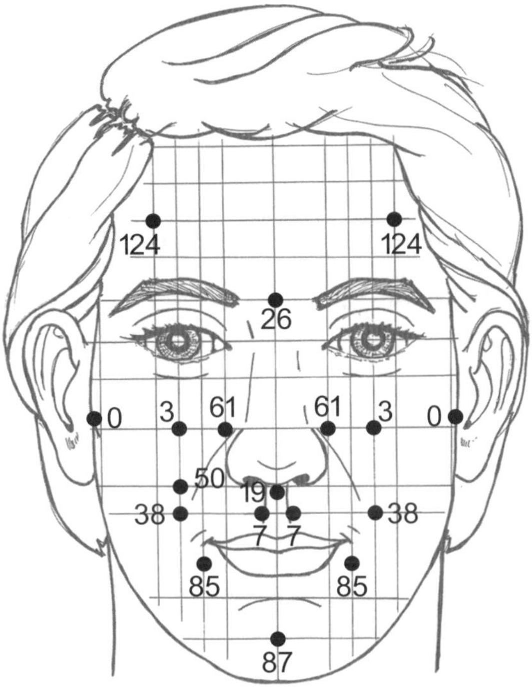

건강은 약물을 과다하게 복용하지 않거나 또는 다양한 약물에 중독되지 않는 몸으로부터 시작된다. 배농하고, 중독을 치료하고: 이러한 것이 모든 자연적인 치료와 상식의 기초가 된다. 현대의 삶은 우리에게, 시간이 지나면 중독될 수 있는, 모든 종류의 논쟁의 여지가 있는, 요소들로 가득찬 물과 음식을 섭취하도록 하여, 오염된 환경에서 살도록 하기 때문이다. 충분한 운동을 하지 않으면서, 과식이나 또는 다른 것들에 의해 간과 신장이 지나치게 피곤해지는 것을 고려하지 않는다. 그렇기 때문에 이러한 유해물로부터 몸을 해방시키는 것이 중요하다.

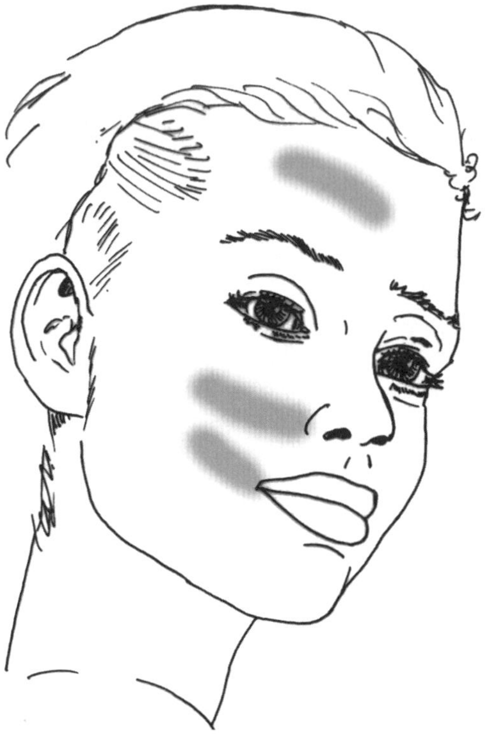

매달 며칠씩, 이 반사점들과 반사부위들을 자극하면서 치료한다.

이완 *124, 34, 26, 0*

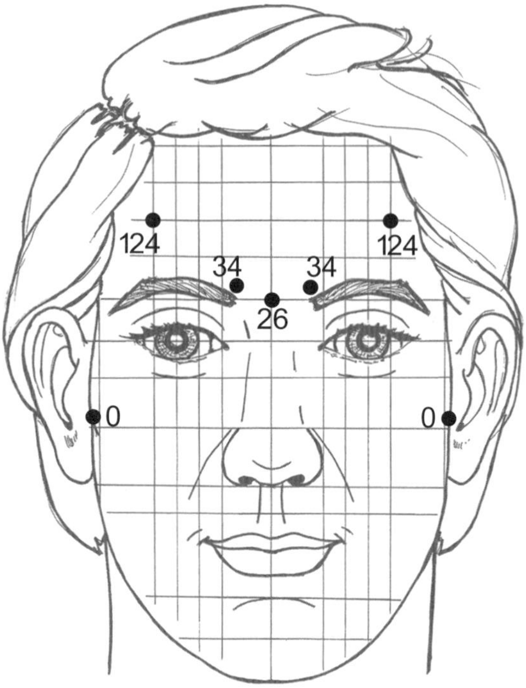

대부분의 병은 기의 흐름이 막혀서 발생하는데, 스트레스, 신경의 긴장, 피로와 수면부족이 원인이 된다. 또한 지나치게 신경이 긴장되거나, 긴장이 장기간 지속될 경우 면역계기능이 저하된다. 그렇기 때문에 이완법을 배우는 것은 자신의 건강을 보존하고 재생하는 가장 좋은 방법이다. 이러한 몇몇 점들은, 활력을 주는 점들과 함께, 매일 자극해야 할 기초시술에 해당된다.

당뇨병 7, 63, 113, 37, 39, 0

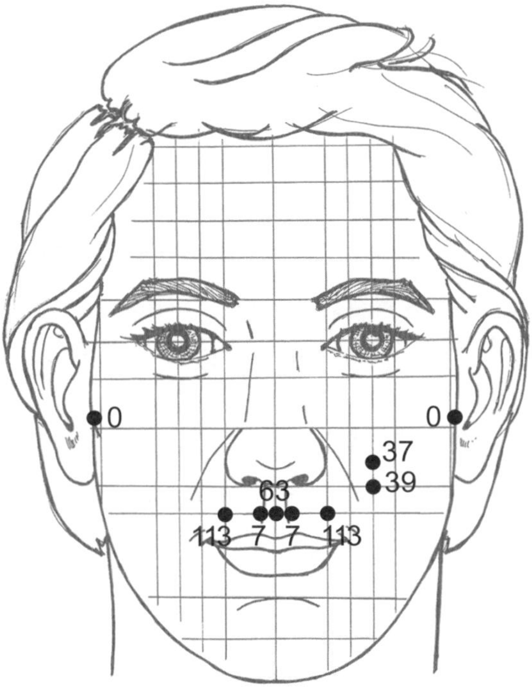

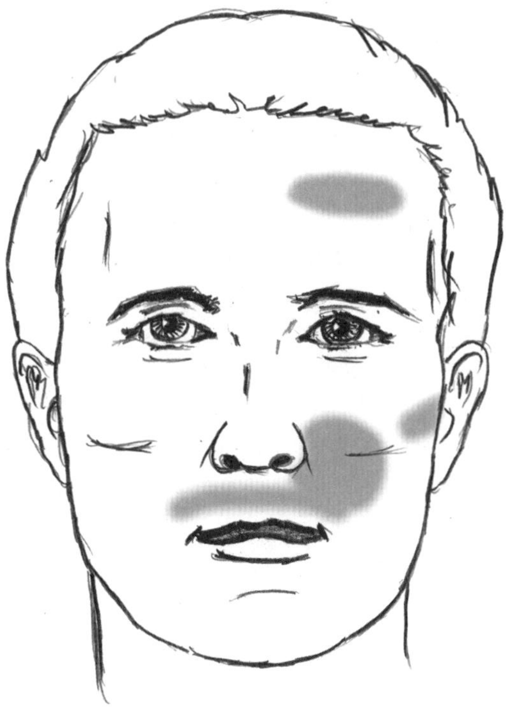

당뇨병은 탄수화물의 신진대사 장애로 인해 발생한다. 췌장에서 분비하는 호르몬인 인슐린이 혈액 속에 있는 포도당 농도를 더 이상 조절하지 못한다(당뇨병이 심해지면 인슐린 주사를 맞는다). 당뇨병에 걸린 많은 사람들은 당뇨병의 증세가 심해지고, 합병증이 발생한다. 나이와 몸무게는 중요한 요인이다.

여기서 제시하는 점들과 부위들은 췌장의 기능을 자극하고 조절한다. 실제로, 윗입술에 위치한 모든 점들은 췌장이 조절작용을 한다. 또한, 저혈당으로 고통을 받거나 또는 당뇨병이 발생할 수 있는 경향이 있을 경우, 이 점들을 규칙적으로 자극하면 도움이 될 것이다. 또한 지나치게 많은 음식을 섭취한 후 또는 과음을 한 후 짧게 이 점들을 자극한다.

설사(또한 결장염을 볼 것) 50, 127, 19, 61, 0

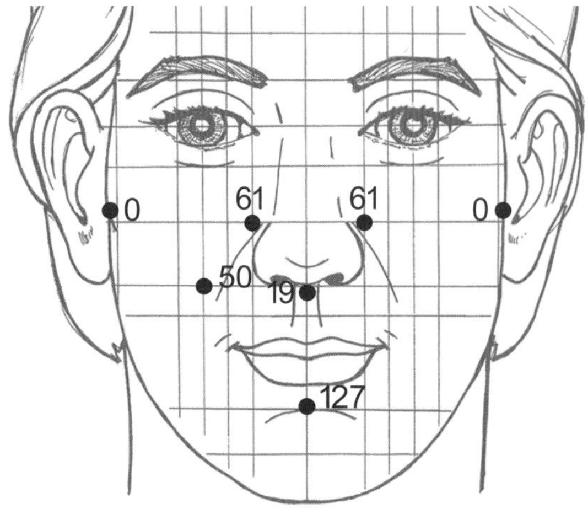

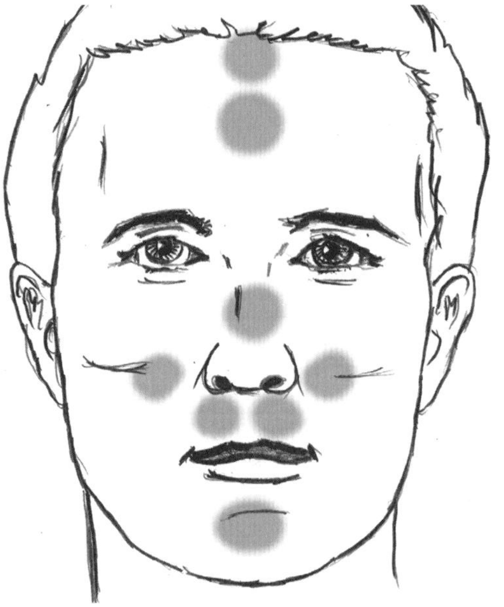

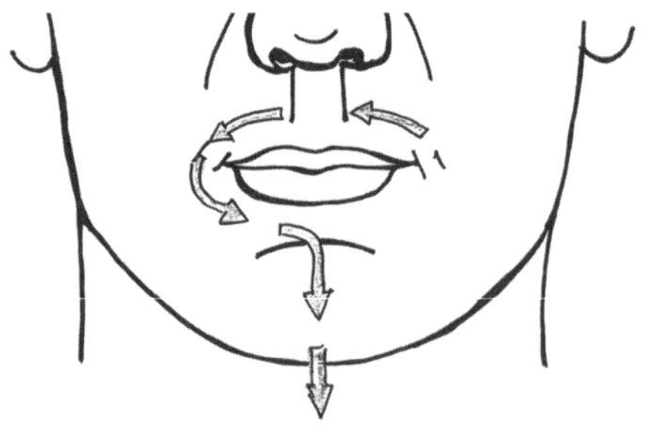

설사는 결장염이나 또는 장이 차가워진 결과로 장기능이 비정상적이라는 신호로 볼 수 있다. 때로는 설사는 감염(아메바성 이질, 콜레라… 또는 단순한 장염)으로 인해 무기질이 손실되면 더 심각한 증상으로 진행될 수 있다. 설사를 치료하는데 2가지 방법이 있다(물론, 감염으로 인한 병인 경우 적합한 치료).

첫 번째 방법은 여기서 제시하는 점들을 자극한다.

두 번째 방법은, 두 번째 도표에서 삽화가 있는 것처럼, 오른손 손가락 2개(검지와 중지, 엄지는 턱을 누른다)로 왼쪽에서 오른쪽으로 강하게 누르면서 입 주위를 간단하게 마사지를 하는데, 턱 중앙 아래쪽 항문 반사점(**365**점)에 닿는다(방향을 주의할 것: 반대 방향은… 변비를 고친다!). 이때 빠른 동작으로 아래로 향해 ≪쓸어내린다≫. 약 50회 반복한다.

주의: 변을 참을 수 없거나 또는 변을 보기 적합하지 않은 장소에 있을 때 큰 도움이 될 것이다!

소화(장애) (소화불량, 위염을 볼 것)

배뇨(를 촉진시킨다) ***26, 3, 85, 87, 0***

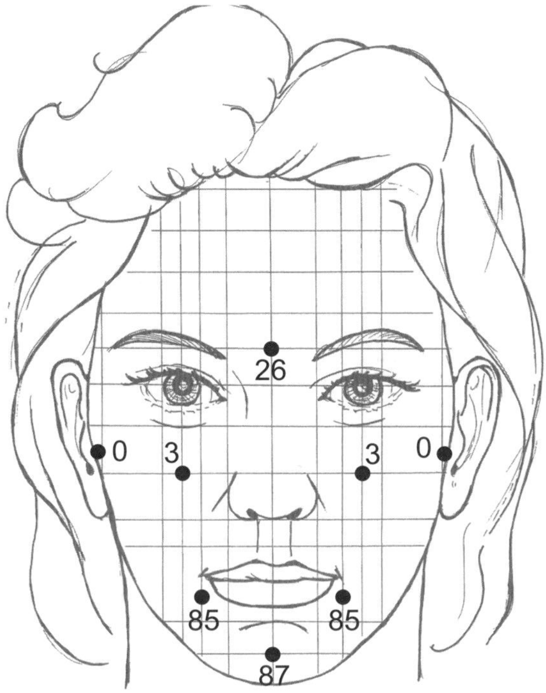

이 점들은 소변의 배출을 용이하게 하고 신장 기능을 강화시킨다(원인이 어떠하든 간에). 방광에 소변이 차고 신장기능이 떨어졌을 때 이 점들을 자극한다. 전염병에 걸린 후, 약을 복용할 때(항생제나 다른 약), 몸을 잘 ≪씻어내기 위해≫ 신장 기능을 자극하면서 물을 많이 마신다.

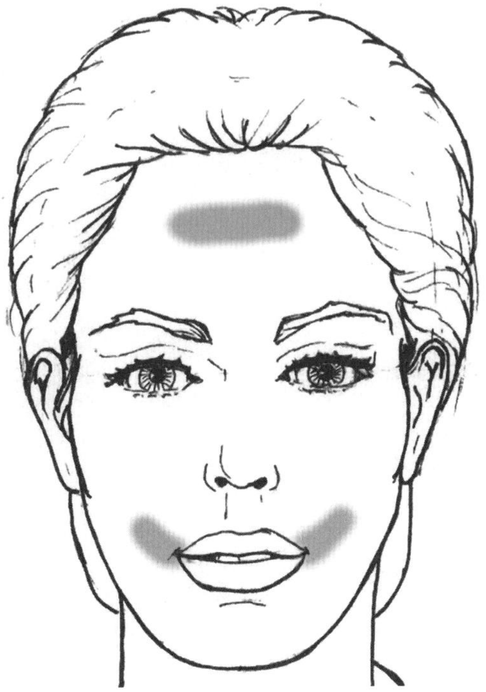

손가락(종기, 표저, 다양한 문제들)
38, 39, 60, 61, 85, 130, 180, 300, 0

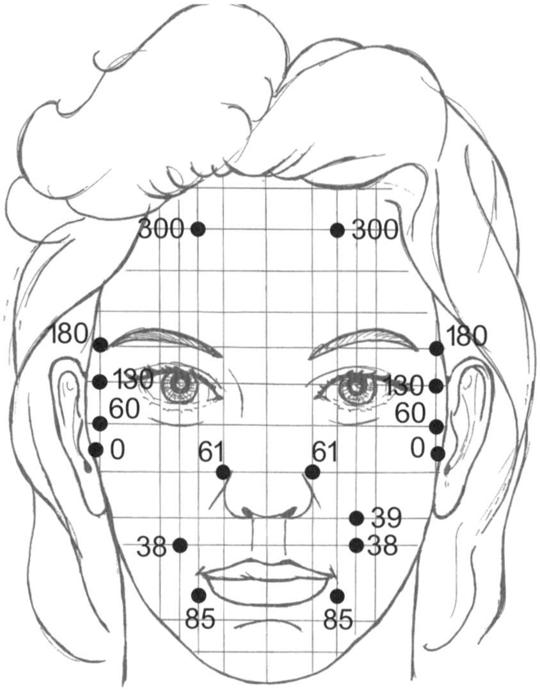

손가락과 대응하는 점들이 많다: 원인(골절, 삠, 화상, 부상, 종기, 표저 등등)이 무엇이든, 상해가 발생한 경우 이 점들을 자극하는 것을 주저해서는 안된다. 부분적으로 방출된 기의 흐름은 재생과 치료를 원활하게 한다.

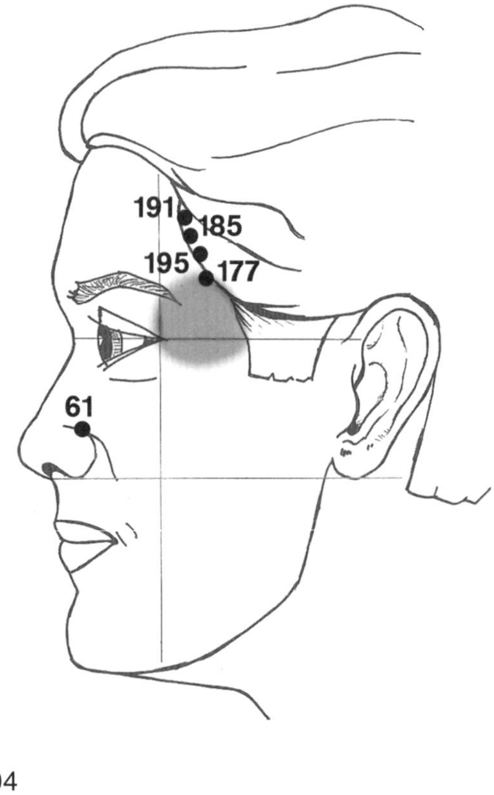

각 손가락에 더 직접 연결된 점:

- 엄지 **61**
- 검지 **185**
- 중지 **195**
- 약지 **177**
- 새끼손가락 **191**

요통, 등 문제 19, 26, 38, 43, 63, 103, 106, 0
또한 124, 126, 143, 300, 342, 0

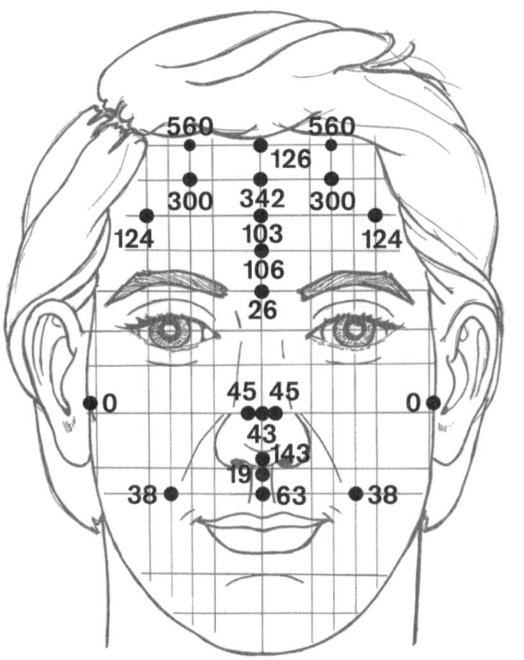

다음 점들은 특히 등과 요추의 통증을 완화시킨다:

○ 등: **106, 103, 342**

○ 요추: **300, 560, 126, 43, 45, 0**

위에서 가리키는 점들은 척추 전체를 자극한다. 문제가 있는 부위가 어디든지 간에, 우선 항상 전체를 먼저 자극하고, 그 후 통증부위나 손상된 부위를 좀 더 집중적으로 자극한다. 필요한 경우(예를 들어, 직장에서), (통증이 자리를 잡을 때까지 기다리는 대신에) 통증이 발생하자마자 통증을 완화시키기 위해, 좀 더 짧은 시술을 할 수 있다,

주의: 비록 요통이 없다고 하더라도, 피곤한 사람이나 또는 서있는 자세나 앉아 있는 자세로 오랫동안 일해야 하는 사람들은, 이 점들과 반사부위들의 자극하는 것이 좋다.

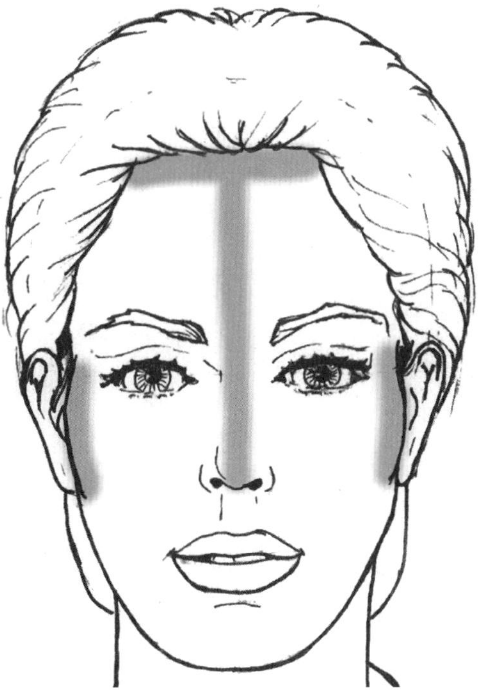

통증 26, 124, 34, 61, 60, 39, 41, 50, 3, 14, 16, 0

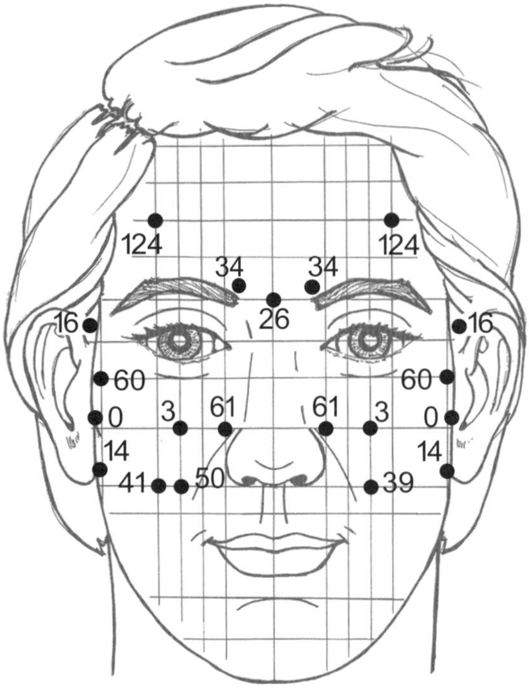

이 모든 점들은 통증을 완화시키는 것을 목표로 하고 대부분 통증을 빠르고 자연스럽게 완화시킬 수 있다. 필요한 경우 이 점들을 자극한다: 몸의 기능을 저하시키는 물질이나 몸에 독소들이 축적되는 물질들을 섭취하는 것을 피한다.

주의: 하지만 통증은 몸에서 어떤 것이 정상적이지 않다는 것을 알려주는 신호라는 것을 잊어서는 안된다: 더 중대한 장애들을 피하기 위해 통증을 이해하고 치료해야 한다(자동차에서 이상한 소리가 나거나 또는 컴퓨터 화면에서 작은 폭탄같은 것이 나타나면 수리한다).

찌르는 것 같은 통증 3, 50, 60, 0

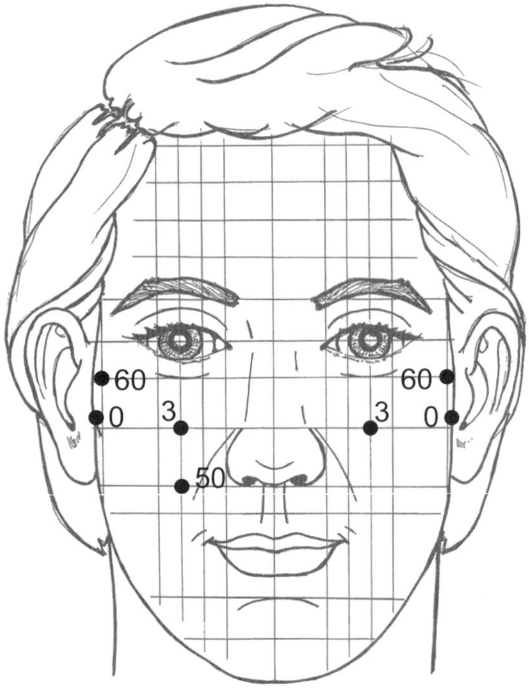

이 점들은 특히 예를 들어, 두통, 좌골신경통, 대상포진으로 인한 통증 또는 다른 통증처럼 참기 힘든 통증에 대응하는 점들이다. 물론, 통증이 발생하는 부위와 대응하는 점들을 자극한다.

마약(문제) *34, 26, 19, 50, 61, 85, 124, 127, 0*

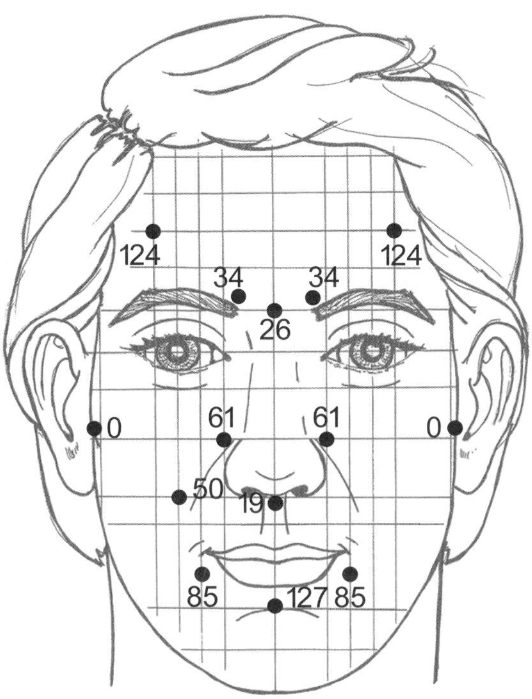

단지 Dien' Cham' 만으로 이러한 어려운 문제를 치료하는 것이 불가능하다는 것은 명백한 사실이다. 하지만 중독치료기간 동안, 몸에서 마약을 빠르게 배출시키고, 기를 되찾게 하면서 그리고 ≪금단현상≫을 경감시키는데 효과적으로 도움을 줄 수 있다. 환자가 불편함을 느끼자마자, 하루에 몇 번씩 얼굴을 마사지해야 되는데, 무엇보다도 환자의 적극적인 참여가 필요하다. 이 점들 사이에서, **61**, **124**, **127**는 고통스러운 ≪금단현상≫을 경감시켜 준다. **19**는 독극물의 배출을 용이하게 한다. 기초시술과 배농 시술을 같이할 수 있고, 같이 하는 것이 효과적이다 *(중독치료 볼 것)*.

배농 기관 부위를 같이 시술하는 것이 좋다: 간, 담낭, 신장과 결장.

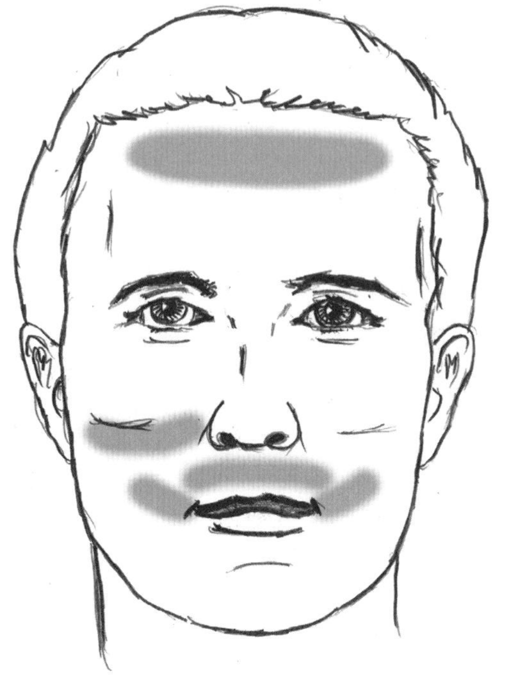

월경불순증*(생리통 볼 것)*

호흡곤란 *26, 19, 3, 38, 87, 0*

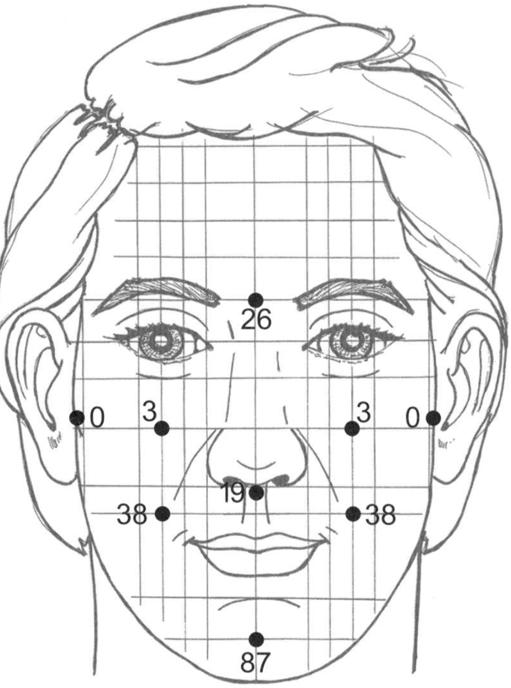

이 점들은, 일반적으로 천식, 천식성 기관지염, 흡연과 관계가 있는 호흡곤란이라 부르는 숨이 막히는 것 같은 고통스러운 느낌을 빠르게 완화시키고, 또한 경련성 발작이나 또는 협심증 발작이 갑자기 발생했을 때 유용할 수 있다. 최소한 5분 정도 자극하는데, 필요하다고 판단되면 더 오래 자극한다. 이때 이렇게 매우 불쾌한 장애의 원인이 되는 문제를 치료하는 것을 잊어서는 안된다.

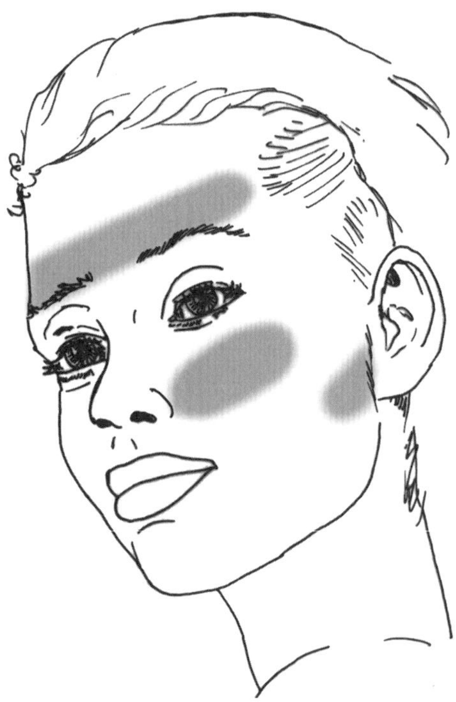

습진 *61, 50, 41, 7, 17, 87, 3, 60, 0*
또는 *61, 37, 39, 63, 50, 41, 51, 0*
또는 *61, 41, 50, 124, 26, 0*

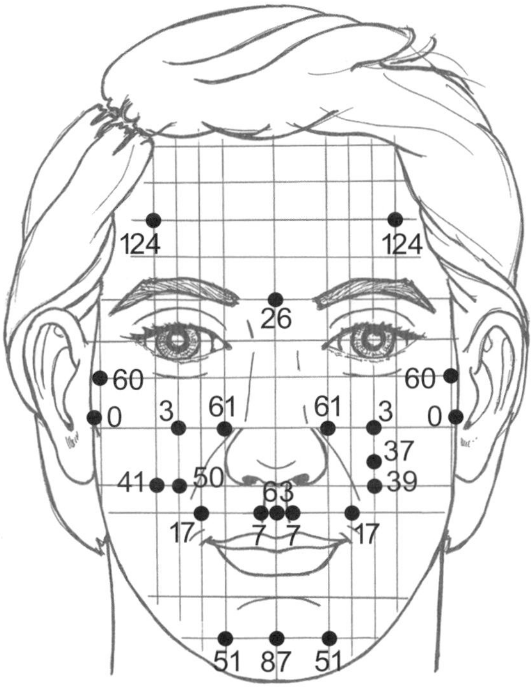

이 세 가지 유형의 시술 중에서 하나 또는 두 개의 시술을 선택할 수 있다. 이 세 가지 시술에서 어떠한 시술이 독자들에게 가장 적합한지 검사하여 시술을 정한다. 또는 세 가지 시술을 돌아가면서 매일 시술할 수 있다. 발작이 발생하는 기간에는, 증세가 호전될 때까지 하루에 여러 번 시술한다. 가능하면 간지럼을 완화시키는 여러 종류의 크림을 바르지 않는다: 일반적으로 크림은 문제를 숨기고 천식의 원인이 된다!

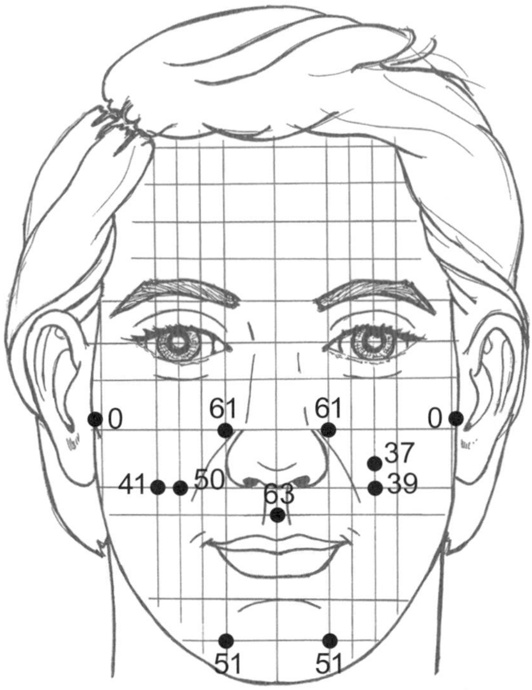

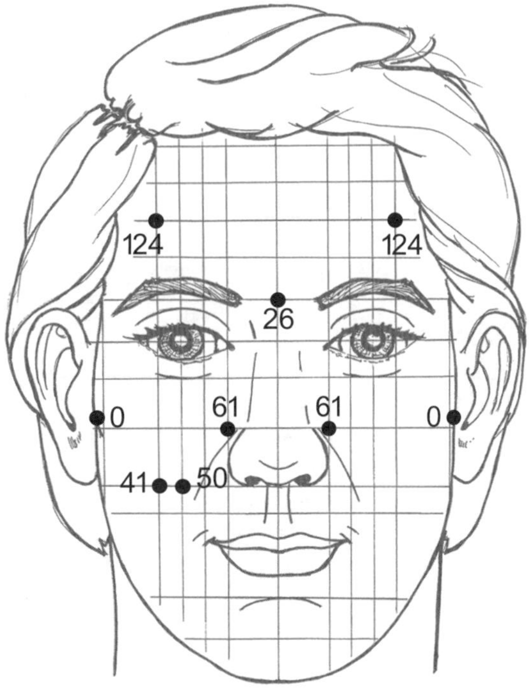

조루증 *19, 63, 300, 0*

조루증처럼 성기능 약화와 연관된 모든 문제들에 대해 효율적으로 치료할 수 있도록 하는 이 점들은 정력을 강화시킨다. 여기에 정력을 강화시키는 점들을 같이 자극한다(*발기부전과 성생활을 참고*).

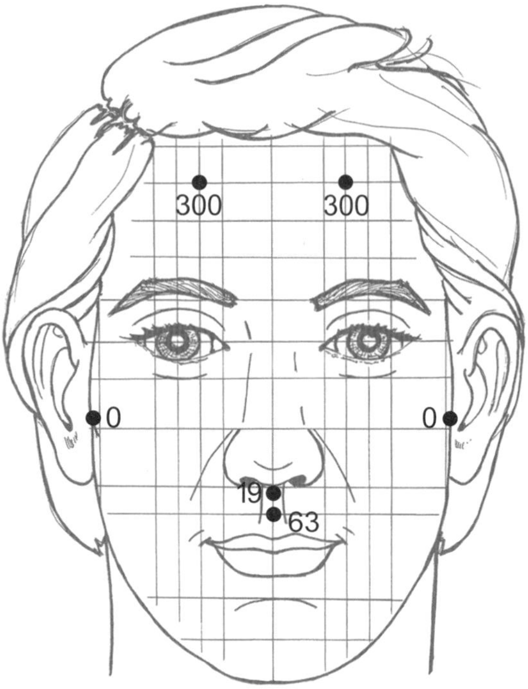

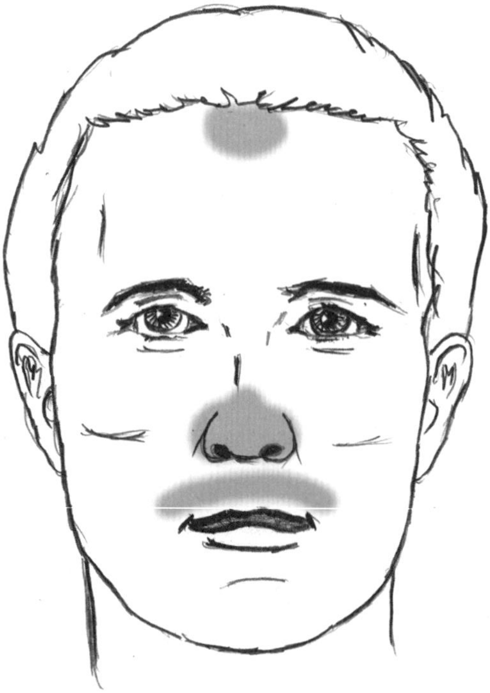

폐기종 19, 60, 3, 38, 73, 61, 0

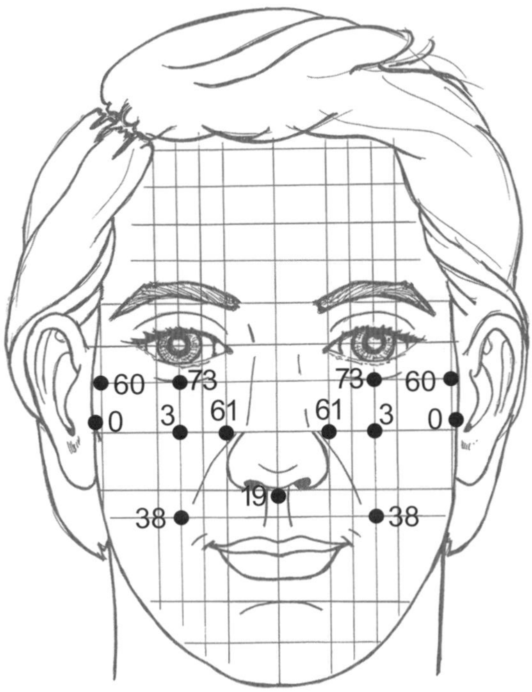

폐기종은 기침과 휘파람 소리를 동반한 고통스러운 호흡곤란(숨 막힘)으로 징후가 나타난다. 정상적인 생활을 할 수 없게 만드는 폐기종은 자주 만성 기관지염에서 시작된다; 가장 빈번한 원인은 흡연과 대기오염이다. 이 점들을 매일 자극하고 그리고 증세가 나타날 때마다 자극한다.

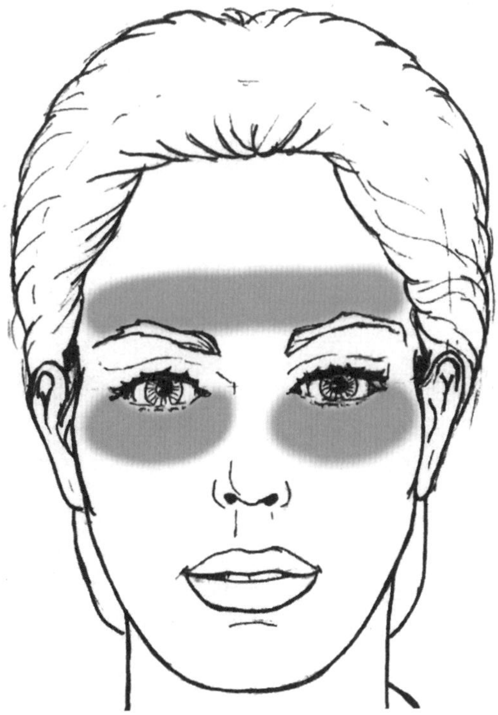

증세가 나타날 때마다, 도구가 없는 경우 손가락을 구부려, 반사부위를 같이 자극한다.

신경질적인 어린이 *34, 60, 61, 26, 100, 103, 106, 124, 127, 0*

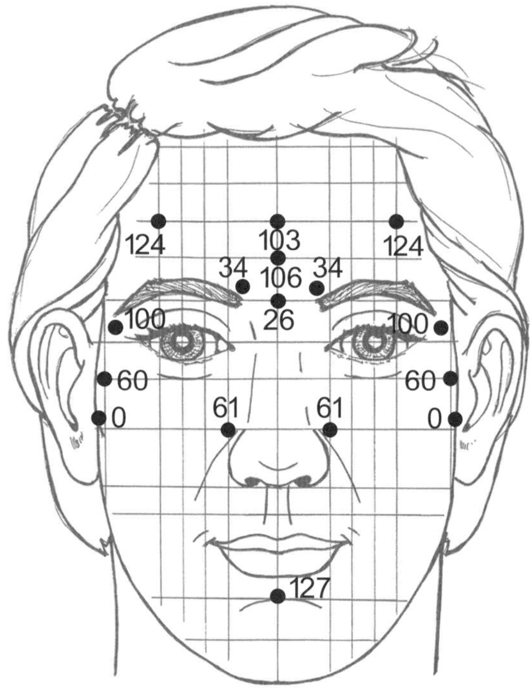

우리는 심지어는 아기에게도 진통제와 진정제를 처방하는 이상한 시대에 살고 있다. 게다가 프랑스는 이 분야에서 슬픈 기록을 지니고 있다. 그런데, 위험하지 않고 자연적인 방법들을 사용하면 아기의 신경과민과 불안을 치료할 수 있는 가능성을 매우 높일 수 있다. 이러한 방법들 중에, 이 점들을 자극(짧은 시술로)하는 방법은 효과가 매우 좋다. 나이가 매우 적은 어린이에게는, 손가락으로 해당 부위를 조심스럽게 자극만 한다: 마사지는 쓰다듬는 것과 유사하기 때문에, 마사지를 하면 어린이가 자연스럽게 이완하는 것을 볼 수 있다.

무감각(한 느낌) *(감각이상 볼 것)*

목이 쉼 26, 3, 8, 61, 106, 180, 14, 0

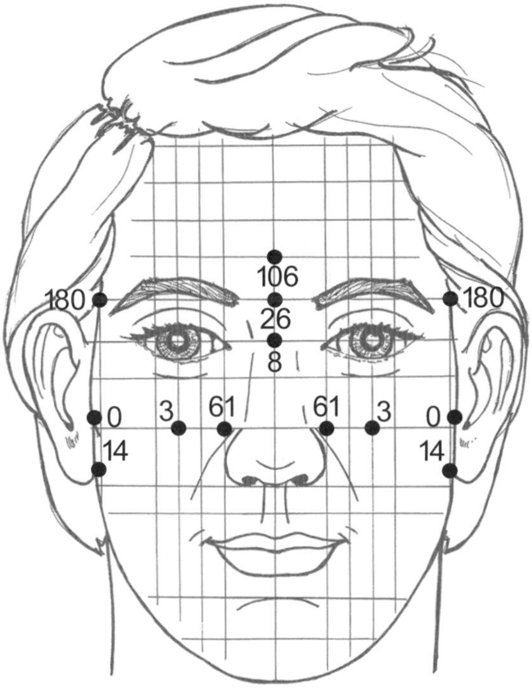

대중 앞에서 말을 해야 할 때 목이 쉬어 말이 제대로 나오지 않는 것만큼 짜증나게 하는 것은 없다. 이러한 상황에서 교수나 선생들은 학생들 앞에서 느끼는 불편함을 알고 있다! 몇 분만 마사지하면 좋은 효과를 볼 수 있는 간단한 방법이 있고, 필요한 만큼 여러 번 반복하여 시술할 수 있다. 1회 시술이면 충분하다.

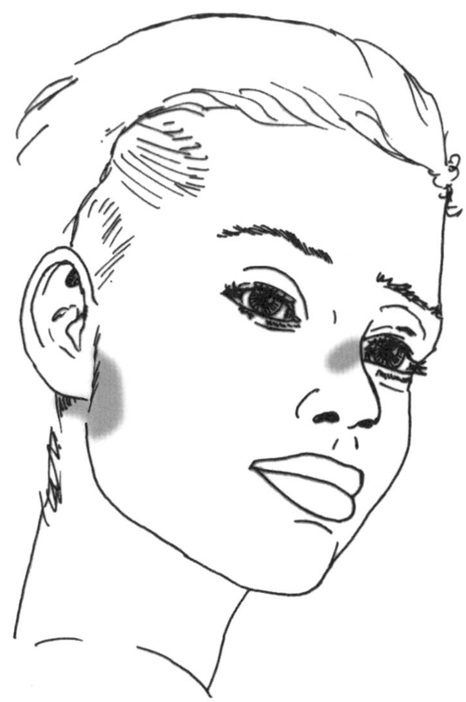

또는 좀 더 간단하게, 목과 대응하는 부위를 마사지한다.

염좌 61, 127, 51, 34, 26, 103, 106, 0
또는 127, 124, 106, 26, 0

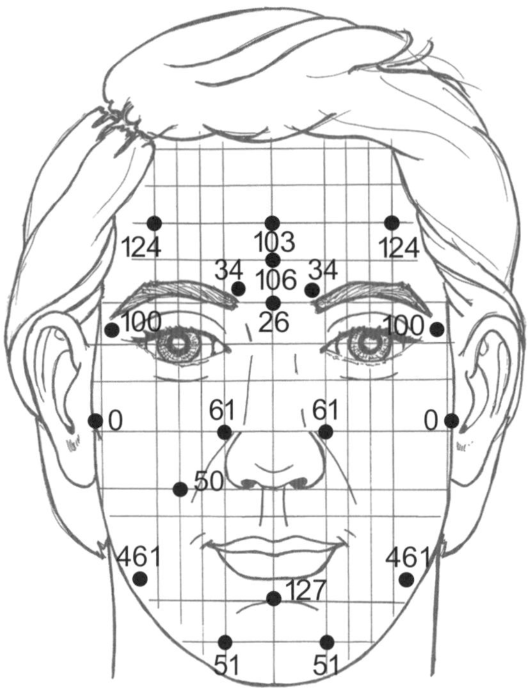

100은 손목, **461**은 발목, **50**은 손과 발의 염좌에 대응한다. 삐거나 염좌의 경우, 턱 중앙 부분에서 통증이 있는 부위를 빠르게 자극한다(도표 참고). 그 후 이 점들 전체를 자극하면 움직임이 훨씬 더 용이해 질 것이다.

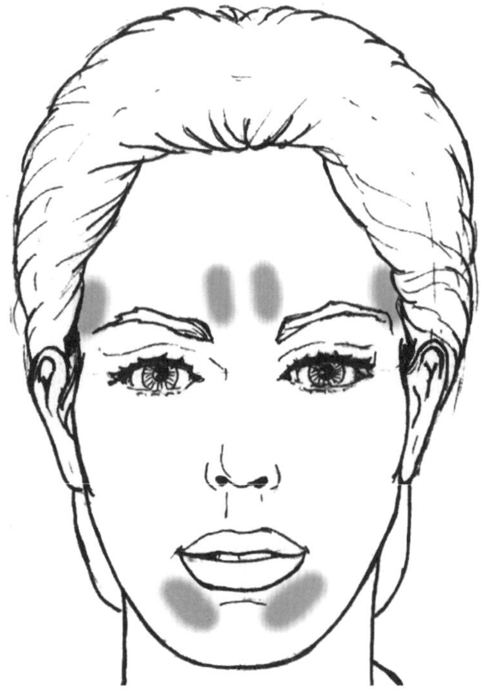

손상을 받은 반사부위를 같이 자극한다: 발목, 손목, 무릎…

유뇨(침대에서 소변) 124, 34, 87, 19, 43, 45, 37, 300, 0
또는 126, 103, 1, 50, 37, 87, 60, 0
간단한 시술 87, 51, 0

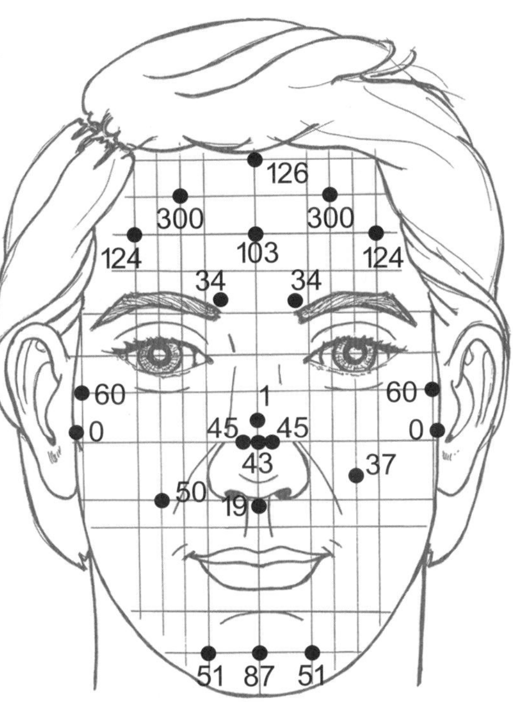

일반적으로 생각하는 것과 반대로, 이 문제는 근본적으로 알레르기에 의해 발생할 수 있고(American College of Allergists의 닥터 J.C. Breneman의 연구논문들을 참고 할 것), 일반적으로 유뇨의 원인이 되는 심리적인 문제는 어린이가 어떻게 할 수 없는 힘든 상황의 결과로만 발생한다. 이 연구는 문제를 ≪일으키는≫ 중요한 원인을 암소 우유, 계란, 초콜릿과 감귤류에서 찾았다. 이 점들을 자극하는 것 외에, 이러한 알레르기의 원인을 찾아 문제가 되는 음식의 섭취를 피해야 한다. 메추리알(식이요법 가게에서 연질 캡슐로 또는 가루로 파는)을 규칙적으로 섭취하면 이러한 문제를 자주 빠르게 해결할 수 있다.

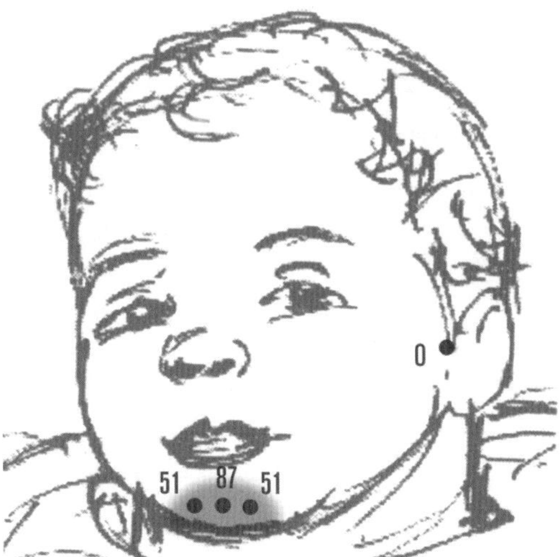

간단한 시술

간질 19, 26, 50, 63, 103, 0

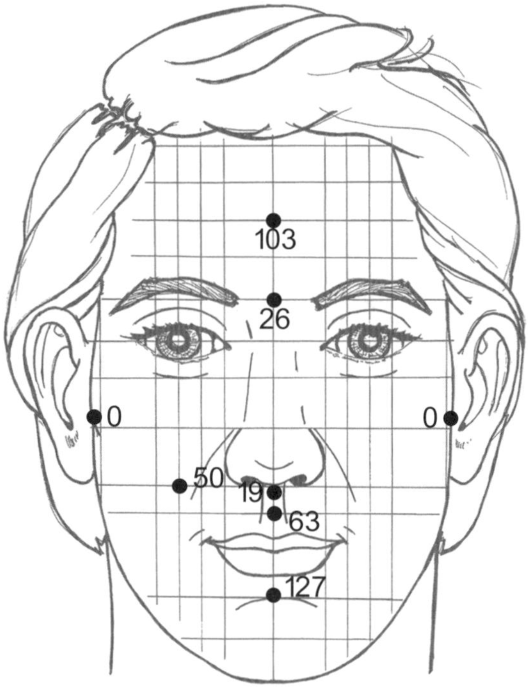

이 점들을 매일 규칙적으로 자극해야 한다. 발작일 일어나는 간격이 멀어지고 강도가 약해질 것이다(하지만 약을 먹는 것을 중단해서는 안된다!).

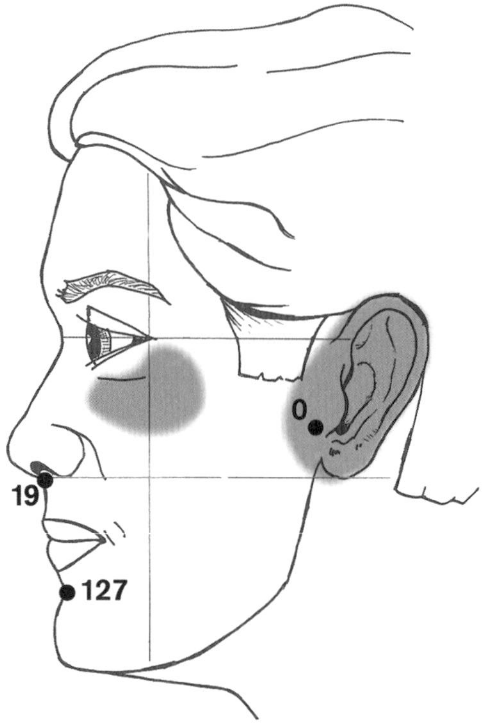

발작이 일어나는 경우 19, 127, 0

19를 강하게 누르는 것으로 시술을 시작한다. 만약 이 점을 누르는 것만으로 발작을 멈추지 못하면, **127**과 **0**을 누르고, 환자의 귀를 강하게 문지른다.

숨이 가쁨 *34, 8, 0*

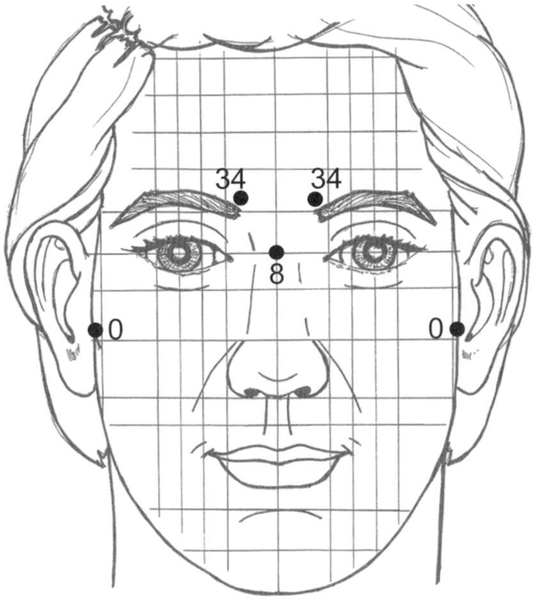

이 점들은 숨이 가쁜 모든 사람에게 유용하다: 계단을 오르든 달리기를 하든, 심장박동을 늦추기 위해서 이 점들을 자극하면 되는데 스포츠인에게 특히 유용한 것이다. 자극하기 쉬운 이 점들은, 시합도중에 자극할 수 있고, 특히 귀앞에 위치한 부위전체를 자극한다.

위장*(위염, 복부팽만증, 식욕을 볼 것)*

쇼크 상태 *19, 26, 124, 34, 43, 0*

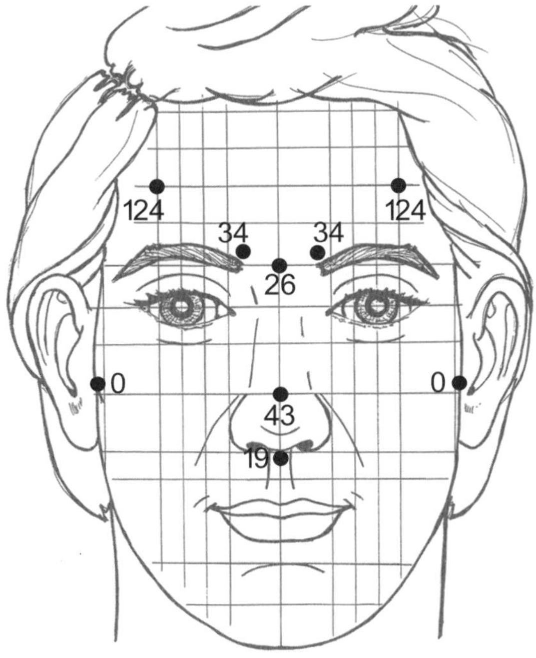

이 점들은 사고가 발생했거나, 심지어는 사망을 할 수 있는, 중대한 심신 쇼크를 받았을 경우, 의식을 돌아오게 하는데 유용하다. 중요한 신호들: 창백해짐, 맥박이 약하고 빠름, 호흡이 얕고 불규칙함, 심리적 불안, 동요, 충격을 받은 사람은 목이 마르고 때로는 토한다. 빠르게 대처하지 않으면, 이 사람은 의식을 잃고 동맥혈압이 떨어진다.

호흡이 곤란(한 느낌) *19, 60, 14, 3, 85, 87, 0*

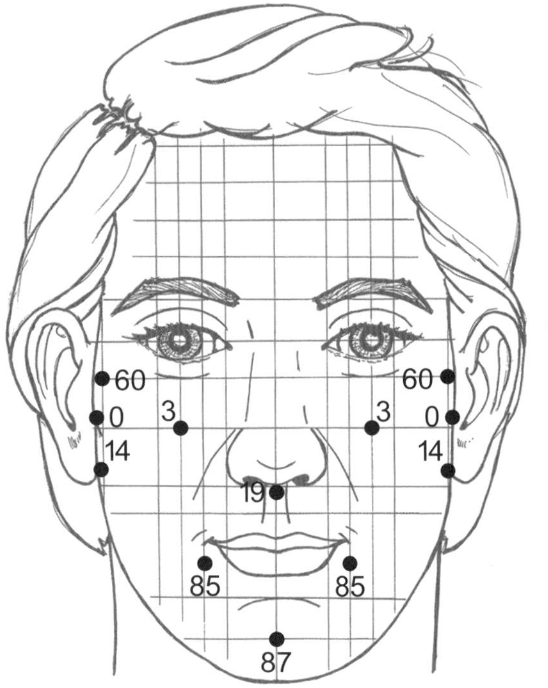

이 고통스러운 느낌은 다양한 원인에서 기인하는데 물론 이 문제를 치료하는 것은 필수적이다: 천식, 기관지염, 폐기종, 협심증 또는 평범한 경련성 체질. 하지만 이 반사점들과 반사부위를 자극하면 빠르게 통증이 완화된다.

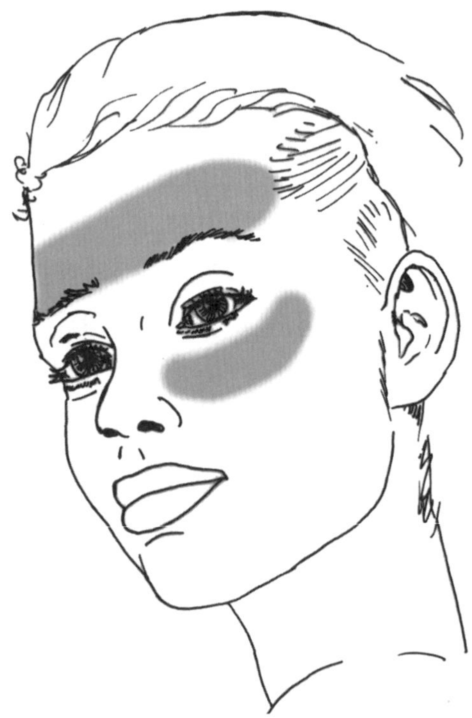

가래를(촉진시킨다) 37, 3, 26, 0
(반대의 결과를 얻기 위해서, 분비를 볼 것)

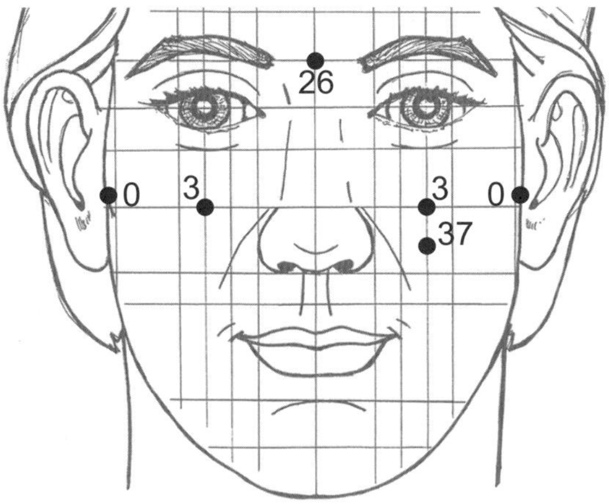

호흡기병에서 가래를 촉진시키는 것을 조언한다, 즉 과도하게 분비되는 점액의 제거를 용이하게 한다. 몇몇 기관지염(마른기침을 동반한), 천식, 흡연 등등에서 그렇다.

실성 14, 8, 26, 106, 61, 38, 0

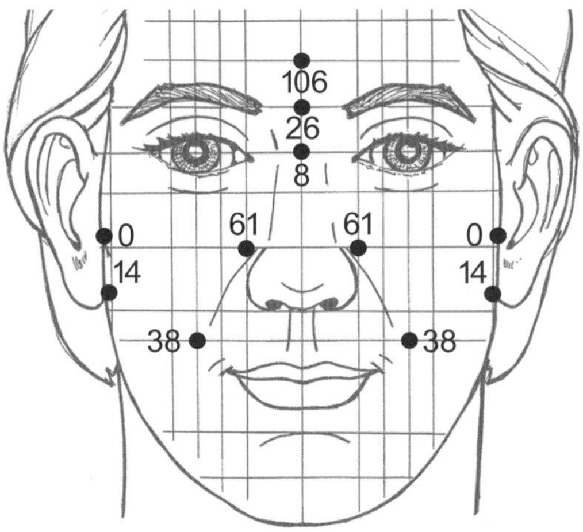

위급한 경우(말을 해야 하는데, 집에 있지 않고 어떤 점들을 완벽하게 자극해야 할지 모르는 경우): 잠시 동안 **14**과 **8**을 자극하는 것으로 만족한다. 필요한 경우 반복해서 자극한다.

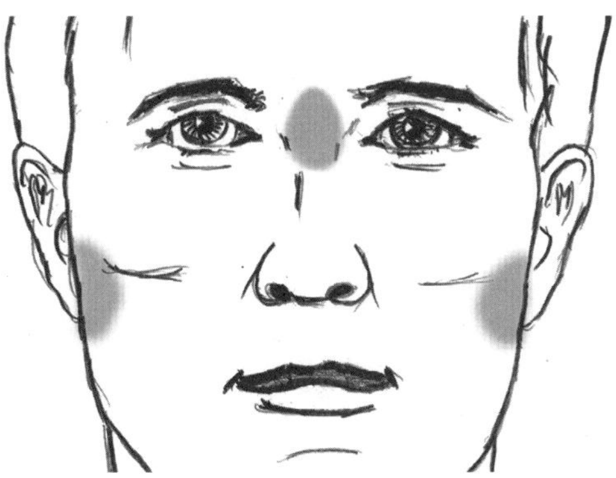

응급대책

손발 차가움 *1, 19, 17, 51, 127, 60, 50, 37, 6, 61, 342, 0*

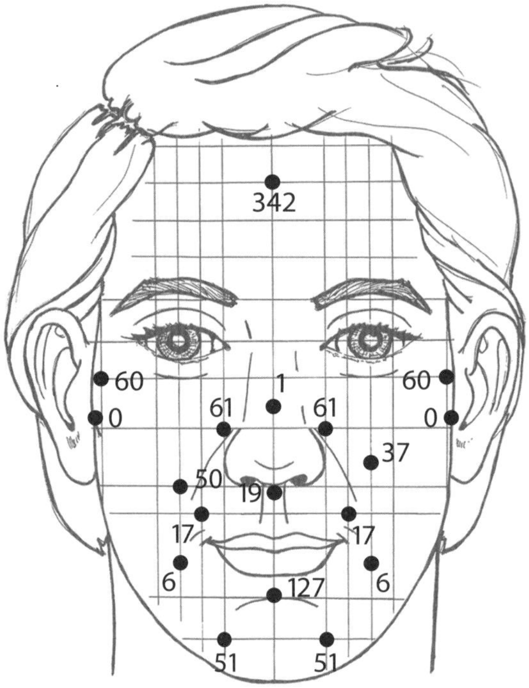

이 모든 점들은 몸에 열을 발생시킨다. 만약 손발이 차다면(대부분 여성들), 이 점들을 매일 자극한다(모든 점들 또는 몇몇 점들만): 혈액순환이 개선되면서 기의 흐름도 개선되어 주위로부터 조롱을 더 이상 받지 않을 것이다! **342**는 특히 발을 따뜻하게 한다.

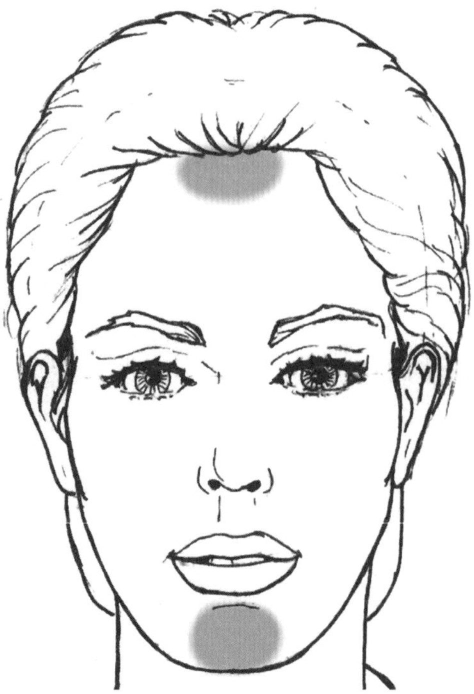

빠른 대책

일반적인 피곤, 무력증 50, 127, 19, 26, 103, 0
또는 1, 6, 17, 22, 43, 60, 124, 106, 0

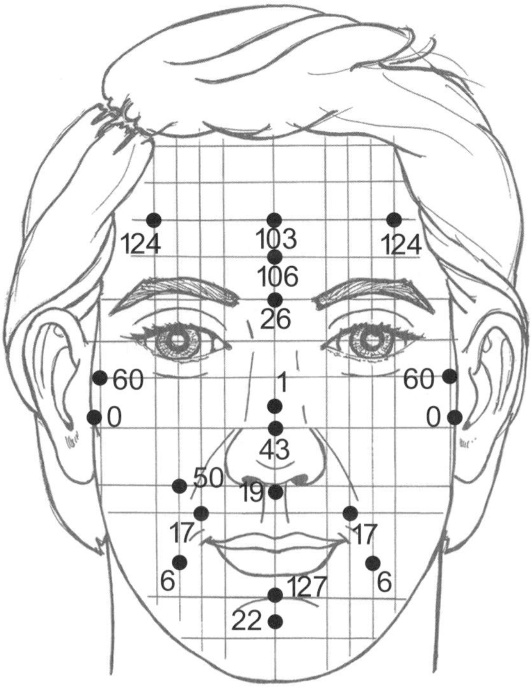

때로는 만성적인 피로는 매우 자주 휴가기간에도, 1시간에 100km로 달리는 삶을 사는 결과로 나타난다. 혹사, 불균형적인 음식섭취, 수면부족, 근심, 갑작스러운 육체노동은 피로를 유발하거나 또는 기를 지나치게 소진시킨다. 일련의 전염병의 후유증으로, 그리고 영향결핍(특히 칼슘과 마그네슘)에서 기인하는 경련성 체질로 고통을 받는 사람들도 만성적인 피로에 시달린다. 물론, 이런 상황은 몸을 일찍 ≪상하게 하는≫것으로 끝난다: 나중에 몸이 망가지는 것을 피하고 싶으면 일상생활에서 몸을 잘 관리해야 한다! 이 점들을 자극하면 기의 흐름이 좋아지고 동시에 몸의 활력을 되찾을 수 있다.

또한 기초시술을 하루에 여러 번 할 것을 권한다: 매우 자주 기초시술만으로도 30초 안에 기의 흐름이 좋아지고 피곤한 몸과 정신이 활력을 되찾는다.

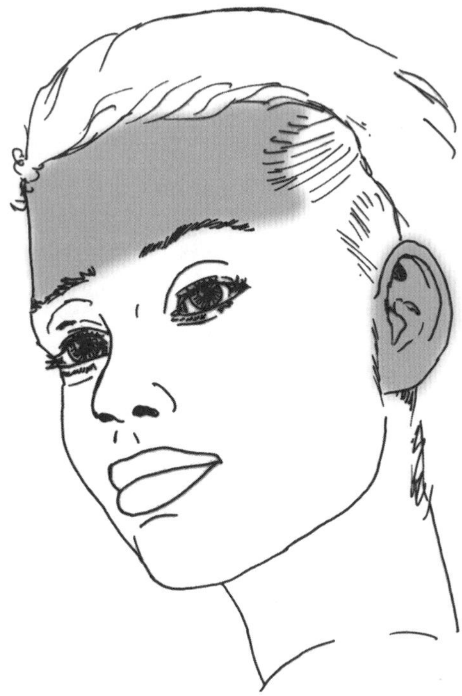

귀를 마사지하는 것과 마찬가지로, 이마를 두드리는 짧은 시술 또한 유용하다.

신경 피로 *19, 126, 103, 124, 106, 34, 1, 50, 127, 22, 0*

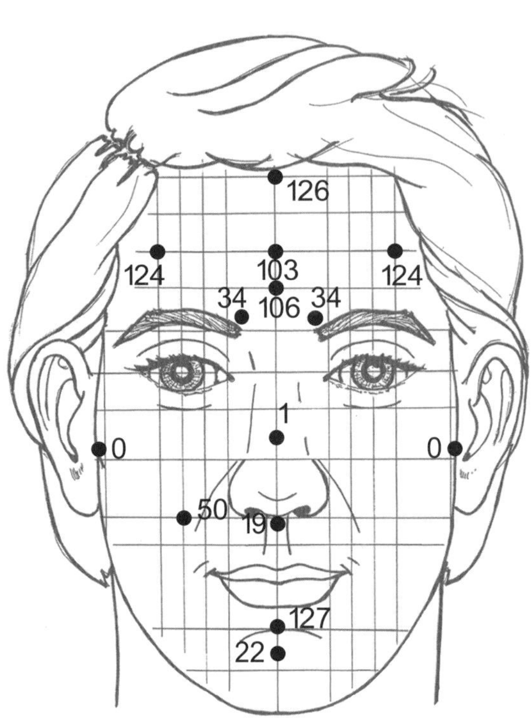

이러한 유형의 피로는, 현대사회에서 나타나는 특징 중 하나인데, ≪항상 더 좋아져야≫하고 남보다 ≪좀 더 빠르게≫ 해야 한다는 강박감에서 기인한다! 이 모든 것은 정신을 안정시키는 운동부족(걷기, 골프나 모든 야외활동…)과 관계되고, 항상 긴장된 상태가 지속되는데 원인이 있다. 사무실에서 체육관까지 달리고 난 후, 집으로 돌아와 많은 집안일을 하는 것은 신경 피로를 경감시키는 데 도움이 되지 않는다: 공원에서 산책을 간단하게 하거나 또는 정말로 정신을 편하게 이완시킬 수 있는 어떤 신체활동을 하는 것이 훨씬 효과적일 수 있다. 지나치게 강도 높은 운동에 중독되어서는 안된다: 자신을 사랑하고… 그리고 이 점들을 자극한다!

눈의 피로 *73, 3, 34, 103, 130, 0*

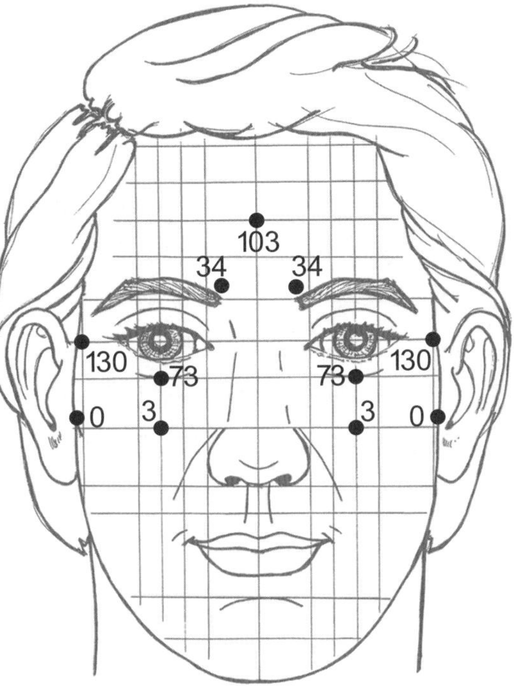

오래 집중하여 보면, 특히 컴퓨터 화면을, 눈 안쪽에서 둔통을 느끼고, 때로는 심지어는 눈을 감으면, 과민성을 동반하면서 정신집중을 할 수 없는, 눈이 불에 데는 것 같은 느낌이 든다. 이 현상을 안정 피로라 부른다. 결막염과 눈이 충격을 받아 나타나는 상황과 혼돈해서는 안 된다. 눈의 피로는 수면부족, 과로, 때로는 사무실의 적합하지 않는 불빛에서 기인한다. 컴퓨터 앞에서 장시간 ≪앉아 있는≫ 사람들에게 전형적으로 나타나는 문제이다(저자는 이 점들을 자극하면 놀라리만큼 효과를 본다는 것을 증명하고, 또한 저자는 눈이 피로해져 앞이 잘 보이지 않거나 두통이 오기 시작하자마자 이 점들을 마사지한다!).

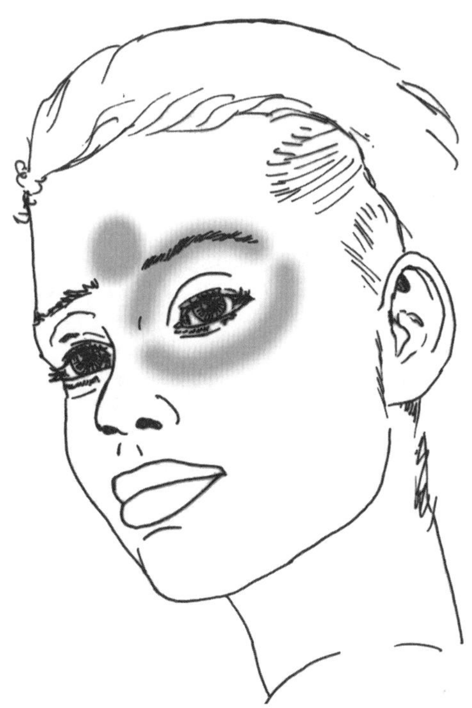

이 점들을 자극할 시간이 없을 때 손가락을 구부려 몇몇 반사부위를 빠르게 마사지한다.

자궁 섬유종 7, 19, 63, 16, 17, 22, 87, 0
또한 7, 113, 63, 38, 50, 37, 61, 0

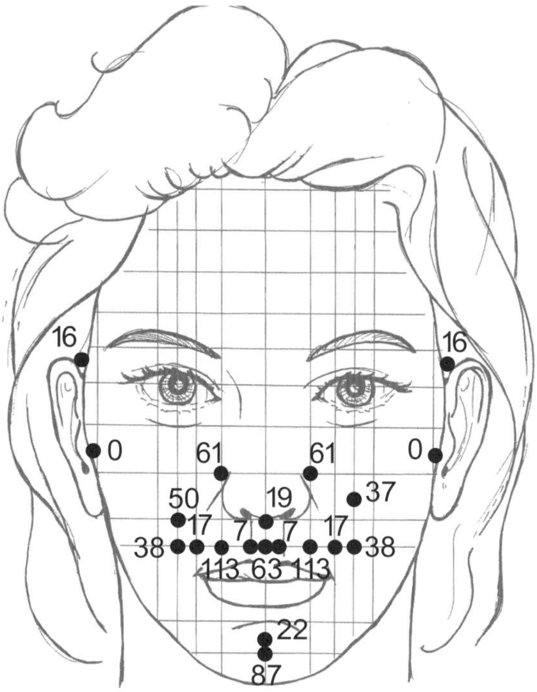

빈번하게 발생하는 이 병은 호르몬 불균형과 연관이 있다. 가장 자주 피할 수 없는 불쾌감(출혈을 동반한 생리, 갑작스러운 출혈, 생리통, 빈혈성 피로, 등등)을 동반한 한 이 병에 굴복하지 말고, 이 점들을 자극하면, 때로는 매우 효과를 보고, 외과수술을 피할 수 있을 것이다. 윗입술 전체 부위를 수직으로 문지르고 턱에 위치한 점들을 같이 자극한다. **16**은 섬유종과 연관이 있는 출혈을 통제한다. 또한 자주 **7**과 **113**은 출혈을 멈춘다.

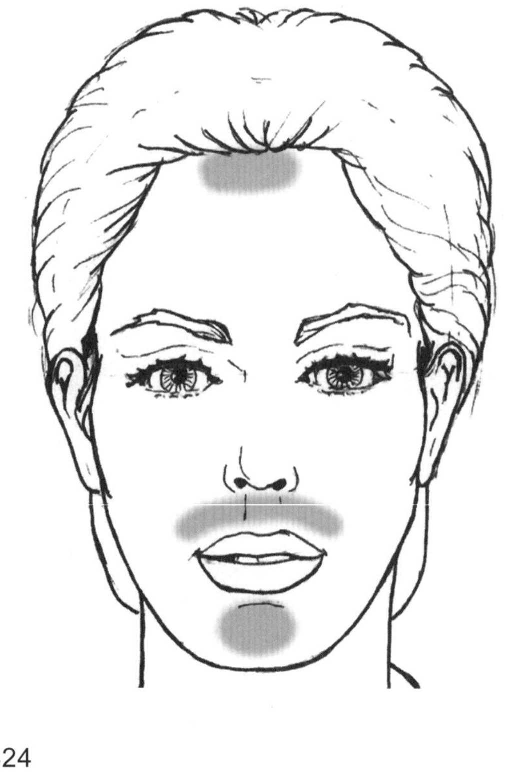

발열, 발열 상태 26, 3, 8, 38, 85, 60, 87, 180, 14, 16, 15, 0

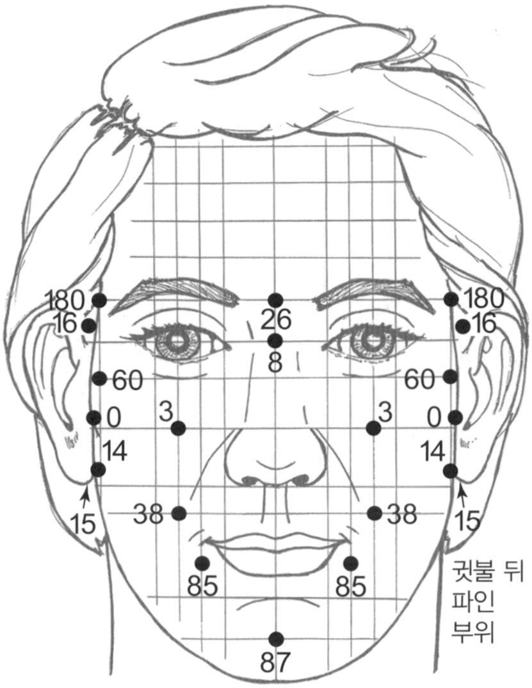

이 모든 점들은 해열작용을 하기 때문에 열이 있으면 지체없이 자극한다. 이 점들 중에, 통증의 정도를 측정하고, 각 점들이 지니는 중요한 주의사항들을 고려하면서, 가장 열을 잘 내린다고 판단되는 점들을 선별한다. 물론, 이 점들을 마사지하는 것만으로 열이 생기는 원인을 제거하지는 못하지만, 열을 떨어트려 면역계가 작용하는 것을 돕는다.

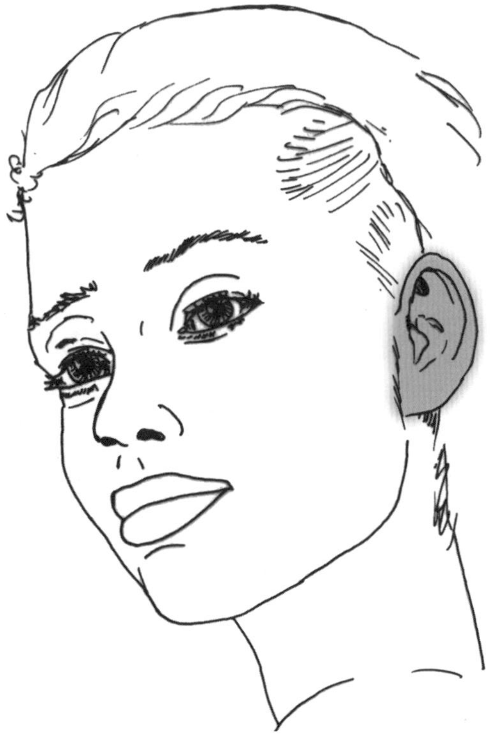

게다가 귀 전체를 세심하게 마사지한다.

복부팽만증 41, 50, 38, 127, 37, 0

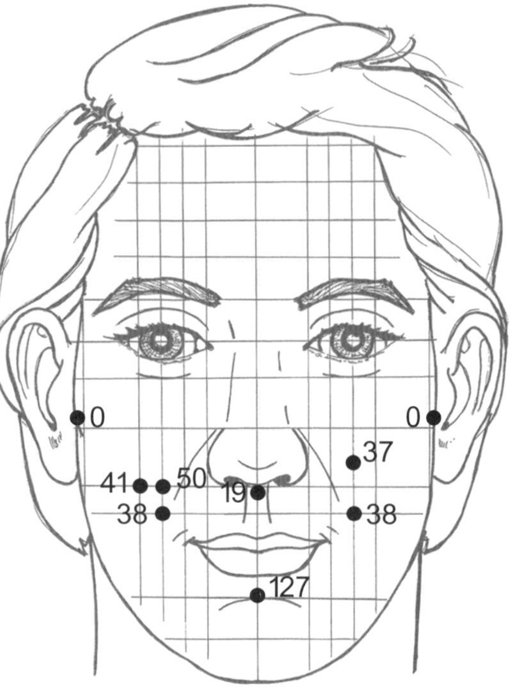

위장내의 가스 과다증과 결장내의 가스과다증(장내 가스)은 같은 점들을 자극하면서 치료하기 때문에 함께 설명한다. 오랫동안 트림은 위장 안에 위치한 공기주머니가 지나치게 부풀어서 발생한다고 생각했다. 전혀 그렇지 않다. 공기는 위장입구를 통과하지 못한다; 공기는 식도 아래부위에 도달하자마자 다시 나온다. 고창증(bloat)이나 복부팽만증은 신경요인과 연관이 있고 중대한 소화 장애(위염, 위궤양이나 십이지장궤양, 열공탈장, 담석, 때로는 장결장염이나 장에 기생충 출현…)로 발생한다.

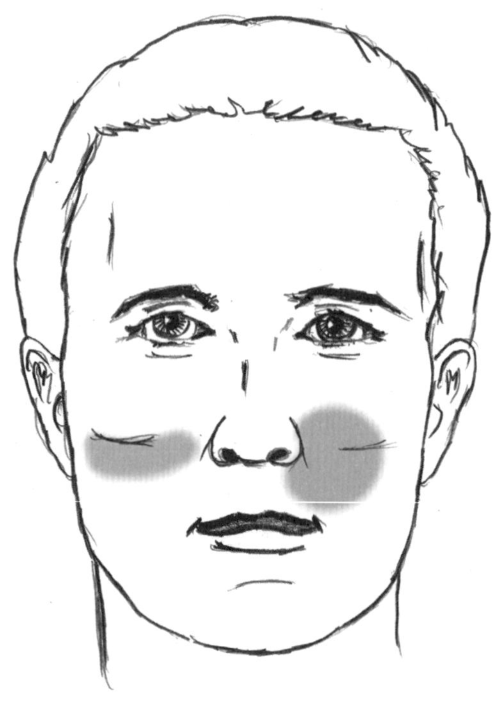

주의: 외과수술 후, 장내 가스를 배출하기가 때로는 힘들다. 간단한 치료법: 원하는 결과를 얻을 때까지 1분에서 몇 분간 **38-19**점들을 자극한다.

간 50, 103, 233, 197, 0

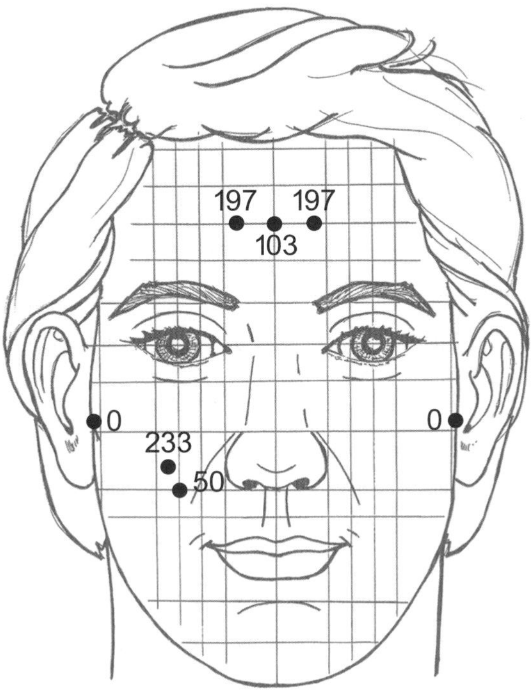

이 모든 점들은 간 기능을 개선시키고, 이 중요한 장기의 대사를 원활하게 한다. 단지 ≪간 기능이 약하거나≫ 또는 심한 간기능 장애(간염, 간경화 또는 다른 장애)로 고통을 받더라도, 이 점들을 자극하면 효과를 볼 것이다. 어떠한 종류의 약을 복용한다고 하더라도, 이 점들을 시술하는 것이 가능하다는 것을 기억해야 한다: 효과를 볼 것이다. 균형 잡힌 식사와 알코올, 담배, 모든 종류의 마약 등을 멀리하면, 간에게 부담을 주지 않는다는 것을 명심해야 한다.

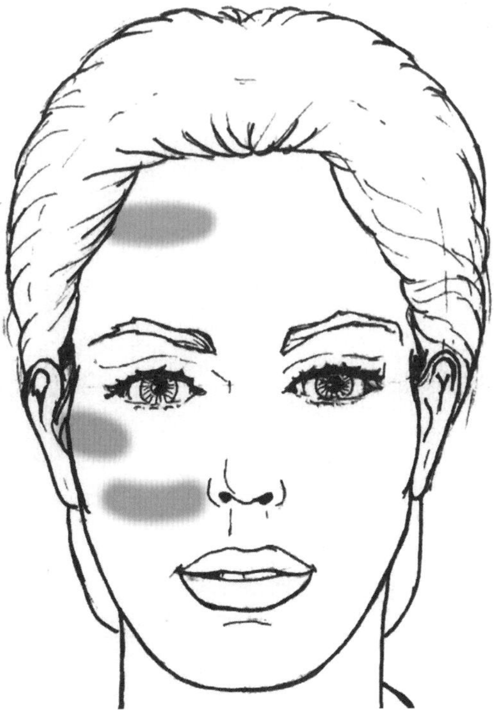

간의 다양한 반사부위들 중에서 가장 민감한 부위를 찾아 자극한다!

뇌기능 *124, 103, 106, 60, 34, 26, 65, 0*

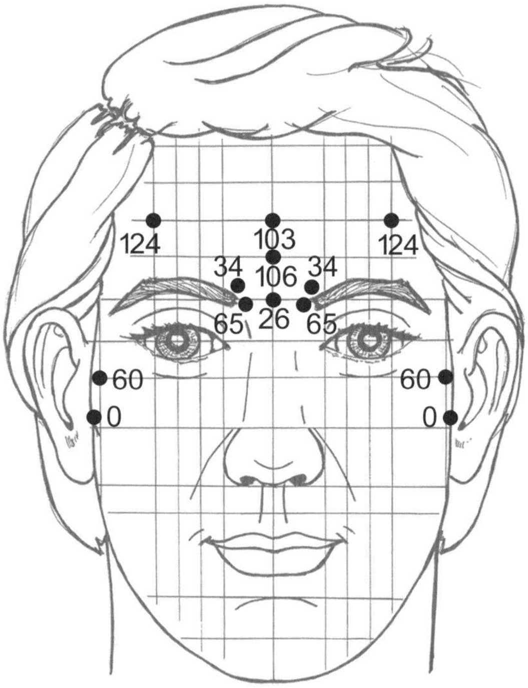

모든 반사점들과 반사부위들은 뇌의 작용(기억, 집중, 주의)을 개선시키는 기능을 하는데, 뇌의 작용이 저하되는 것은 노화, 과로, 수면부족 또는 병을 앓은 후에 나타나는 증세와 관계가 있다. 경우에 따라, 이 점들을 단지 자극만 하거나(일, 시험 등등) 또는 장기적인 효과를 얻기 위해서는 매일 자극을 한다. 기초 점들을 같이 자극하는 것을 잊어서는 안된다: 이완과 활력을 준다.

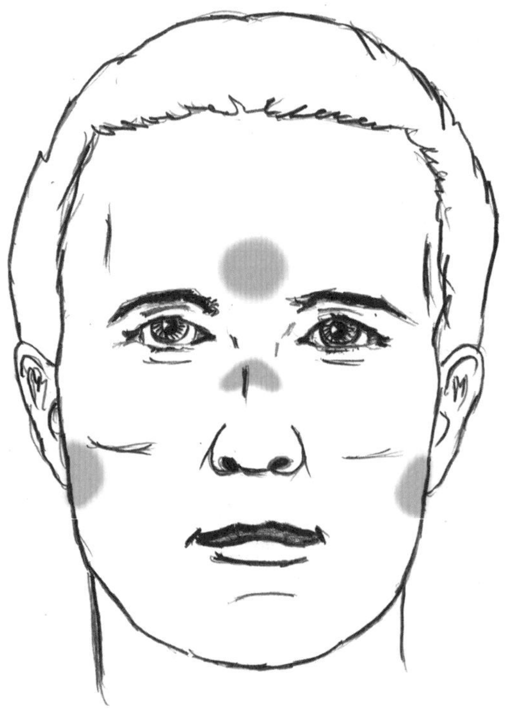

불감증 7, 1, 19. 45, 63, 156, 87, 43, 287, 124, 34, 60, 0

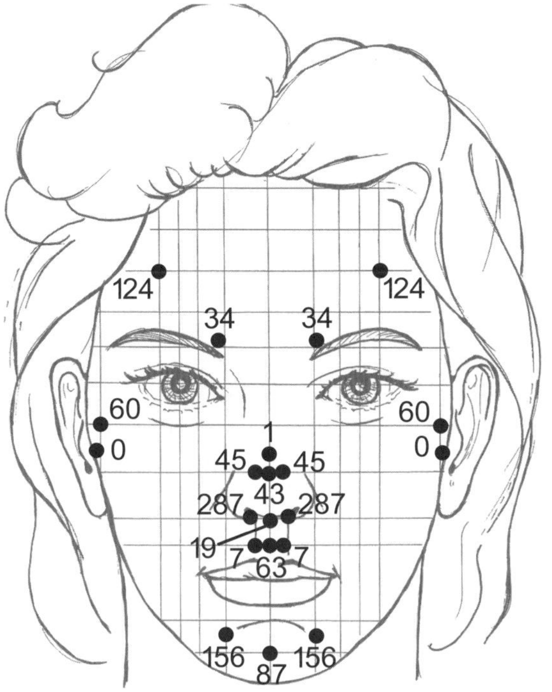

불감증의 원인은 다양하고, 또한 ≪치료법≫도 다양하다. 이 문제의 원인은 호르몬 문제에서, 또는 파트너의 행동에서 기인할 수 있다. 정신상태가 가장 중요한 문제로 자주 나타난다. 바로 이 단계에서 문제의 해법을 찾아야 한다. 하지만, 이러한 문제들이 없다면, 이 점들을 자극하면 매우 좋은 효과를 볼 수 있다.

또한 *피임*에서 가리킨 입 주위를 마사지한다.

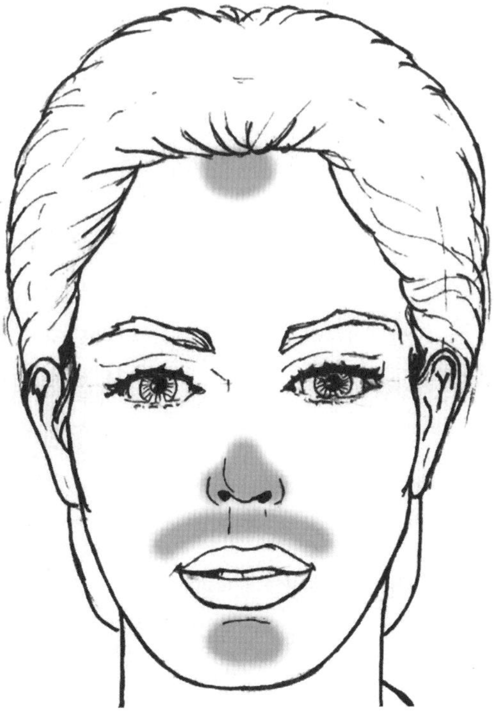

턱과 윗입술에 위치한 부위는 유용할 수 있다: 성관계를 가지기 전에 이 부위를 몇 분간 마사지한다.

추위에 대한 민감증 *15, 17, 60, 61, 1, 0*

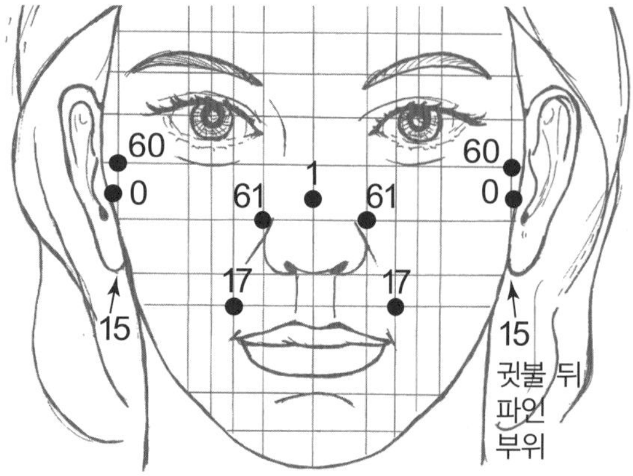

여기서는, 예를 들어, 감염에 의해 느끼는 추위가 아니라, 일반적으로 추위에 대한 민감증이 해당된다. 이 민감증은 때로는 빈혈과 연관이 있는데 따라서 치료해야 한다. 이 모든 점들은 몸을 따뜻하게 한다. 발이 자주 차가워지면, **87**과 **342**를 자극하는 것이 좋다. 또한 *손발 차가움*을 참고한다.

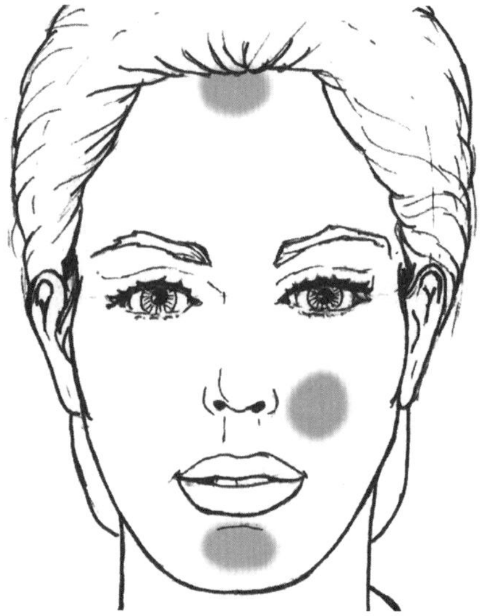

또한 턱과 머리선의 중앙을 자극하는 것을 생각한다.

림프절 *37, 50, 0*

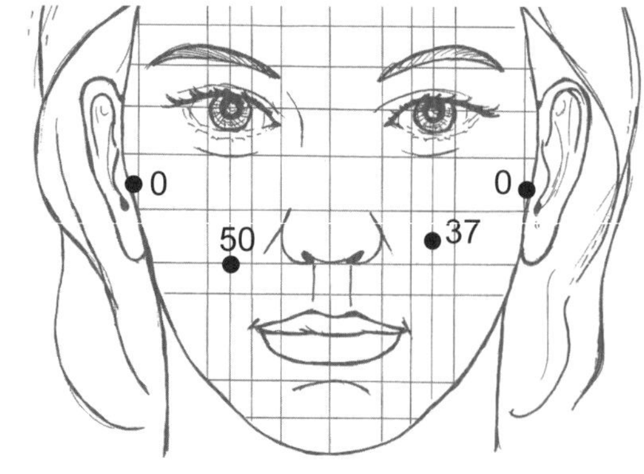

이 두 점은 림프순환을 용이하게 할 뿐 아니라, 몸속에서 돌아다니는 찌꺼기의 배출을 용이하게 한다. 이 찌꺼기는 피로가 쌓였을 때 ≪림프절≫을 부풀게 하여 멍울이 생기게 한다. 몇 분 동안 지속해서 자극한다.

위염 39, 37, 50, 61, 45, 63, 19, 127, 0
(또한 위궤양을 볼 것)

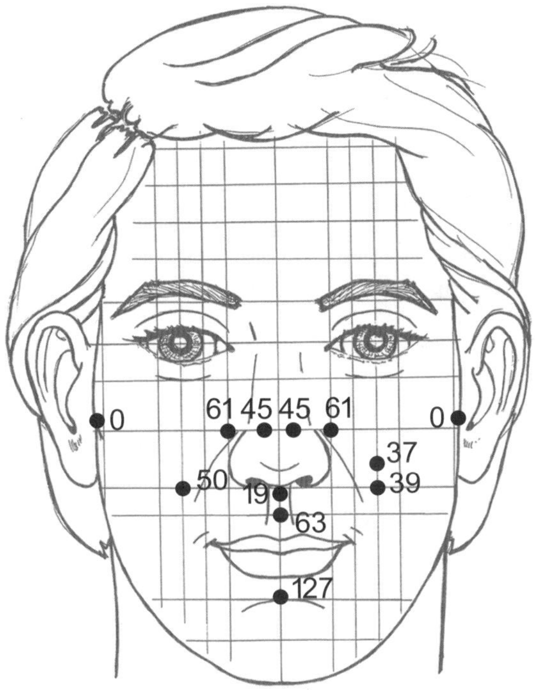

위염은, 일반적으로 과식이나 자극적인 음식물 섭취로 인해, 위점막에 염증이 발생하는 증세이다. 그렇게 심하지 않은 장애인데, 증세는 속이 쓰리거나 위산 역류로 나타난다. 음식을 먹으면 속이 쓰린 것이 완화되는데, 이는 음식을 너무 많이 섭취하게 하고 나중에는 상태를 더 악화시키기만 한다. 그러므로 음식을 많이 섭취하지 않고 이성적으로 절제한다. 매 식전과 식후에 이 점들을 자극한다: 소화가 훨씬 잘되고 점진적으로 상태가 호전되는 것을 느낄 것이다.

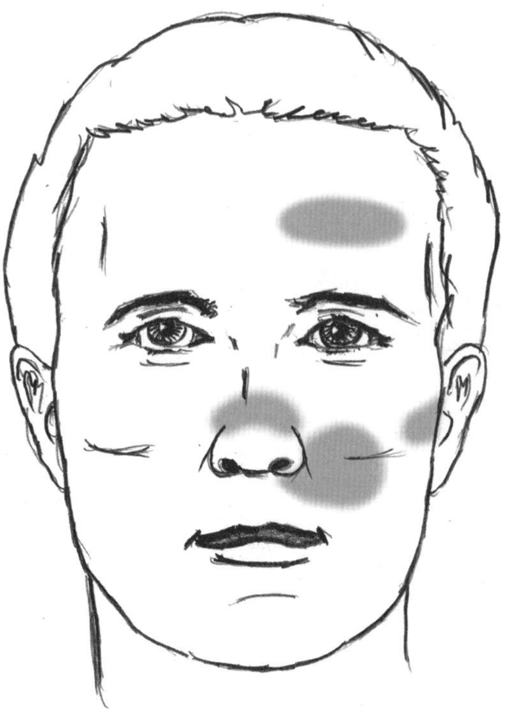

반사부위들 중에서 가장 민감한 부위를 선택하여 시술하고, 또한 기초시술을 자주 행하고 동시에 이완 점들을 자주 자극한다: 위장이 훨씬 좋아질 것이다!

생감자즙과 양배추즙(물론, 유기농법으로 재배한)이 위궤양과 십이지장을 매우 잘 치유하는 것을 알고 있는가? 매 식전에 반잔 정도를 마신다.

장염 14, 17, 22, 38, 61, 143, 127, 0

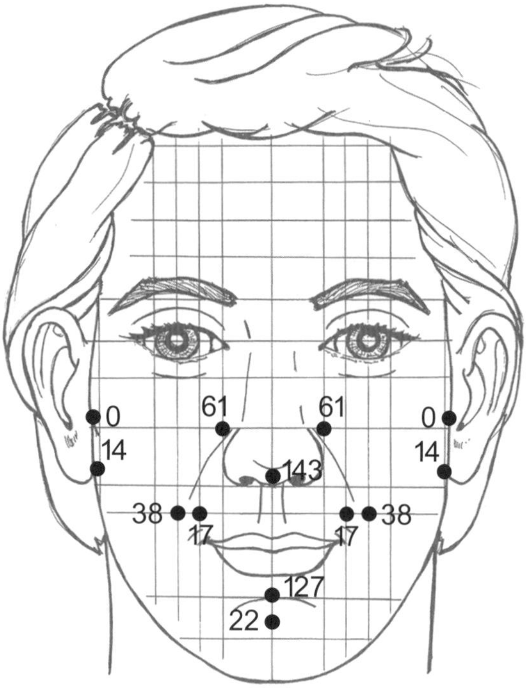

일반적으로 아메바나 대장균에 감염되어 발생하는데, 이 고통스러운 병은, 비록 온대지역에서 감염자가 점점 많이 발생한다 하더라도, 열대지역이나 아열대지역을 여행할 때 자주 감염된다. 장염의 중요한 매개체는 음식과 물이다. 따라서 수돗물을 조심해서 마시고 잘 씻지 않은 과일과 야채를 먹지 않는다! 중요한 증상은 자주 열을 동반한 설사, 구토이다. 이 점들은 이러한 문제들을 해결하는데 유용할 것이다. …

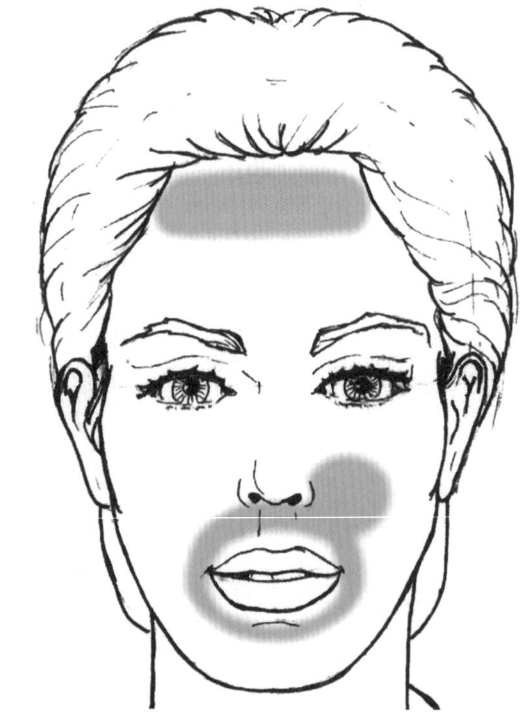

… 이 질환에 해당되는 몇몇 반사부위들을 자극하는 것도 유용하다.

무릎 17, 38, 197, 300, 156, 1, 45, 37, 0

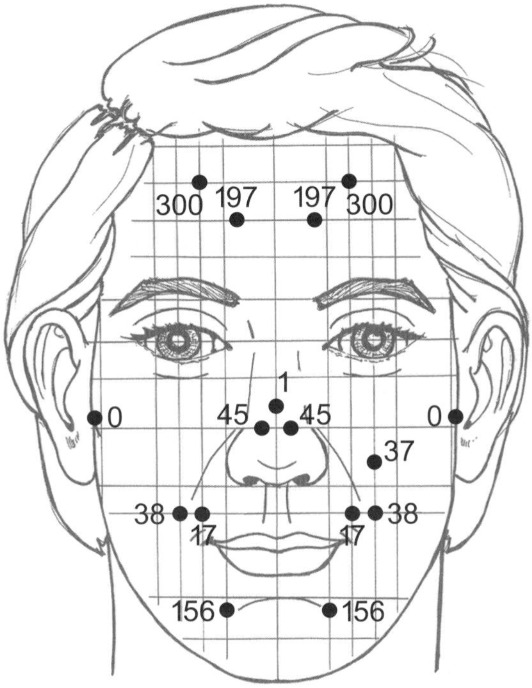

무릎에 어떠한 문제(관절증, 관절염, 사고로 인한 손상, 골절, 염좌, 등등)가 있더라도, 가능한 빨리 이 점들을 자극하는 것이 좋다. 또한 입꼬리 주위에 위치한 부위를 수직으로 강하게 마사지한다.

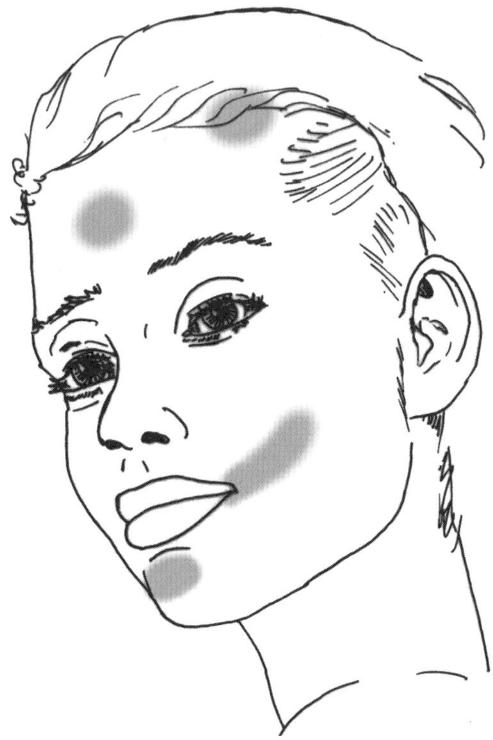

주의: **17**점은 입꼬리(웃을 때)에서 귀로 향해 몇 센티미터 더 확장된다: 가장 민감한 점을 자극한다. 또한 턱을 함께 자극하는데, 때로는 매우 효과가 좋다.

치은염 8, 15, 38, 43, 34, 60, 180, 0

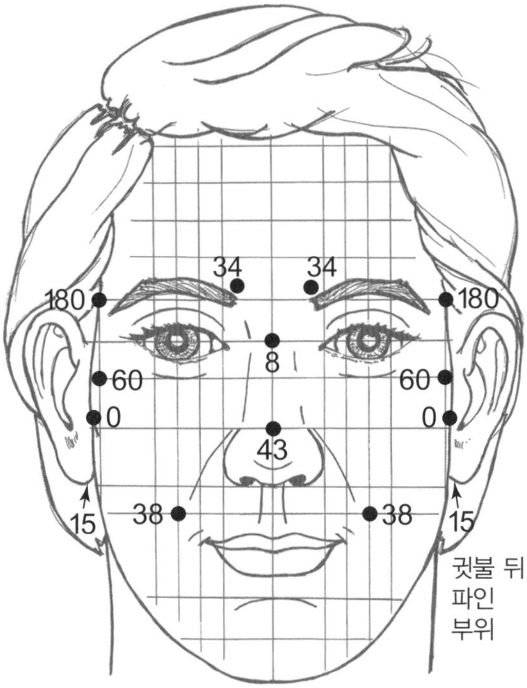

잇몸은 매우 민감한 부위인데, 양치질 할 때 피가 나고 때로는 심지어는 사과를 깨물었을 때 피가 나는가? 이런 경우 아마 치은염을 앓고 있을 것이다. 이 점들을 자극하고 식후 부드러운 칫솔로 이빨을 닦는다. 올리브기름이나 땅콩기름(첫 수확을 해서 저온으로 추출한)으로 입을 행구면 매우 좋아질 것이다.

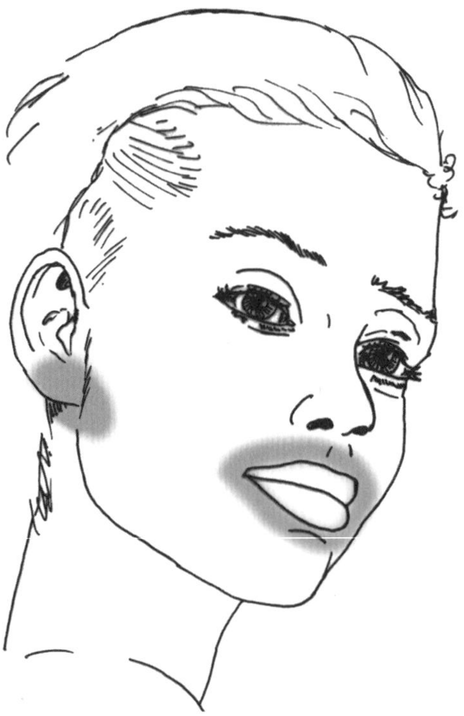

먼저 문제가 있는 부위의 주변 부위를 마사지하는 것이 좋다는 기초 규칙을 기억한다: 또한 입 주변 전체를 자극한다.

갑상선종, 바세도우병 *7, 8, 14, 100, 106, 0*

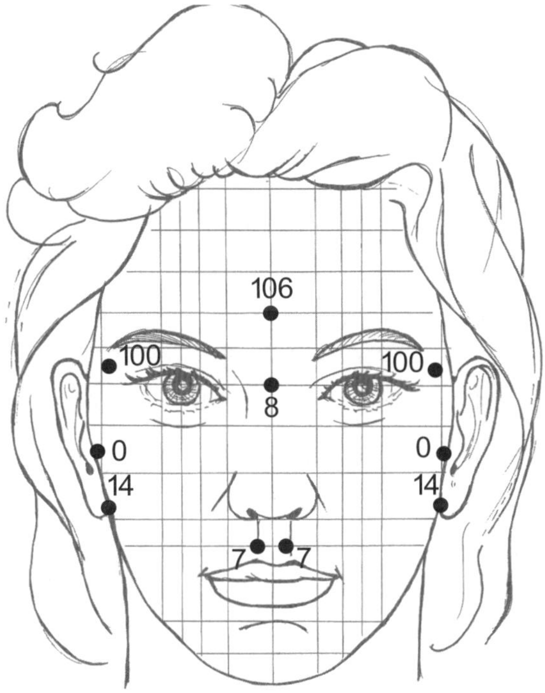

갑상선종은 갑상성 기능 항진증이나 갑상선 기능 저하증으로 발생하는 것 같다. 따라서 의사의 진료를 받아 확인해야 한다. 이 점들은 갑상선의 기능을 원활하게 해줄 것이다: 문제가 어떠하든 이 점들을 자극한다.

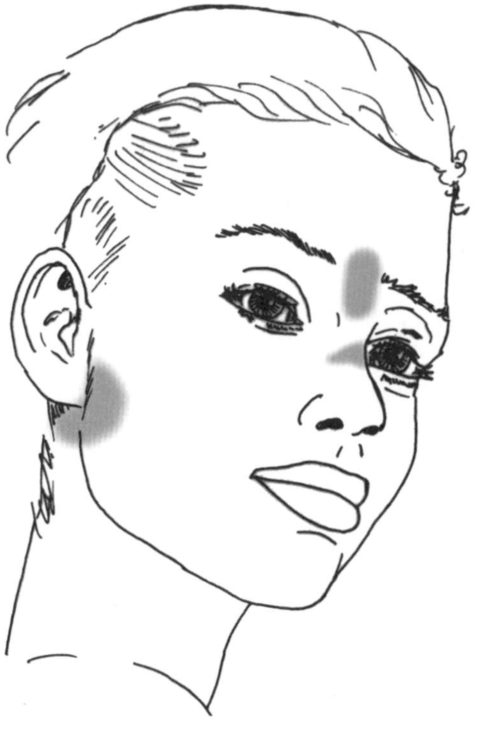

또한 갑상선 반사부위를 자극할 때 같은 부위에 위치한 목 반사부위를 자극한다.

유행성 감기 *14, 15, 38, 61, 3, 37, 50, 0*

그리고 이완과 활력 점들

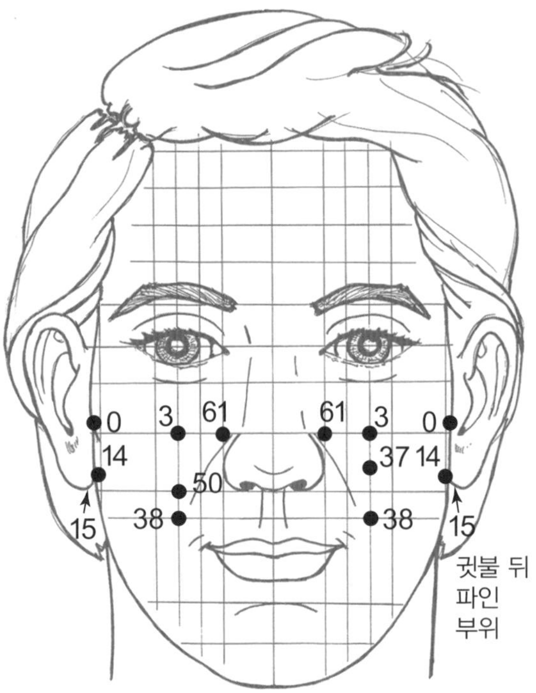

감기에 걸리기 전에 또는 감기증세가 나타나자마자 바로 이 점들을 자극한다: 감기가 걸린 후에는 치료하기가 감기 걸리기 전에 치료하기보다 더 어렵다. 만약 감기에 걸렸을 때 땀이 나지 않는다면, **180**을 같이 마사지한다. 이 부위들을 볼펜, 작은 바퀴 또는 손가락으로 자극한다. 그 후, 귀를 문지른다. 하루 동안 여러 번 반복하여 자극한다. 또한 호랑이 연고를 목, 등과 어깨에 바른다(*후두염 볼 것*).

이 도표에서, 독자들은 완벽한 Dien' Cham' 시술에서 다양한 구성요소들을 함께 찾을 수 있는데, 이는 다음 장에서 자세히 설명할 것이다(상급 Dien' Cham')

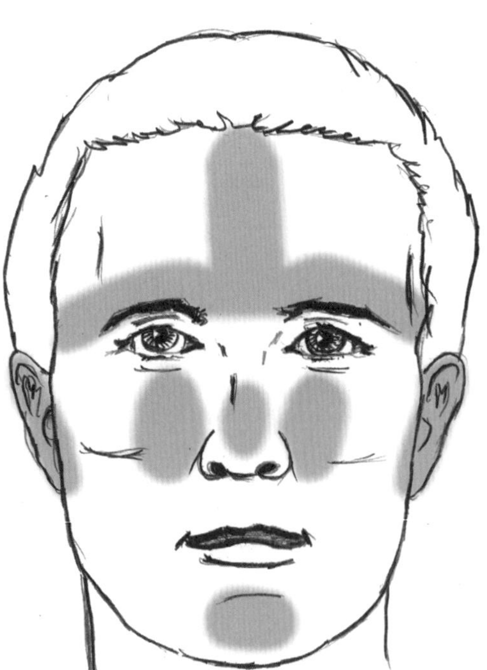

임신 *7, 113, 63, 127, 0*

(임신이 잘 안 되는 경우 임신이 잘되도록)

또한 *127, 156, 87, 50, 37, 65, 0*

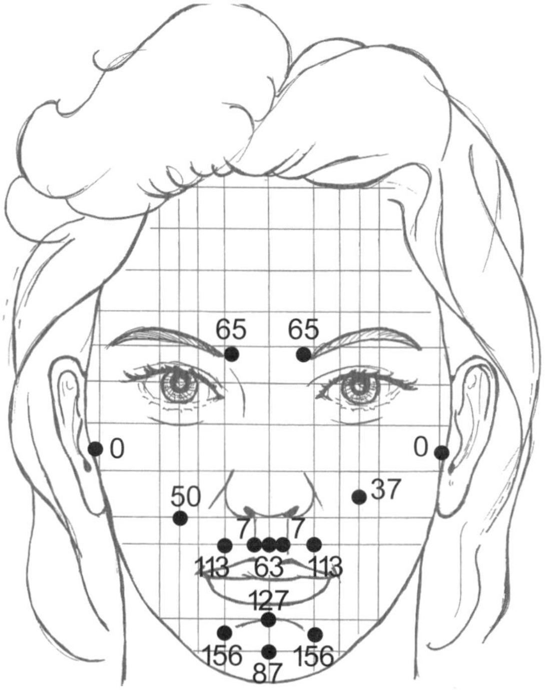

이 점들은 여성이 그렇게 원하던 임신을 잘 하도록 한다! 임신이 될 때까지 매일 이 점들을 자극한다. 또한 남편에게 생식력을 향상시킬 수 있도록 자극하도록 한다*(성생활 볼 것)*.

임신기간에 Dien' Cham'을 시술할 수 있지만 조심해야 한다. 이 시술은 임신 중에 나타날 수 있는 여러가지 문제점들을, 약을 복용하지 않고, 효율적으로 해결할 수 있다. 단지 몇몇 점들은 분만을 유도한다는 것을 기억해야 한다: 따라서 분만 전에는 이 점들을 자극하는 것을 피한다! 각 점들과 대응하는 기관과 효능을 가리키는 장에서 지침들을 볼 수 있다.

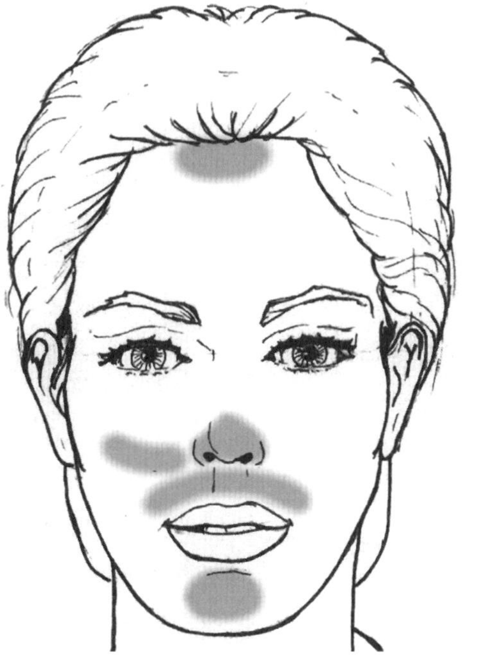

주의점: *임신 7개월부터, 또는 유산위험이 있는 경우, 코 밑에 위치한 점들을 자극해서는 안된다!*

반신불구 37, 51, 60, 63, 64, 73, 74, 97, 98, 0

하체 63, 64, 37, 51,

상체 97, 98, 51, 37

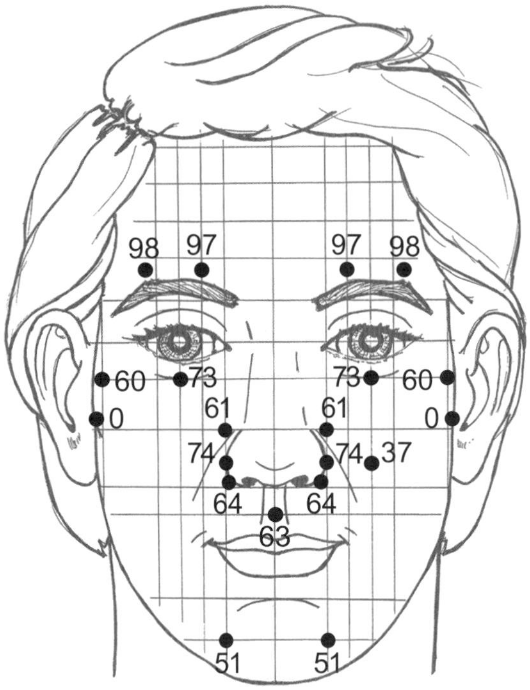

기를 활성화시키는 것이 필요하다. 따라서 모든 점들을 자극하는데, 특히 **37**을 좀 더 강하게 자극한다.

Dien' Cham' 점들을 자극하는 것과 별도로, 다른 시술방법(베트남에 기원을 둔. Nhuan Le Quang에 의해 개선된)이 있는데 시술을 잘하면 매우 효과를 볼 수 있다. 마비가 오면, 이 시술도 함께 병행할 것을 권한다.

이 시술을 행하는데 8시간이 걸린다. 매우 자주, 8시간 시술 후 마비가 완전히 풀리는데, 때로는 다시 한 번 더 시술을 해야 한다. 어쨌든, 이 기술은 위험하지 않고 마비환자의 상태를 호전시킨다.

필요한 도구

○ 여러 장의 큰 손수건

○ 얼음주머니

○ 최소한, 주전자 6개

○ 이불

○ 매우 뜨거운 물

○ 매우 차운 물

○ 물에 젖지 않는 침대 방수용 침대시트

보조 역할을 할 수 있는 1–2 사람이 필요하다. 환자는 알몸으로 치료를 받아야 하기 때문에, 방은 매우 따뜻해야 한다.

환자의 준비사항

환자는 시술을 받기 전, 하루 동안 음식을 먹지 않는다. 이 시술이 진행되는 8시간 동안 환자는 일어날 수 없기 때문에, 약간의 물만 마신다.

시술은 어떻게 하는가

○ 방수용 시트로 침대를 덮는다. 환자는 알몸으로 침대에 등을 대고 눕는다.

○ 얼음물을 적신 여러 장의 큰 수건으로 머리, 목과 어깨를 감싸는데, 숨을 쉬기 위한 공간만 두고 얼굴도 감싼다. 수건이 냉기를 유지하기 위해 얼음주머니를 수건 위에 놓는다.

○ 매우 따뜻한 물을 적신 여러 장의 수건으로 다리, 발과 골반을 감싸고 (화상을 입지 않도록 조심한다: 환자가 참을 수 있을 정도로 뜨거워야 한다) 수건이 차가워지는 것을 방지하기 위해 주전자(최소한 6개)를 옆에 둔다.

○ 규칙적으로 수건, 얼음주머니와 주전자를 교체하면서 환자를 8시간 동안 둔다. 상황에 따라, 때로는 수건을 차가운 물이나 따뜻한 물을 적신다. 물 온도를 살피면서 조심스럽게 적신다. 이렇게 하면 환자가 움직이지 않는다.

○ 이 긴 시술동안 Dien' Cham' 점들을 규칙적으로 여러 번 자극하는 것이 좋다.

인내심과 이해심으로 환자를 대한다: 정말로 이 긴 시술을 해야 한다면, 이 시술은 참기가 힘들다는 것을 알아야 한다. 따라서 환자에게 시술 과정을 상세히 설명하고 환자가 이 시술을 받을지에 대해 결정할 수 있도록 하고, 시술 동안 환자를 격려한다: 긴 시술시간 동안 환자는 혼자가 아니라는 것을 느끼도록 한다. 이렇게 하면 시술이 잘 진행될 수 있다.

또한 환자가 불평하는 것을 경청할 줄 알아야 한다: 따뜻한 물을 손으로 적시면 문제가 없는 것 같지만… 배를 적시면 너무 뜨거울 수 있다: 하체에 뜨거운 물을 적실 때와 상체에 차가운 물을 적실 때는 환자가 최대한으로 견딜 수 있을 정도로 온도를 조절한다. 또한 때로는 얼음을 대면 기분이 나쁠 수 있지만, 병을 고치기 위해서 정말로 시도해 볼 만 하다!

해당되는 반사부위를 같이 자극하는데, 즉 손상을 입은 팔다리 쪽이다(기억해야 한다: 얼굴 오른쪽은 몸의 오른쪽 그리고 얼굴 왼쪽은 몸의 왼쪽에 해당된다 — 이보다 간단한 것은 없다!).

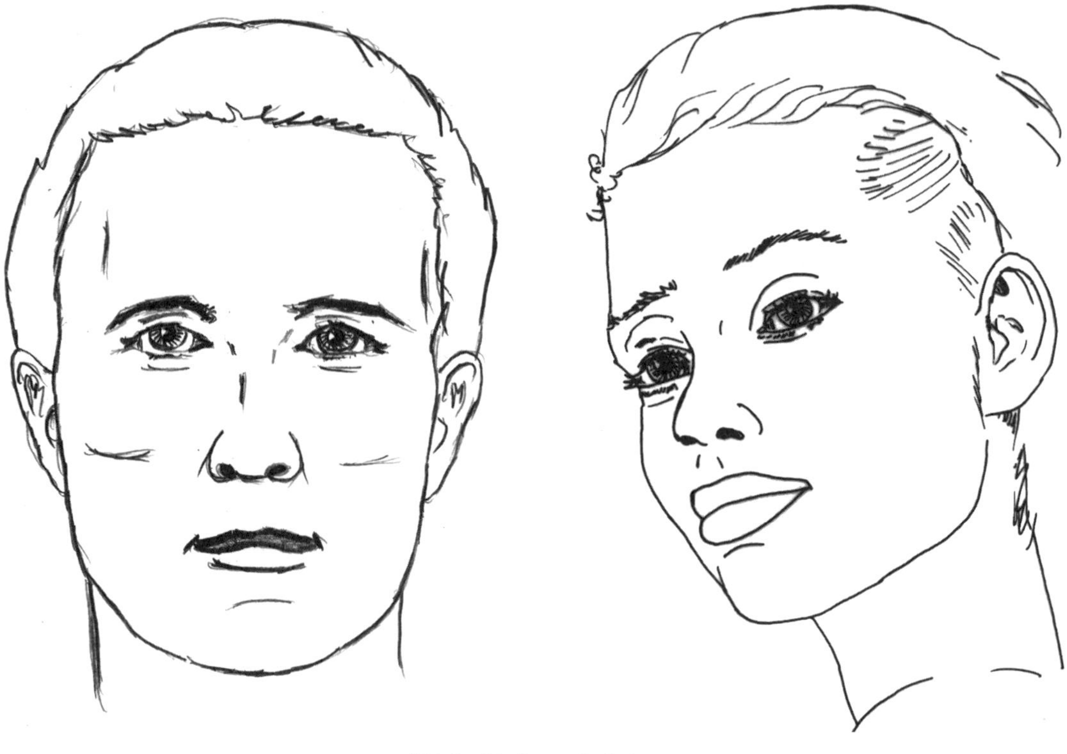

스스로 점들을 찾아 표시한다.

출혈 *16, 61, 17, 7, 50, 6, 37, 124, 34, 287, 0*
(자궁출혈 또는 다른 출혈들)

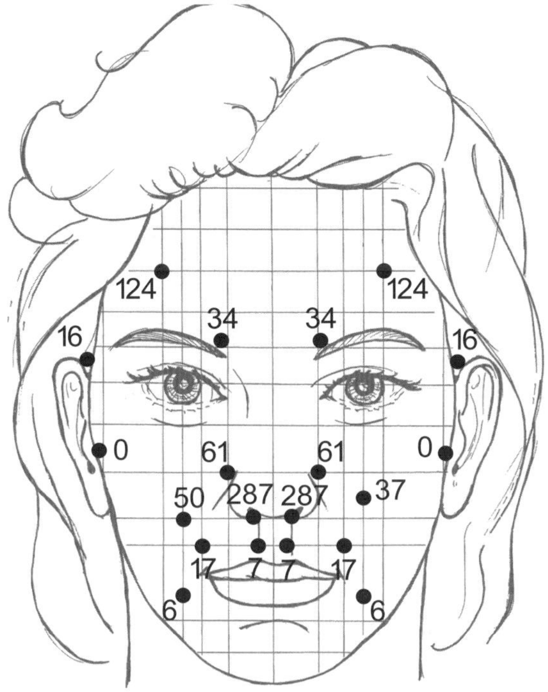

이 모든 점들은 출혈을 멈추게 한다(물론 외상성 출혈은 제외한다): 위장출혈, 생리혈 과다출혈, 코피, 치질, 잇몸 출혈, 등등. 특히 **0**과 **287**은 자궁수축을 유발하면서 자궁출혈(분만에 따른 출혈을 포함하여)을 멈춘다. 출혈의 위치와 대응하는 반사부위를 같이 자극한다: 자궁, 직장, 결장, 등등.

위장출혈 *16, 37, 61, 50, 0*

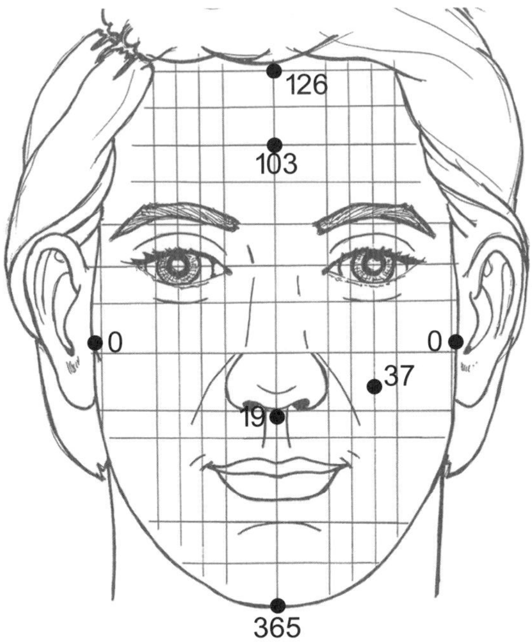

이 점들은 특히 위궤양과 연관된 출혈을 멈추게 한다. 특히 위궤양을 치료하는 것에 유의하는데, 이 점들은 지나치게 피를 많이 흘리는 것을 피하게 한다.

또한 위장의 반사부위를 함께 자극한다.

치질 126, 19, 37, 365, 103, 0

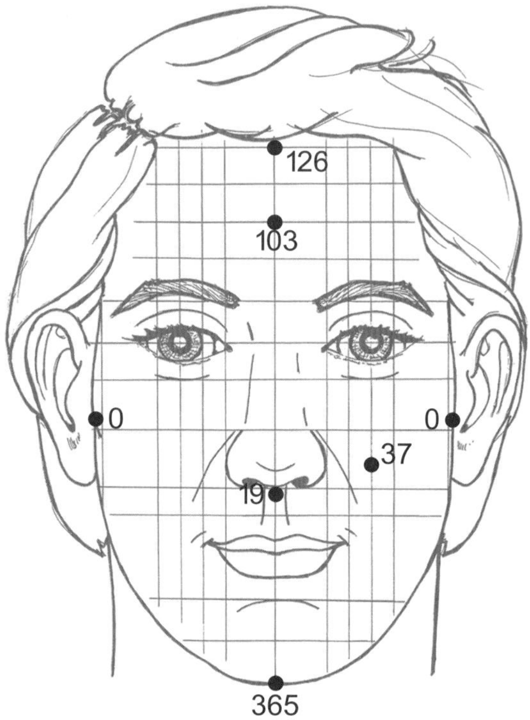

이 점들은 치질로 인해 나타나는 통증을 완화시키지만, 또한 일반적으로 순환계의 원인과 간의 원인을 치료하면서 치질을 치료한다. **126**에서 **365**까지 수직선(턱 아래에서 시작하여, 이마 중앙, 바로 머리선에서 끝나는)에 위치한 모든 점들은 치질을 치료하는데 효과가 있다.

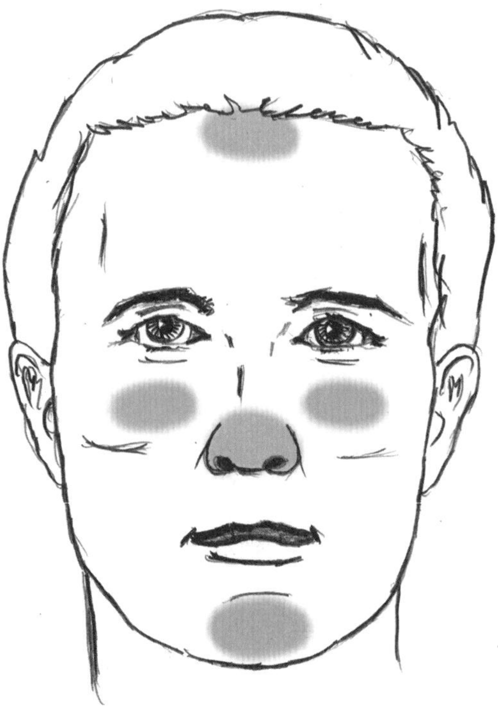

바이러스성 간염 *17, 19, 38, 41, 61, 74, 50, 0*

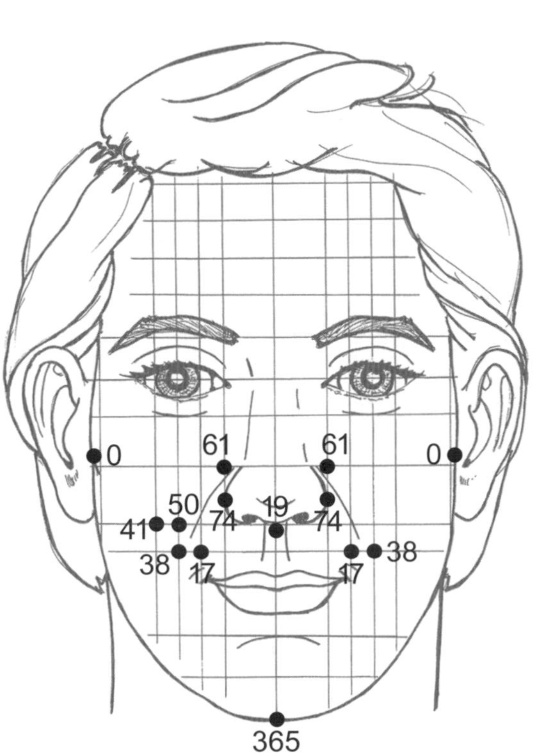

이 병에 감염된 사람들의 수가 계속해서 증가하고 있다. 대부분의 B형과 C형간염은 수혈을 할 때 감염된다는 것을 알고 있다. 또한 B형 간염은 성관계에서 감염되고, 심하지 않지만 가장 일반적인(황달), A형 간염은 음식물로 감염된다. 간염의 종류가 어떠하든 간에(A, B, C 또는 다른 감염), 이 점들을 자극하면 큰 도움이 될 것이다. 몇몇 식물들(된장풀, 아메리카 국화)[11]과 다량의 비타민 C(천연이라면 매일 4000~60000 U, 그리고 때로는 그 이상)는 이 치료를 효율적으로 보완해 줄 것이다.

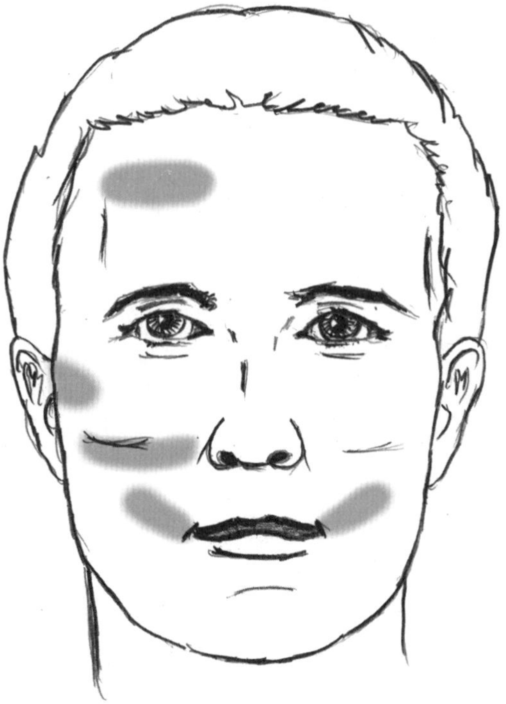

물론 이 점들과 함께 간과 신장의 반사부위, 일반적인 활력점(기초시술)을 같이 자극한다.

11 *간을 재생시킨다!* 볼 것, D' Sandra Cabot, Jouvence, 2004.

식도열공 탈장 61, 37, 39, 74, 0

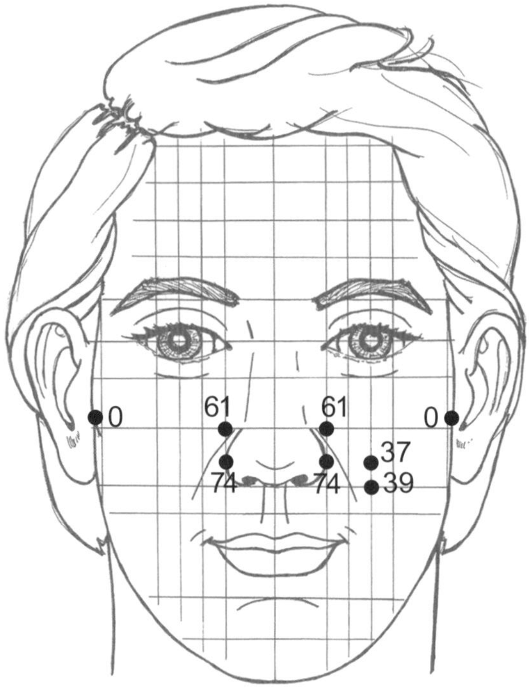

심하지 않은 이 장애는 위의 일부분이 식도 열공을 통해 흉강으로 탈장되는 것이다. 이 장애는 다양한 증세를 유발하는데 심지어는 심장마비가 곧 발생할 것 같은 착각을 일으키게 한다! 때로는 단 1회의 Dien' Cham' 시술로 이 문제를 해결할 수 있다.

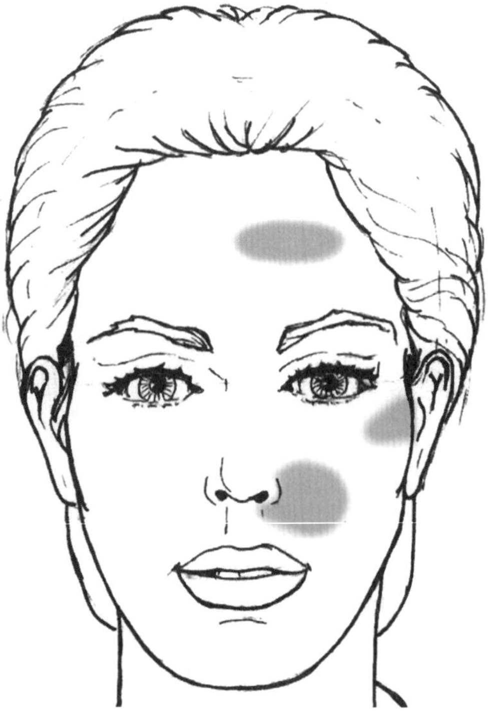

포진 *124, 61, 26, 3, 87, 51, 41, 17, 38, 85, 0*

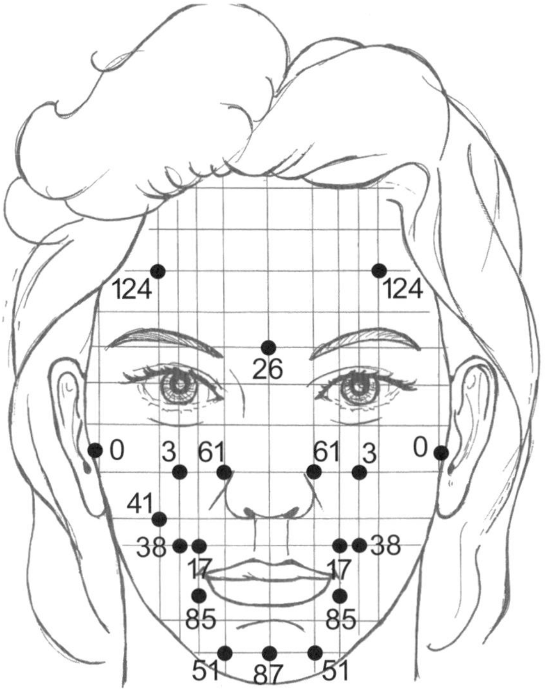

만성적인 성가신, 유명한 ≪입언저리 수포진≫이 문제이다. 포진은 바이러스로 인해 발생하고 직접적인 접촉으로 감염된다. 대부분 조직에서 잠복하고 있다가 스트레스, 과로나 병으로 면역계가 약해졌을 때 나타난다. **61**과 **124**를 자주 자극하고 국소적으로 비타민 E를 바른다.

딸꾹질 *19, 39, 61, 26, 0*

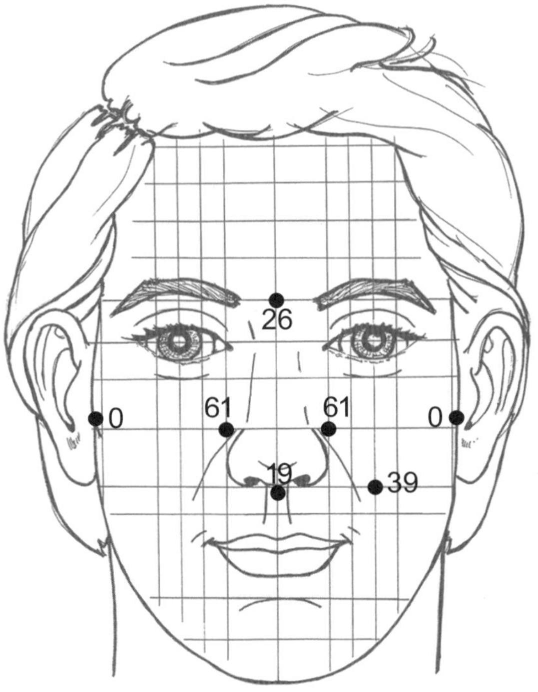

대중들과 함께 있을 때, 갑자기 나타나는, 항상 곤란하고, 매우 불쾌한 딸꾹질을 경험하지 않은 사람이 있을까? 때로는 며칠 동안 딸꾹질이 지속되어, 먹는 것을 방해하고, 마시고 자는 것을 방해한다, 딸꾹질은 무엇을 삼킬 때 일반적으로 수축하는 과정에서 뜻하지 않게 발생한다; 음식물이 ≪기도로 들어가거나≫ 또는 먹으면서 웃거나 말하거나(할머니에게 야단을 맞는다!)할 때 발생한다. 이러한 불편함은 식사도중에 몸이 차가워지면 갑자기 발생할 수 있는데, 이는 횡격막경련을 유발하고 이를 딸꾹질이라 부른다. 가장 좋은 방법은 딸꾹질이 지속되지 않도록 가능한 빨리 이 점들을 자극한다.

과잉 행동(어린이의) 34, 8, 26, 100, 106, 124, 127, 61, 0
(신경질적인 어린이 볼 것)

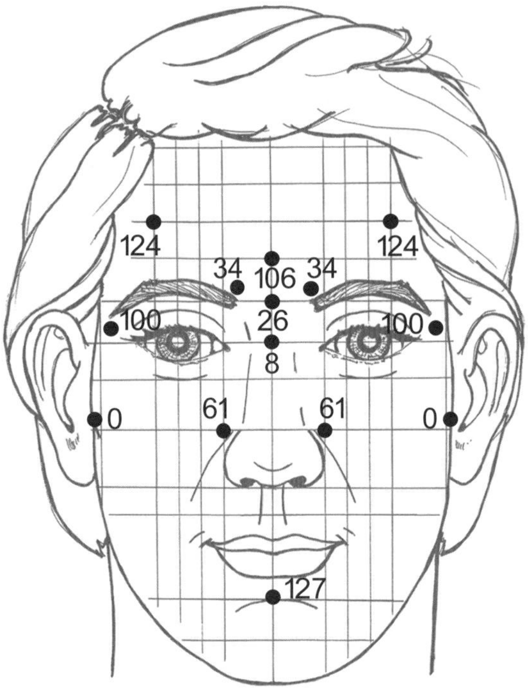

짧은 시술로 이 점들을 자극하는데, 가능하다면 1일 2회 시술한다.

과잉행동을 하는 어린이는 항상 소란스럽다. 대부분 남자어린이가 과잉행동을 하는데(90%) 부모나 선생들에게는 악몽과도 같은 존재가 될 수 있다. 과잉행동을 하는 어린이는 1분 이상 제자리에 있지 못하고 서투르게 모든 것에 손을 대려고 한다. 공격적이고, 누구도 이러한 어린이를 제어하지 못하고, 누구의 말도 듣지 않는다. 이렇게 이 어린이는 자신에게 조차도 위험스럽게 될 수 있다. 어떤 의사들은 색소가 첨가된 식품과 화학 냉동식품, 살리실산염 때문이라고 말한다. 따라서 이러한 물질이 든 식품을 어린이가 섭취하지 못하도록 강력한 방법을 사용하도록 권한다; 어쨌든, 무해한 재료에 바탕을 둔 음식은, 가능하다면 유기농 재료 가족 모두에게 유익하다.

동맥고혈압 *15, 61, 8, 26, 106, 3, 0*

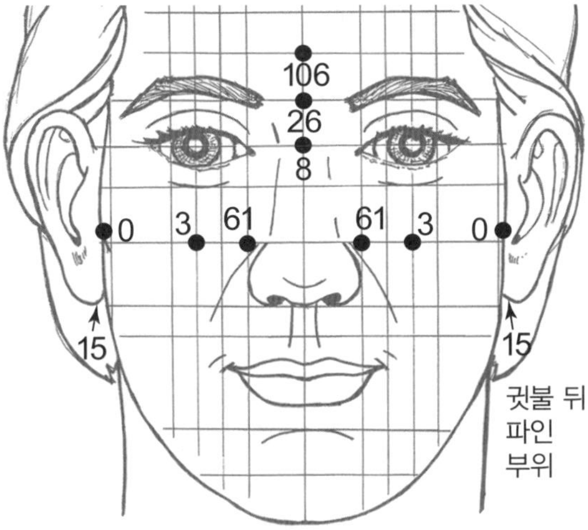

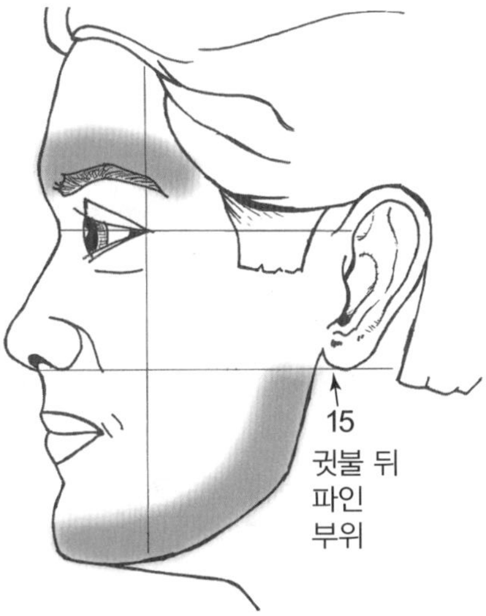

대부분의 경우 너무 높은 혈압은 동물성 단백질을 지나치게 많이 섭취하거나 과음, 흡연 또는 소금을 지나치게 많이 섭취해서 그렇다. 고혈압은 유전적인 경우가 많고, 50이 넘으면 10명 중 1명은 고혈압이 생긴다. 고혈압은 여러 가지 증상의 원인이 되는데, 두통(특히 후두부 부위), 현기증, 불면, 심장박동, 이명, 어지러움, 어둠 공포증, 흉통, 변비. 많은 질환에서 기인할 수 있다: 신장문제, 임파선 장애, 호르몬 불균형, 동맥경화, 긴장상태, 과로… **8**점은 고혈압에 특별하다; 게다가 혈압이 오르는 것을 느끼거나 심장박동수가 빨라질 때마다 다른 점들을 자극한다.

고혈압 위기(간단한 방법)

스트레스나 또는 다른 이유로 인해서 고혈압 위기가 발생하면, 쉽게 기억할 수 있는 이 간단한 마사지를 즉시 실행한다(만약 고혈압으로 고생하고 있다면 지체하지 않고 이 방법을 배운다: 어디서나 편하게 스스로 시술할 수 있다): 작은 바퀴나 손가락으로 위에서 가리키는 부위를, 점점 더 강하게 누르면서, 문지른다. 아파도 걱정할 필요가 없다: 고혈압으로 인해 이 부위는 민감하다. 그 후 같은 방법으로 턱을 문지른다.

혈압이 조절될 때까지 **15**점을 자극하면서 시술을 마친다(10분에서 15분 정도 걸린다). 고혈압이 자연적으로 조절되도록 이 간단한 기술을 하루에 2–3회 시술한다.

고안압증 16, 51, 0

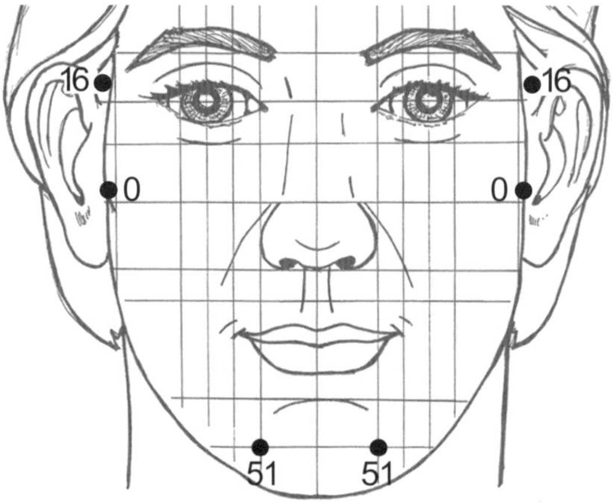

고안압증은, 동맥고혈압에서 자주 나타나는 합병증으로 시력에 위험한 지엽적인 고혈압이 문제이다. 따라서 의사의 진료를 무시해서는 안된다. 의사의 조언을 따르고 위에서 제시한 점들을 자극한다.

저혈당 7, 63, 113, 19, 0

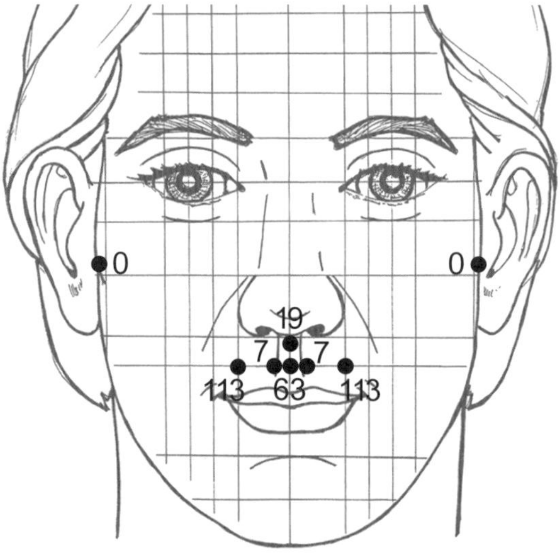

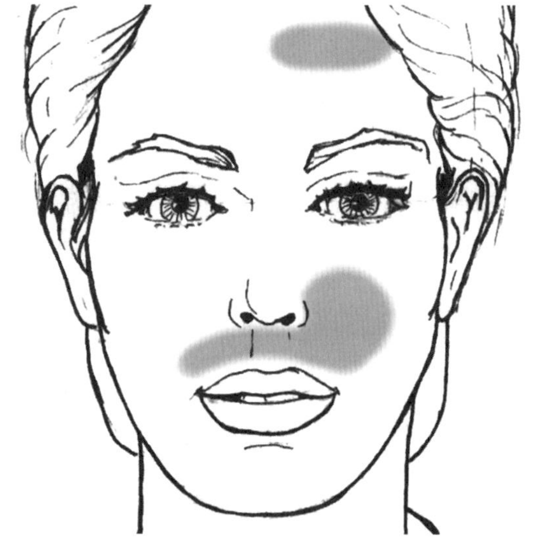

거북함을 느낄 때 이 점들을 자극한다. 저혈당을 잘못 알고 있는데, 저혈당은 많은 증세를 포함하는데 그 중에서 소리에 극도로 민감하고, 설명할 수 없는 우울상태, 눈물이 나고, 만성피로, 알레르기, 경련, 집중력 부족, 학업부진, 과민성, 등등이 있다. 원인은 혈당 수치가 너무 낮아서 그렇다(반대는 당뇨병). 그렇다고 해서 혈당수치를 높여야 한다고 너무 빠르게 결론을 내려서는 안된다: 반대로 설탕과 정제된 탄수화물의 섭취를 피해야 한다. 정제되지 않은 자연식품에 기초한 음식을 섭취한다. 아연, 크롬, 맥주효모를 보충해서 섭취한다.

동맥저혈압 *50, 19, 103, 0*

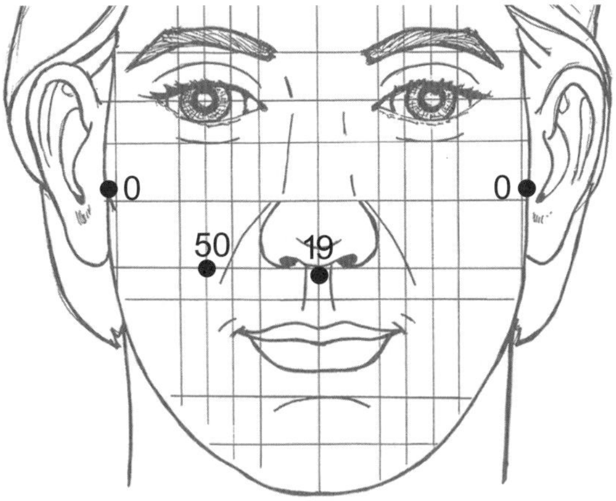

앞의 경우와 반대로, 여기서는 혈압이 지나치게 낮은 것을 의미하는데, 이는 몸의 허약, 시력장애, 기절, 실신의 원인이 될 수 있다. 만약 기절할 것 같은 느낌이 들면, 즉시 누워서 가리키는 점들을 자극한다.

주의: **0**은 혈압을 조절하기 때문에, 저혈압이든 고혈압이든 이 점을 자극한다. 여러 이유 중에서 이러한 이유로 인해 시술할 때 이 점을 자극하면서 마치는 것을 권유한다: 예를 들어, 고혈압환자에게 실수로 혈압을 올리는 점을 자극했을 때, **0**점을 자극하면서 시술을 마치면, 모든 것이 조절되고 어떠한 손상이 발생하지 않을 것이다.

그리고 독자를 안심시키기 위해, 저혈압인 사람은 장수한다는 것을 알아야 한다.
단, 저혈압이 병적인 경우는 제외한다!

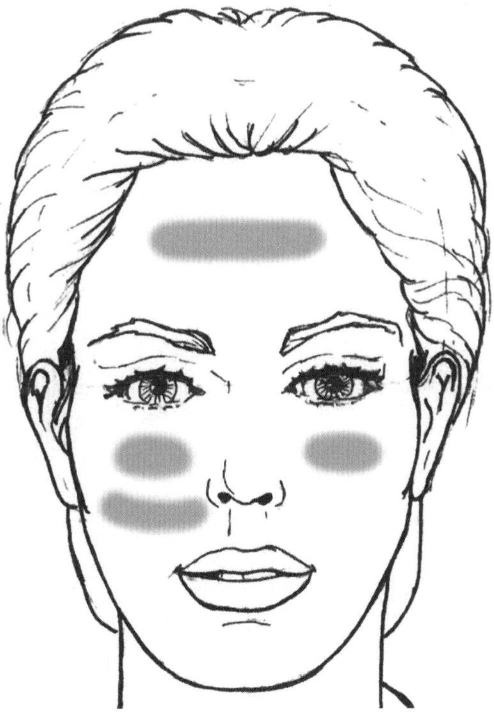

면역(계) *(면역 방어를 볼 것)*

발기부전 7, 1, 19, 45, 63, 156, 43, 0

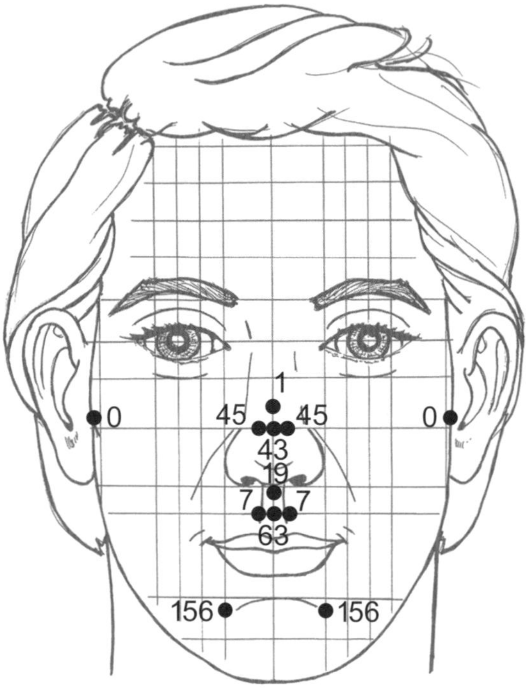

성기능 장애로 고통받는 남자들의 숫자가 점점 더 늘어나고 있다. 대부분 스트레스, 만성피로, 과로, 자신에 대한 믿음 부족(현 시대를 지배하고 있는 에로티즘화의 분위기에서 자신이 그 ≪높이≫에 있지 못하다는 두려움), 등등. 대부분의 경우 Dien' Cham'을 규칙적으로 시술하면 성기능이 되살아나고 이 난처한 문제를 해결한다. 0점은 성에너지를 증가시키고 선천기를 자극시킨다는 것을 기억해야 한다. 이렇게 0점은 더 좋은 성관계가 이루어지도록 하고 조루를 방지한다.

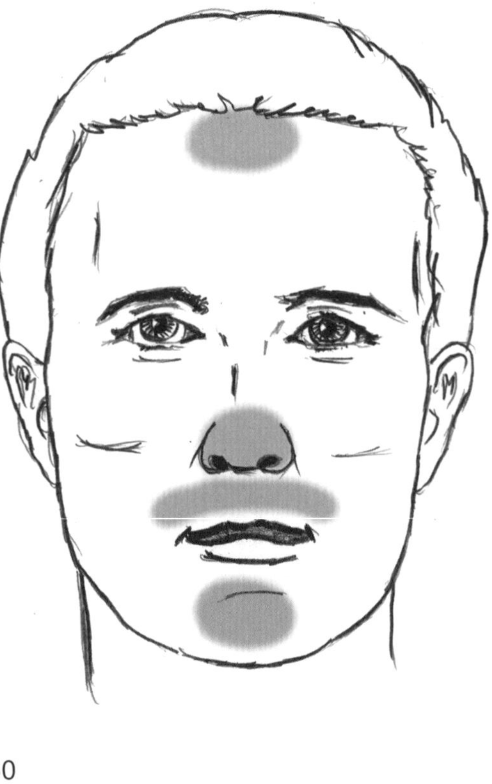

요실금 *124, 34, 103, 37, 19, 1, 0*
또는 *85, 87, 22, 43, 45, 0*

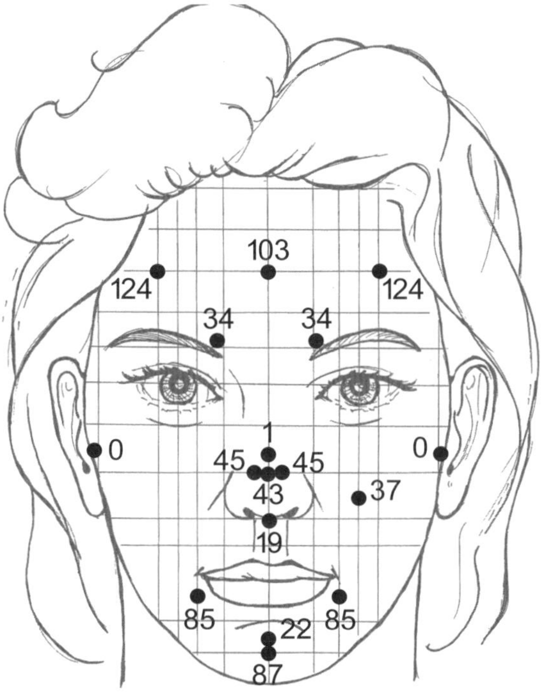

나이가 들어 그렇든지, 또는 중병을 앓은 후 또는 외과수술 후 나타나든지, 요실금은 반사요법을 시술하면 점진적으로 경감될 수 있다. 물론, 빨리 이 점들을 자극할수록, 효과는 더 좋을 것이다(만약 몇 년 전부터 요실금을 앓았다면, 비록 상태를 개선시킬 수 있지만, 완치를 시키는 것은 어렵다). 이 점을 자극하는 것 이외에도, 또한 간단한 방법으로 자극할 수 있다: **126**(이마 중앙, 머리선) 주위부위와 턱을 손가락으로 마사지한다.

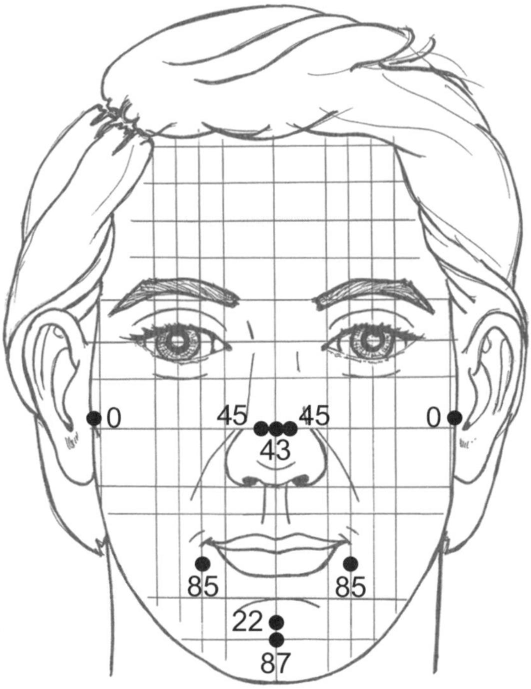

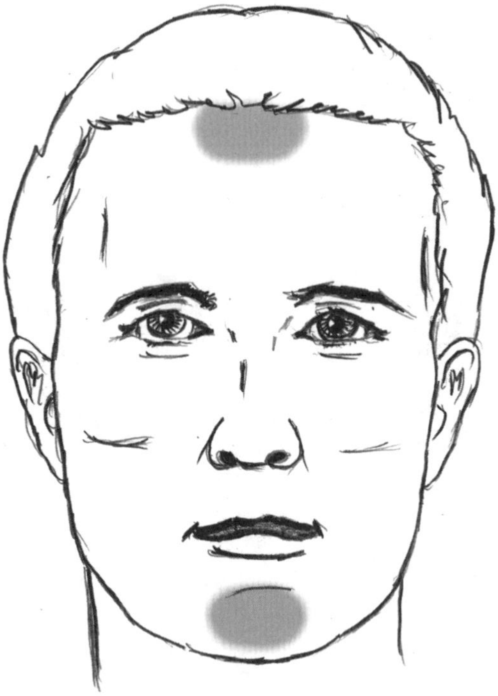

소화불량 *50, 38, 127, 39, 37, 0*

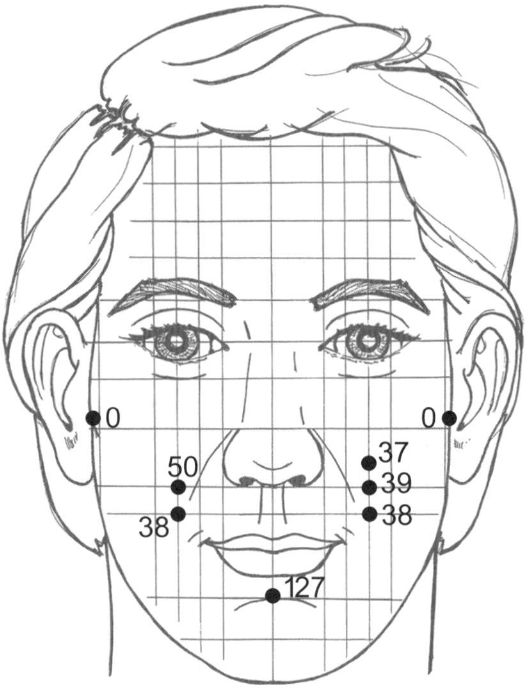

일반적으로 과식을 하거나 과음 후 나타나는 불편함은 소화기능이 문제가 있을 때 나타난다. 간, 췌장, 위장, 담낭, 십이지장, 소장, 대장은 이 기능장애와 밀접한 관계가 있다. 식사로 인해 소화에 문제가 발생할 것이라고 느낀다면, 식사 후, 또는 식사 전에, 이 점들을 자극한다.

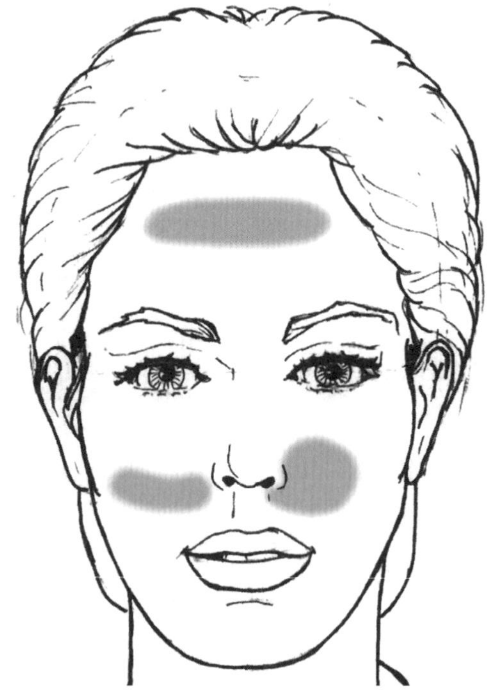

또한 반사부위를 자극한다.

요로감염*(방광염 볼 것)*

질염증 *61, 60, 37, 50, 17, 38, 63, 7, 87, 0*

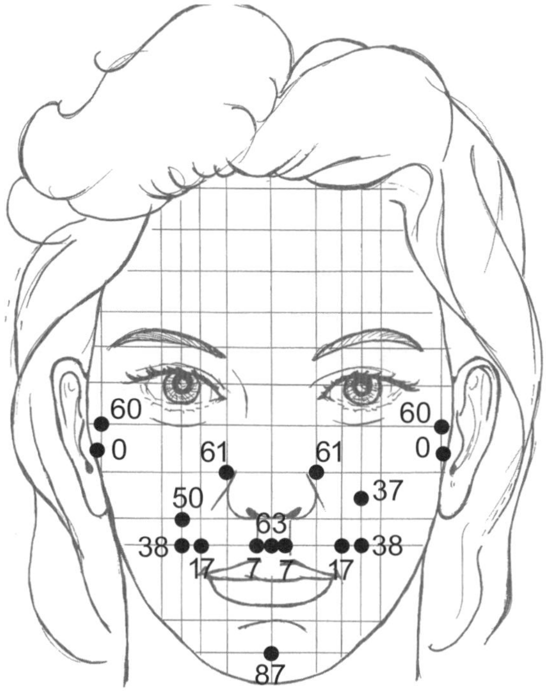

매우 민감한 이 부위가 지속적으로 불타는 느낌이 드는데, 이보다 더 불쾌한 느낌은 없다! 대부분의 경우, 이러한 유형의 염증은 균이나 알레르기와 관계가 있다. 질이 마르는 경향은 또한 원인이 될 수 있다.

이 점들을 몇 분간 자극하고, 흰 면으로 된 속옷을 입고, 보충제로 비타민 E를 섭취하고 비누로 질을 씻지 않는다.

고추나무기름으로 그곳을 바르면 일반적으로 이 문제가 완화된다.

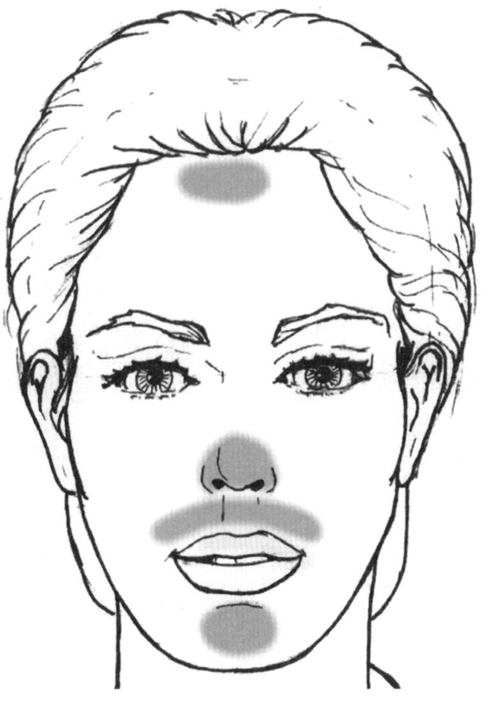

일사병, 열병 26, 103, 3, 85, 60, 87, 14, 15, 16, 0

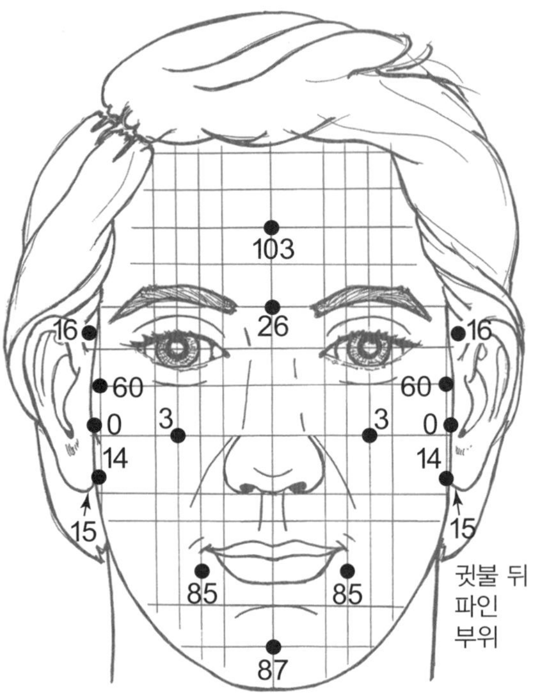

모든 사람이 다음과 같은 사실을 알고 있다: 땡볕에 지나치게 오래 있으면 건강에 해롭다. 하지만, 이러한 주의에도 불구하고, 이러한 유형의 사고는 뜻하지 않게 발생한다: 예를 들어, 잔잔한 파도에 흔들리는 공기매트리스에서 잠이 드는 경우, 또는 물가에서 강한 반사광에 의한 경우, 또한 7월 방학 중 길이 막힌 도로에서 창문이 닫힌 차안에 오래 있는 경우! 우리가 벌써 알고 있는 것보다 삼복더위 기간이 더 위험하다: 탈수위험이 더 증가하고, 그리고 때로는 생존가능성 자체가 문제가 될 수 있다. 이 점들을 자극하는 것을 포함하여, 자주 몸을 시원하게 해주는 것이 더 중요하다.

탈수(특히, 물을 많이 마시고 음식을 먹을 때 소금을 섭취해야 한다)상태에서 피곤이 지속되고, 면역계가 약화되면 사고가 뜻하지 않게 발생한다. 특히, 어린아이는 일사병에 취약하다! 이 점들을 필요한 만큼 오랫동안 자극한다. 이마, 목, 가슴에 찬 찜질을 하고 물을 충분히 마시게 한다.

불면증 *124, 34, 26, 0*

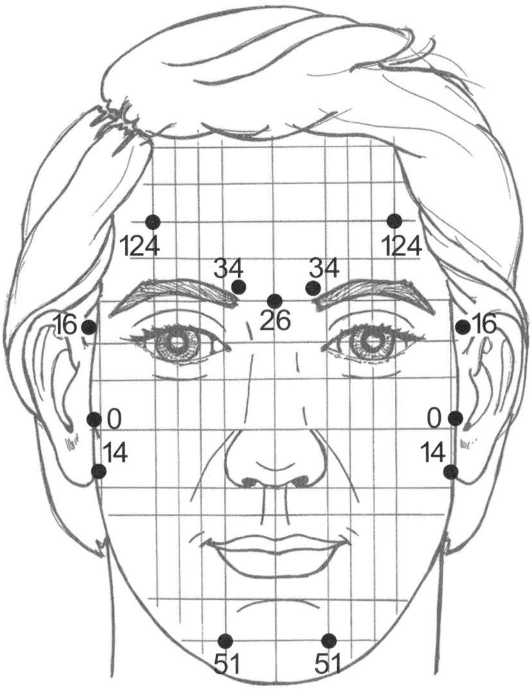

잠이 부족하거나, 또는 숙면을 하지 못해 기력을 되찾을 만큼 충분히 잠을 자지 못한다면, 아침에 일어날 때 심신이 개운하지 않으며, 힘든 하루를 보내게 되고 장기적으로 건강이 약화될 것이다. 신체적으로 건강하고 심리적으로 균형을 유지하면 잠을 잘 잘 수 있다. 프랑스(그리고 산업화된 대부분의 나라)에서 팔리고 있는 많은 종류의 수면제는 수면의 중요성을 증명하고 있다. 수면은 미묘한 균형에 의해 좌우되는데, 많은 요인들에 의해 쉽게 방해를 받는다; 스트레스, 과로, 다양한 근심, 과도한 정신활동, 호르몬 장애. 중의학에서, 불면증은 심장, 간, 담낭, 또는 신장의 불균형과 연관이 있다고 한다. 잠을 자기 전에 그리고 밤에 잠을 깨면, 이 점들을 자극한다. 일반적으로, 몇 번을 시술하면, 깊은 잠을 잘 수 있을 것이다.

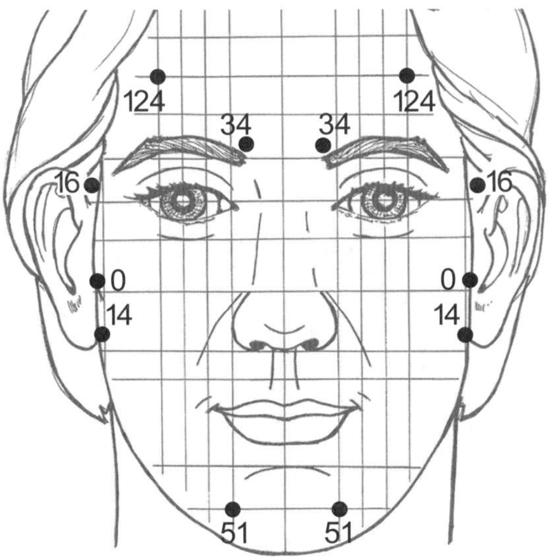

다른 시술
124, 34, 51, 16, 14, 0

(어떤 시술에 가장 적합한지 실험한다)

심부전*(심장을 볼 것)*

취함(또한 알코올중독과 중독치료를 볼 것) *19, 26, 85, 0*

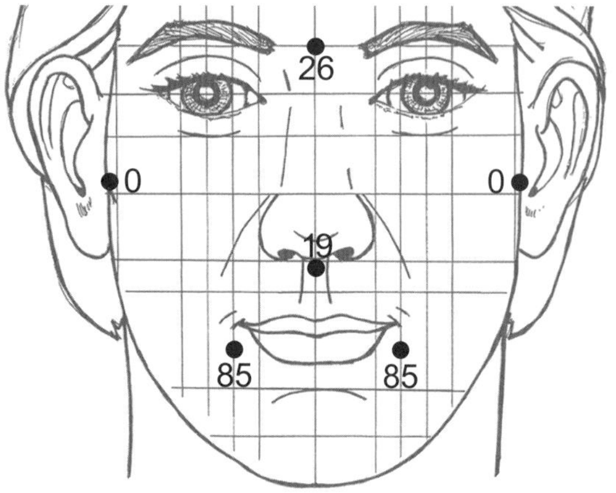

이 점들은 신속히 알코올의 영향을 제거시켜 준다. 더 좋은 효과를 얻기 위해, 이 점들 위에 얼음을 잠시 올려두는 것을 권유한다. 그 후 알코올의 영향이 사라질 때까지 이 점들을 자극한다.

무거운 다리 *37, 39, 127, 51, 0*

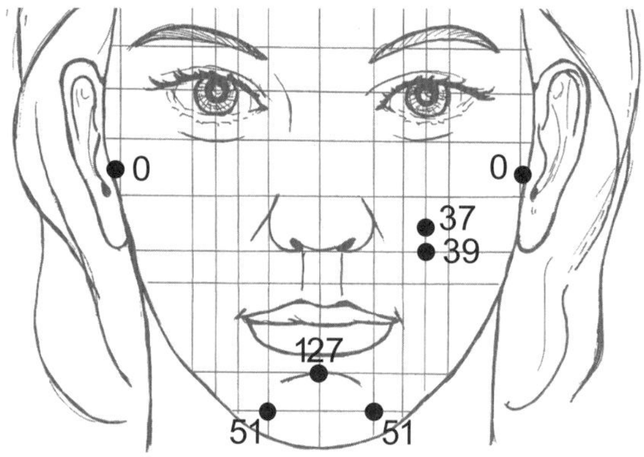

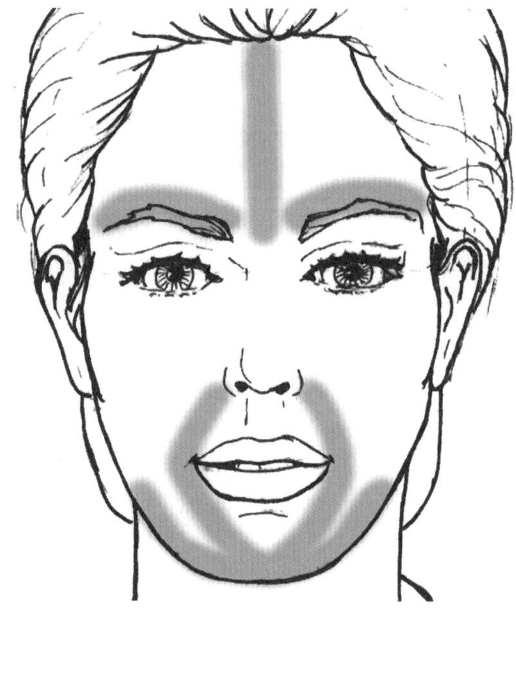

충분히 움직이지 않은 상태에서, 장시간 앉아 있거나 또는 서있으면 혈액순환에 장애가 발생한다. 이러한 자세를 유지하면, 다리가 무겁다는 느낌이 드는데, 이 증세가 나타나는 가장 흔한 이유이다, 조금만 움직이면 매우 불쾌한 느낌이 든다(계단을 올라가고, 달리기를 하거나 간단하게 집안 청소를 한다).

항상 몸을 움직이지 않는 것과 관계가 있는데, 또한 이 현상은 간 기능의 약화나 지나친 비복근의 작용(종아리 경련)에 의해 증가한다. 특히 직업적으로 장시간 제자리에서 ≪발을 구르는≫ 활동(점원 등등)을 하는 사람들에게 이 현상이 나타난다. 이러한 경우 반사요법은 국소부위에 혈액이 다시 순환되도록 하고 혈액의 정체에서 벗어나게 하는 중요한 역할을 한다. 피로를 풀고 좀 더 잘 휴식을 취하기 위해, 하루 중에 그리고 하루를 마칠 때 시술을 한다.

난소낭종(또한 난소를 볼 것) 34, 7, 113, 65, 73, 287, 0

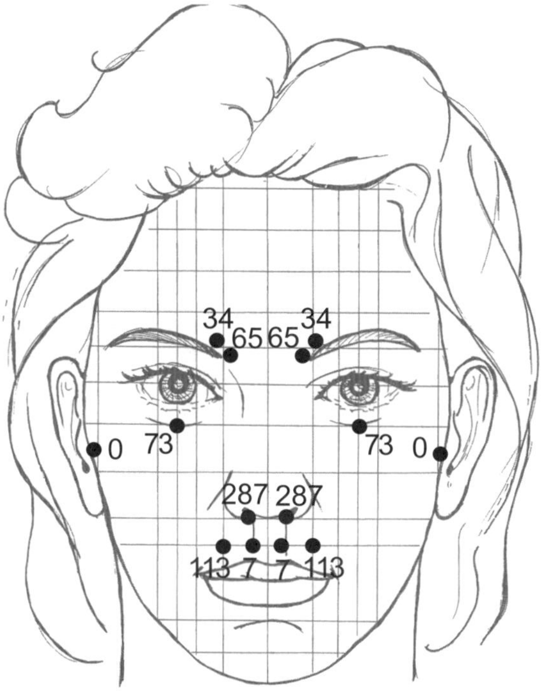

많은 여성들이 심각하지 않은 질병에 걸리는데, 하지만 이 질병은 자주 생리통이나 생리혈을 지나치게 많이 흘리는 원인이 된다. 원인은 호르몬 이상, 스트레스, 또는 갈수록 많아지는 유제품 섭취, 젖소 우유의 가공으로 지나치게 많은 에스트로겐에 기인한다. 규칙적으로 이 마사지를 하면 대부분의 경우 기능적 낭종은 사라진다.

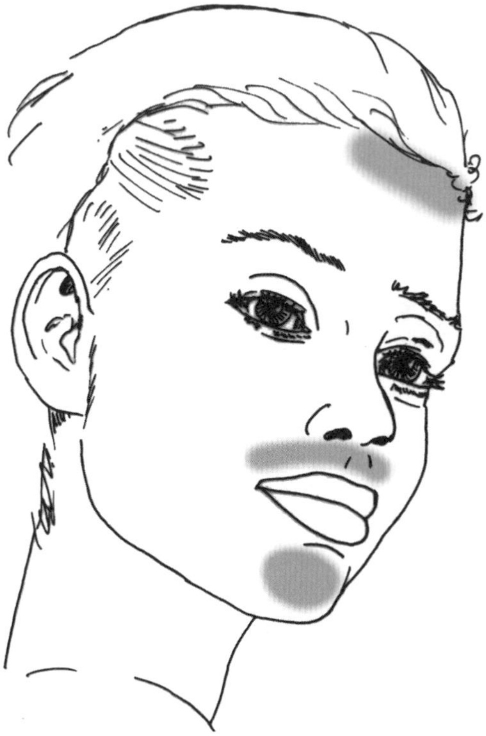

반사부위를 같이 자극하는데, 특히 턱, 머리선 방향과 윗입술에 위치한 반사부위를 자극한다.

백대하 *1, 3, 7, 43, 61, 37, 63, 87, 127, 22, 287, 16, 0*

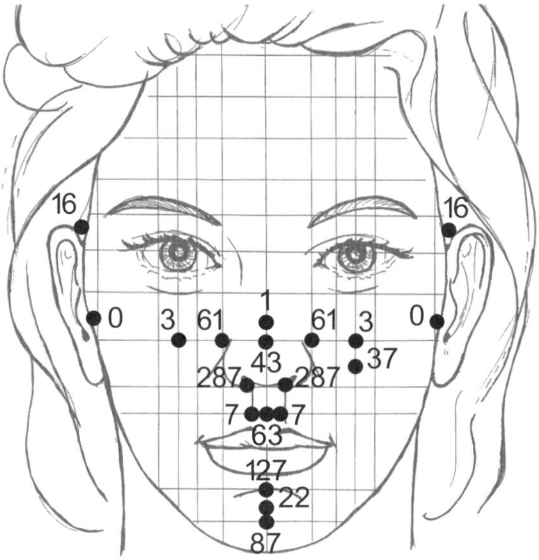

일상적으로 ≪백색손실≫이라 더 많이 불리는 이 불쾌한 현상은, 호르몬시스템의 효과를 조절하는 것과 연관되어 수렴성 작용을 하는, 이 점들을 규칙적으로 자극하면 개선된다. 사실 **0**은 선천기를 자극한다. 이 문제를 전체적으로 치료하기 위해, 피임에서 설명한 생식기를 전반적으로 자극하는 점들을 같이 자극한다.

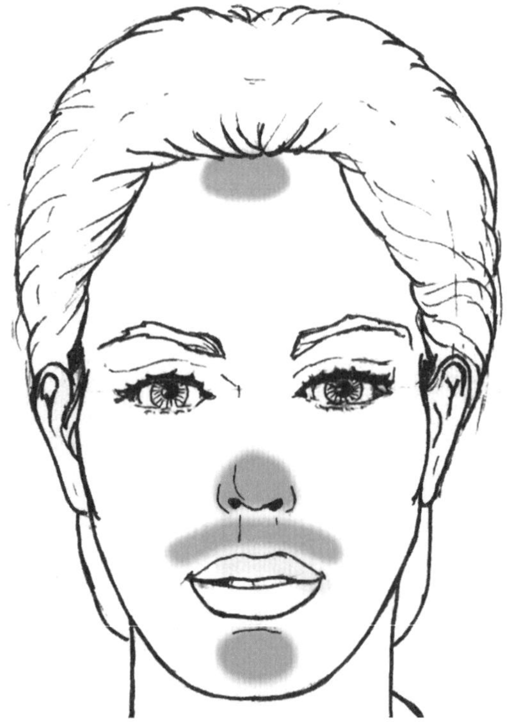

결석증*(담석, 신장결석을 볼 것)*

허리 19, 1, 45, 342, 126, 300, 0

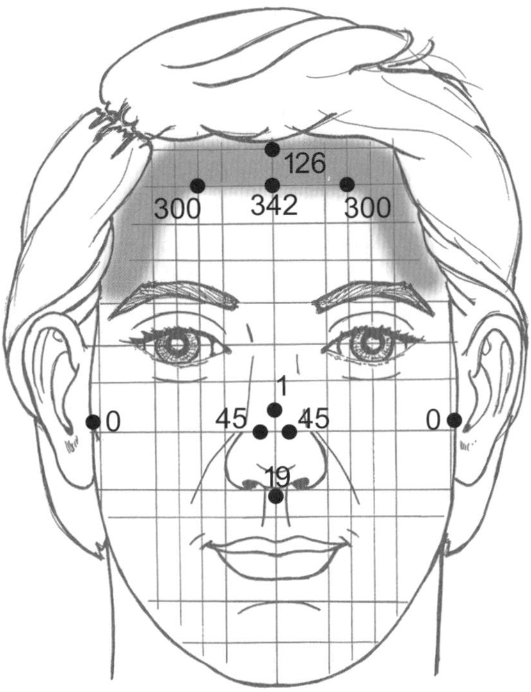

허리 통증의 경우, 여기서 가리키는 것처럼 머리선을 따라 이마를 두드리거나, 또는 수직으로 작은 동작으로 이 부위 전체를 쓴다. **126**에서 **19**에 위치한 모든 점들은 척주의 문제를 해결한다: 그러므로, 위에서 아래로 또는 아래에서 위로 쓸면서 이 부위 전체를 자극한다. 위에서 아래로 쓸면 기가 내려가고, 아래에서 위로 쓸면 기가 올라간다.

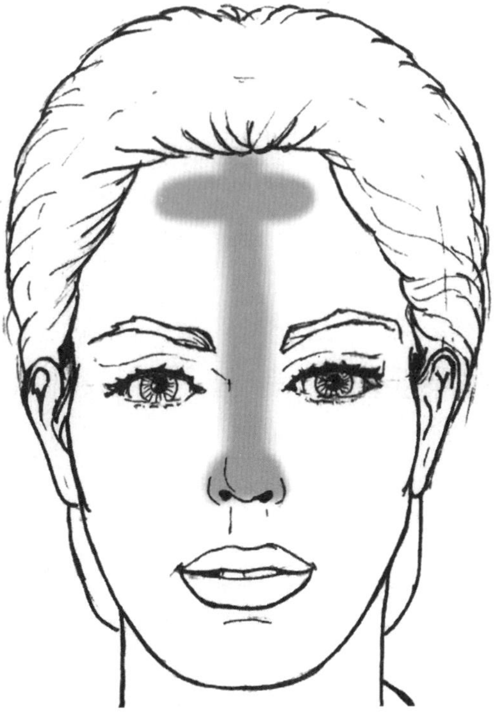

통증이 있는 부위를 더 많이 자극하면서, 척주 반사부위를 같이 자극한다.

요통 124, 34, 43, 126, 342, 365, 300, 560, 0

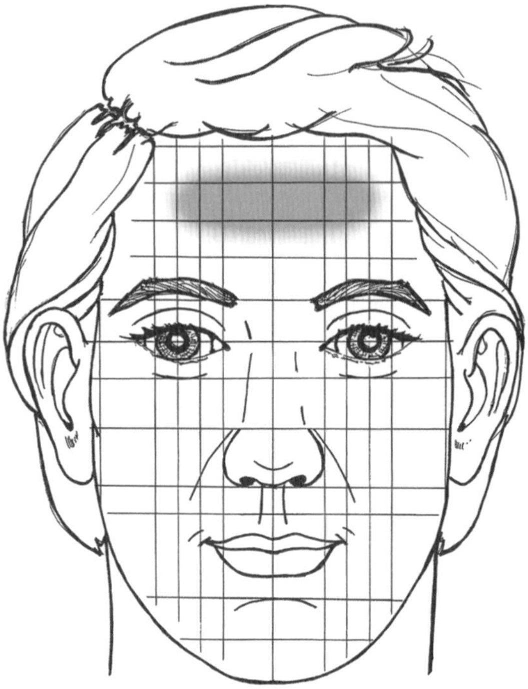

작은 바퀴나 볼펜으로 오랫동안 이 점들을 자극한다(최소한 10분). 또한 통증이 완화될 때까지, 손가락 끝으로 자극할 수 있다. 하루에 여러 번 자극한다. 잠을 깼을 때 자극하면, 일어나기가 용이하다(요통으로 고통을 받은 사람은 이 순간이 얼마나 힘든가를 알고 있다!).

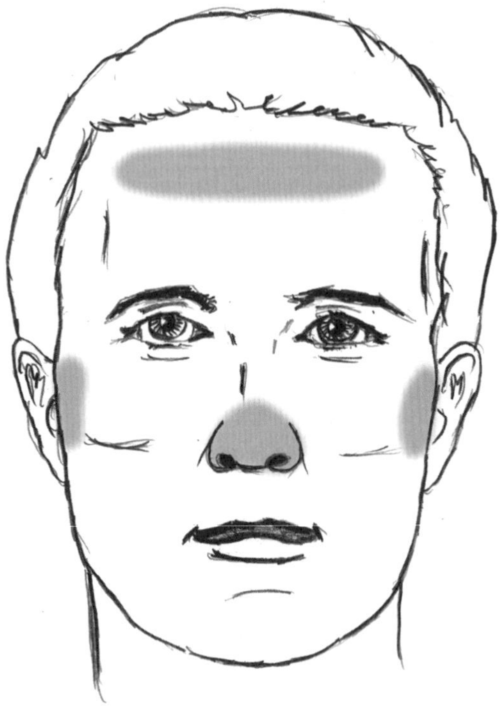

위에서 가리키는 점들 이외에도, 오랫동안 자극해야 할 부위가 있다: 평균 10분 동안 자극한다. 위에 있는 회색으로 가리키는 부위이다. 이상하게 보일 수 있지만, 자극을 마칠 때면, 갑자기 어렵지 않게 일어날 수 있다는 것을 이해하게 된다. 일반적으로, 단 1번의 시술로 이 문제는 해결된다.

턱(경련, 관절문제) 14, 15, 0

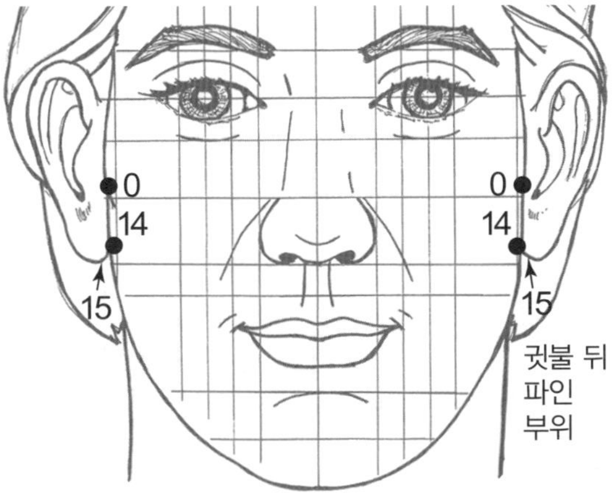

치과의사는 환자가 입을 충분히 벌리지 않아 편안하게 치료를 할 수 없다고 불평하는가? 하품을 하면 턱에서 소리가 나는가? 턱 경련으로 인해 발생하는 작은 고문으로 고통 받고 있는가? 이 부위를 강하게 자극하면 대부분의 경우, 단 1회 시술로, 이 문제를 해결한다.

손 60, 130, 100, 180, 0

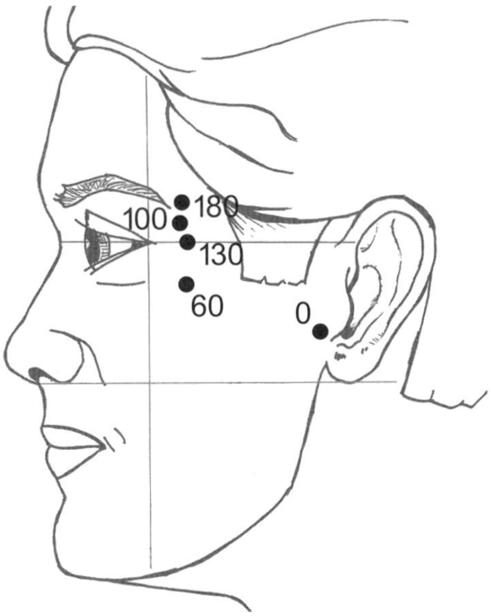

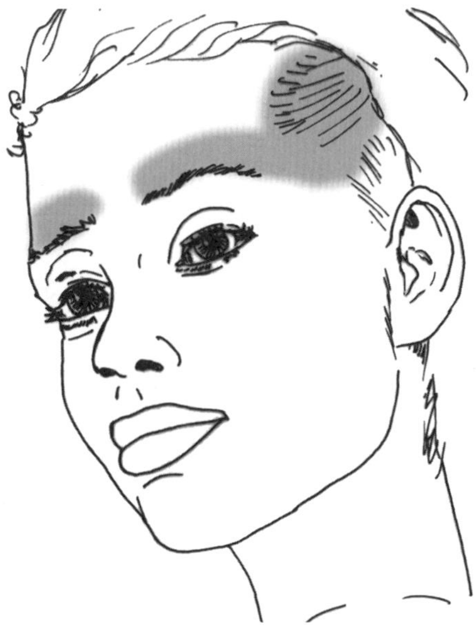

손의 문제가 무엇이든 간에(염좌, 골절, 모든 유형의 부상, 화상 등등), 이 점들을 반복적으로 자극하면 증세가 완화되고 치유를 촉진시키고 정상으로 빨리 돌아온다. 또한 손 반사부위들을 자극하는데, 가장 민감한 부위들을 좀 더 많이 자극한다.

후두염 *(구협염과 초기감기를 볼 것)*
… 그리고 기침, 목쉼, 모든 이비인후과 문제

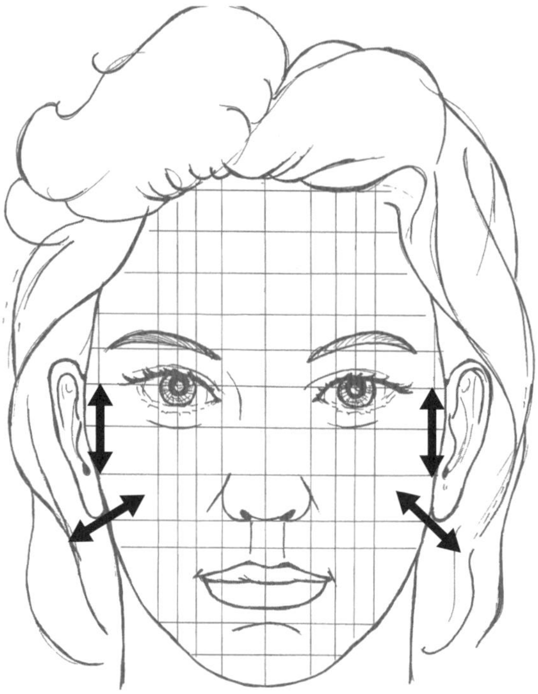

아래에 있는 도표에서 화살표가 가리키는 것처럼, 검지로 귓불아래를 힘차게 문지르고 귓불 앞을 수평으로 그리고 수직으로 강하게 문지른다.

후두염이 생기는 순간에, 한국에서 모든 사람들이 알고 있는 ≪기술≫을 이용한다.

○ 목, 어깨와 척주에 호랑이 연고를 바르고;
○ 그 후 동전이나 숟가락 가장자리로 이 부위를 긁는다.

기침을 하는 경우, 가능하면 흰 호랑이연고를 가슴에 바르고 동일한 시술을 한다.

또 한편으로는 호랑이 연고를 바른 볼펜 끝으로 이 점들을 자극할 수 있다.

(차, 비행기, 배) **멀미** *127, 19, 26, 103, 0*
또는, 좀 더 간단하게 *19* + **이완**(*124, 34, 26, 0*)
뱃멀미 *63, 61, 26, 0*

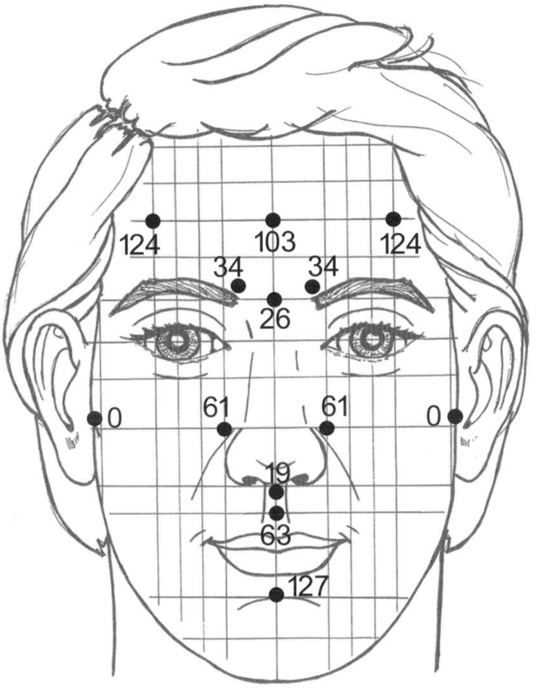

자동차를 운전할 때, 어린이나 때로는 어른이 차안에서, 일행 모두를 불편하게 하는, 아팠던 경험은 없었는가! 뱃멀미는 말하지 말자, 크루즈에 탑승하여 방학을 즐기려고 하는 여행객들이 이 끔찍한 고통으로 인해, 이 여행을 즐길 수가 없었고…, 배가 항구에 정박하기만을 기다렸다! 교통수단이 무엇이든지 간에, 여행 병은 여행자에게 매우 불쾌한 장애로 고통을 준다: 식은 땀, 구역질과 때로는 구토, 기절까지 하는 어지러움. 이러한 경우, Dien' Cham' 은 매우 효과적으로 독자들을 도울 수 있다. 출발하기 전에, 여행이 두렵거나, 또는 구역질의 초기증세가 나타날 때, 여기서 가리키는 점들을 자극한다.

3장에서 기술한 것처럼 이마를 두드리면 효과를 볼 수 있는데, 필요하다고 느끼면 자주 반복하여 두드려야 한다.

유선증, 유방통(수유를 볼 것) *39, 73, 60, 7, 113, 0*

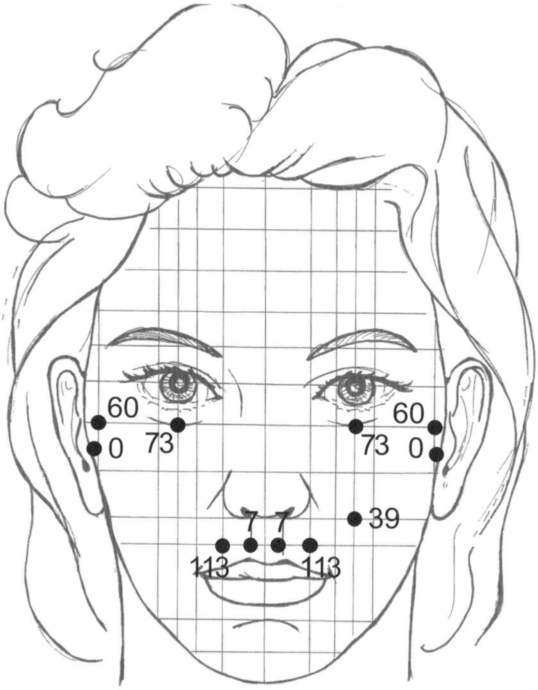

이 점들을 규칙적으로 마사지하고 눈 주위에 위치한 점들도 자극한다: 손가락으로 누르는 것으로 충분하다.

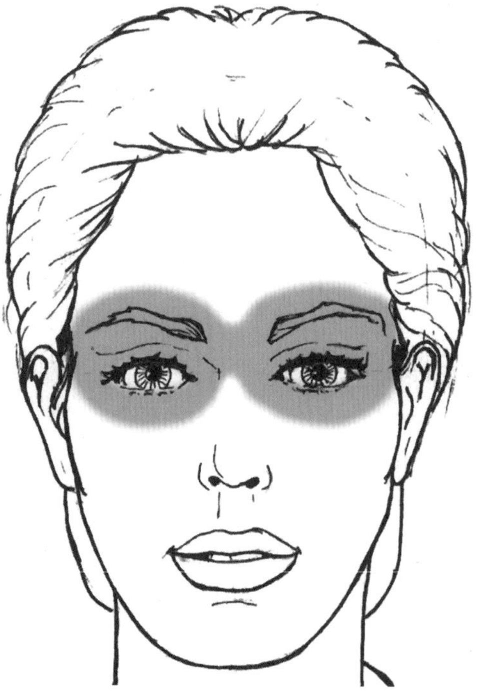

손가락 세 개를 모아, 코뿌리로 향해 중간 정도의 강도로 누른다: 눈썹 밑에 위치한 안와 가장자리를 따라 누르고 그리고 눈 주위를 누른다; 안와 아래 가장자리로 내려가 출발점으로 돌아와 마친다.

두통 (볼 것)

기억 *103, 124, 34, 60, 50, 3, 0*

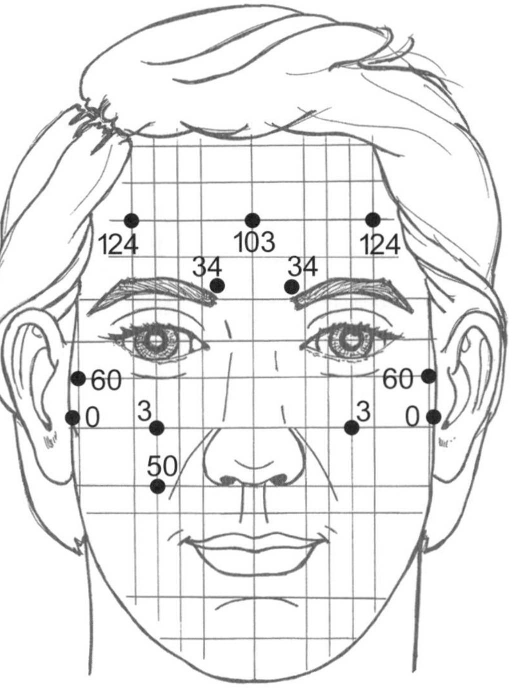

이 점들은 혈액순환을 개선시키고 뇌 전체기능을 자극한다. 정신 피로, 과로, 집중력 감소와 나이에 따른 기억력 감소에 효과적이다. 이 점들은 시험 때 ≪대답을 못하는≫ 학생을 도와줄 수 있다: 이런 경우, 원하는 결과를 얻기 위해, 조심스럽게 손가락 끝이나 볼펜 끝으로 이 점들을 자극하면 되는데, 매우 현저한 효과가 있다.

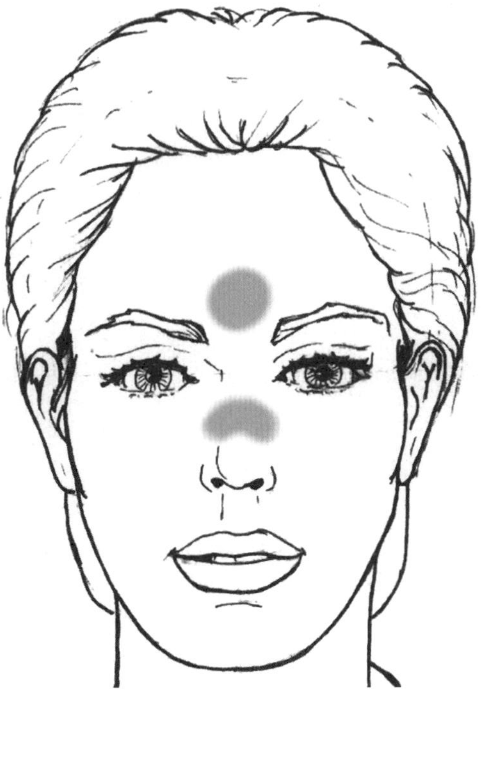

또한 매우 빠르게 이마와 코에 위치한 머리 반사부위를 자극할 수 있다.

메니에르(증세) 63, 65, 34, 0

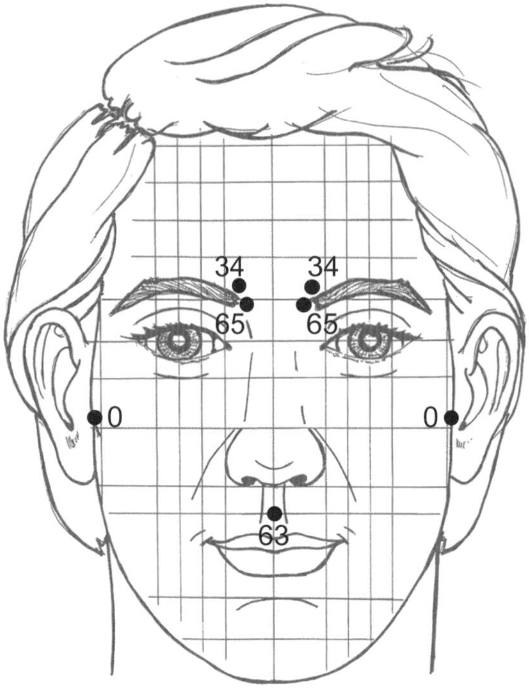

증세가 규칙적이지 않고, 때로는 난청 또는 이명을 동반한 갑작스러운 현기증이 문제이다. 아직까지 미로 현기증, 또는 위치 현기증이라 불리는데, 이 증세는 몸의 균형을 조절하는 내이 장애와 연관이 있다. 미로 액체의 압이 높아져서 혈관에 장애가 발생해서 그렇다. 어지럼증이 있는 경우, 가능한 빨리 이 몇 개의 점을 자극한다. 필요한 만큼 자주 그리고 매일 마사지를 한다.

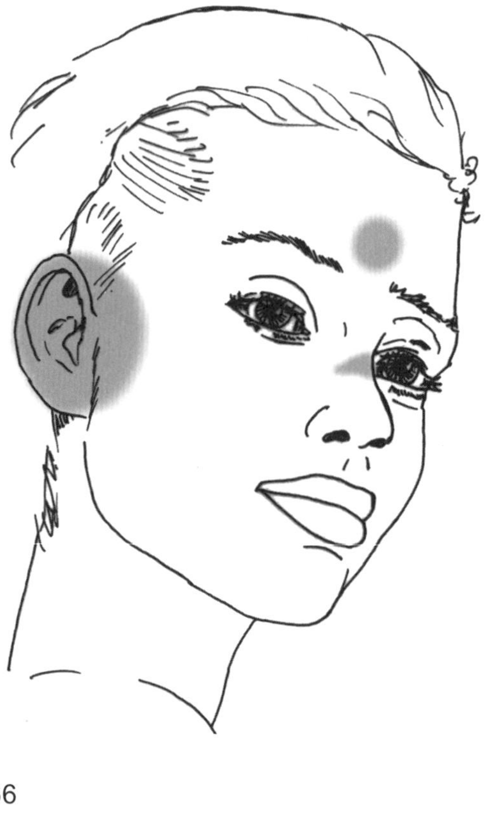

귀와 연관이 있는 반사부위들을 같이 자극한다.

폐경 *7, 85, 87, 127, 156, 0*

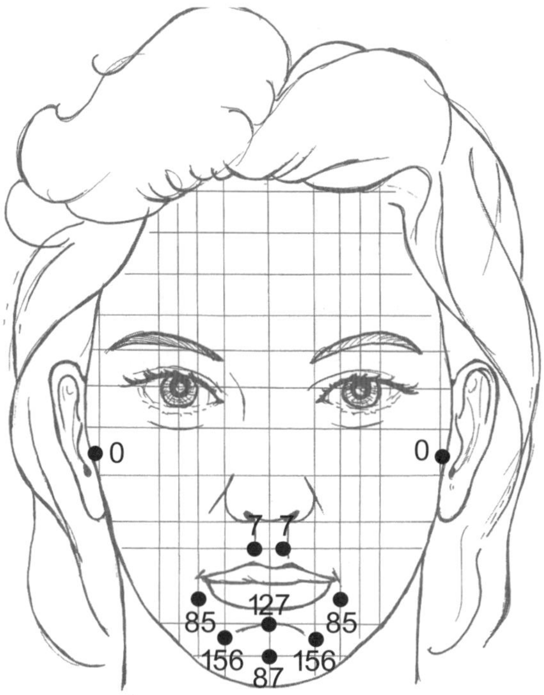

난소분비가 줄어들면 폐경이 오고, 생리가 멈춘다. 호르몬이 급격하게 변하는 이 기간에는 몇 가지 불편한 증세가 나타나는데, Dien' Cham'으로 쉽게 완화시킨다. 열이 나고, 우울한 상태, 과민성, 두통, 피로는 단지 일시적으로 나타나는 증세이지만, 병은 아니다. 다른 한편으로 대부분의 여성들은 어떠한 고통스러운 증세도 없이 이 과도기를 보낸다.

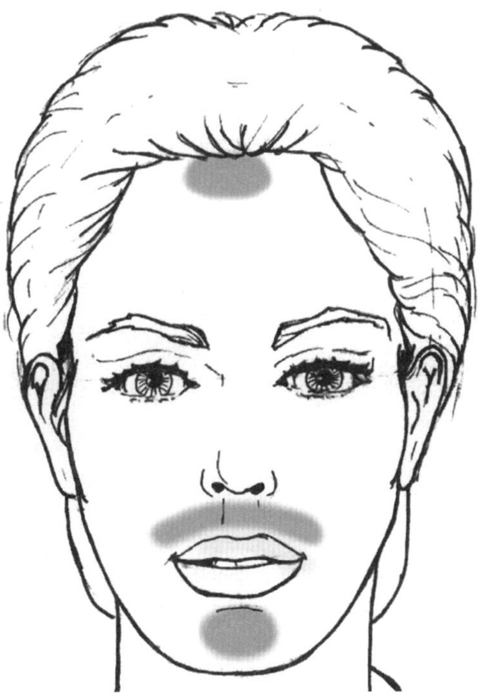

윗입술, 턱 그리고 머리선 방향으로 반사부위를 넓게 자극한다.

자궁염 *(자궁을 볼 것)*

편두통 50, 127, 19, 3, 61, 124, 180, 0
또는 124, 41, 50, 61, 51, 180, 0

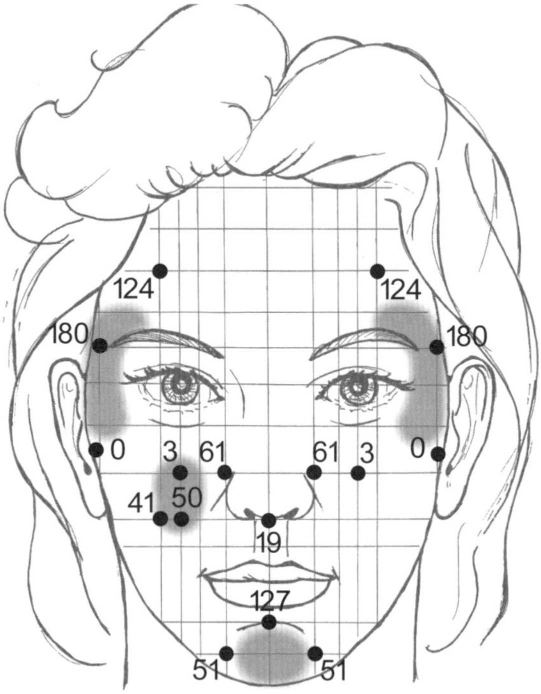

편두통의 특징은 머리에, 자주 한쪽에서만, 둔통이 있다. 또한 관자놀이와 안와에서 둔통을 느낀다. 편두통은, 구역질, 구토, 일반적인 불쾌한 느낌처럼 자주 자율신경계의 이상과 함께 발생하고, 이 모든 증세는 심한 피로와 함께 나타난다. 소화 장애와 스트레스는 편두통이 가장 빈번하게 일어나는 원인이 된다; 하지만, 다른 여러 가능성 중에, 동맥고혈압과 호르몬 장애도 원인이 된다.

벽에 머리를 부딪치고 싶다는 욕망이 생기면, (행동으로 옮기기 전에) Dien' Cham'을 생각한다! 이론상으로, 1회 시술만으로 통증은 사라진다. 만약 통증이 지속되면, 의사의 진료를 받는다: 통증이 사라지지 않으면 다른 문제가 숨어 있을 수 있다. 만성편두통의 경우, **100**점과 **180**점을 같이 자극한다. 베트남에서, 또한 어떤 사람들은 생강조각을 관자놀이에 붙인다.

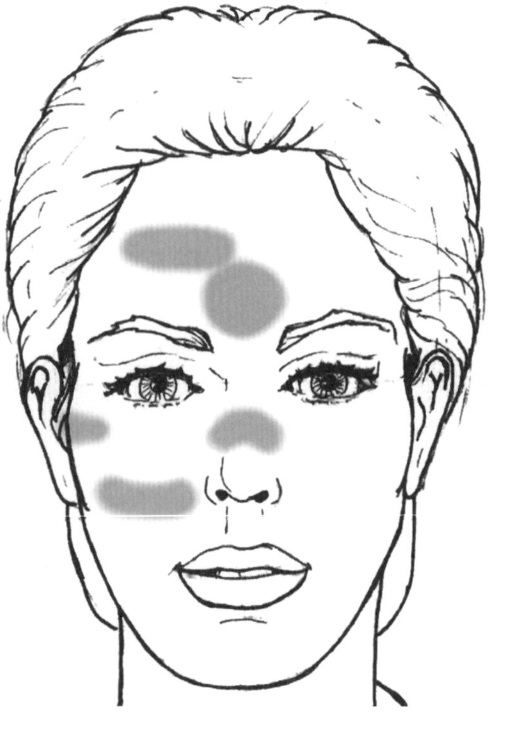

구역질 *19, 26, 61, 0*

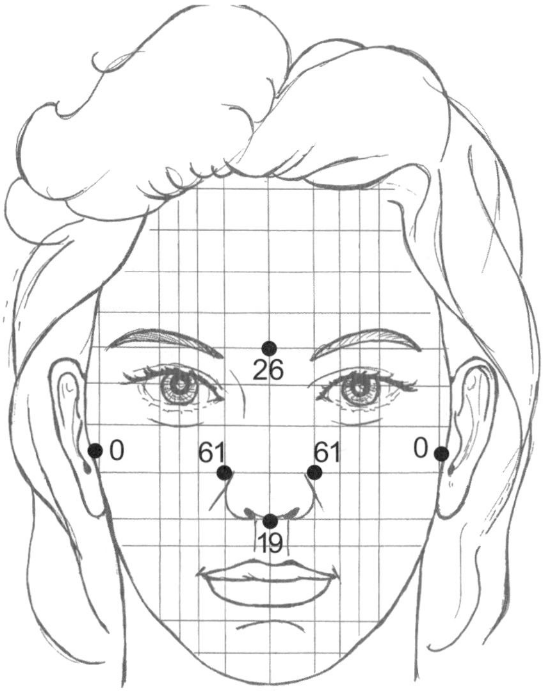

매우 일반적인 이 증세는, 구역질이 지속되면서 반복적인 구토(이 경우, 의사의 진료를 받아야 한다)를 동반하지 않으면, 전혀 심각하지 않다. 원인은 소화 장애, 어지럼증, 알레르기, 임신초기 또는 내이의 불균형(여행 병의 경우처럼)에서 발생할 수 있다. 이 모든 경우(임신의 경우를 제외), 이 점들을 자극하면 빠르게
구역질이 완화된다.

또한 모든 소화 반사부위를 자극하는 것이 좋다: 간, 담낭, 위장, 췌장, 소장, 결장…

주의점:
임신을 한 경우는 자극하지 않는다

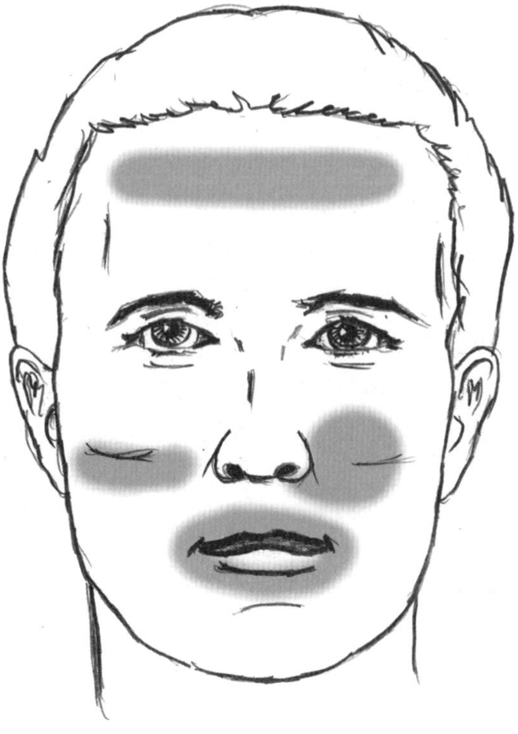

신경과민 8, 26, 34, 60, 61, 124, 127, 100, 106, 103, 0

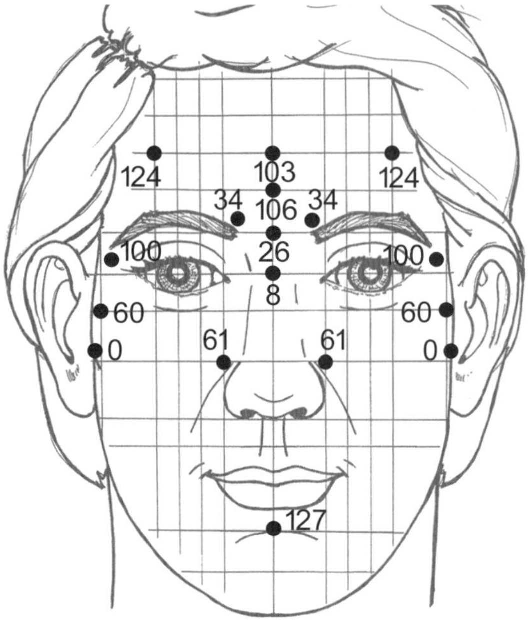

스트레스, 과로, 여러 가지 문제, 호르몬 이상, 하지만 또한 무기질과 비타민 결핍은 신경과민 상태를 유발할 수 있으며 또한 우리생활의 균형을 유지하는데 유해한 과민증을 유발할 수 있다. 만약 신경과민을 유발시키는 원인을 치료할 필요가 있는 경우 가능한 빨리 치료하는 것이 중요하다. 만약 그냥 내버려 둔다면 나중에 증세가 악화되어 자신에게 위해를 가할 수 있다.

이 성가신 경우를 가능한 빠르게 치료하는 것이 중요하다. 하루에 2회씩 이 점들을 규칙적으로 자극하면 좋은 구조약이 된다. 이 점들은, 물론, 신경질적인 아이를 진정시킨다: 나이에 적합한 무기질과 비타민을 복용시키고(상점에서 구매할 수 있다) 특히 복합 콜로이드 무기질(플라즈마 퀀튼, PMH, Mineral Gold[12]을 복용시킨다.

12 *얼마나 강철 같은 건강인가!* 읽을 것.

신경통 39, 60, 45, 17, 26, 103, 300, 0

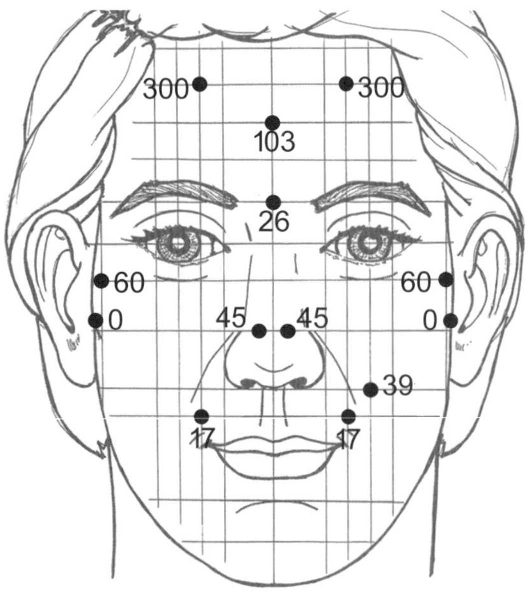

신경통은 신경경로에서 통증이 발생한다. 통증은, 격렬하고, 잘 치료되지 않고, 지속적이거나 간헐적이고, 한 부위에서 나타나거나 또는 신경경로 전체에 걸쳐 나타난다: 통증은, 나타나는 부위와 원인이 어떠하든 간에, 항상 참기 힘든 고통을 수반한다. 이 점들은 모든 유형의 신경통을 치료하는데 적합하지만, 좀 더 정확하게 신경통이 나타나는 부위의 반사점과 반사부위를 같이 자극할 수 있다. 통증이 사라질 때까지 자극하고 통증이 재발하면 자극을 다시 한다.

코 막힘 *50, 19, 3, 61, 26, 34, 0*

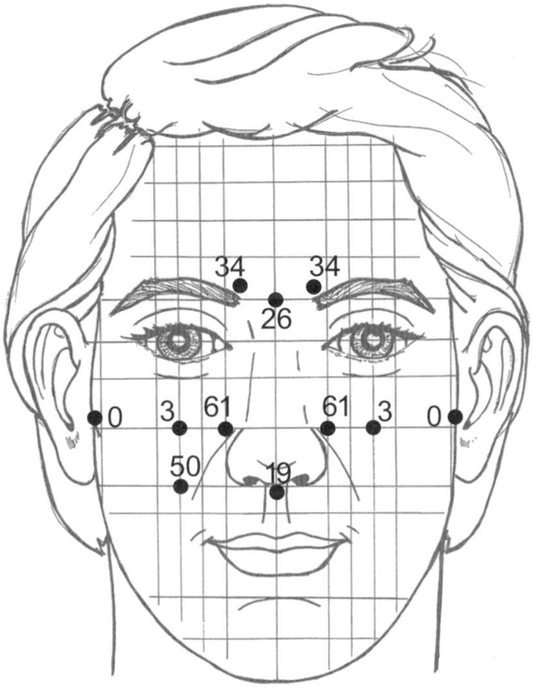

유행성감기와 감기에 갑자기 걸리기 전에, 우리에게 영향을 미치는 첫 번째 징후인 코 막힘은 우리 생활의 효율성에 영향을 미친다. 입으로 숨을 쉬면 여러 가지 감염에 쉽게 노출된다는 것이 증명되었고… 지적 효율성이 떨어진다! 증세가 나타나자마자 치료를 받아야 한다: 여기서 가리키는 점들을 자극하면 순식간에 놀랄만한 결과가 나타난다. 첫 번째 시술에서 코 막힘이 사라지진다.

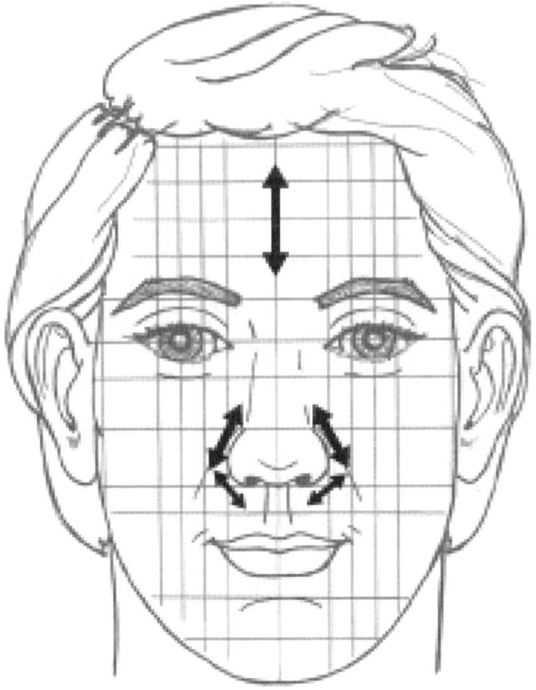

이미 설명한 감기예방을 위한 자극을 가능한 빠르게 행한다: 이 자극을 하면, 감기에 걸리지 않았다면, 바로 코 막힘이 사라진다.

목(경직) *8, 26, 106, 34, 0*
(또한 목뼈를 볼 것)

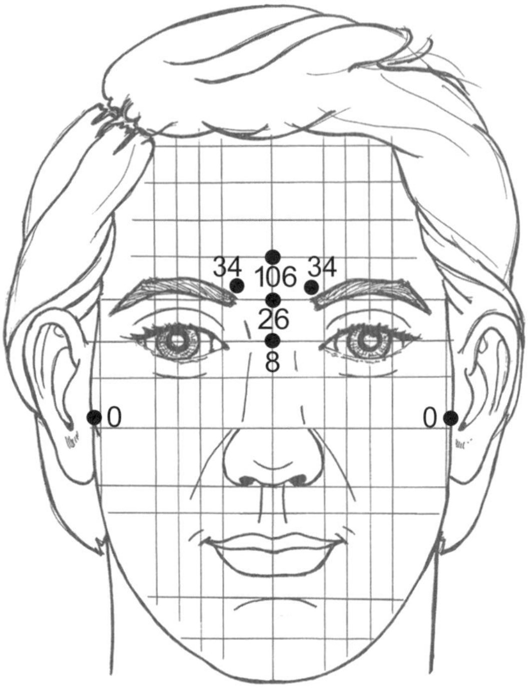

단순히 목이 뻐끗하거나 또는 목을 너무 오랫동안 움직이지 않아 나타나는 문제인데, 이 점들은 이러한 문제를 빠르게 치료한다. 만약 목뼈때문에 고통을 받고 있다면, 이 점들은 효율적으로 이러한 통증을 해결한다: 하루에 여러 번 반복하여 이 점들을 자극하고, 특히 한 자세로 오랫동안 일을 하는 경우는 더욱 더 반복하여 자극한다.

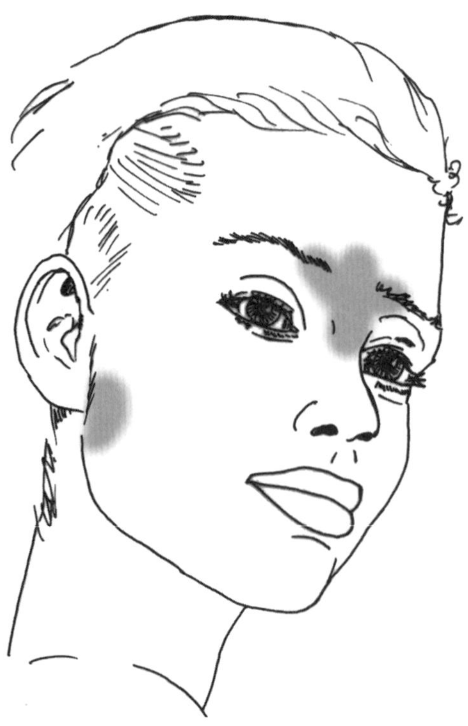

비만증 37, 85, 87, 50, 124, 34, 26, 0

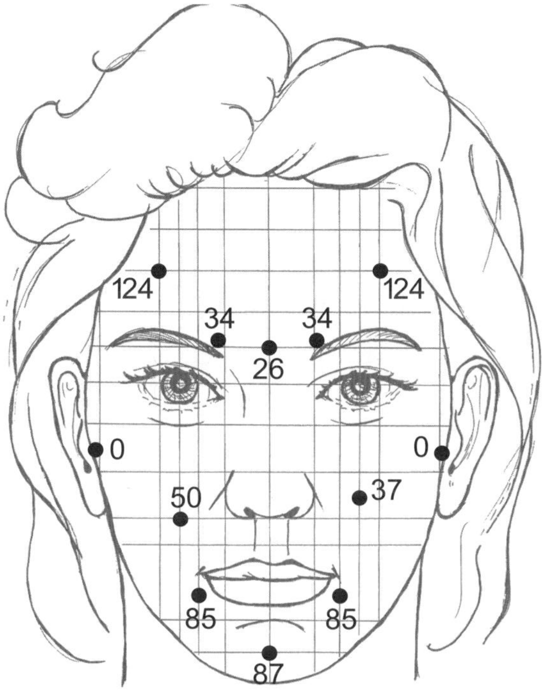

비만치료를 하는 경우, 이 점들은 노폐물의 제거를 촉진시키고 수분정체에 대해 싸우면서 효율적으로 도움을 줄 수 있다. 이러한 경우, ≪안티스트레스≫점들과 선부위(glandular areas)(특히, 여성들은)를 같이 자극한다.

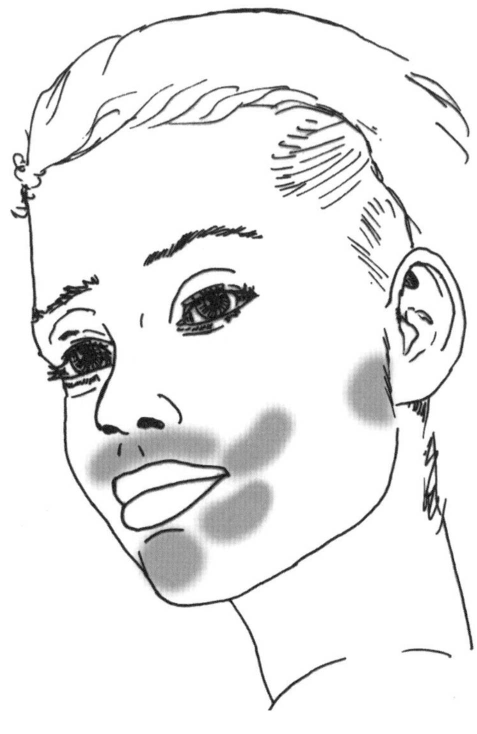

선부위 자극의 경우, 윗입술에 위치한 부위 마사지(각각의 점을 별도로 문지르거나 마사지), 그리고 **14–15**점(갑상선 자극)을 같이 마사지하는 것은 필요하다. 자주 기능이 떨어지는 신진대사를 왕성하게 만드는 활력점들을(활력을 볼 것) 마사지하면 좋은 효과를 볼 것이다.

압박(감) *180, 73, 61, 3, 0*

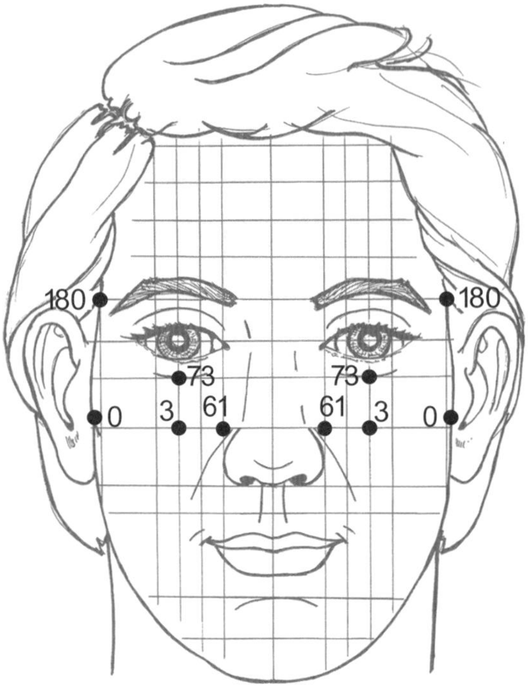

복강신경총을 치유하는 — 이 점들을 자극하면, 원인이 무엇이든 간에, 대부분 기분이 나쁘게 압박을 받는 느낌에서 벗어난다. 하지만 이 증세를 무시하지 말고 의사의 진료를 받아서 치료를 한다.

주의: 이 점들을 자극하면 자주 땀이 난다.

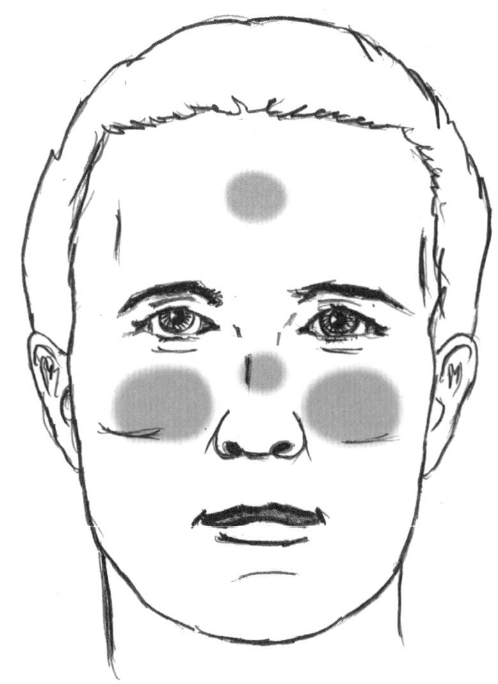

발가락 *365, 0* *그리고 아래턱 가장자리*

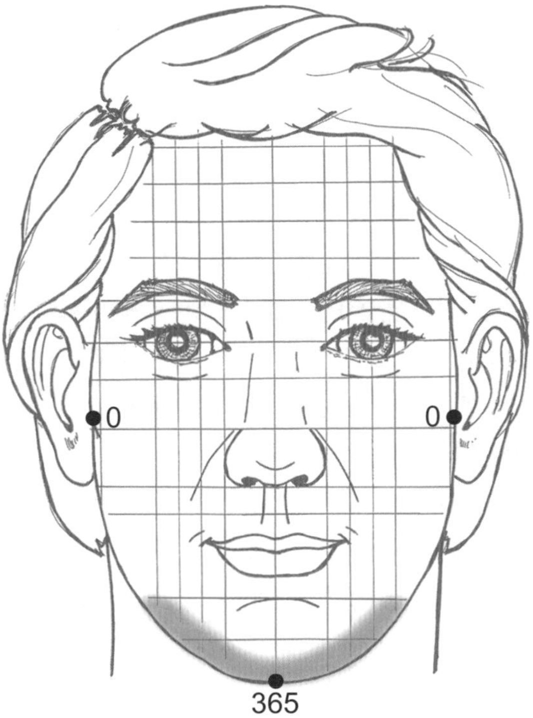

발가락 부상을 입은 경우, 삐거나 골절이 되면, **365**점을 자극하면 효과가 즉시 나타난다. 이 점의 영역을 아래턱 가장자리로 확장한다: 엄지는 턱 중앙 주위에 위치하고, 그리고 이 도표에서 가리키는 것처럼, 다른 발가락들은 순서대로 양쪽에 위치한다.

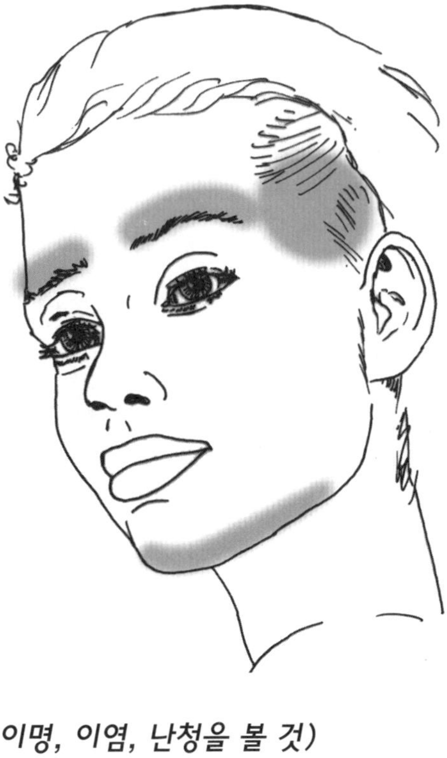

발가락과 대응하는 다른 부위들이 있다: 가장 예민한 부위를 찾아 자극한다.

귀*(이명, 이염, 난청을 볼 것)*

골다공증 *1, 8, 20, 43, 45, 300, 342, 0*

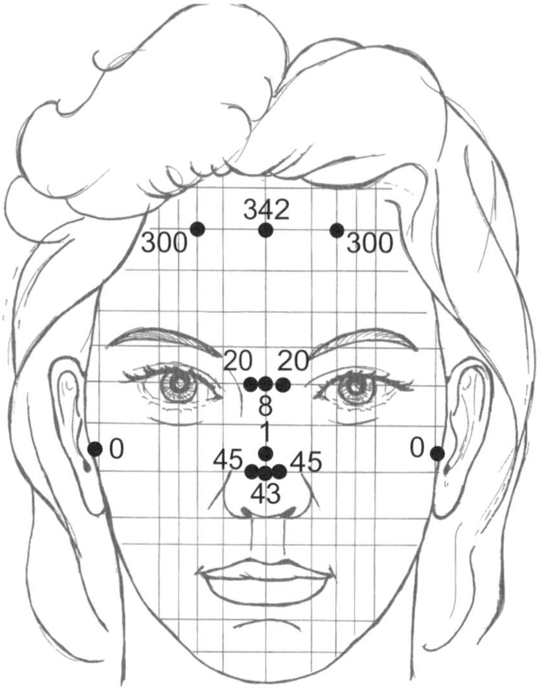

뼈에서 무기성분이 감소하는 것이 문제이다. 뼈는 부서지기 쉽고, 약해져서, 때로는 갑작스럽게 발생하고 치료하기 힘든(골반골절, 대퇴골절…), 많은 골절의 원인이 된다. 무엇보다도 여성들에게 발생하는 이 문제는, 폐경 이후에 발생한다. 주요한 원인: 운동부족과 불균형적인 식사와 관계되면서, 50살 이후 에스트로겐 비율이 감소, 하지만 또한 단백질의 신진대사장애, 소화기질환(위 절제 수술 후, 당뇨, 간경화, 등등.) 등에 기인한다.

이 점들 이외에도, 또한 호르몬 문제(난소, 갑상선…)를 치료하는 점들을 같이 자극한다. 몸에서 매우 흡수가 잘되는,[13] 복합미량원소를 규칙적으로 복용하는 것을 생각한다.

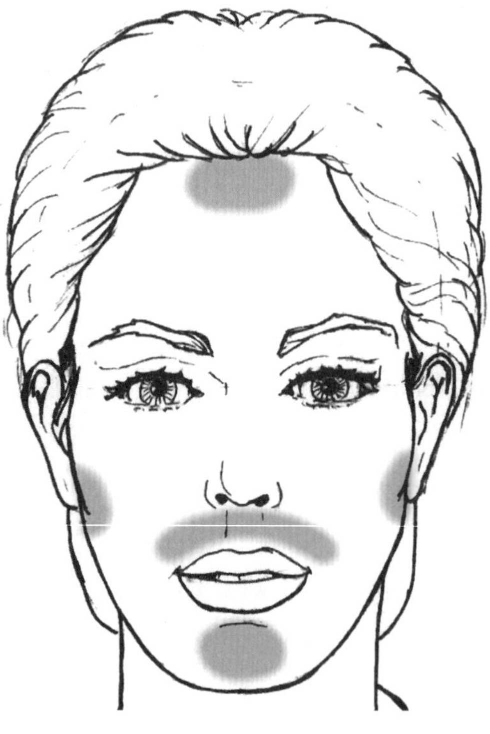

[13] *얼마나 강철 같은 건강인가!* 읽을 것.

이염 17, 38, 37, 61, 14, 15, 16, 0

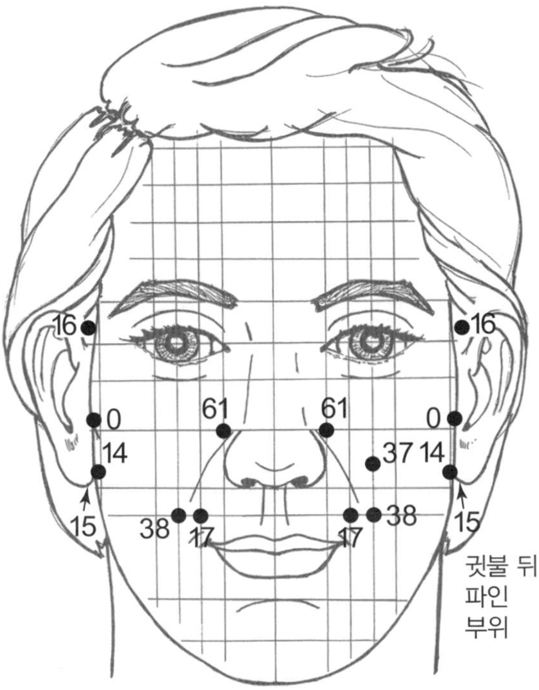

귀의 고통스러운 감염은 어린이들에게 매우 자주 발생한다. 가능한 빨리 치료를 한다는 조건 하에서, 염화마그네슘[14]을 섞어서 진흙으로 찜질을 하면 감염을 빠르게 치료한다. 의심이 드는 경우, 의사의 진료를 받는다. 이 점들을 자극하면 통증과 염증이 빠르게 완화된다. 유제품과 설탕을 많이 섭취하면 때로는 이염이 재발할 수 있으니 주의해야 한다: 어린이가 건강한 식생활을 하도록 유의한다.

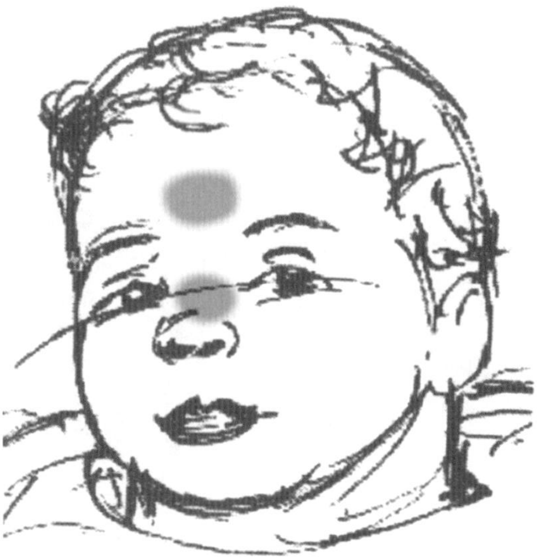

또한 귀에 멀리 위치하여 통증이 약한 반사 부위를 자극한다.

14 *이미 인용한, 용이한 점토와 염화마그네슘 볼 것.*

난소 7, 22, 37, 63, 87, 113, 65, 73, 156, 0
또는 34, 7, 113, 65, 73, 0

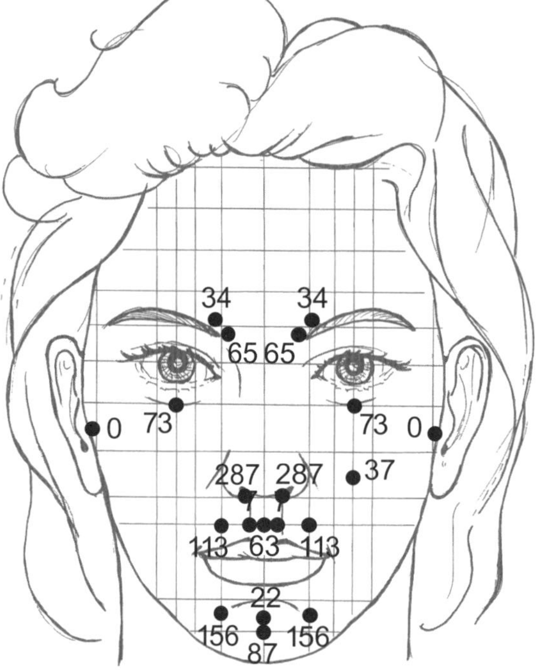

이 점들은 난소에서 발생하는 대부분의 문제를 경감시키고 또한 치료한다: 난소 낭종(또한 이 항목을 볼 것), 하지만 또한 장애 또는 염증. 이 점들 전체는 내분비계를 조절하는 작용을 하고, 대부분의 경우 배란과 호르몬분비를 조절한다. 몇 개월 치료하면 낭종은 자연히 사라진다.

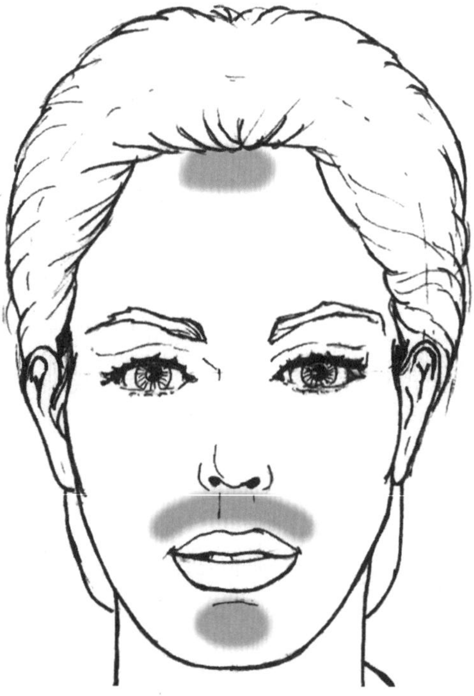

자극해야 할 다른 부위들

말라리아 14, 15, 26, 34, 124, 0

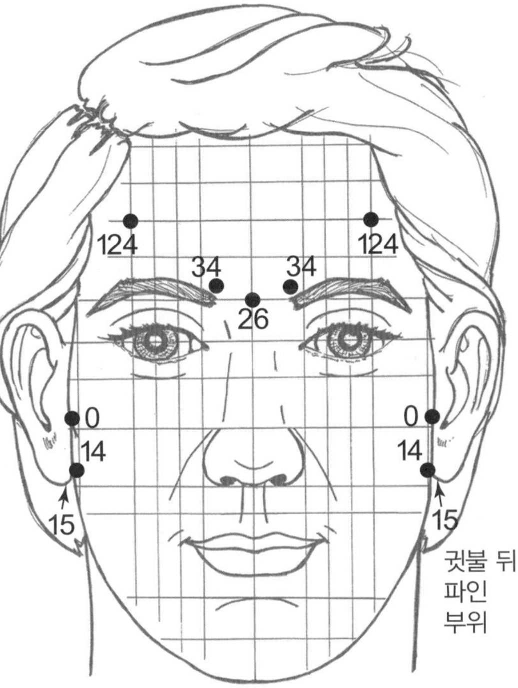

명확히 하자: 이 몇 개의 점은 말라리아를 치료하지 못하고, 일반적으로 열대지역이나 아열대지역에서 감염되는, 이 전염병은 학질모기(모기 종류)에 물려 발생한다. 따라서 전통적인 약으로 치료해야 한다. 하지만, 이 점들을 규칙적으로 자극하면 전반적인 상태가 호전된다. 열성 경련인 경우, 상태가 호전될 때까지 가능한 자주 자극한다.

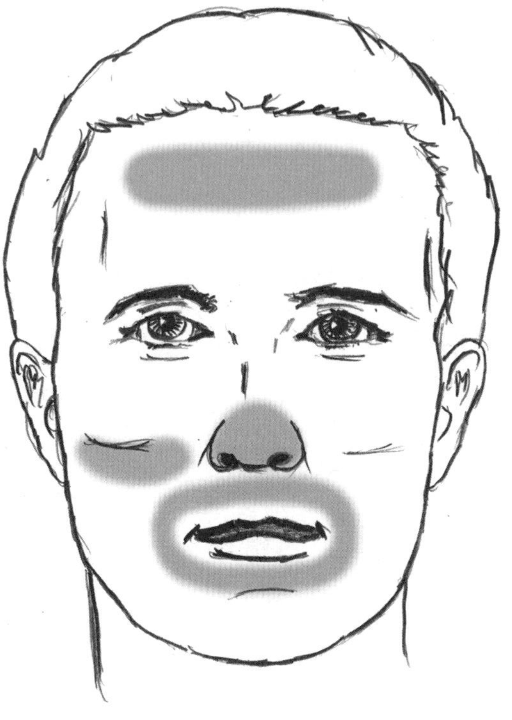

감염성 질환의 모든 경우처럼, 배출기관을 같이 자극하는 것이 좋다. 또한 면역기능을 강화시키기 위해 하루에 수차례 기초시술을 한다.

마비 37, 51, 60, 63, 64, 73, 74, 97, 98, 0
하체 63, 64, 37, 51
상체 97, 98, 51, 37
(또한 반신불수와 안면마비를 볼 것)

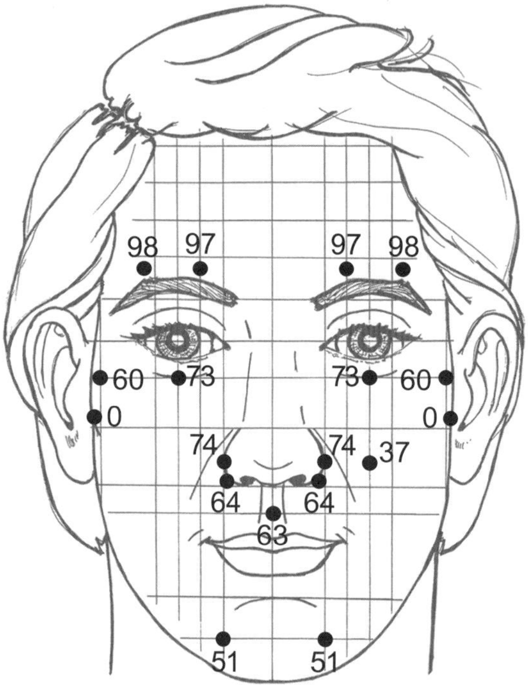

너무 오래되거나, 자연 외상이거나, 사고로 발생한 마비를 치료하는 것은 불가능하다. 하지만, 몇몇 경우는, 위의 점들을 자극하면 개선이 되는 것을 볼 수 있다. 예를 들어, 뇌졸증으로 인해, 나타나는 마비에서는 특히 효과적이다. 이러한 경우, 이 점들을 더 빨리 자극할수록, 더 좋은 효과를 볼 것이다. 물론 치료와 반드시 필요한 재활치료를 보완하는 방법으로 이 점들을 자극하지만, 환자는 재활치료를 빠른 시일 내에 받아야 한다.

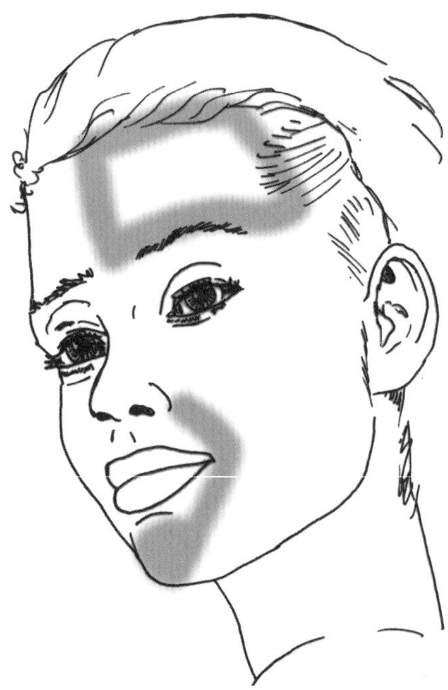

손상을 입은 사지의 반사부위를 같이 마사지한다.

안면마비 3, 15, 37, 50, 61, 100, 127, 156, 0

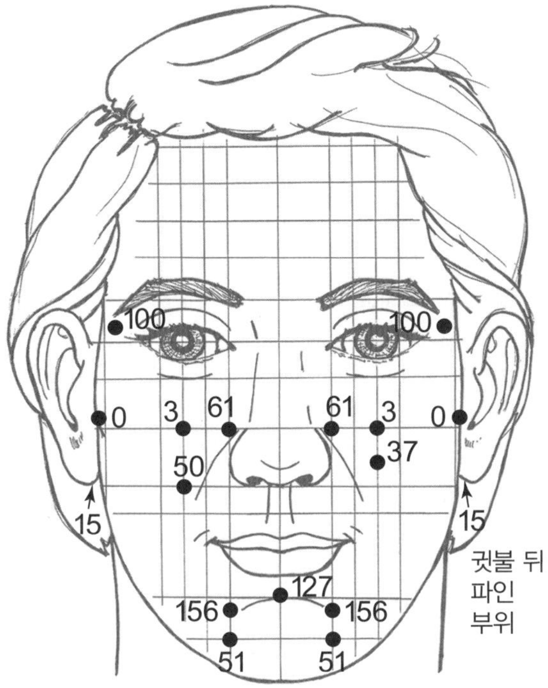

운동신경장애는, 얼굴전체 마비이든지 또는 얼굴의 어떤 부위에서 감각을 느끼지 못하든 간에, 얼굴 근육을 손상시킬 수 있다고 규정한다. 이 점들을 매일 오랫동안 자극하는 것이 좋다. 오른쪽에 위치한 100점은 얼굴의 오른쪽 절반과 대응한다는 것에 주목한다; 왼쪽 100점은 얼굴의 왼쪽 절반과 대응한다.

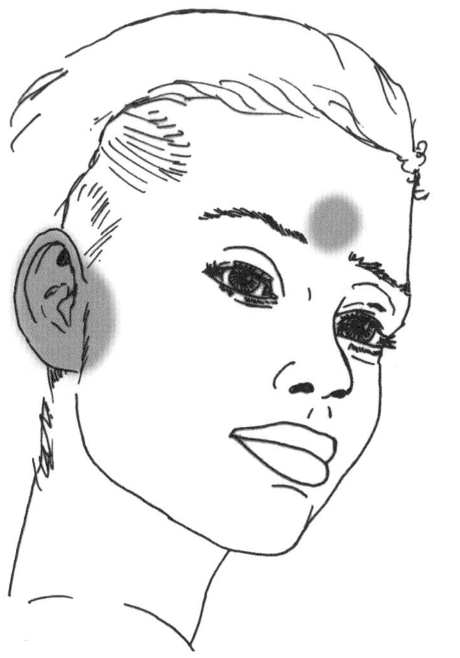

얼굴 자체를 나타내는 반사부위가 있다는 것을 기억하고 이 부위들을 마사지하는 것이 유익하다.

감각이상(감도 상실) 19, 37, 51, 50, 60, 0

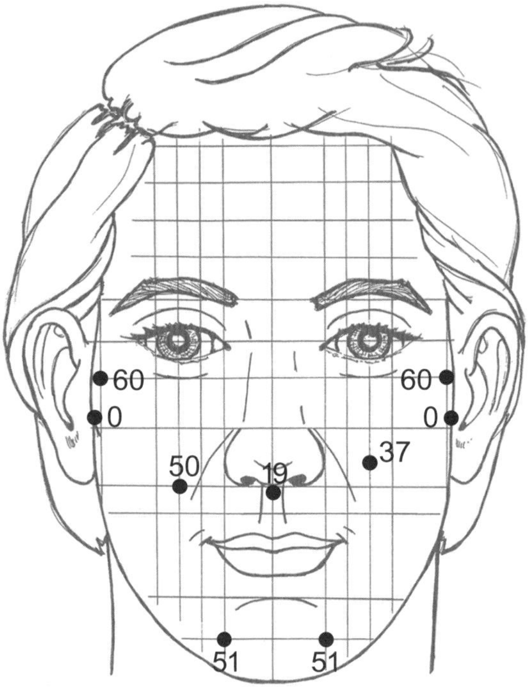

근질거리는 느낌, 무감각, 따끔거리는 느낌, 열감 또는 한기, 솜 위에서 걷는 것이 불가능한 느낌, 등등: 감각이상의 원인이 무엇이든지 간에, 이 점들을 자극하면 이러한 증세를 완화시킬 수 있고, 또한 이 점들은 잠에서 깨었을 때 근질거리는 느낌을 완화시킨다. 물론, 이러한 원인을 알아내고 치료하기 위해 의사의 진찰을 받는 것이 필요하다.

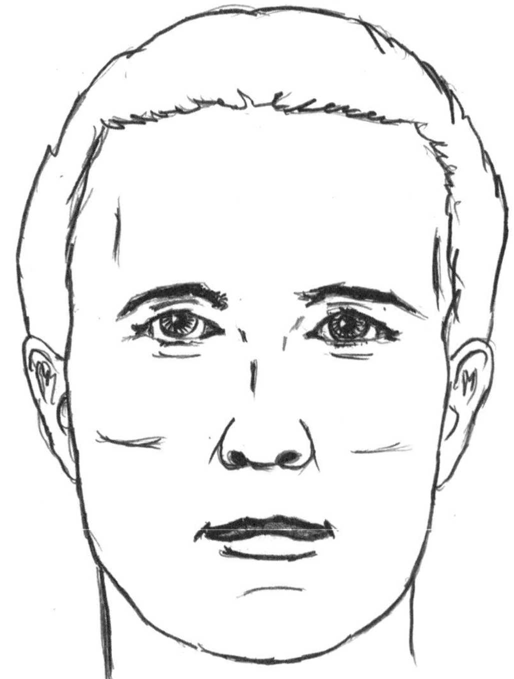

게다가, 감각이상이 있는 부위와 대응하는 반사부위를 자극한다: 손가락, 손, 팔, 발, 다리, 얼굴, 등등.

파킨슨(병) 50, 60, 45, 26, 61, 124, 34, 0

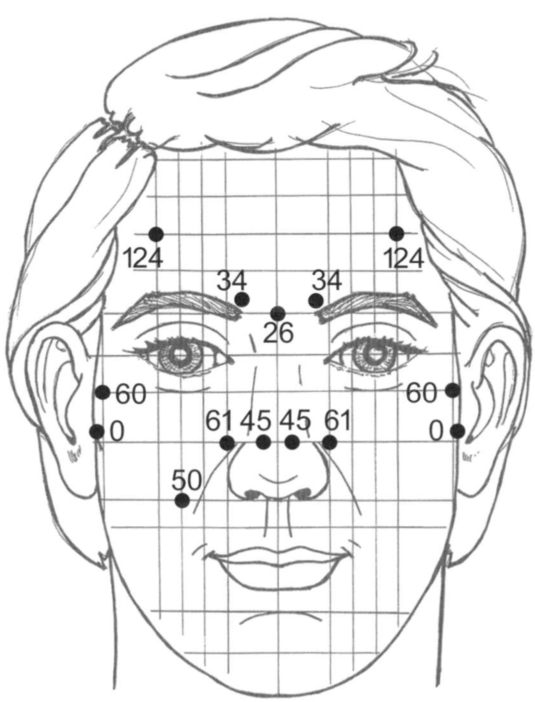

장애자가 되는 이 병은 몸이 특이하게 떨리고, 근육경직으로 아주 특별한 몸짓을 한다. 이 병은 가장 많이, 나이와 관계가 있는데 하지만 치아 바이러스병으로 나타나는, 다른 형태의 파킨슨병(리케차증)도 있다. 이 점들을 자주 그리고 충분히 오랫동안 자극하면 떨림과 일반적인 근육경직을 완화시킬 수 있다.

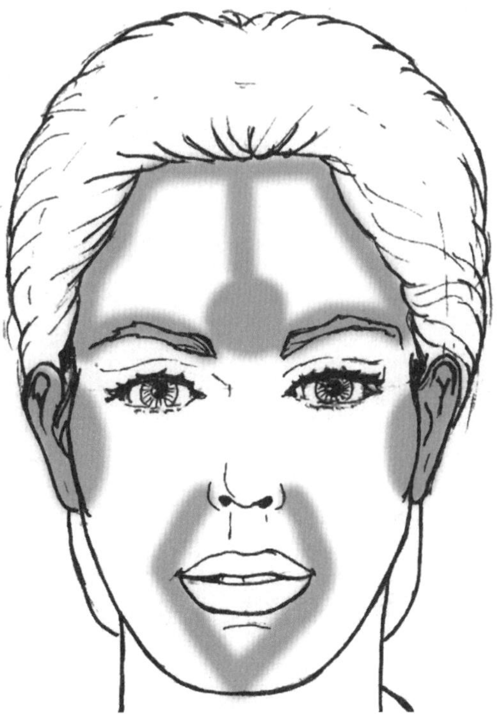

또한 머리, 얼굴, 사지 부위를 마사지하면: 팔과 다리의 기 순환이 원활해진다. 게다가 필요하다면 기초시술을 하루에 여러 번 시술하면, 신경계가 이완되고 이 병에 저항하기 위해 필요한 생명 에너지가 생산된다.

말하기 어려움 *8, 14, 60, 65, 0*

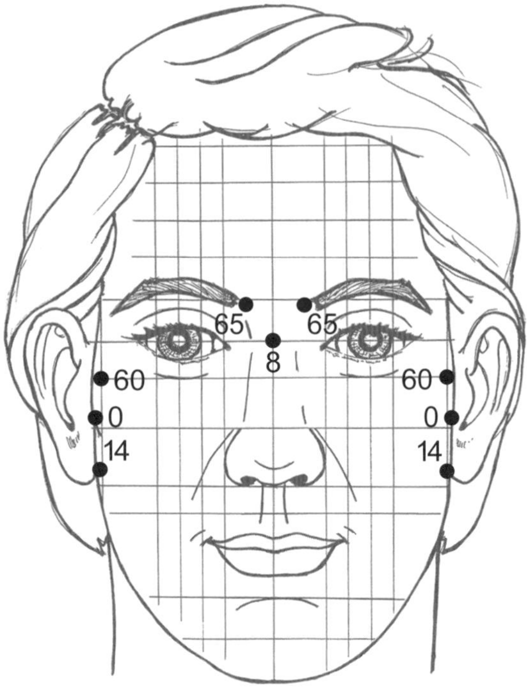

말하기 어려운 것은 여러 가지 이유에서 기인한다: 뇌 순환 장애, 뇌종양 또는 다른 이유. 이 현상은 자주 노화와 관계가 있다. 특히 **8**점은 언어를 관장하는 뇌 부위를 자극한다.

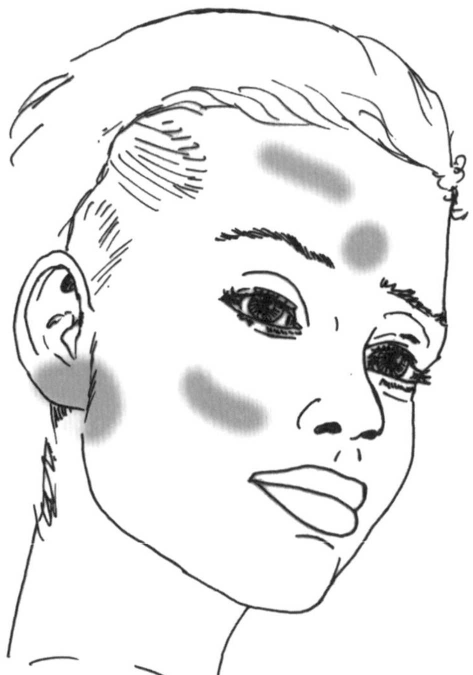

또한 뇌 기능을 자극하는 반사부위를 자극한다. 동시에 간과 담낭의 상태가 좋도록 신경을 쓴다. 이 기관들이 정체되면 상황이 악화된다.

피부(문제) 26, 61, 3, 19, 0

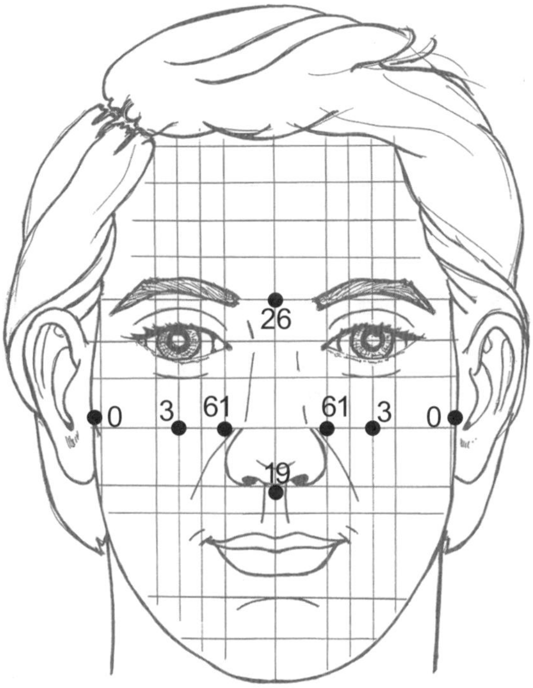

이 점들은 모든 유형의 피부 문제를 완화시킨다: 여드름에서 습진까지, 사상균증 그리고 모든 유형의 감염. 이 점들을 자극하면 면역계의 기능이 강화되고, 염증상태가 가라앉고 염증이 제거된다. 개별적인 점들에서 설명한 병리증상을 참고한다.

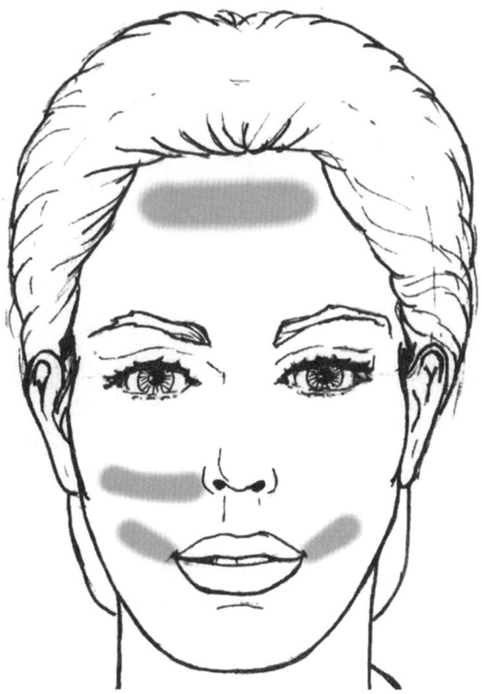

배출을 잘하는 것이 중요하다: 간, 신장과 결장, 이 장기의 배출기능이 저하되면 많은 피부 문제를 유발한다.

견갑상완골 관절주위염 *98, 180, 61, 34, 65, 97, 156, 0*

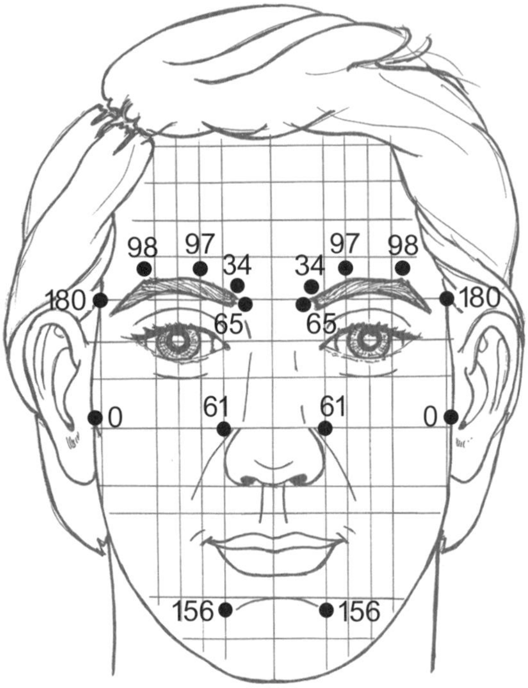

관절 외 류머티즘 유형은 어깨관절을 감싸고 있는 건섬유 조직 전체에 영향을 미친다. 관절주위염의 형태이다. 건염으로 인해 발생할 수 있거나 또는 경추관절증이나 경견완 신경통으로 발생할 수 있다. 통증이 있고 장애자가 되게 하는, 견갑상완골 관절주위염은, 하루에 2-3회 연속하여 몇 분간 이 점들을 자극함으로써 증세가 매우 호전될 수 있다.

저자는 강의를 마치게 될 쯤, 이 강의실에서 누가 견갑상완골 관절주위염으로 고통을 받고 있는지 일관성 있게 물어본다. 항상 누군가 그렇다고 대답하는데, 그는 일반적으로 몇 년 전부터 이 병으로 고통을 받고 있다. 나는 짧게 시술시범을 보이고…저자의 작은 성공에 만족한다: 피시술자는 몇 년 전부터 소염제를 복용하고 있는데 비해, 시술을 하면 항상 1분도 되지 않아 통증이 완화되는 것에 놀란다!

가리키는 부위에서 가장 민감한 부위를 찾을 것을 생각한다. 때로는 가리키는 부위보다 조금 위에 또는 약간 아래로 향해야 한다 — 눈썹 가장자리에서, 도구가 눈으로 미끄러지지 않도록 잘 눌러야 한다!

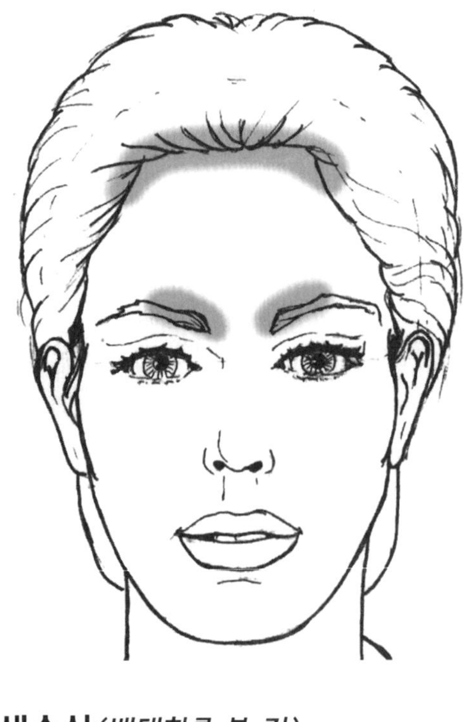

백색손실*(백대하를 볼 것)*

벌레물림 *16, 17, 124, 34, 26, 3, 0*

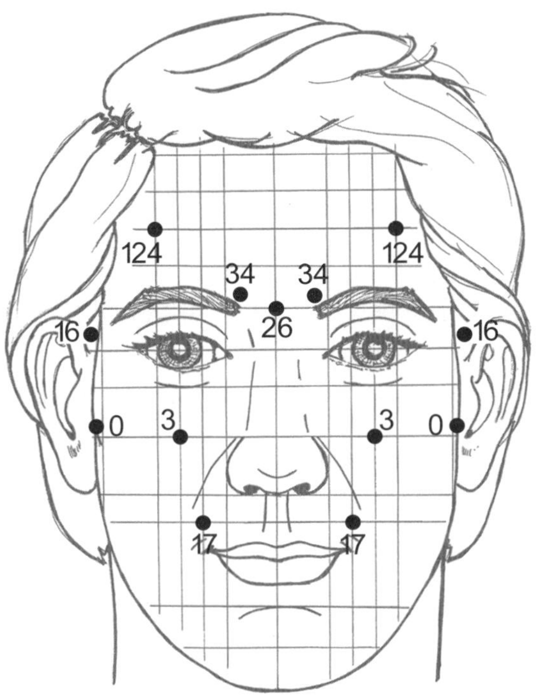

이 점들을 자극하면 물린 느낌이나 또는 물린 후 나타나는 불에 데는 느낌이 빠르게 완화된다. 통증이 진정될 때까지 2-3분 동안 자극한다.

가능한 빨리 식초를 바르는 것을 생각한다 — 또는 으깬 풀을 약간 손가락사이에 묻혀 물린 곳에 문지른다.

복강신경총 *180, 73, 61, 3, 0*

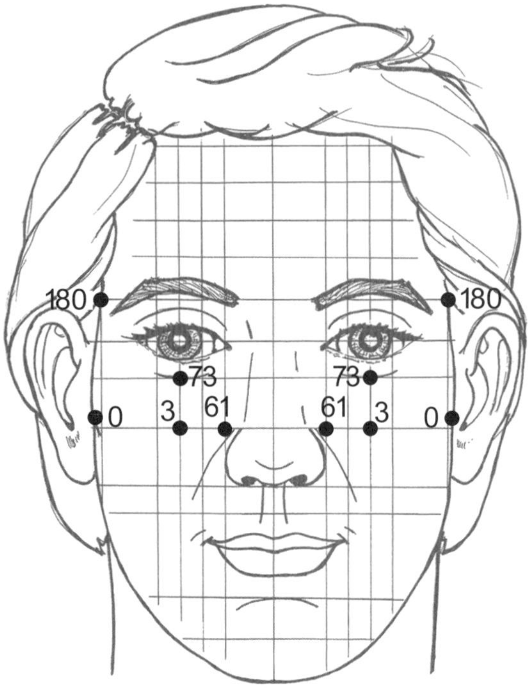

독자들은 복강신경총이 ≪묶여있는≫느낌이라는 표현을 얼마나 많이 말했고, 또는 주위로부터 얼마나 많이 들었는가: 이는 스트레스, 근심, 걱정, 신경긴장 등이 지속된다면, 건강과 균형에 예상될 수 있는 모든 부정적인 결과가 발생할 수 있다는 것을 의미한다! 그런데, 이 점들은 묶여있는 복강신경총을 풀어준다. 따라서 이 점들은 독자들이 이완하고, 숨을 좀 더 크게 쉴 수 있도록 도와줄 것이다. 주위 장기에 기가 좀 더 잘 순환되도록 복강신경총의 기능이 저하되어서는 안 되는 것이 중요하다: 간, 담낭, 위장, 췌장, 비장, 소장, 심장, 일반적으로 이 장기들은 복강신경총에 이상이 있으면 제일 먼저 영향을 받는다.

주의: 이 점들을 자극하면 자주 땀이 난다.

척주를 투영하면, 반드시 복강신경총을 —대략 중간 높이에서— 투영하는 위치가 있다는 것을 기억해야 한다.

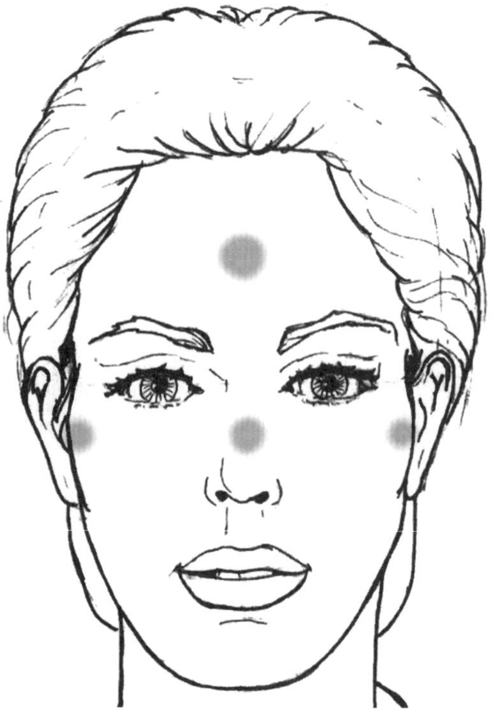

폐렴 26, 3, 61, 7, 8, 73, 60, 14, 0

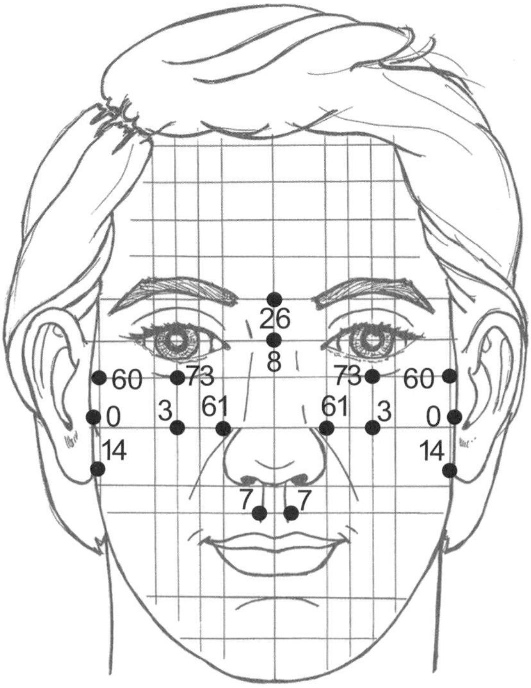

폐렴은 폐렴구균에 의해 전염되는 병이다. 폐엽에 은밀하게 붙어 폐에 급성염증을 발생시킨다. 열과 기침이 나고 숨쉬기가 힘이 드는데, 가슴에 통증을 느낀다. 이 점들은 매우 효과가 있지만, 의사의 진료를 받아야 한다. 하루에 몇 회씩 이 점들을 자극한다.

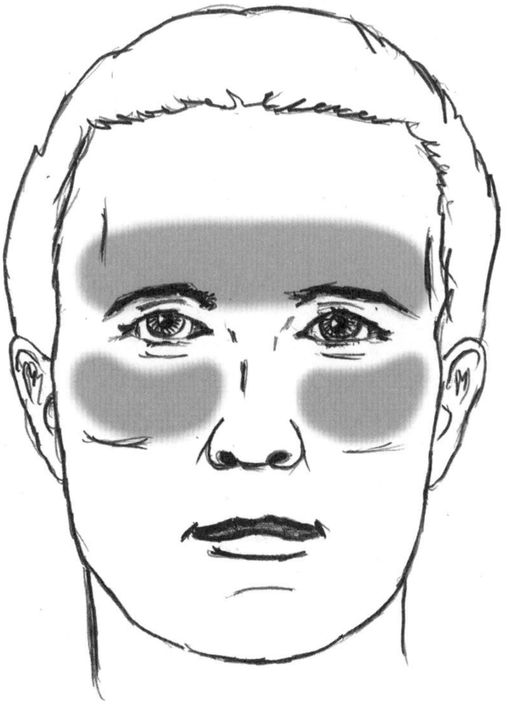

또한 광대뼈와 이마에서 폐의 반사부위를 자극한다.

폐(*기관지염, 기침을 볼 것*) ***26, 3, 61, 73, 60, 0***

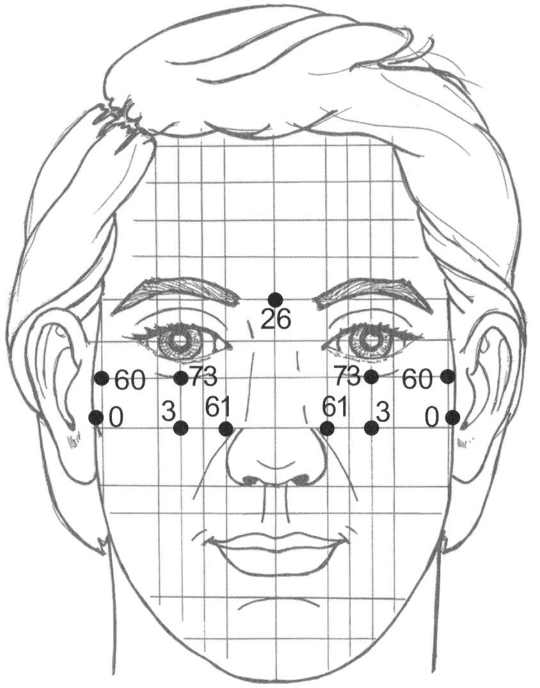

일상생활에서 쉽게 자극하기 좋은, 이 몇 개의 점들은 모든 호흡기문제를 개선할 수 있다: 알레르기에서 천식까지, 만성 기관지염과 감기로 인한 단순한 기침. 각각의 독특한 증세에 부합하는 점들을 보완하여 자극하면서, 필요한 만큼 충분히 이 점들을 자극한다.

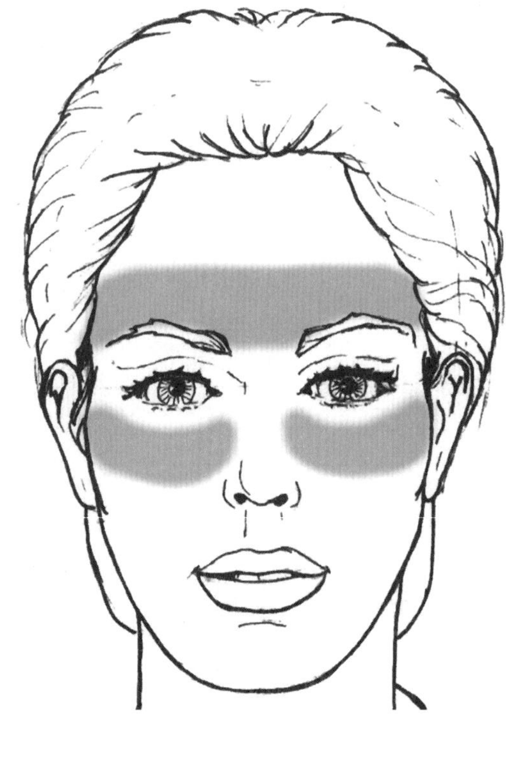

또한 폐 반사부위를 자극한다: 광대뼈와 이마에서.

전립선 비대증 7, 113, 65, 73, 156, 87, 0
또한 22, 37, 63, 0

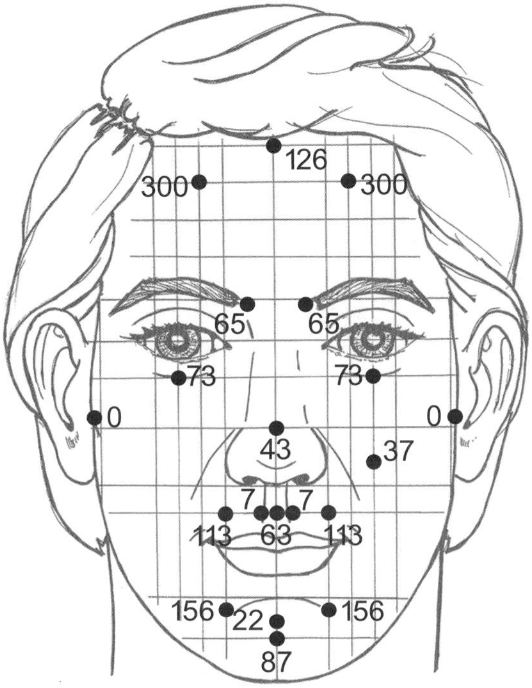

많은 남성들이 50살이 넘어서 고통을 받는, 전립선 비대증은 전립선이 지나치게 커져 발생하는 모든 문제들을 포함한다. 전립선 염증(또는 전립선 비대증)은 고통스러워 참기 힘들다:
배뇨통과 잦은 통증, 오한을 동반한 통증…

이 문제의 성격이 어떠하든 간에, 이 점들을 규칙적으로 자극하도록 노력한다. 짧게 시술하는 두 번째 점들은, 일상생활을 하면서 필요하다고 느낄 때마다, 빠르게 자극한다.

잦은 배뇨통을 완화시키기 위해, **126**, **43**, **300**을 같이 자극한다.

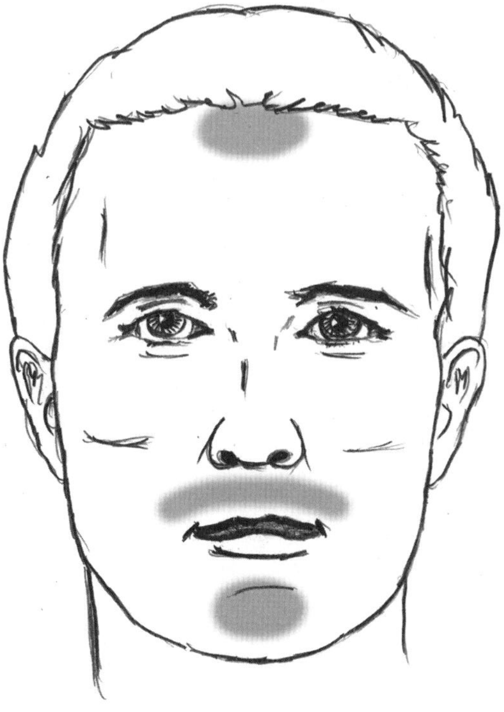

또한 윗입술, 턱과 머리선에 위치한 반사부위를 자극한다.

소양증 *17, 50, 3, 60, 0*
또한 *26, 3, 61, 60, 50, 87, 0*

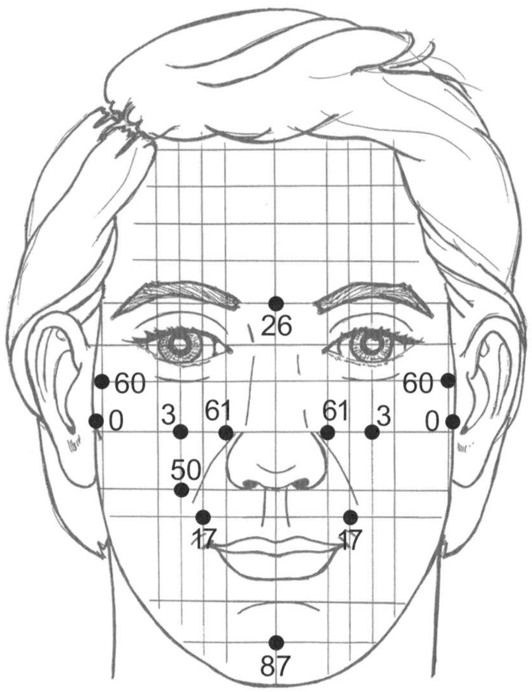

이 장애는 피부가려움이 원인인데, 일반적으로 피부에 상처가 난 것과 관계가 있다(습진, 건선…). 하지만 피부상처와 별개로 소양증 상태가 있다. 그러므로 질소양증과 마찬가지로, 항문소양증은, 합성섬유내의를 입어 열이 나 또는 지나친 습기 때문에 발생할 수 있고, 또는 알레르기(비누, 화장지, 등등…)로 인해 발생할 수 있다, 이 모든 경우, 이 점들을 규칙적으로 자극하면 상당한 효과를 볼 것이다.

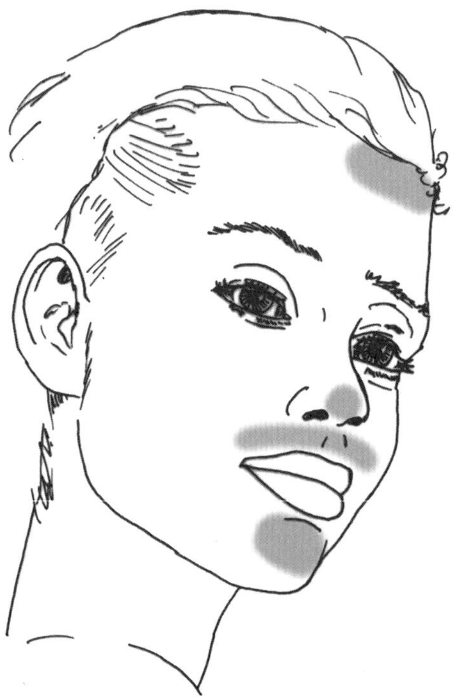

마찬가지로 이 장애가 발생하는 부위와 대응하는 반사부위를 자극한다.

또한 질소양증의 경우도 이 부위와 대응하는 부위를 자극한다.

건선 34, 124, 19, 50, 26, 61, 3, 41, 38, 0

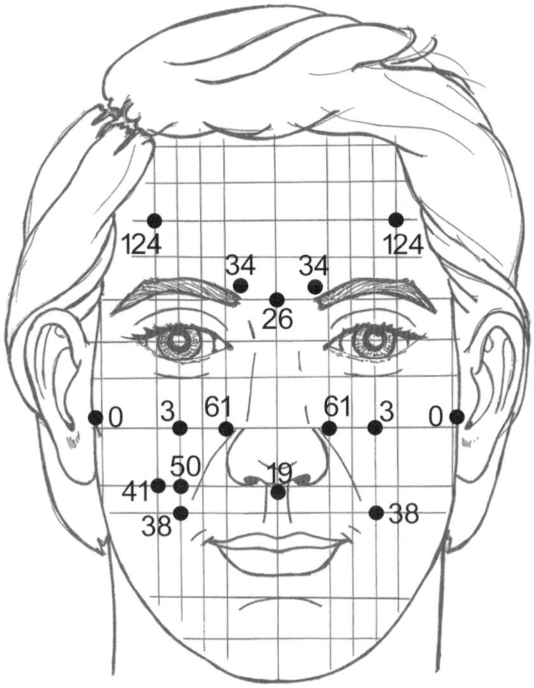

잘 치유되지 않고 그리고 종종 유전적인, 이 피부감염은, 몇몇 부위(팔꿈치, 무릎, 두피, 그리고 때로는 몸 전체)에서, 살갗에서 떨어지는 건조하고 번질거리는 비늘로 나타나는데, 이 비늘아래에서는 피부가 빨개지고, 번질거리면서 피가 쉽게 난다. 매우 자주 스트레스와 연관이 있는데, 여기서 가리키는 점들을 자극하면 건선의 상태가 호전될 수 있는데, 하루에 2회 몇 분 동안 자극한다. 모든 피부병의 원인인, 만성적인 중독 상태를 악화시킬 수 있는 모든 음식을 섭취하지 않고 음식을 조심해서 섭취하는 것이 필요하다.

감염된 부위와 관계가 있는 반사부위를 자극한다: 두피, 팔꿈치, 무릎, 등등.

하수증 또는 자궁탈출증 22, 87, 103, 19, 63, 156, 127, 0

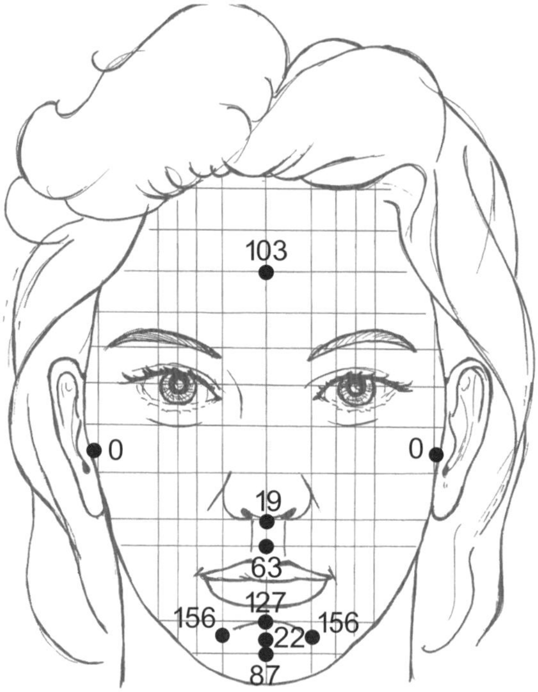

≪기관탈출증≫의 원인은 골반격막근의 약화(예를 들어, 난산이나 외과수술 후)에서 기인한다. 자궁경부는 질 안으로 들어가는데, 실금을 유발하고, 감염위험이 높아지고 생리나 성관계 때 여러 문제가 발생할 수 있다. 몇몇 운동(골반과 회음부위 수축)으로 골반격막을 강화시켜야 하고, 이 점들을 자주 자극하면 이 운동을 보완할 수 있다.

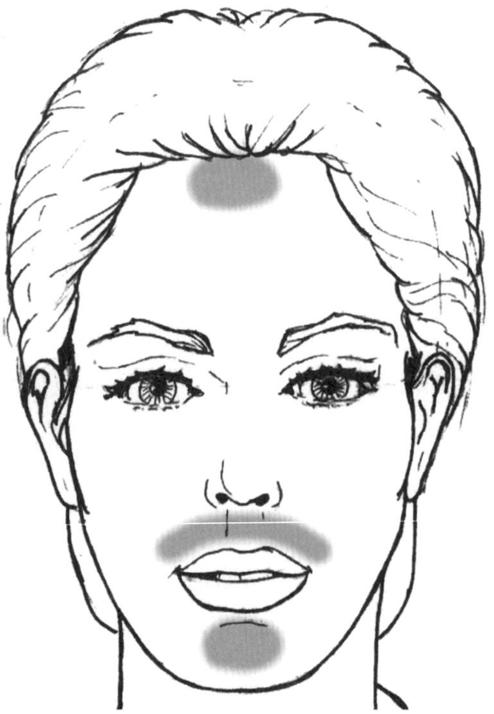

또한 자궁의 반사부위를 가능한 자주 자극한다: 윗입술, 이마, 턱. 게다가, 전체 시술을 할 것을 권유하는데, 또한 손가락을 구부려 하루에 몇 회씩 짧은 마사지를 할 수 있다.

방광탈출증 *22, 87, 126, 0*

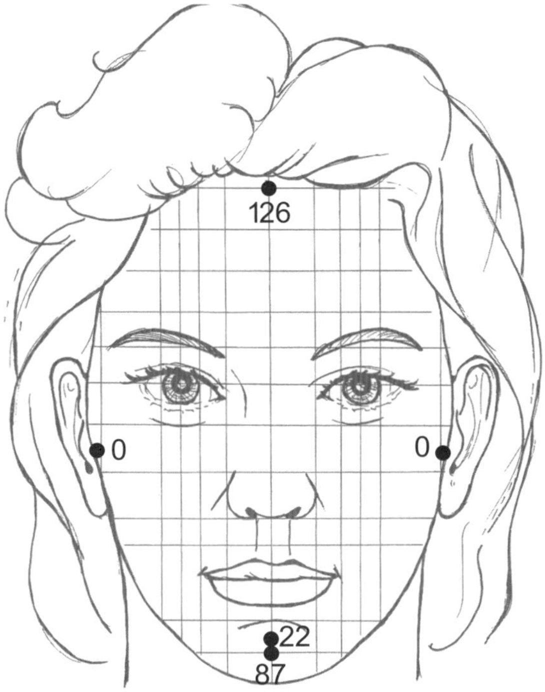

≪방광탈출증≫은 자궁탈출증과 같은 원인으로 발생하고 동일한 방법으로 치료한다. 이 부위의 근육을 강화시키고 실금이 진행되는 것을 막기 위해 배출을 할 때 규칙적으로 배출을 참는 연습을 하는 것이 좋다.

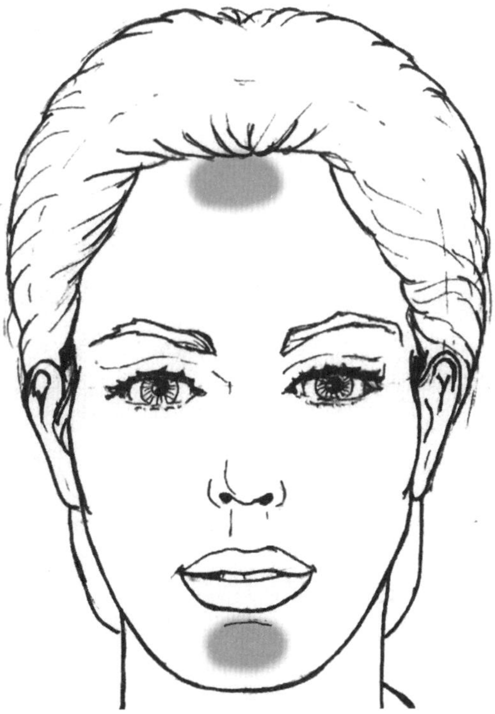

방광 반사부위와 그 주변을 마사지한다.

소생 19, 127, 26, 124, 34, 0

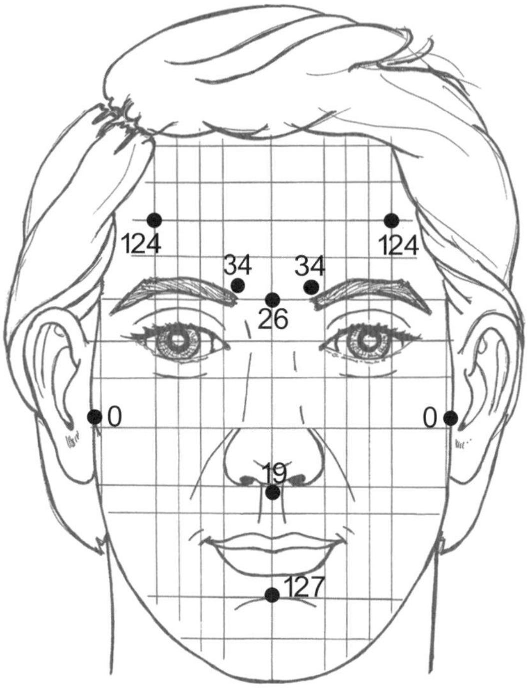

19점은 무도인 사이에서 잘 알려져 있다. 이 점은 급소(소생 점)인데, 의식을 잃거나, 물에 빠졌을 때, 호흡이 멈추었을 때 자극하면 효과적이다. 구급대가 오기를 기다리면서, 필요하다면 의식이 돌아올 때까지, 이 점을 강하게 누른다.

직장 19, 126, 365, 0

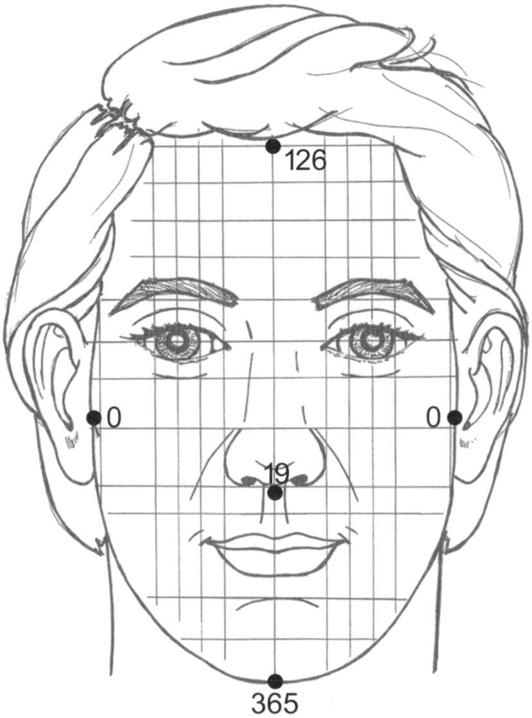

이 점들을 자극하면 직장과 관계되는 모든 문제를 개선시킬 수 있다: 치질, 항문균열, 항문누공, 항문소양증 등등. 완치될 때까지 하루에 여러 번 이 점들을 마사지한다. .

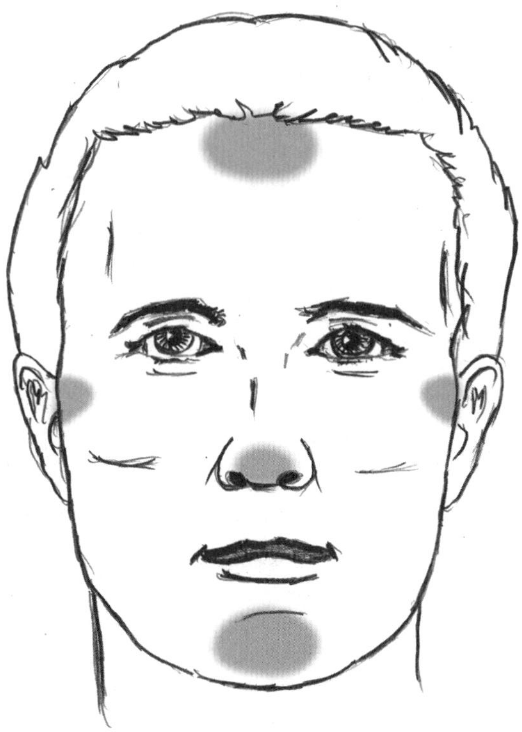

또한 직장 반사부위를 자극한다.

오한 50, 127, 19, 3, 61, 34, 124, 0

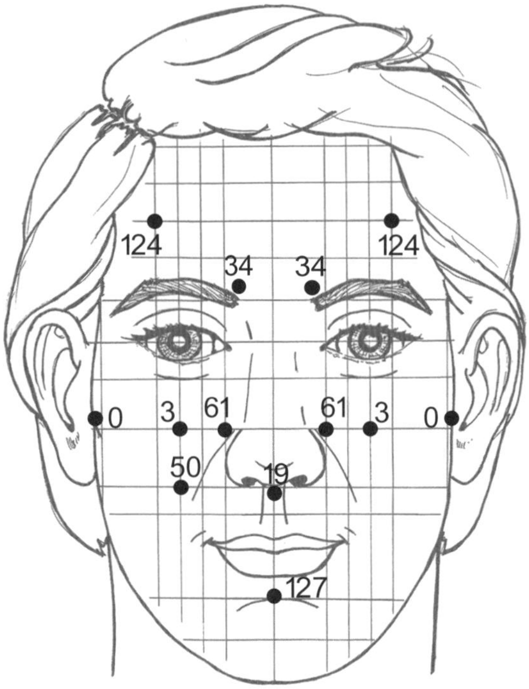

유명한 ≪추위≫가 문제인데, 특히 계절이 바뀔 때 두렵다. 반드시 진짜 감기나 비-인두염으로 진행되지는 않지만, 면역계기능이 저하되는 신호이다. 중의학에서, 추위라는 나쁜 기가 침입했을 때 오한은 몸을 보호하는 정상적인 작용으로 인식한다. 주요한 증세: 유루증, 목 건조, 코 가려움, 열이 남. 가리키는 이 점들을 자극하면 오한으로부터 몸을 더 쉽게 보호할 수 있다.

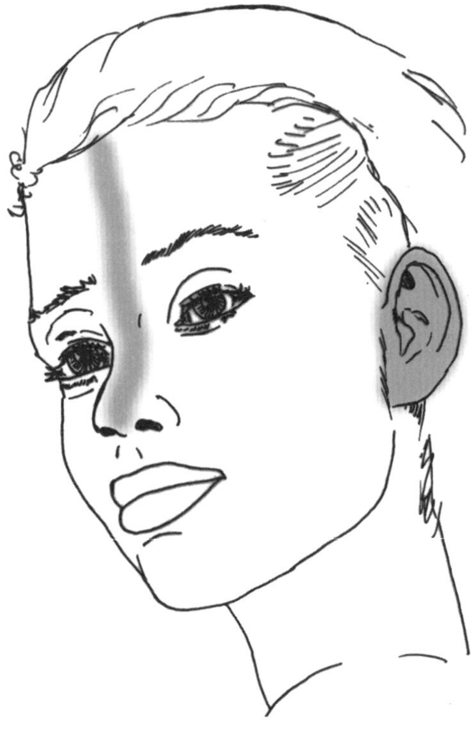

면역계의 기능을 유지하고 생명력을 자극하기 위해, 귀를 강하게 마사지하고, 또한 척주 부위를 강하게 마사지한다.

생리혈 과다 *16, 103, 50, 37, 287, 7, 127, 1, 0*

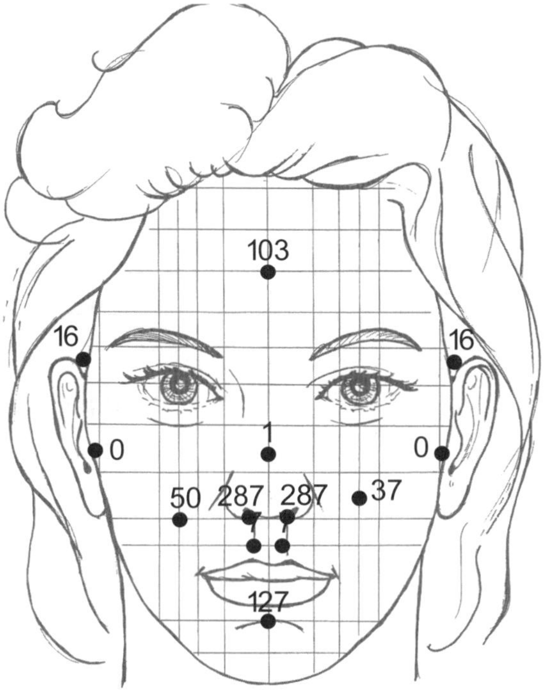

점점 더 많은 여성들이 생리 때 자궁출혈로 고통을 받는데, 자궁출혈은 피로와 철분결핍, 그리고 여러 가지 불쾌감을 유발하는 원인이 된다. 피임기구를 사용하는 것과 종종 연관이 있으며, 호르몬 불균형에서 기인할 수 있는데 치료를 받아야 한다. 생리 기간 동안 필요하다면 하루에 여러 번 이 점들을 자극하면, 생리혈의 양이 정상으로 돌아온다.

유의: **16**점은 분비작용을 빠르게 줄이고 출혈을 멈추게 한다.

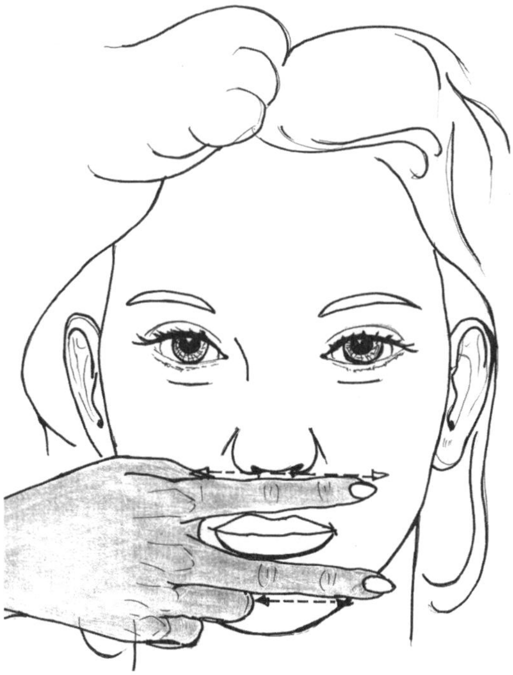

*피임*에서 이미 설명했듯이 또한 입술 주위를 자극한다.

생리통 *127, 156, 63, 7, 61, 1, 50, 37, 0*

(월경불순증)

또는 좀 더 간단하게 ***37, 7, 113, 0***

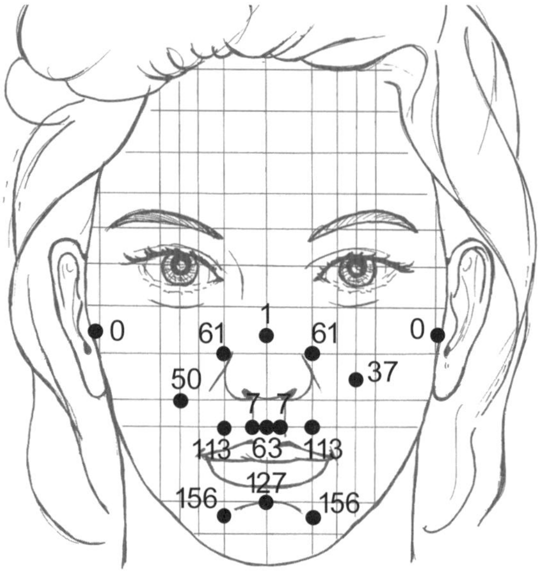

또한 간단한 시술인데, 필요한 경우 빠르게 시술할 수 있다: 손가락 3개(검지, 중지, 약지)를 모아 턱의 만곡을 따라 두드린다. 그 후 **127**점과 **61**점을 자극한다.

2 유형의 시술을 동시에 또는 순서대로 이 시술을 할 수 있다. 두 번째 시술은 어떤 장소에서 은밀하게 쉽게 시술할 수 있고 기억하기 좋다. 이 점들을 시술하면 통증이 완화되는 것을 느끼면서 그 결과에 놀랄 것이다.

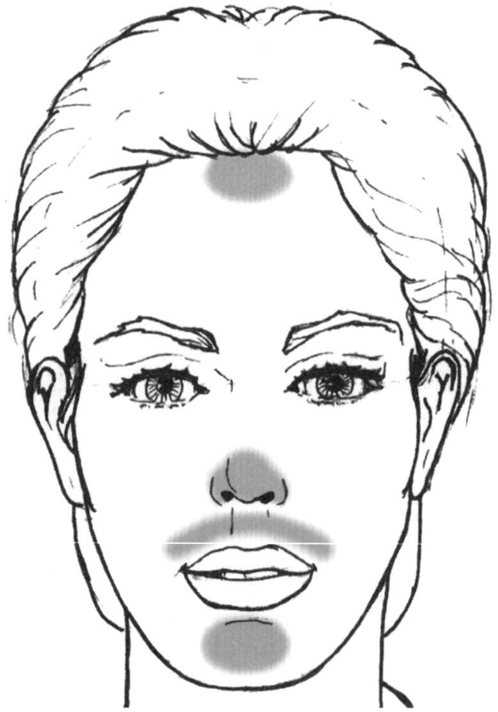

필요한 경우 자극해야 할 반사 점들과 부위들인데, 필요한 경우 하루 중 여러 번 자극한다.

생리불순 *124, 37, 26, 63, 50, 7, 0*

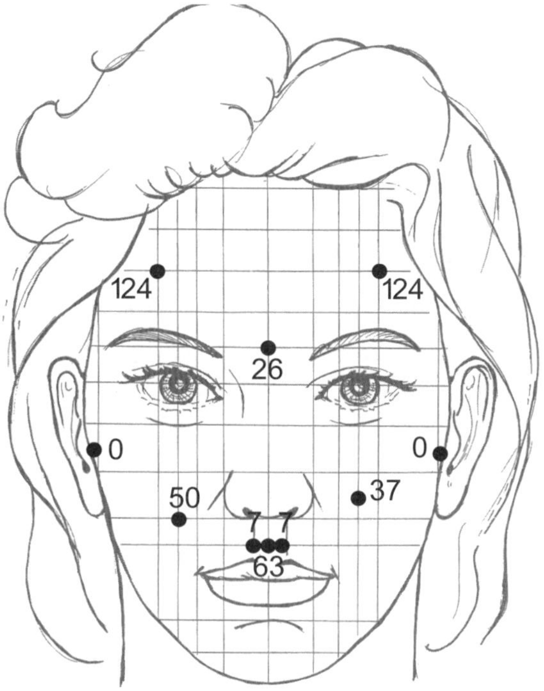

사춘기에 매우 빈번하게 발생하는, 이 장애는 일반적으로 불규칙한 호르몬 기능에서 기인한다. 이 일련의 시술은 좋은 결과를 낳을 것이다. 또한 장의 기능이 좋은지를 검사한다. 이러한 유형의 문제는 신경계의 영향이 크기 때문에, 때로는 이완점(**124**, **34**, **8**, **0**)들을 같이 자극해야 한다. 음식에 비타민 E(밀씨눈 기름)를 보충해서 섭취하는 것을 권유하고 또는 건강보조식품처럼 비타민 E를 섭취할 것을 권한다.

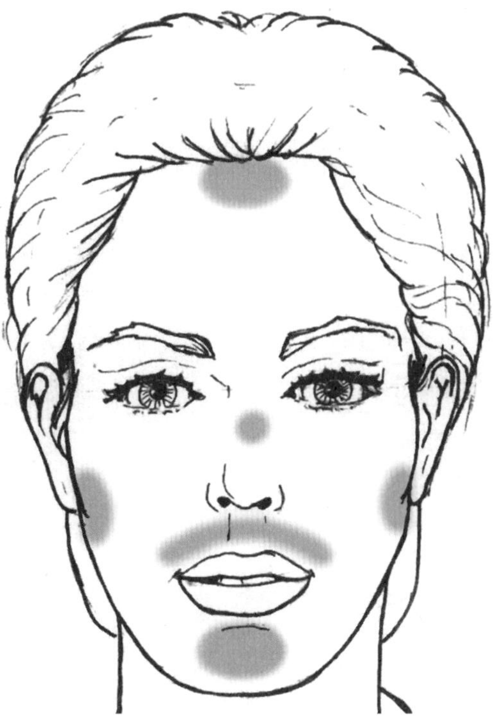

내분비계 전체의 반사부위를 매일 자극한다.

신장(모든 문제) *17, 38, 300, 342, 43, 45, 560, 0*

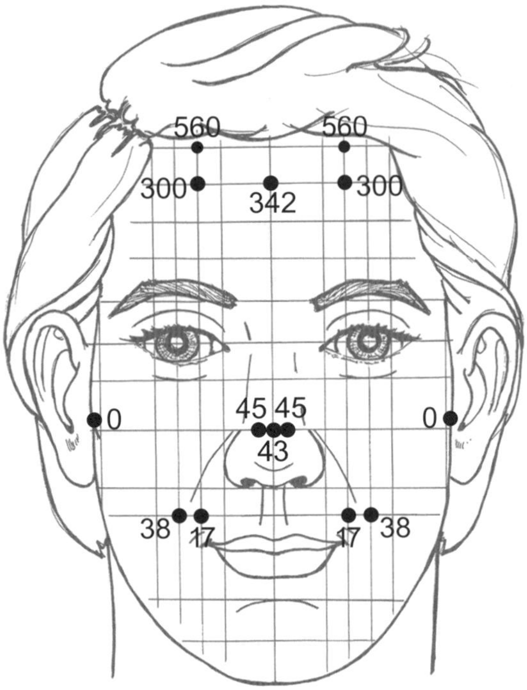

일련의 점들은 신장 기능을 개선시킨다. 따라서 원인이 되는 문제가 무엇이든 간에, 이 시술은 유익하다. 감염이 된 경우, 방광염 점들을 같이 자극하는 것을 망설여서는 안된다. 배출(봉와직염, 다양한 중독, 신체의 배농)을 촉진시키기 위해, 자주 신장을 자극하는 것이 좋다.

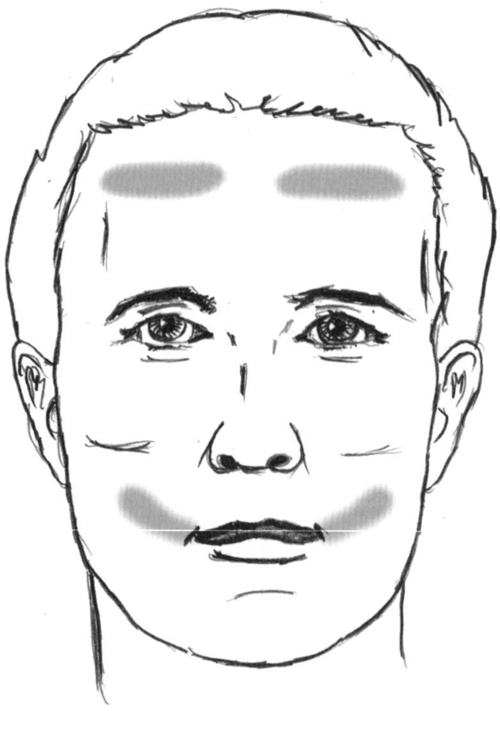

또한 신장의 다른 반사부위들 중에서, 가장 민감한 부위를 선별하여, 마사지한다.

아기 트림*(을 유발하기 위해)* *126, 19, 0*

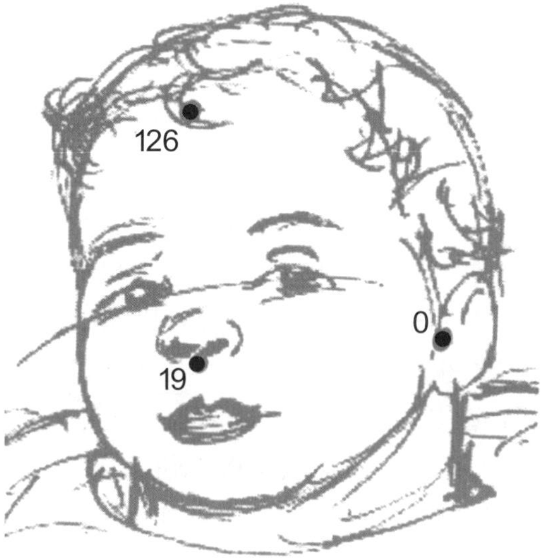

손가락 끝으로 이 점들을 부드럽게 자극하기만 하면, 모든 엄마들이 신경을 쓰는, 트림이 나온다!

수분함유*(봉소직염 볼 것)*

감기 50, 19, 3, 61, 26, 124, 0

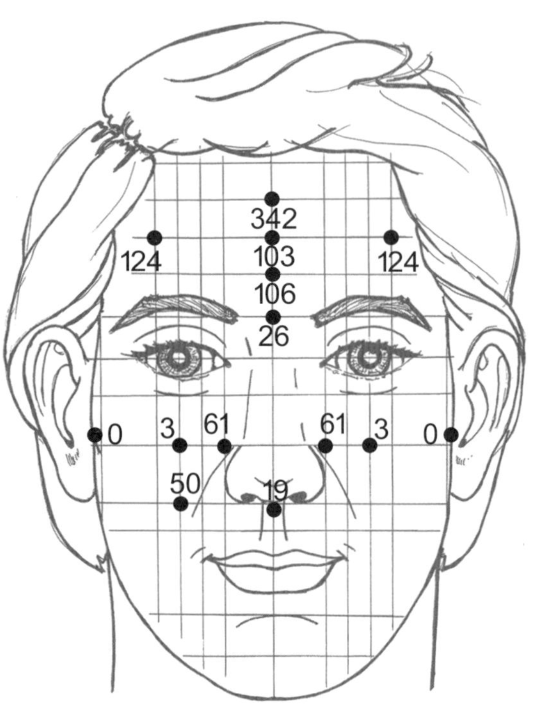

일본어 표현에는 감기를 제대로 치료하지 않으면, 감기는 모든 병의 온상이 된다고 한다. 대부분의 경우, 감기는 왔다가 사라지는데, 면역기능이 낮은 어린이나 노인은, 감기로 인해 발생할 수 있는 합병증을 걱정해야 한다: 감기를 잘 치료하는 것이 중요하다. 200종류 이상의 바이러스가 원인이 될 수 있다! 우리가 이미 불편한 경험을 했듯이, 대부분의 사람들은 일 년에 2-3번 감기에 걸린다: 코감기, 부비강염, 콧물이 지속적으로 흐름, 유루증, 눈에 가벼운 염증…

다른 치료를 받았는데 그리 효과가 없었다면, 여기서 가리키는 점들을 자극하면 즉시 상태가 호전되어 매우 놀랄 것이다. 잊어서는 안된다: 만약 추위에 다시 노출되면, 이 자극을 반복한다!

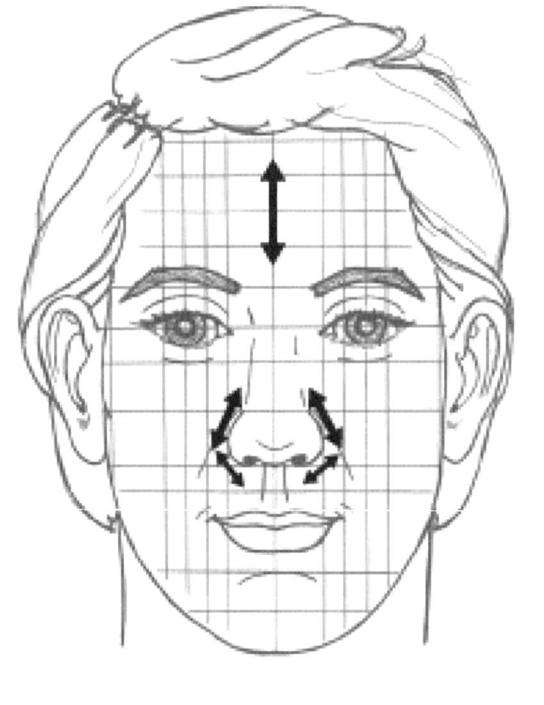

감기가 시작될 때

몸이 피곤한 상태에서 추위가 몸을 침범하여 콧물이 흐르고, 부비강염에 걸리고, 제치기를 하면서 감기의 첫 번째 증세들이 나타난다. 감기 초기부터 기를 강화시켜야 한다.

도표에서 가리키는 것처럼, 2개의 검지로, 콧구멍을 따라 콧방울과 귀앞을 힘차게 문지른다. 엄지를 구부린 관절로, **106**, **103**, **342**점이 있는 이마 가운데를 또한 힘차게 문지른다.

조언: 따뜻한 물만 마신다!

쑥뜸처럼 향을 사용하여 가리키는 점들을 따뜻하게 할 수 있다: 이러한 경우, 따뜻하게 하고자 하는 점 가까이 향을 가져가서 열기를 느끼게 한다. 특히: 화상을 입어서는 안된다!

또한 얼굴 가까이에… 드라이기를 두어 얼굴을 따뜻하게 할 수 있다! 이상하지만, 효과가 좋다!

고초열 *50, 19, 7, 3, 61, 37, 39, 0*

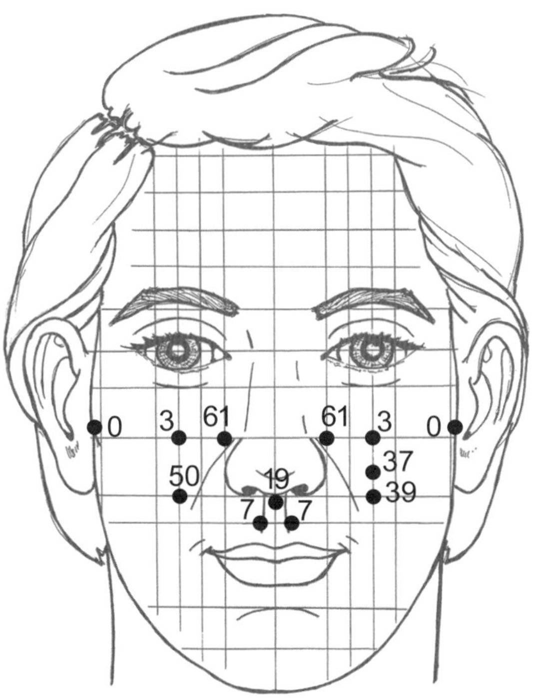

자연 알레르기인, 코감기(아직까지 고초열이라 부르는)는, 이 병에 걸리는 사람에게는, 봄에 발생하는 고통 중 하나이다. 문제를 일으키는 꽃가루가 그 지역에서 사라지기 전까지… 지속된다! 이 좋은 계절에 그리고 여름이 시작되는 시기에 무엇이 독자들을 힘들게 하는가! 급성 부비강염으로 진행되지 않거나 또는 심한 경우 천식으로 진행되지 않는다면, 재치기가 시작되고, 콧물이 계속 흐르고, 유루증이 생기지만, 이 증상은 그래도 ≪심각하지 않기≫ 때문에 다행으로 생각해야 한다! 기후상황에 따라, 매일 반복하여 자극하는 것이 자주 필요하다.

감기에 적용되는 이마 중앙과 코를 또한 마사지한다! 상태가 빠르게 호전된다.

주름 *124, 34, 26, 103, 106, 0*

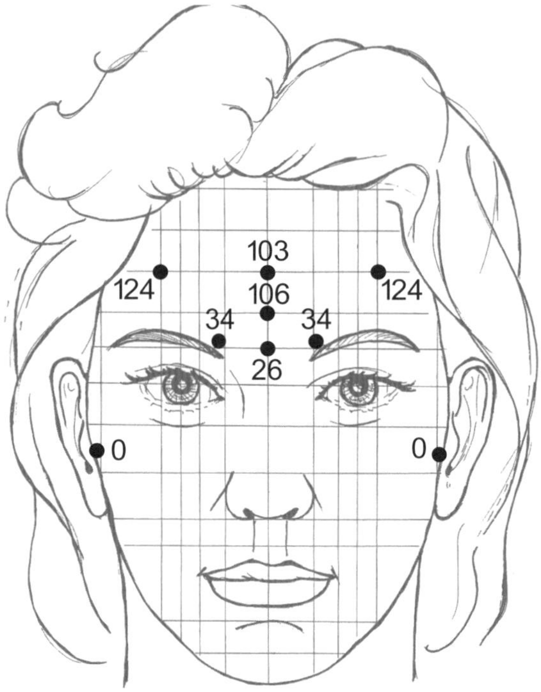

얼굴을 간단히 마사지하면, 몸에 전반적인 활력을 주는 것 이외에도, 주름이 생기는 것을 없애고 깊게 파인 주름을 줄일 수 있는 큰 이점이 있다. 손가락 끝으로, 볼펜으로 또는 작은 바퀴로 시술해도, 이 자극을 받은 부위에는 혈액순환이 개선되어 안색이 좋아진다. 이미 생긴 붉은 반점을 더 이상 걱정할 필요가 없다: 반대로, 혈액순환 장애를 해결하기 위한 점들을 마사지하면 이 반점들은 줄어든다. 시술하는 것을 더 이상 망설여서는 안된다!

코피 *16, 50, 61, 124, 17, 0*

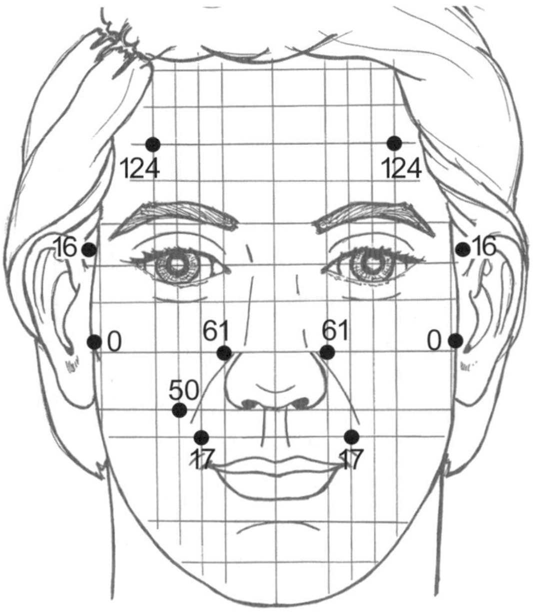

일반적으로 어린이에게 코피는 조금도 심각하지 않다. 일반적으로 코피는 충격을 받거나 또는 감기가 걸렸을 때 지나치게 강하게 코를 푸는 경우 발생한다. 손가락으로 피가 나는 코를 몇 분간 막으면서, 이 점들을 자극한다.

불충분한 타액의 분비 *14, 0*

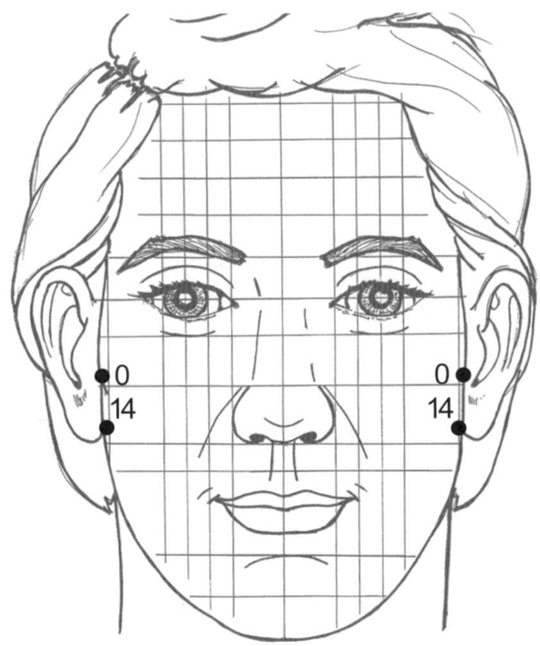

타액의 분비를 촉진시키기 위해 14점을 두드리는 것으로 충분하다. 하지만 때로는 이 상태의 원인이 되는, 췌장에 문제가 있는지 의사의 진료를 받는다.

좌골신경통 *17, 1, 126, 342, 0*
또한 *461, 43, 63, 365, 64, 74, 113, 127, 143, 0*

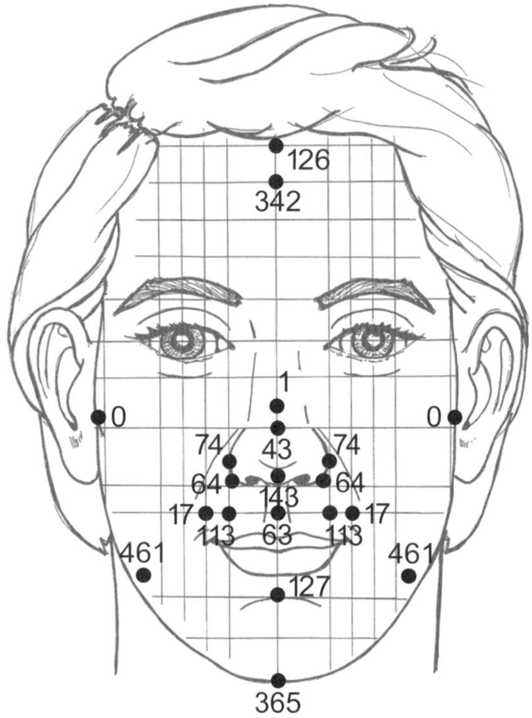

이 모든 점들은 좌골신경통과 대응한다. 첫 번째 시술의 점들을 자극하고 난 후, 두 번째 시술의 점들을 자극한다. 가장 효과가 빠른 점들을 검사한다. 또한 가장 민감한 점들을 찾는다: 이 점들을 더 많이 자극해야 한다. 이렇게 독자들의 상황에 적합한 개별 시술 프로그램을 만든다. 하지만 정골의사의 진료를 받는다!

이 점(**17**: 소염작용)들을 자극하는 것에 더하여, 콧구멍(엉덩이와 대응), 그 주변(서혜부와 대응)과 코입술주름(이 주름은 코언저리에서 시작하여 입언저리에 마친다)을 마사지한다. 상태가 호전될 때까지 또한 자주 자극을 한다. 급성 통증이 발생하는 경우, 통증을 진정시키기 위해, 때로는 몇 분 간격으로 짧게 3-4회 시술을 하는데(그렇게 나쁜 것은 아니다!), 평균 4시간 정도 통증이 가라앉는다. 통증이 다시 시작되면, 시술을 다시 한다. 일반적으로 2-3일은 치료하여야 한다.

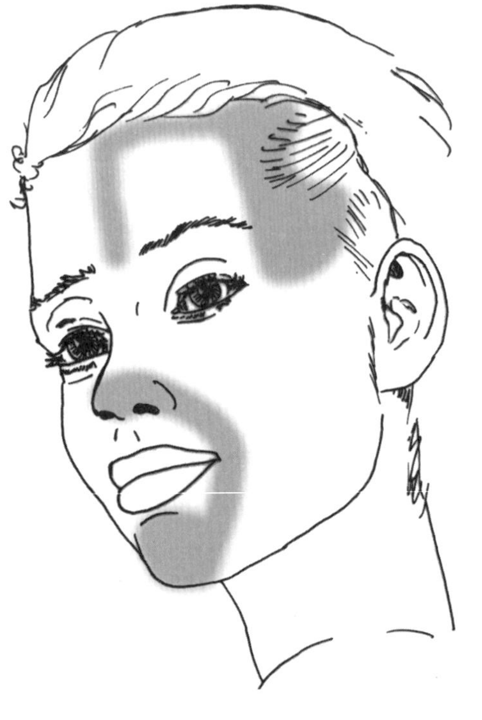

다발성 경화증 37, 60, 73, 74, 51, 63, 97, 98, 64, 0

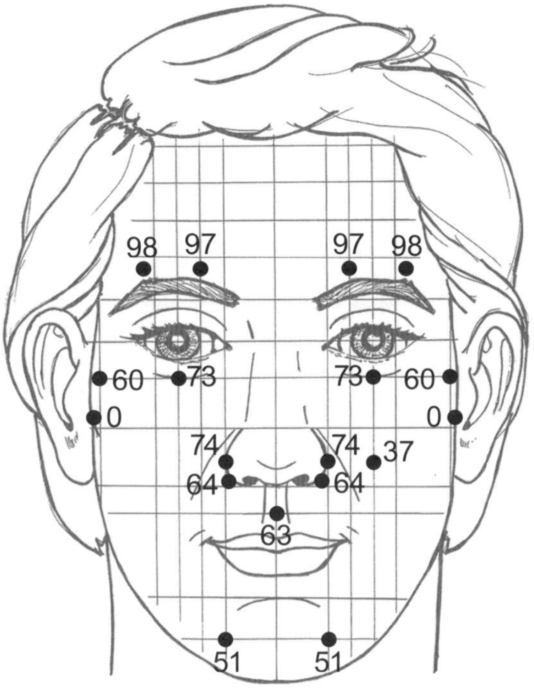

이 모든 점들은 따끔거리는 느낌, 감각이상(감각상실), 사지 통증과 마비를 치료한다. 따라서 이 끔찍한 병을 완화시키기 위해 이 점들을 자극한다. 상황에 따라, 안면마비에서 가리키는 점들, 요통에 대응하는 점들을 같이 시술할 수 있다.

특히:

○ **51**점은 팔과 다리통증을 치료하고,

○ **63**과 **64**점은 다리마비를 치료하고,

○ **97**과 **98**점은 팔마비를 치료한다.

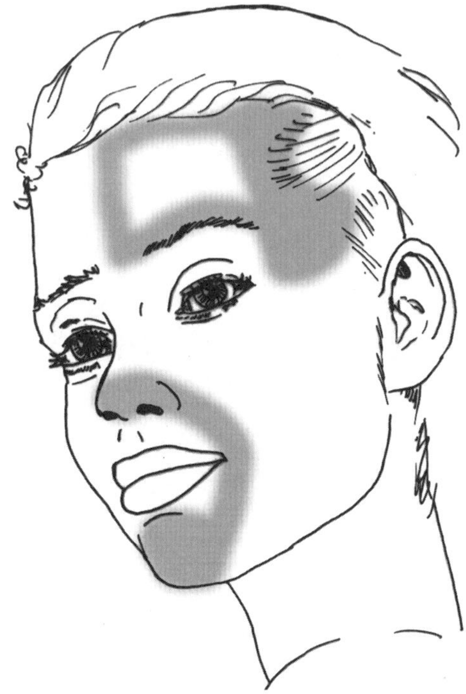

규칙적으로 골격 반사부위를 전반적으로 자극하는데, 가장 민감한 부위나 손상을 입은 부위를 더 중점적으로 자극한다.

질건조 *287, 0*

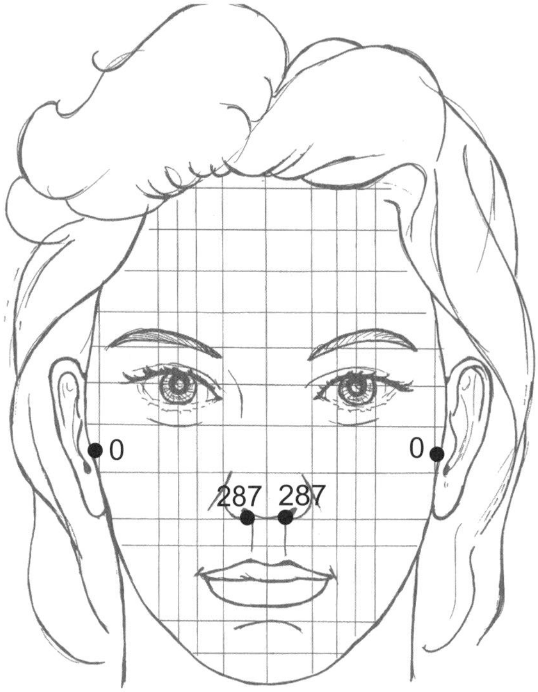

자주 폐경기와 연관이 되거나 또는 때로는 외과 수술 후 발생하는, 불쾌한 이 현상은 이 점을 자극하면 쉽게 고칠 수 있다,

또한 *피임*에서 가리키는 입술 주변부위와 콧방울을 마사지한다: 매우 좋은 효과를 볼 것이다!

이러한 효과를 얻기 위해, 성관계 전에:

- ○ 오른손 검지와 중지로, 입 주위를 약 200회 문지른다.
- ○ 콧구멍 밑에서 코끝 방향으로 약 200회 조인다.

골반부위에 기분 좋은 열감을 느낄 것이다.

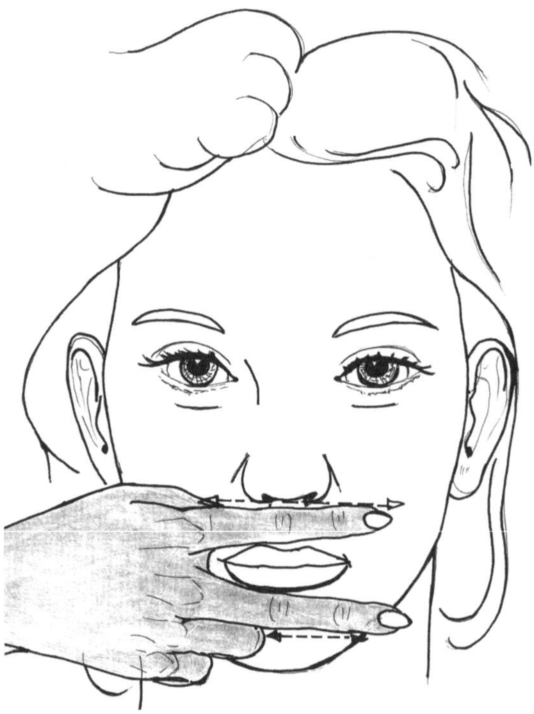

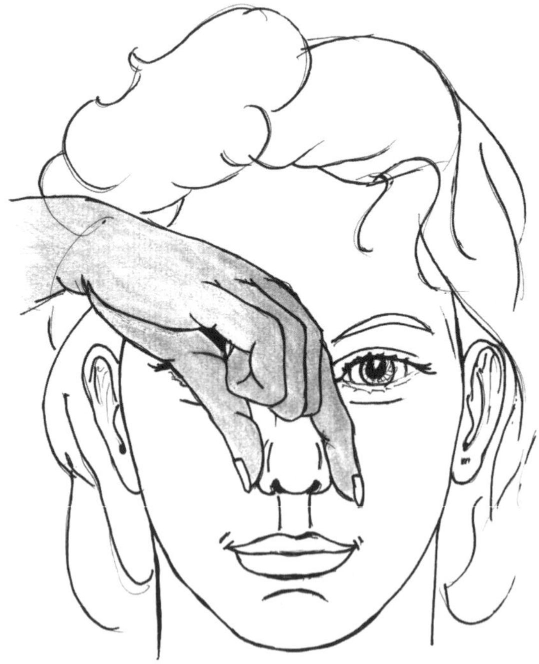

분비물(을 줄이기 위해)

106, 126, 63, 7, 17, 1, 50, 61, 15, 16, 51, 22, 0

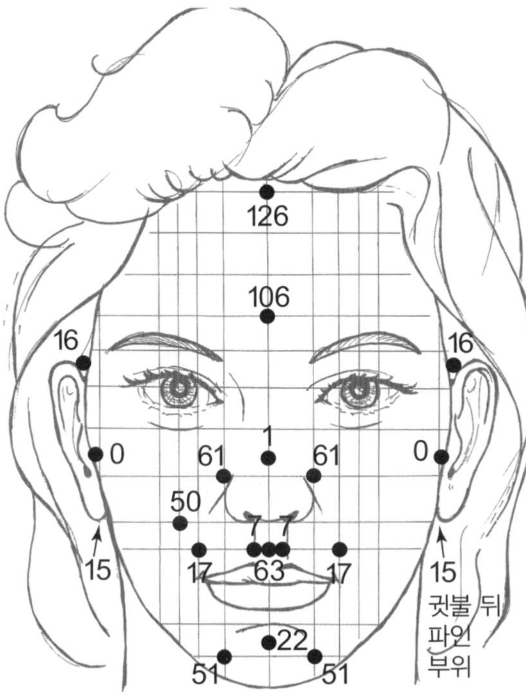

이 모든 점들은 몸에서 과도하게 생산되는 다양한 분비물을 줄이는데, 지나치게 땀을 많이 흘린다든지(예를 들어, 갑작스레 얼굴까지 치미는 열기), 참을 수 없는 오열이 난다든지, 감기, 기관지염에 걸렸을 때 지나치게 많은 가래가 나온다든지 하는 것이(주의: 몸이 스스로 분비물을 제거하도록 내버려 두는 것이 좋은 경우가 있다!) 문제가 된다.

이 점들은(특히 **16**) 또한, 원인이 무엇이든 간에: 코피, 치질, 분만 시 자궁출혈 또는 섬유종으로 인해 자궁출혈 등등, 출혈을 줄이거나 멈추게 할 수 있다. 물론, 이 모든 점들을 자극할 필요는 없다: 당신에게 가장 효과가 좋다고 판단되는 점들을 선택하거나 또는 번갈아 가면서 점들을 자극한다.

분비물(을 증가시키기 위해) 26, 3, 39, 85, 19, 87, 0

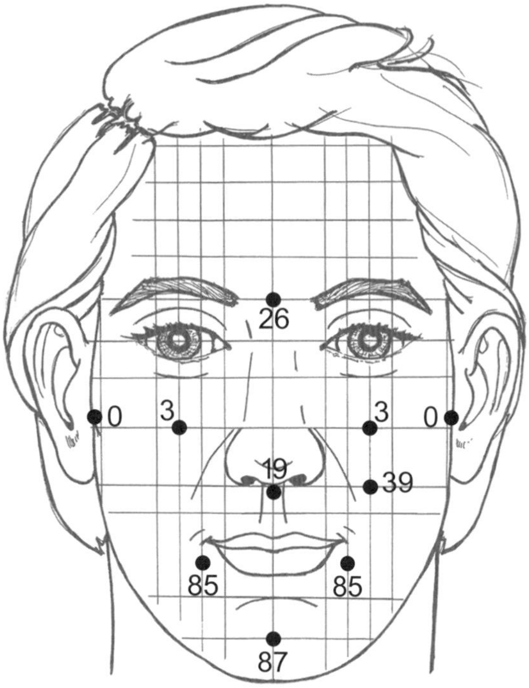

독자들은 땀을 전혀 흘리지 않는가? 위장에서 산이 충분히 분비되지 않는가? 생리혈이 충분히 나오지 않는가? 소변을 거의 보지 않는가? 이러한 경우 분비물이 더 많이 나와야 한다. 다른 경우와 마찬가지로, **0**점은 조절역할을 한다는 것을 환기하자: 분비물이 적게 나오는 경우 분비물의 생산을 촉진시키고, 많이 나오는 경우 적게 나오게 한다. 만약 시술을 하면서 의심이 든다면(일시적인 불쾌감에도 불구하고, 몸이 스스로 분비물을 배출하도록 내버려 두어야 하는 경우가 있다), **0**점을 자극한다: 몸이 스스로 조절할 것이고, 적절하지 않은 조치보다는 더 좋을 것이다.

유방(또한 유선증을 볼 것) *73, 7, 113, 39, 60, 0*

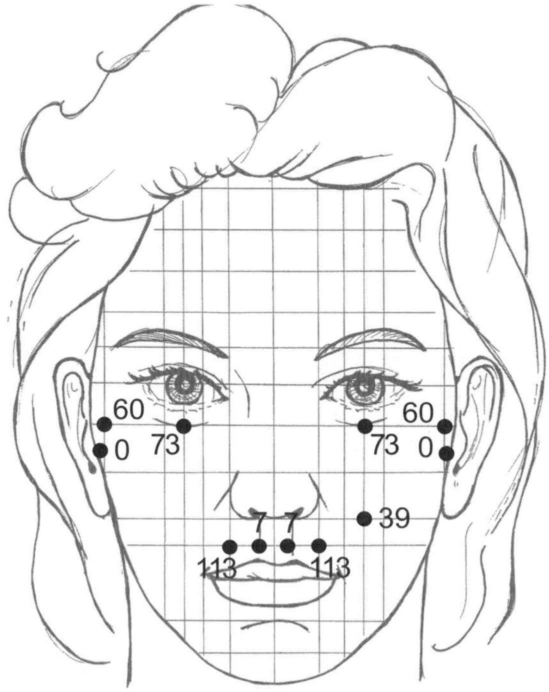

이 점들은 유방과 대응한다: 그렇기 때문에 원인이 무엇이든 간에, 이 점들을 자극할 수 있다: 결절, 낭종, 유선증, 유방비대증 또는 반대로, 지나치게 작은 유방…

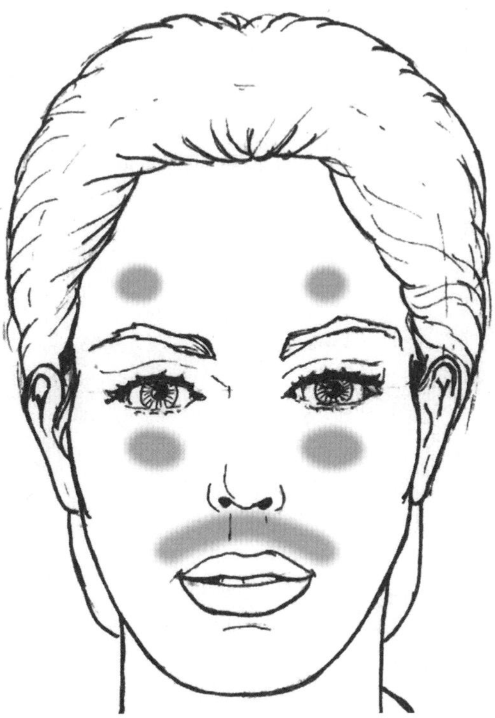

유방과 대응하는 반사부위를 자극한다.

성생활 *1, 7, 19, 43, 45, 63, 300, 0*

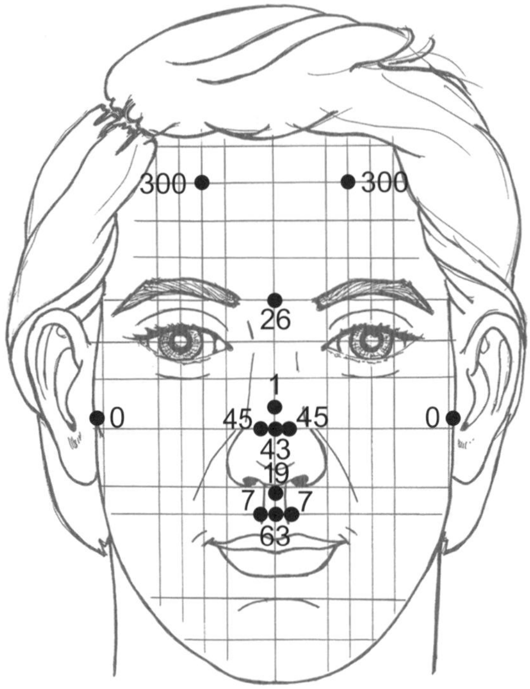

남자 또는 여자에게, 이 점들은 선천기를 자극하고 정력을 강화시킨다. 또한 상당한 에너지를 재생시키는데, 특히 피로 또는 과로 문제인 경우에 그렇다. 만약, 우연히, 스트레스 또는 지나치게 신경이 긴장되는 것이 원인이라면, 이완점들을 먼저 자극하고 난 후, 이 점들을 자극한다:

- ○ 발기문제인 경우: **63, 300**
- ○ 성욕을 자극하려면: **63, 300**
- ○ 과도한 성적 욕구를 누그러트리기 위해: **26**을 자극한다.

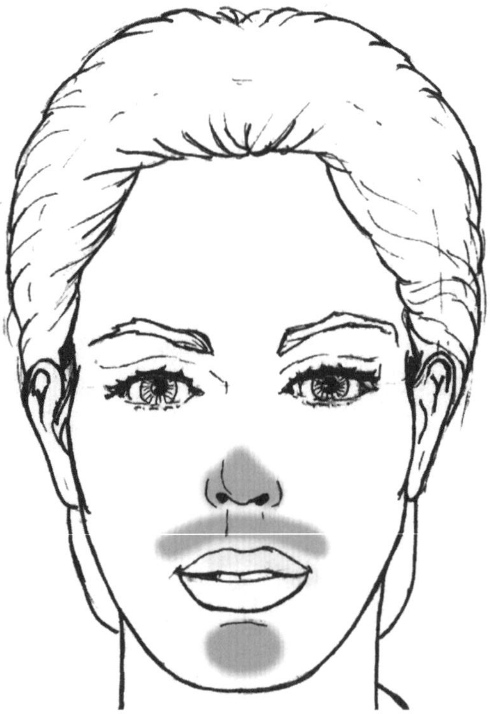

또한 입주위에 위치한 반사점 전체를 자극한다.

부비강염 26, 50, 61, 65, 8, 124, 126, 106, 0

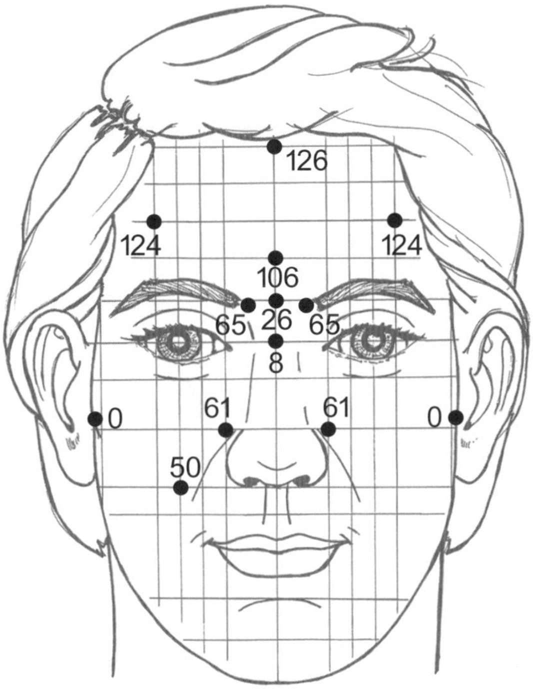

가장 자주 알레르기와 관계가 있는, 부비강염은 급성 또는 만성으로 감염에 의해 발병한다. 이마부위에서 때로는 심한 통증의 원인이 될 수 있고 심지어는 고열이 날 수 있다. 급성 발작이 일어나는 경우, 하루에 몇 번씩 이 점들을 자극한다. 그 후 하루에 최소한 1회 시술을 하면서 치료를 계속한다.

또한 감기에서 가리키는 점들을 마사지한다.

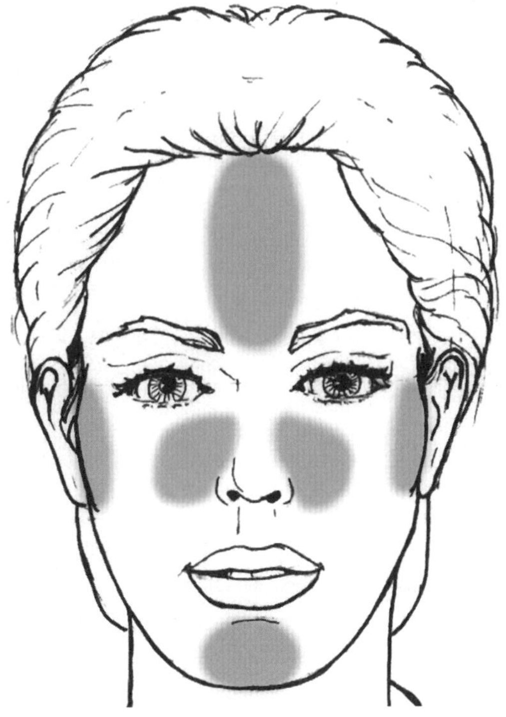

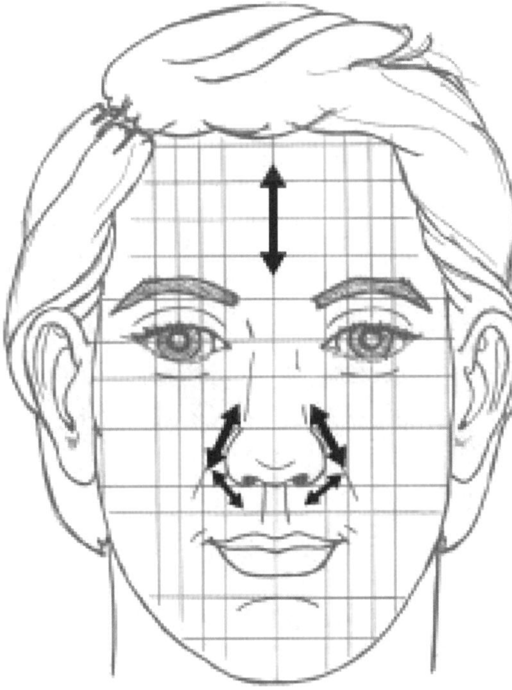

졸음 19, 0

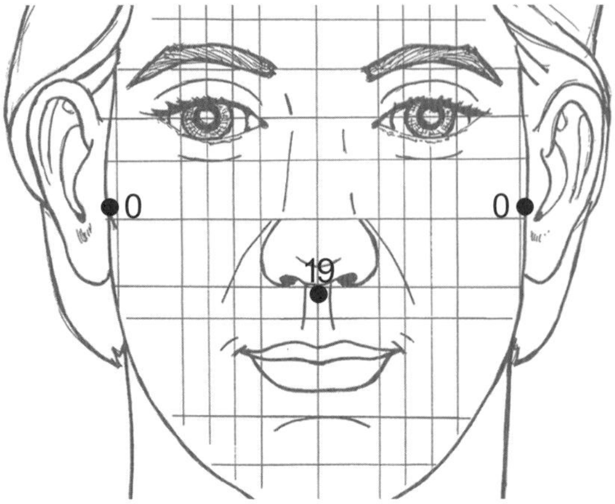

이 2개의 점을 자극하면 —모든 상황에서 쉽게 자극할 수 있는— 운전 중이든(이런 경우, 휴식을 취해야 한다!) 또는 어떠한 상황에서 졸음이 사라지고 주의력이 향상되어 큰 도움이 된다.

주의점: 활력을 되찾기 위해 **19**를 위로 자극한다.

식후 졸음 19, 50, 0

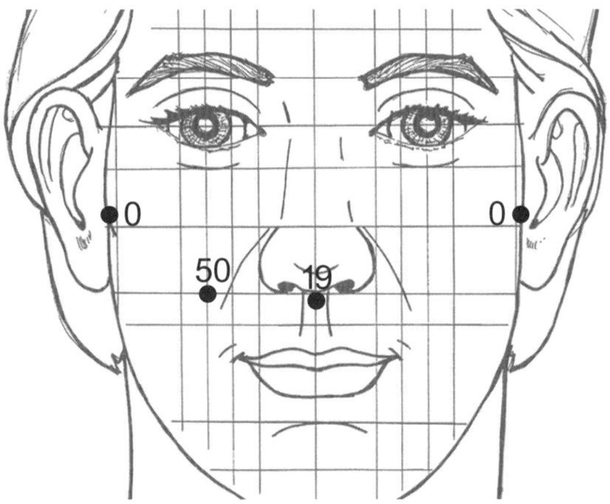

식후 참을 수 없을 정도로 잠이 오거나, 또는 오후에 몸이 매우 나른하면, 이 점들을 자극한다: 기운이 빠르게 돌아오고 주의력이 향상된다.

주의점: **19**를 위로 자극한다(아래로 자극하는 것은 진정시키는 효과가 있다!).

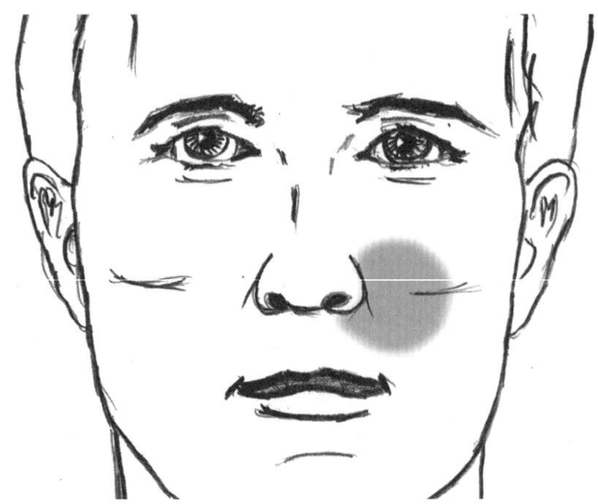

혀 경련 *7, 60, 3, 8, 14, 0*

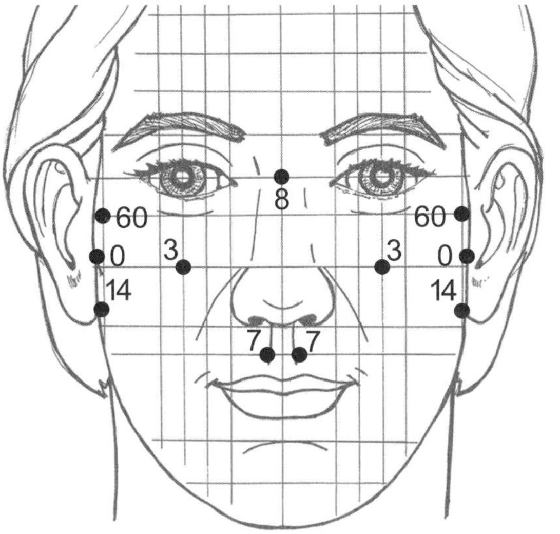

식사 도중에 혀 경련이 발생하여 불쾌한 경험을 하지 않은 사람은 있는가? **7**과 **60**, 이 두 점을 자극하면, 빠르게 진정될 것이다.

경련성 체질, 경련 *61, 16, 19, 20, 63, 87, 0*
또는 *65, 60, 50, 45, 34, 26, 0*

(또한 테타니 볼 것)

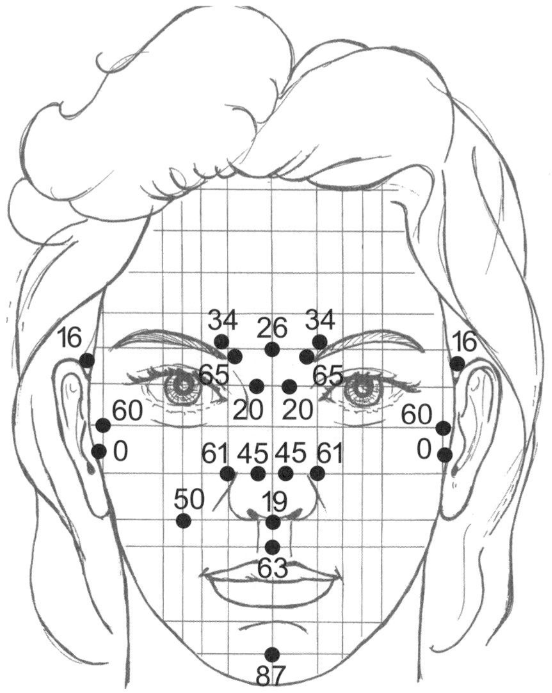

오늘날 많은 사람들이 강도는 다르지만 경련성 체질로 인해 고통을 받고 있다. 칼슘의 신진대사와 피질 신경중추와 연관이 있는, 이 병은, 다양한 발작증세가 특징인데, 기절(기절할 것 같은 느낌), 감각이상, 정신 질환, 내장 장애, 경련이 일어난다, 그리고 심지어는 중한 테타니 발작까지 진행될 수 있다, 이 점들을 규칙적으로 자극하는 것 이외에, 칼슘과 마그네슘을 보충하는 것을 권한다.

스포츠맨(신체조건) ***19, 1, 45, 50, 43, 6, 103, 127, 0***

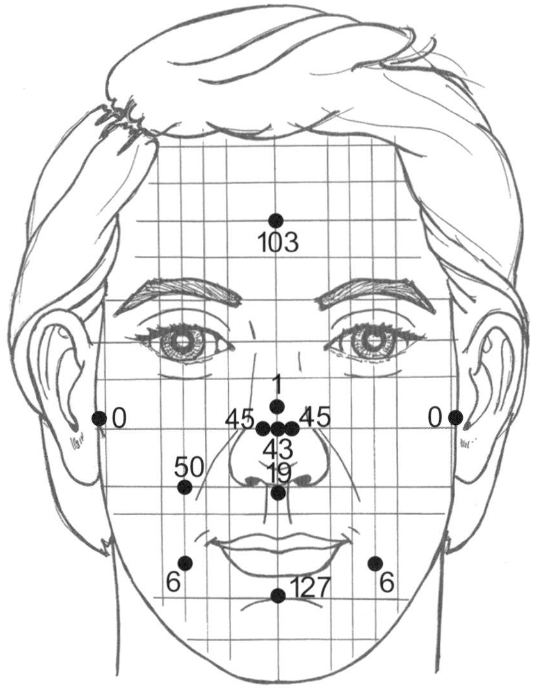

이 모든 점들은 면역계를 강화시키고 때로는 지나친 훈련으로 인한 과로한 몸에 활력을 준다. 단순히 피로한 경우에도 이 활력점을 자극해도 된다. 이 시술은, 아침이나 하루 중에 시술하는 것이 좋다.

스트레스 *17, 6, 19, 180, 124, 34, 26, 0*

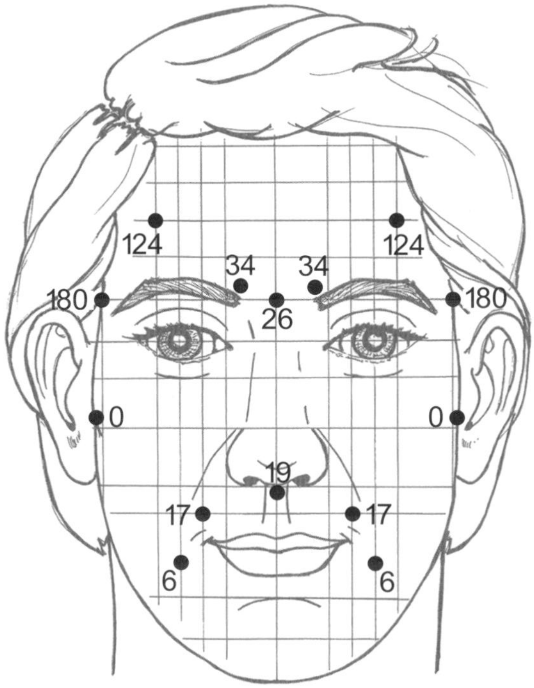

거의 매일 우리를 침범하는 스트레스를 관리하는 법을 배우는 것은 중요하다: 과로, 갈등, 힘든 회담이나 중요한 회담, 시험, 여러 가지 근심, 등등. 필요한 경우 기다리지 않고 이 짧은 시술을 배우는 것은 쉬운 일이다. 더 자주 시술을 할수록, 이 시술이 덜 필요해진다. 예를 들어, 단지 조용히 숨을 내쉬고 들이쉬면서 호흡에 집중하는 것처럼, 호흡조절을 하는 몇몇 운동과 결합하여 시술을 하도록 한다.

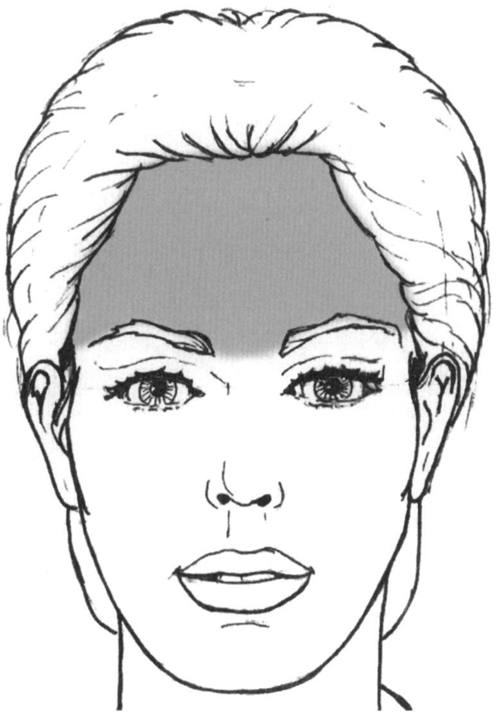

피아노를 연주하는 것처럼 구부린 손가락 끝으로, 이마 전체를 부드럽게 몇 초 동안 두드린다: 동시에 활력을 찾으면서 이완되는 것을 느낄 것이다.

난청 14, 15, 16, 45, 65, 74, 0

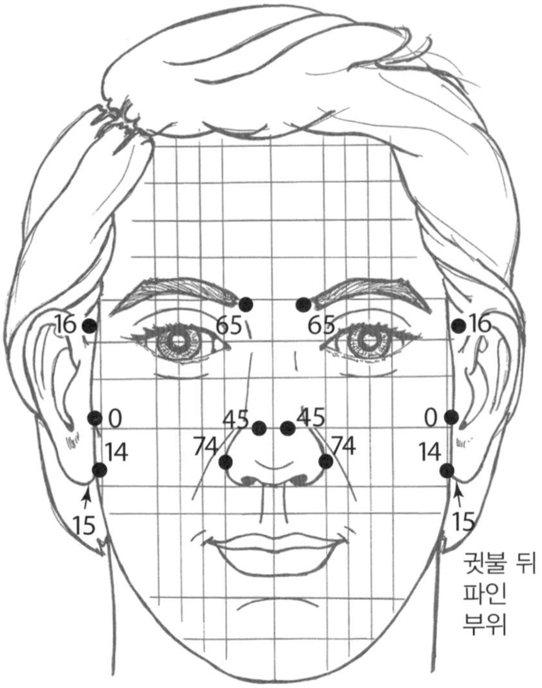

이 모든 점들은, 청각문제가 오래되지 않았거나 또는 돌이킬 수 없는 부상이 있지 않으면, 청각 전체나 또는 일부를 종종 회복시킨다. 문제가 무엇이든 간에, 시술하는데 어떠한 위험도 없다! 자주, 환자는 좋은 결과를 볼 수 있을 것이다!

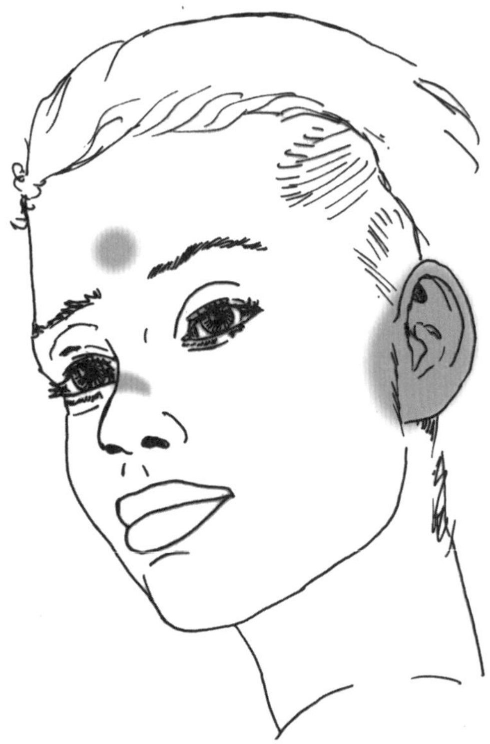

귀와 대응하는 반사점들을 자극한다.

과로 19, 124, 103, 34, 45, 127, 22, 0

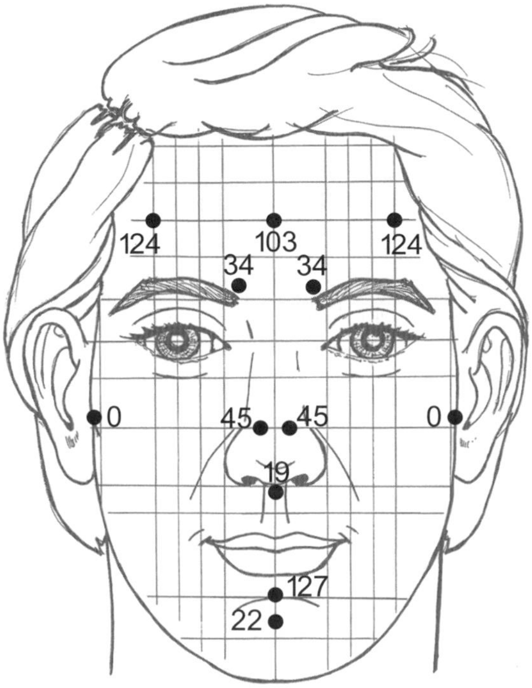

육체적이든 정신적이든, 독자들이 피로를 느끼는데도 불구하고 활동하는 상태가 바로 과로한 상태다. 피로는 경보 신호인데, 현대사회의 스트레스에도 불구하고, 이 신호에 주의를 기울일 줄 알아야(기울일 수 있어야) 하지만 이러한 경우는 드물다. 많은 어린이와 청소년도 혹사를 당한다: TV를 늦도록 청취하여 수면부족, 밤늦도록 돌아다는 것은 주요한 원인 중 하나이다. 이 상황의 원인을 바로 잡는 것이 필요불가결하지만, 이 점들을 자극하면 피곤에 지친 몸이 기력을 되찾는데 매우 큰 도움이 된다.

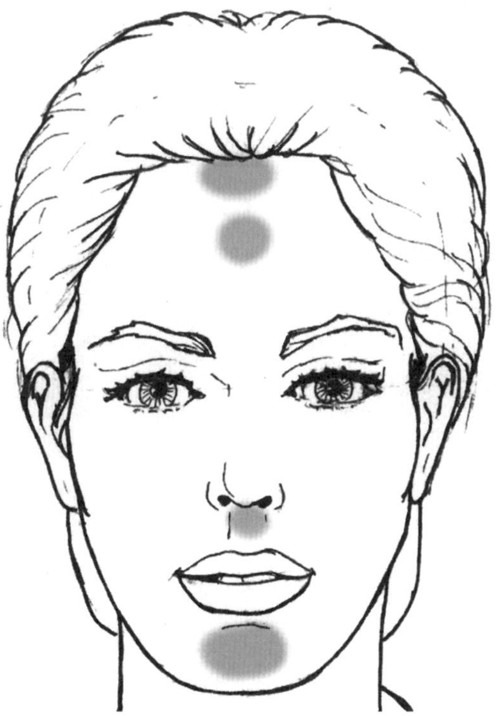

또는 하루 중에 간단하게 이 짧은 시술을 할 수 있다.

졸도 19, 26, 63 이완 점과 활력 점을 자극한 다음에
(이완 **124, 34, 26** – 활력 **127, 19, 103, 126**)
또는 **19, 127, 61, 1, 124, 103, 34, 0**

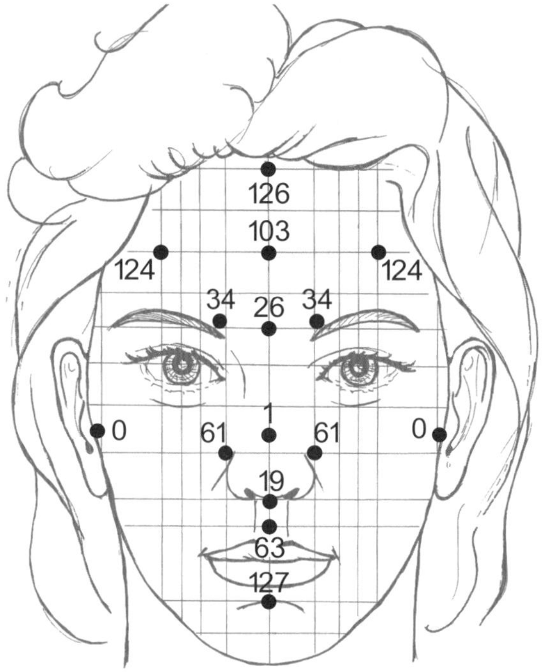

독자들은 앞에서 사람이 기절할 때, 어떻게 조치를 취할지 아는 것은 항상 유익하다. 여러 가지 가능한 시술이 있다. 하지만 특히, 어떤 점들을 시술할지 모른다면, 최소한 기초시술을 하는데, 소생 점, 19를 더 많이 자극한다.

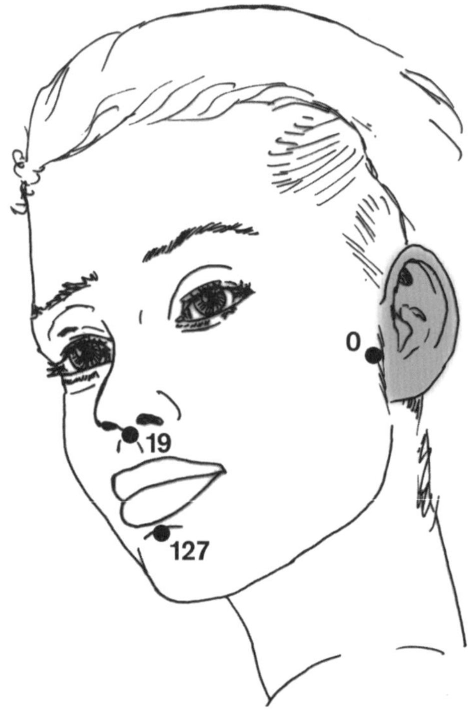

단순한 방법

이 모든 점들을 기억할 수 없다, 이런 경우 이 짧은 시술은 큰 도움이 될 것이다: **19**, **127**, **0**. 실신한 사람이 의식을 되찾을 때까지 **19**점을 강하게 누른다. 만약 실신한 시간이 길어지면 **127**과 **0**점을 자극하고, 그 후 귀를 강하게 문지른다.

니코틴 중독 *50, 19, 3, 60, 85, 127, 300, 61, 14, 124, 34, 26, 0*

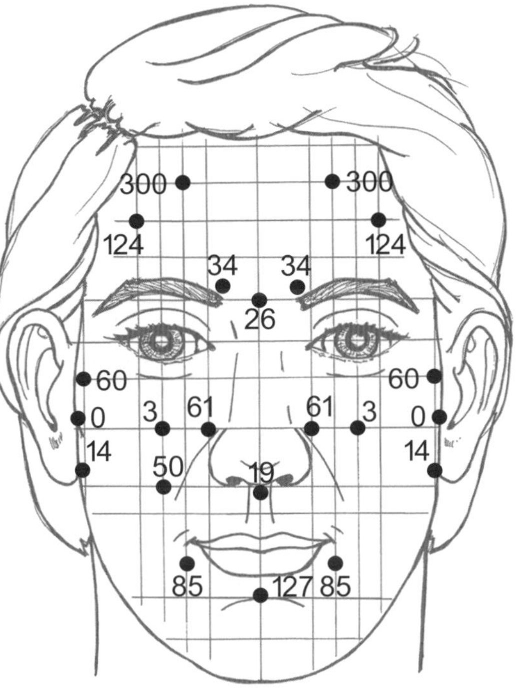

오늘날 모든 사람이 담배가 얼마나 해로운지를 알고 있지만, 매우 소수의 사람만이 금연에 성공한다. 심지어는 사춘기 이전부터 담배를 피우는 어린이들도 있는데, 어른이 되어 금연을 하는 것은 더욱 더 어렵다. 주요한 2개의 점 —특히 담배를 끊을 때 금단현상이 있을 때— 은 **14**와 **61**이다: 담배를 피우고 싶다는 생각이 들 때마다 하루에 여러 번 이 점들을 자극하는 것이 좋다.

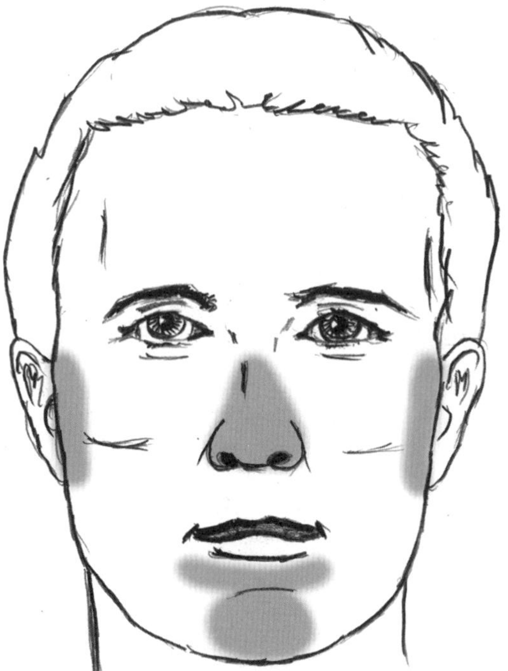

하루 중에, 자극해야 할 점들이 기억나지 않는다면, 단순한 방법을 이용하는데 콧방울, 귀앞, 턱과 아랫입술 사이 부위를 강하게 마사지한다. 기초시술(3장)에서 기술한 이완 점들을 자주 자극한다.

빈맥 *34, 124, 3, 8, 26, 0*

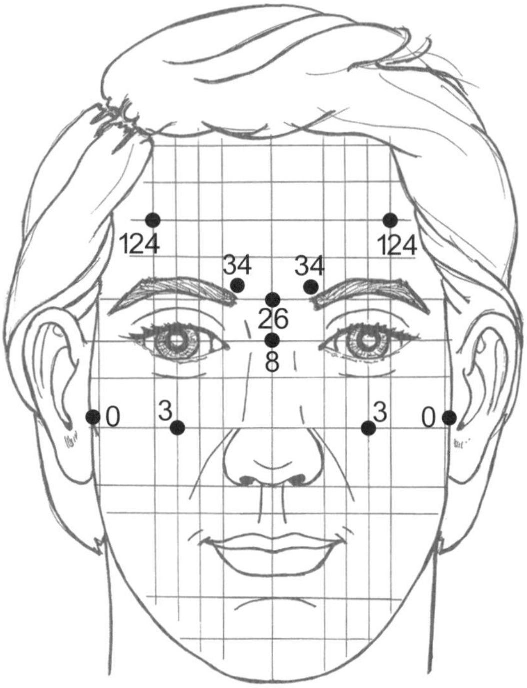

8점과 **26**점은 심장박동을 늦춘다. 쉽게 접근할 수 있어(**8**점은 코와 눈 사이에, 그리고 **34**점은 눈썹 끝에), 필요할 때마다 손으로 이 점들을 자극할 수 있다.

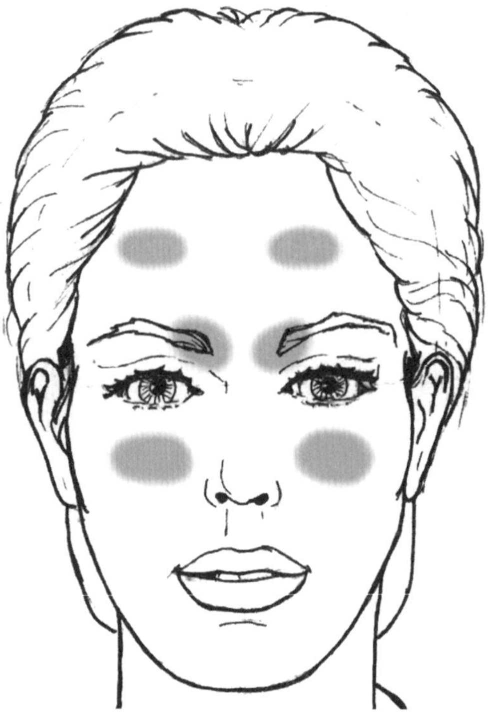

필요한 경우 빠른 시술.

관자놀이(통증)*(관자놀이에서 국소적인 두통 볼 것)*

테니스 엘보우 *97, 98, 17, 0*

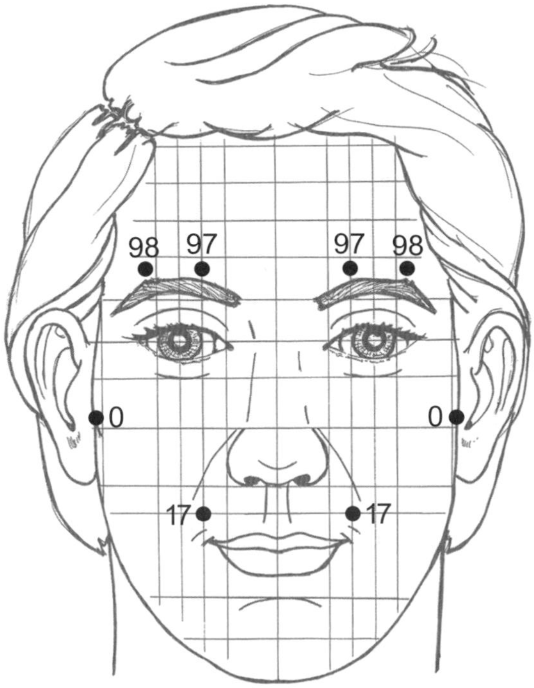

테니스 엘보우는 건염으로 특히 테니스 선수들이, 지속적으로 반복적으로 팔을 지나치게 움직여, 손상을 입는데 이 이름을 따서 테니스 엘보우라 한다. 하지만, 컴퓨터를 장시간 하는 사람이나 피아니스트 또는 악기 연주자들도, 손목, 손과 아래팔에 통증이 생기면서, 이 질환을 앓을 수 있다.

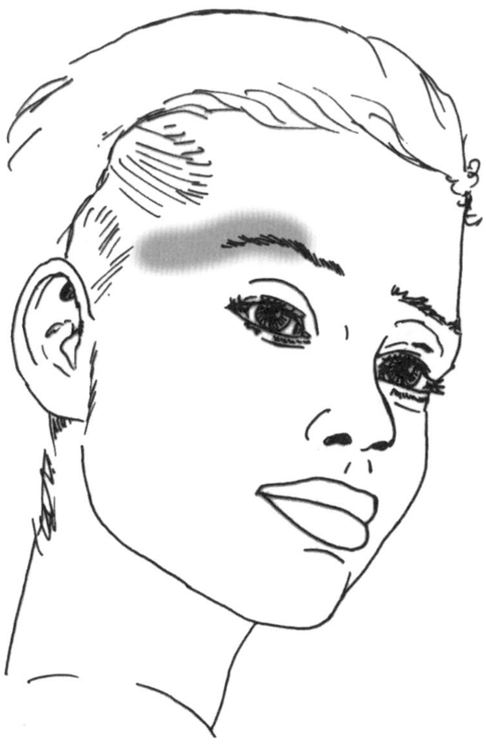

또한 통증이 있는 부위와 대응하는 반사부위를 자극한다: 손목, 손 또는 아래팔,

고환 7, 113, 65, 73, 287, 0

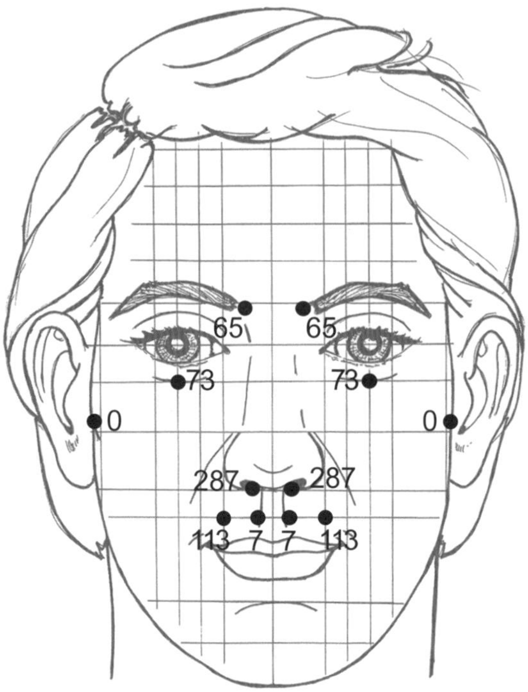

고환 장애가 있는 모든 경우 이 점들을 자극한다: 염증, 호르몬 부족, 성장부족, 불임, 발기불능… 또한 이 항목들을 볼 것.

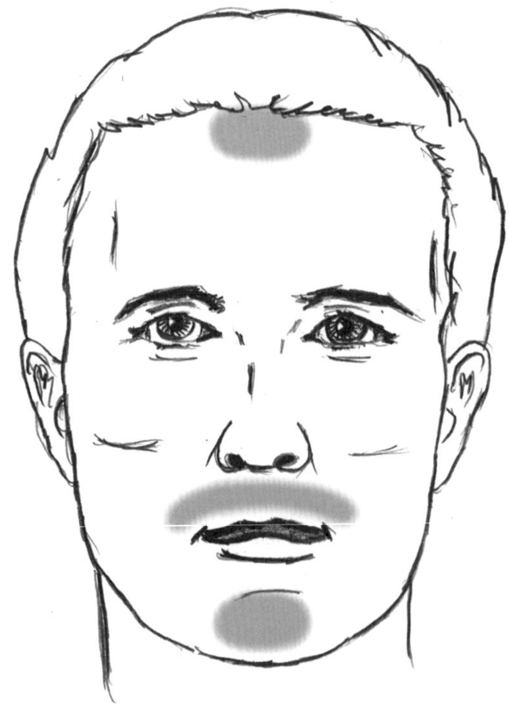

또한 턱과 이마 가운데에 위치한 반사부위를 머리선 방향으로 자극한다.

테타니*(경련성 체질을 볼 것)* ***50, 19, 63, 26, 61, 103, 0***

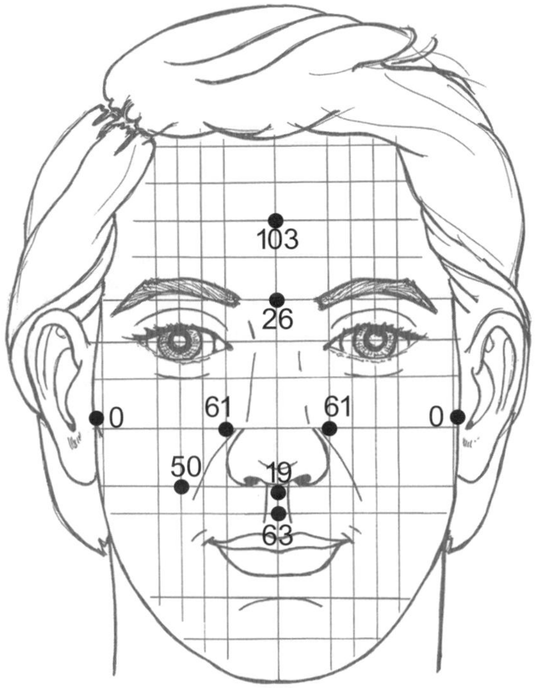

특히 사지 끝(손, 발)의 연축이 문제이고 팔다리, 때로는 몸통까지 연축된다. 이 질환은 만성 경련성 체질의 상태를 드러낸다. 원칙적으로 정상 혈액의 칼슘비율이 떨어질 때(부갑상선 장애로 칼슘흡수가 부족하고 칼슘결핍으로 인해) 갑자기 나타난다.

또한 테타니가 발생하는 위치에 부합하는 반사 부위를 자극한다.

갑상선(조절) 7, 8, 14, 39, 100, 0
또한 14, 15, 26, 8, 20, 0

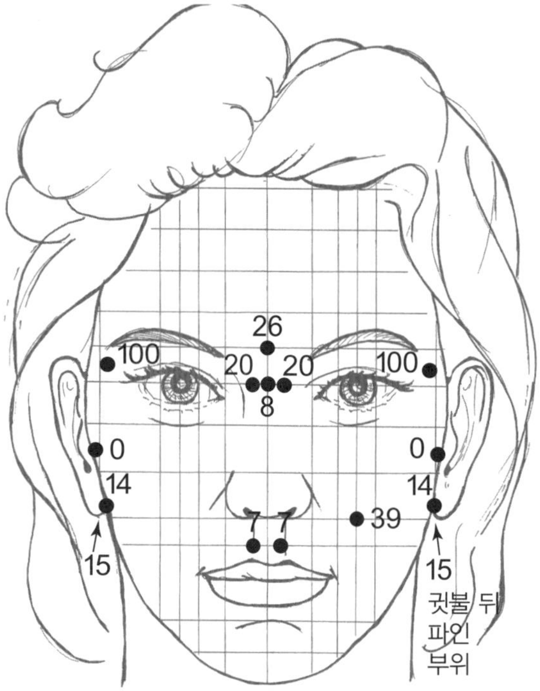

갑상선의 비정상적인 작용으로 인하여 사람을 극과 극의 상태로 바뀌게 하는 갑상선을 치료해야 한다. 갑상선 기능 저하증이든 갑상성 기능 항진증이든, 이 반사점들은 위험하지 않다. 갑상선이 너무 잘 작용하거나 또는 충분히 작용하지 않는, 이 2가지 상황은 여러 장애에서 기인하는데, 무엇보다도 치료하는 것이 중요하다. 일반적으로 평생 동안 치료해야 하는 호르몬치료를 시작하기 전에, 이 점들의 자극을 시도한다.

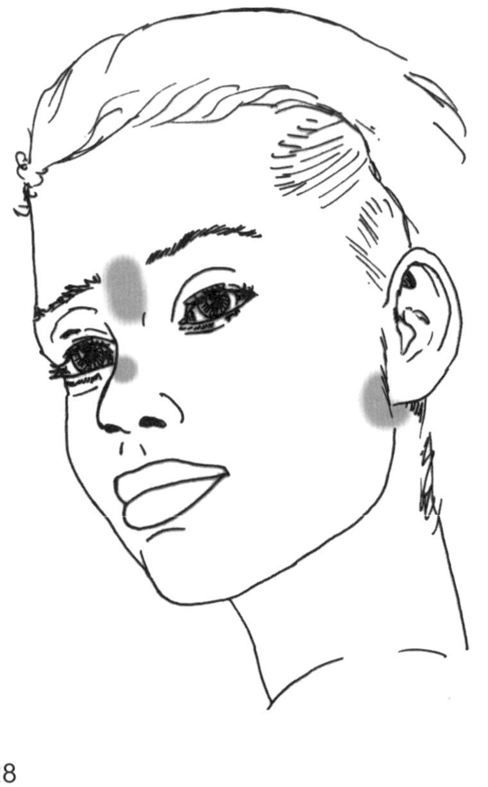

만약 갑상선 기능 저하증으로 고통을 받고 있다면, 턱을 둘러싼 각과 코뿌리를 강하게 마사지한다. 좋은 효과가 나타날 때까지 하루에 여러 번 자극한다.

갑상성 기능 항진증: **15**점과 활력점(이 용어를 볼 것)들을 자극한다.

수줍음, 무대공포증 *124, 34, 8, 0*

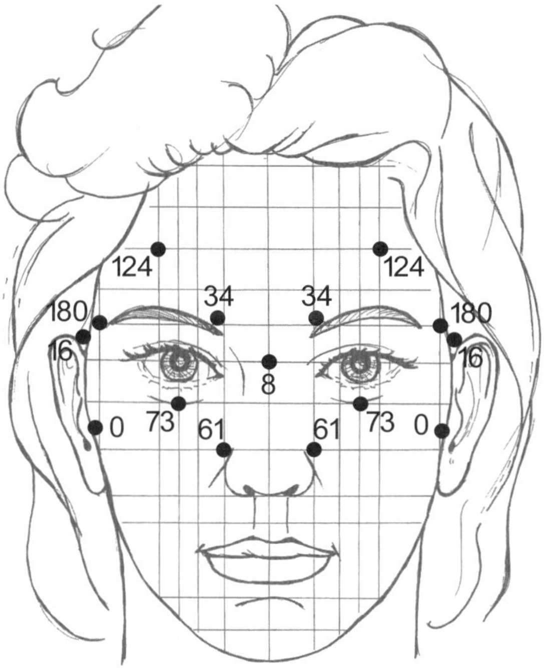

≪이완≫이라고 불려지는, 이 점들을 자극하면 무대공포증이 있는 사람들은 자신을 통제할 수 있다.

하지만, 위압감, 명치가 답답하고, 숨쉬기가 어렵고, 감정의 리듬이 불안한 경우는 이 점들을 자극하는 것으로 충분하지 않으면, 다음의 점들을 같이 자극한다: **180**, **73**, **61**, **16**, **0**.

전반적인 활력주기 *127, 19, 26, 103, 126, 1, 0*

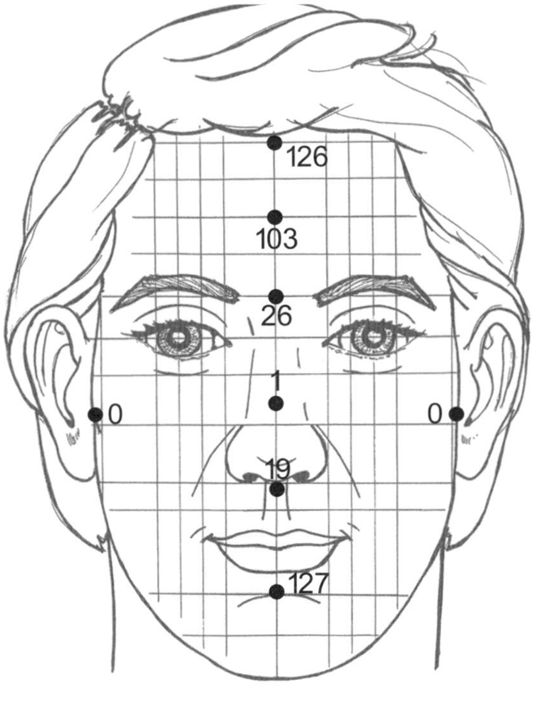

이 점들은 앞에서 언급한 Dien' Cham' 시술에서 기초시술에 해당된다. 이 점들은 생명력을 강화시키고, 세포조직의 형성, 유지 및 복구를 촉진시킨다. 몸을 따뜻하게 하고 자연적인 신체 방어력을 강화시킨다. 따라서 이 점들을 ―얼굴 정중선에서 정렬되어 있기 때문에 기억하기가 쉽다― 아침에 일어나자마자, 또는 하루 중 피곤한 경우나 혹기 기력이 저하 될 때, 자극하는 것은 유익하다. 비만증이나 갑상선 기능 항진증으로 고생하는 사람들은 이 점들을 자극하면 호전된다.

목통증(또한 목뼈를 볼 것) 34, 26, 106, 8, 50, 100, 87, 65, 0

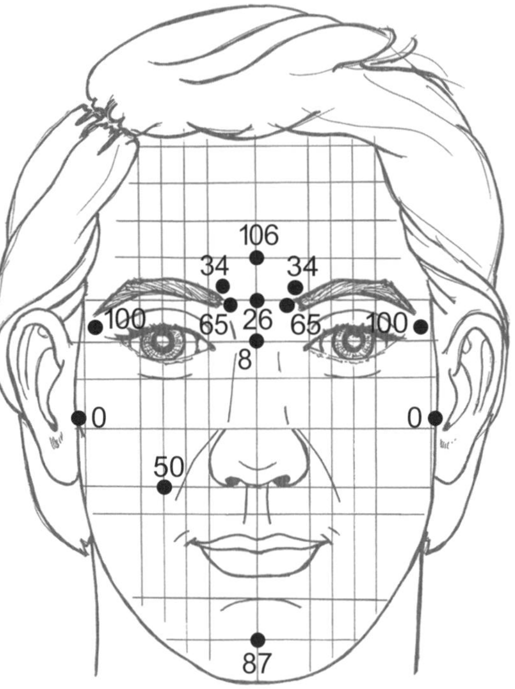

목통증은, 우리가 일반적으로 생각하는 것처럼, 단순하게 추위와 연관되지 않는다: 더 자주 과도한 긴장으로 인해 나타난다. 야기되는 불편함에도 불구하고, 조금도 심각하지 않고 몇 시간이 지나면 사라진다. 하지만, Dien' Cham'은 몇 분 만에… 목통증을 사라지게 한다! 만약 집에서 멀리 있거나, 어떤 점들을 자극해야 할지 모르는 경우, 목은 양 눈썹 사이에 있다는 것을 기억한다: 이 부위에 관해 글을 쓰는 시간도 걸리기 전에 부위(**34**, **65**, **26**)를 간단하게 자극하면 가장 자주 목통증을 해결할 수 있다.

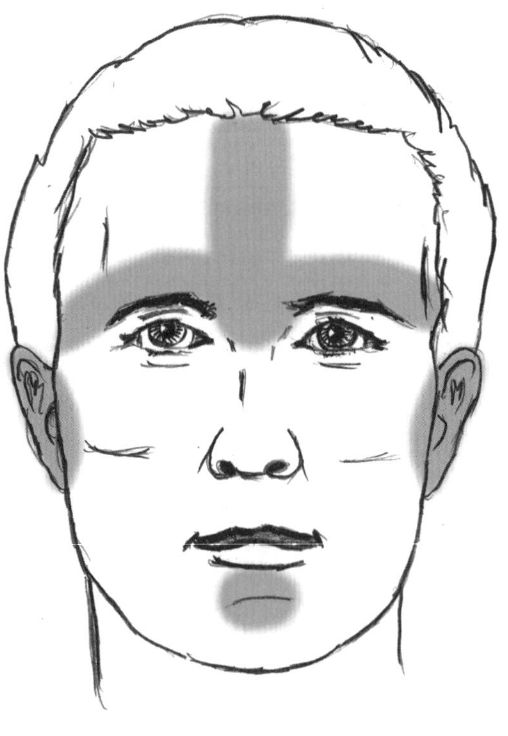

기침 73, 26, 8, 61, 51, 3, 14, 0

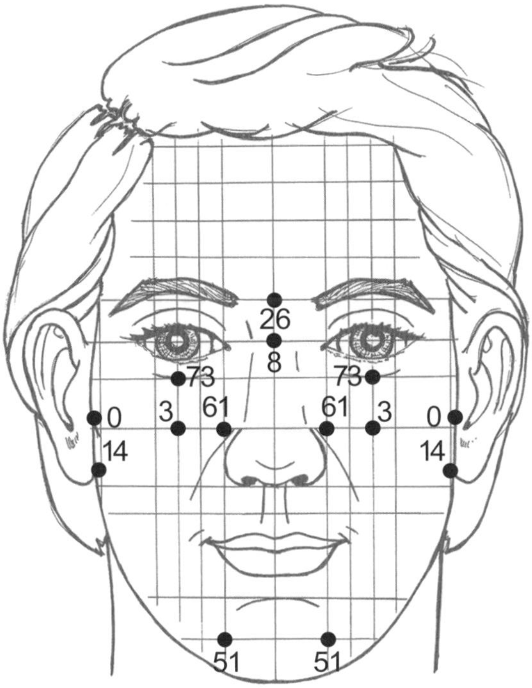

기침은 참기 힘든데, 부교감신경이 지배하기 때문에 피가 알칼리성으로 되는 경향이 있거나, 낮에 비해 밤에 호르몬 분비주기가 바뀌기 때문이거나, 밤에 기침을 더 자주한다. 또한 낮에 비해 밤에, 배출이 잘되지 않아, 기도를 막으면서, 점액이 쉽게 더 많이 축적되기 때문이라고 생각할 수 있다: 찬 공기를 입으로 들이 마시기 때문에 기도를 더 많이 자극한다. 필요한 만큼 이 점들을 자극한다. 일반적으로 빠르게 증세가 진정된다.

또한 분비물을 증가시키거나 줄이는 점들을 자극한다:

○ 마른기침인 경우, *분비물을 증가시키는 점들을 자극하고,*

○ 가래가 많은 기침인 경우, *분비물을 줄이는 점들을 자극한다.*

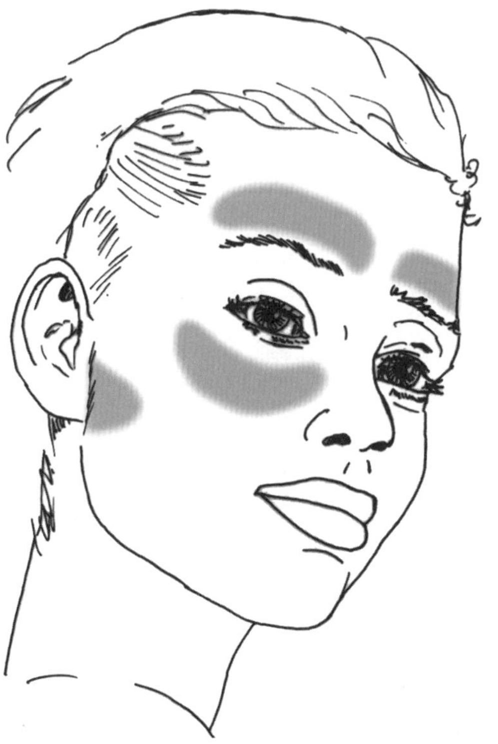

다한증 *124, 34, 60, 19, 61, 50, 127, 87, 51, 16, 0*

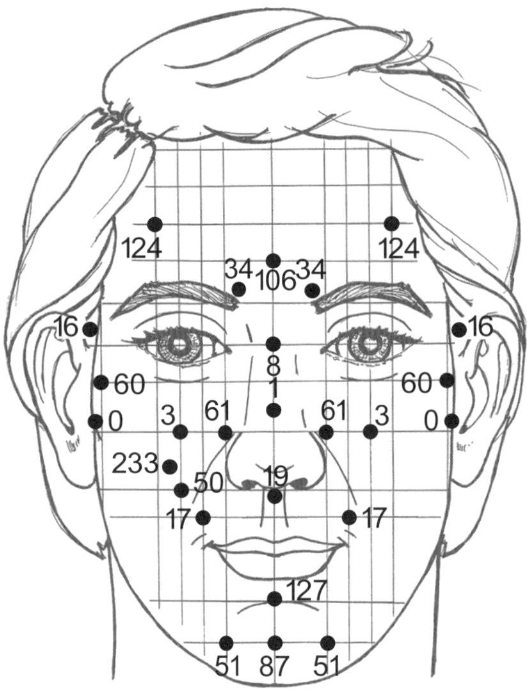

이 점들을 순서대로 자극하면 가장 자주 다한증을 유발하는 원인을 치료한다. 자극을 규칙적으로 하면 여름에 나타나는 불편함을 피할 수 있다.

○ 일반적인 다한증: **0, 8, 17, 50, 60, 61, 106, 124, 233**

○ 발 다한증: **1, 50**

○ 손 다한증: **1, 3, 50**

머리부상 *87, 103, 127, 26, 124, 34, 0*

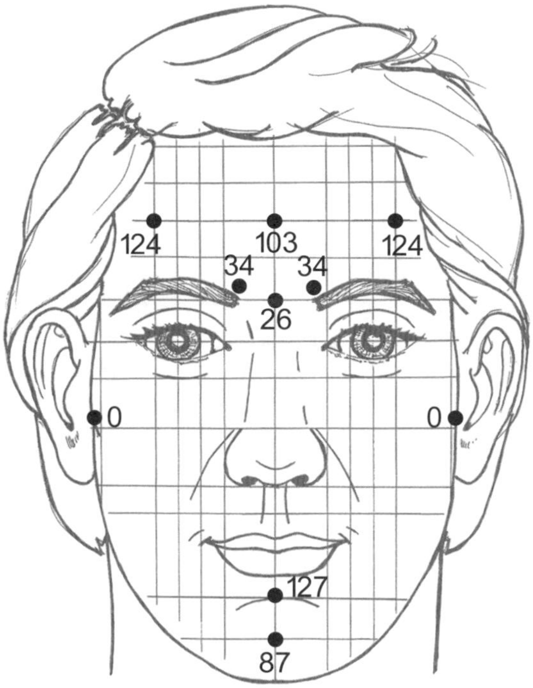

이 점들은, 머리충격으로 인해 머리부상이 비록 오래전에 발생했다 하더라도, 이 부상을 완화시킬 수 있다: 현기증, 두통, 구역질 상태… 비록 어린이가 머리에 혹이 생기면, 가능한 빨리, 이 점들을 자극한다!

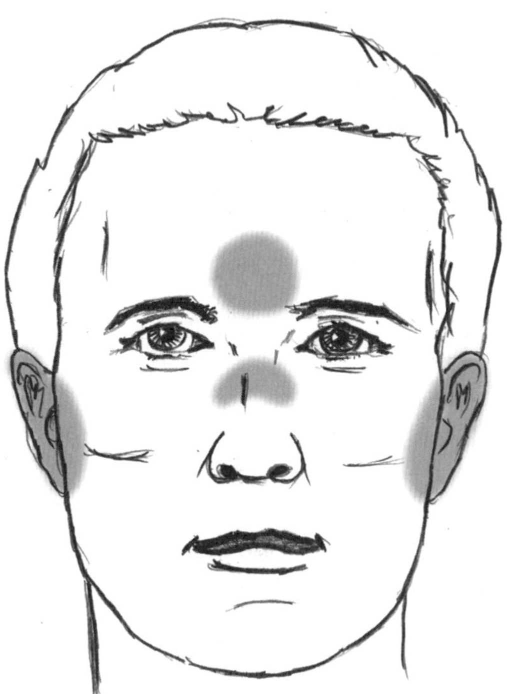

또한 머리와 대응하는 반사부위를 마사지 하는데, 특히 손상을 입은 부위를 더 많이, 마사지한다.

떨림 45, 1, 50, 60, 124, 34, 0

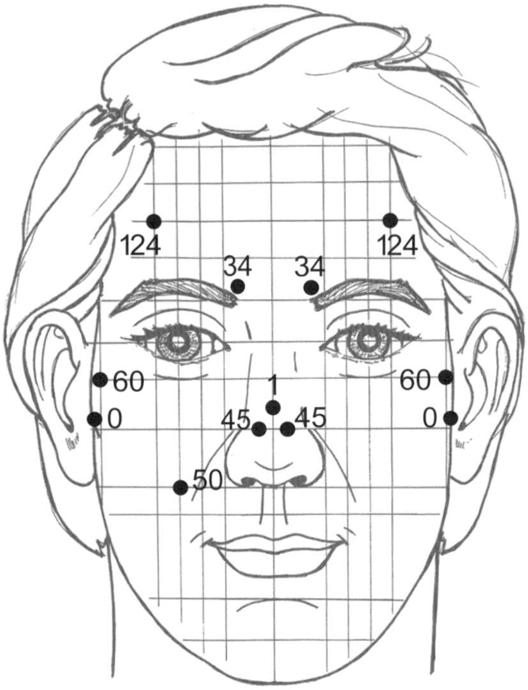

원인이 어떠하든, 이 점들을 자극하면 떨림이 진정된다: 피로, 한기, 자주 파킨슨병(이 용어를 볼 것) 또는 감염과 연관된 노인성 떨림,

정신질환 87, 103, 106, 124, 34, 26, 0

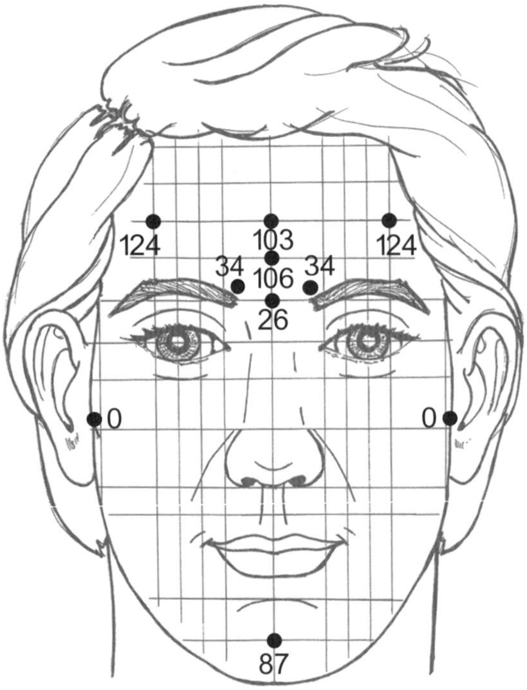

이 점들을 자극하면 모든 종류의 정신질환이 개선될 수 있다: 신경쇠약, 기억력감퇴, 집중력저하, 공격성, 과민증, 화 잘 내는 아이, 내성적 아이, 등등. 단지 조금 개선되는 것에 만족하지 않고, 장기간 매일 이 점들을 몇 분씩 자극한다.

위궤양*(또한 위염을 볼 것)* ***61, 64, 74, 39, 34, 17, 0***

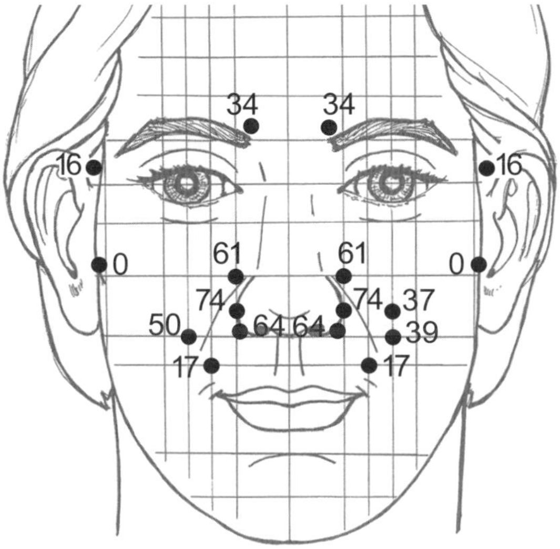

위궤양이 있으면 식사 후 몇 분이 되지 않아 극심한 통증을 느낀다. 이 통증은 구토, 구역질과 때로는 출혈을 동반한다. 니코틴중독, 알코올중독, 몇몇 약물의 섭취, 차나 커피를 지나치게 많이 마심, 과로, 스트레스, 근심이 있으면 위궤양에 잘 걸릴 수 있다. 이 점들은 위벽의 치유를 촉진시킨다. 소염과 항감염 효과는, 때로는 세균과 관련된 문제의 유형에서 매우 효과가 좋다.

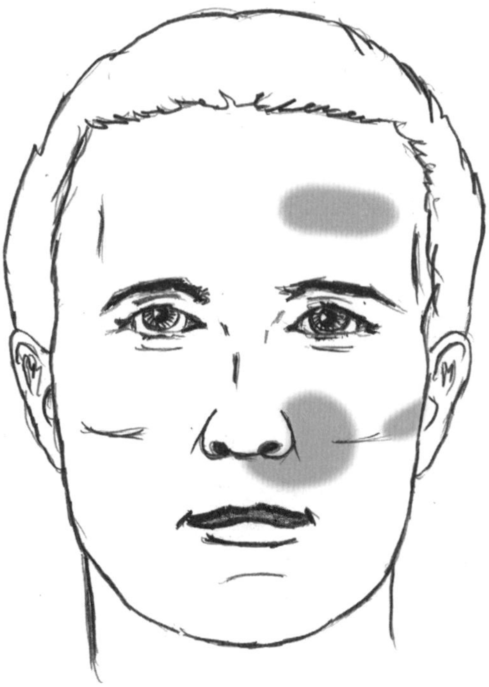

위출혈의 경우: **37, 16, 61, 50, 0**

또한 코 왼쪽과 이마에 위치한 위 반사부위를 자극한다.

피부궤양*(피부 볼 것)*

두드러기*(소양증 볼 것)*

자궁 63, 19, 22, 87, 287, 0
또는 7, 37, 65, 113, 156, 0

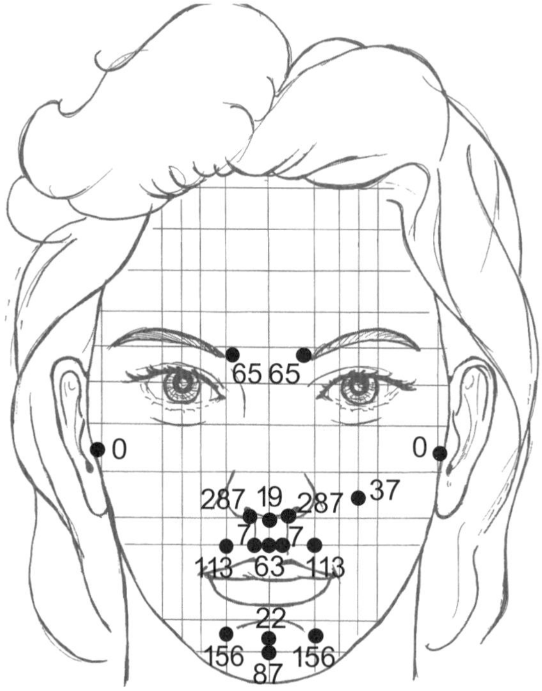

자궁과 관계되는 모든 질환의 경우 이 점들을 자극할 수 있다: 섬유종, 하수, 자궁 내막증, 월경과다, 무월경, 월경불순….

또한 자궁과 연관이 있는 다양한 질환별 용어를 참고한다. 이 2 유형의 시술 점들은 교대로 자극할 수 있다.

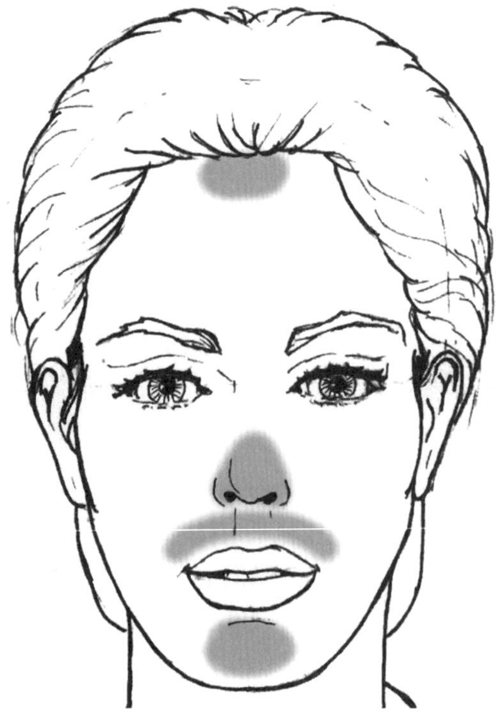

그리고 물론, 윗입술, 콧방울, 턱과 이마 위쪽에 위치한 반사부위를 자극한다.

질염, 질경련 *19, 63, 50, 156, 127, 0*

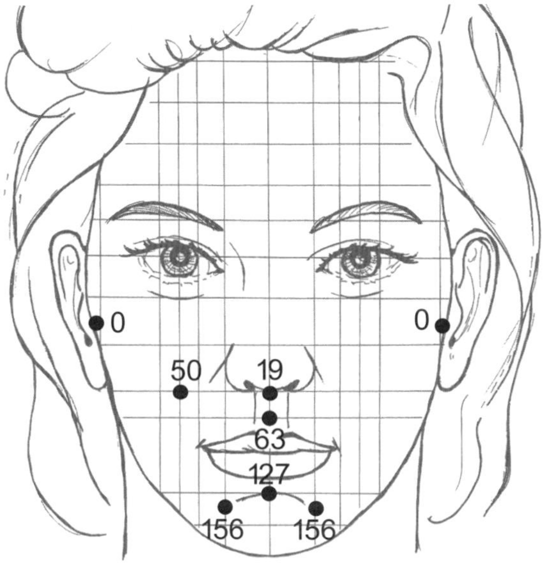

질염은 질이 감염되어 발생한다. 질경련은 질근육이 고통스러운 경련을 일으키는데, 성관계 시 매우 고통스러워서 성관계를 하지 못할 수 있다. 가장 빈번한 이유는 심리적인 이유에서 기인한다: 과거의 고통스러운 경험, 끔직한 경험(외과수술, 분만, 성폭행…), 성욕감퇴로 인한 질건조 또는 질안쪽에서 통증을 유발하는 생리장애로 인한 질건조(낭종이나 자궁염처럼). 만약 이 점을 자극하여 통증이 완화되더라도, 경우에 따라 해당되는 항목을 참고하여 원인을 치료하는 것이 중요하다.

또한 성관계를 가지기 전에 피임 점들을 몇 분간 마사지한다: 일반적으로 몇 회 시술하면 좋은 효과를 본다.

또한 턱, 이마 위쪽, 콧방울과 윗입술에 위치한 반사부위를 자극한다.

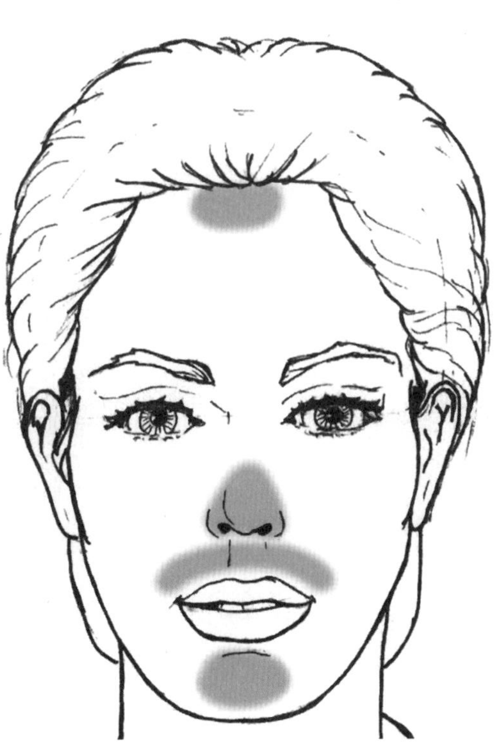

정맥류, 거미정맥*(무거운 다리, 혈액순환 볼 것)*

사마귀 26, 20, 50, 3, 51, 0

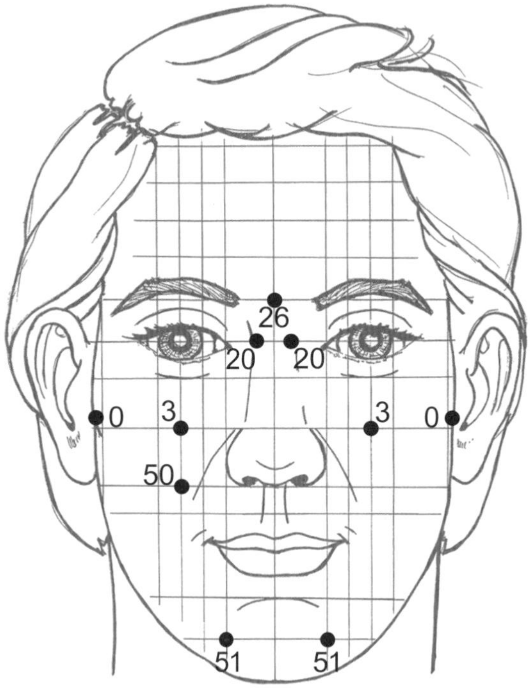

이 점들을 규칙적으로 자극하면 보기 흉한 작은 돌기들은 사라진다. 사마귀, 특히 편평사마귀가 생기는 이유는 스트레스 때문이다. 이완 점들과 기초시술 점들을 자주 마사지한다.

또한 칼슘과 마그네슘이 들어있는 음식물을 섭취하는 것이 좋다. 때로는 애기똥풀이나 무화과의 신선한 주스를 마시는 것은 효과적이다.

장내 기생충, 촌충
19, 41, 43, 45, 3, 38, 39, 126, 127, 130, 365, 0

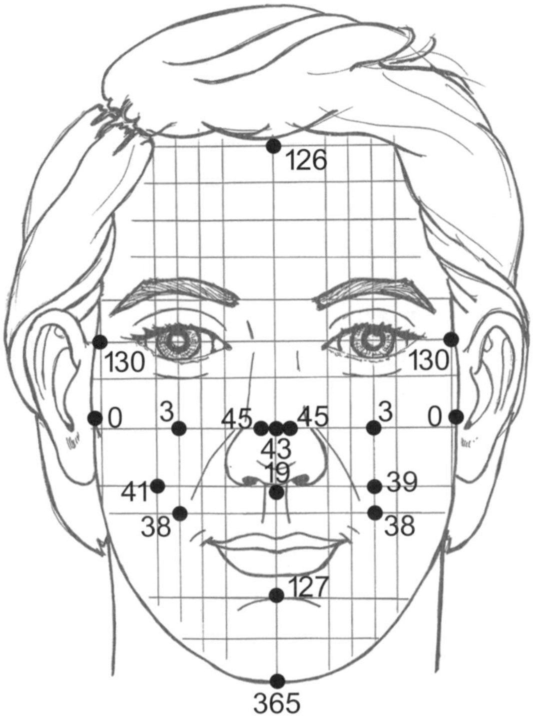

이 점들을 자극하면 자주 어린이들이나, 또한 어른들이 감염되는 장내 기생충의 제거를 촉진시킨다: 요충, 회충, 촌충… 간 기능을 강화시키고 또한 담낭이 부족하면 자주 기생충이 자라는 원인이 되므로 담낭을 강화하는 것이 중요하다. 저녁 때 이 점들을 자극하면 더 좋은 효과를 본다. 촌충의 경우 특히 **127**을 자극하면 촌충의 배출이 용이하다: 최소한 10분 정도 마사지를 해야 한다.

현기증 *63, 34, 106, 65, 60, 8, 0*

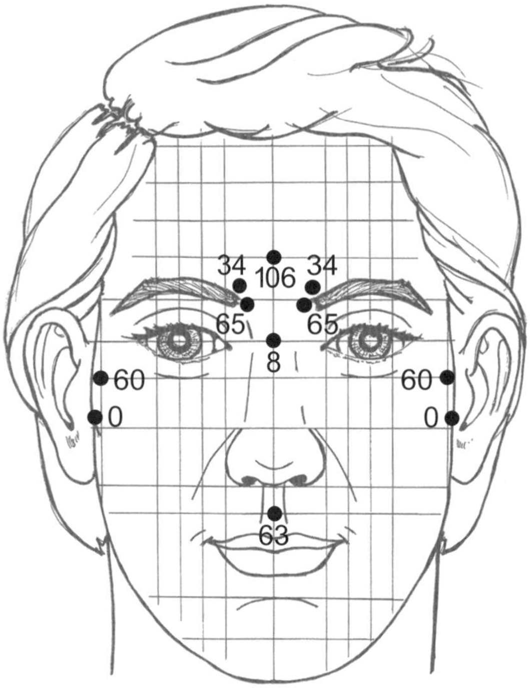

대부분의 경우, 현기증은 심각하지 않는데, 더 중한 병의 전조일 수 있다. 증세가 지속되거나, 또는 구역질과 구토가 동반되면, 기다리지 않고 의사의 진료를 받아야 한다. 심각하지 않는 원인: 자세를 갑자기 바꾸는 경우, 빈혈, 저혈압, 뇌에 혈액순환이 저하되는 경우, 또는, 고지대… 이 모든 경우, 이 점들을 자극하면 효과를 본다.

담낭(또한 담석을 볼 것) 41, 50, 233, 0

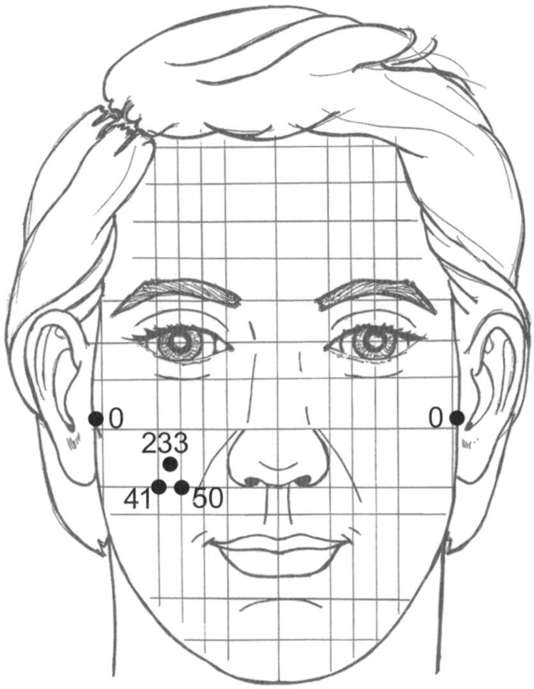

간 뒤 갈비뼈 아래에 위치한, 이 작은 장기는 담즙을 분비한다. 하루에 여러 번 이 점들과 반사부위를 자극하면 통증의 원인이 되는 담석과 담즙슬러지의 제거가 촉진된다. 또한 이 마사지는 새벽 1시에서 3시 사이 불면의 원인이 되는 담즙 분비의 저하를 막는다. 물론, 이 마사지와 함께 식이요법을 해야 하고, 식이요법에서 아침 공복 때 신선한 올리브기름 한 숟가락을 섭취하는 것을 권한다.

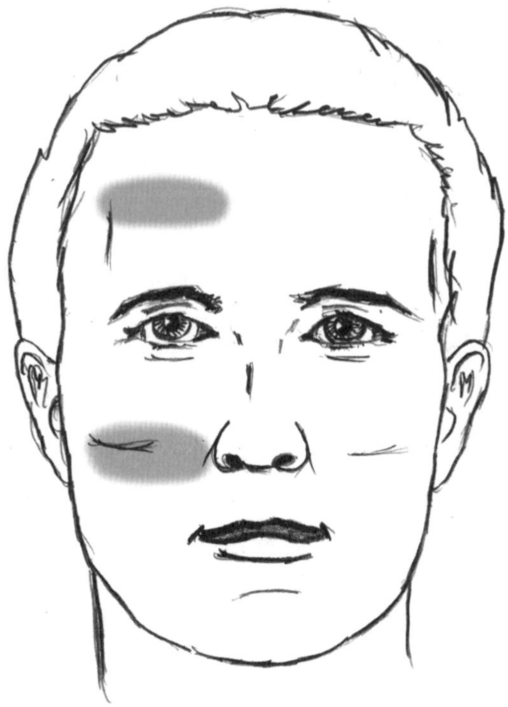

방광(요실금과 방광염) *85, 87, 22, 26, 3, 60, 0*

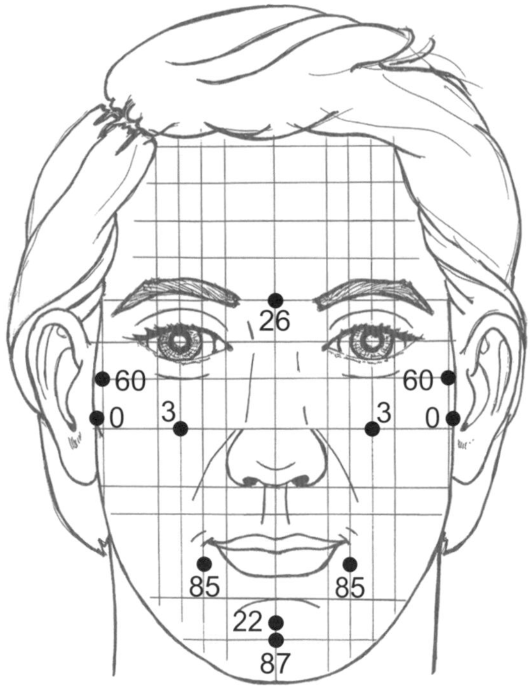

이 점들은 방광과 관련된 모든 질환으로부터 방광기능이 정상으로 회복되는 것을 용이하게 한다: 요실금을 유발하는 약함, 탈출 또는 방광의 ≪처짐≫, 다양한 감염 또는 염증(방광염)… 덩굴월귤즙은 만성방광염에 효과가 좋다. 또한 충분히 물을 많이 마시는 것이 중요하다.

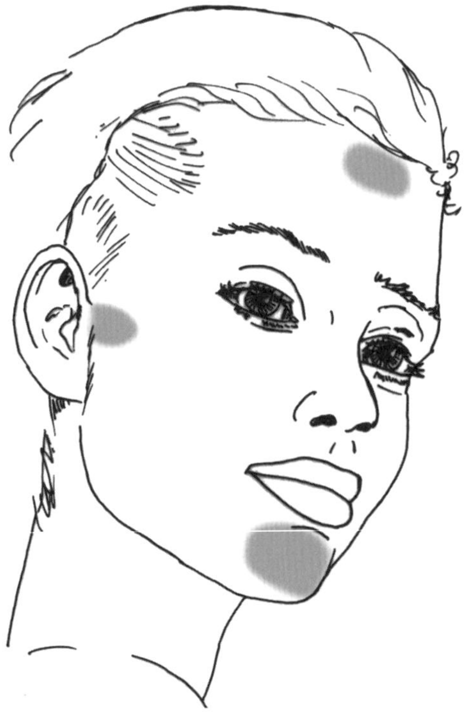

시술을 하는 중에, 대응하는 반사부위를 같이 자극한다. 이 마사지는 장애나 통증이 진정될 때까지 여러 번 반복한다.

구토 50, 19, 34, 124, 0

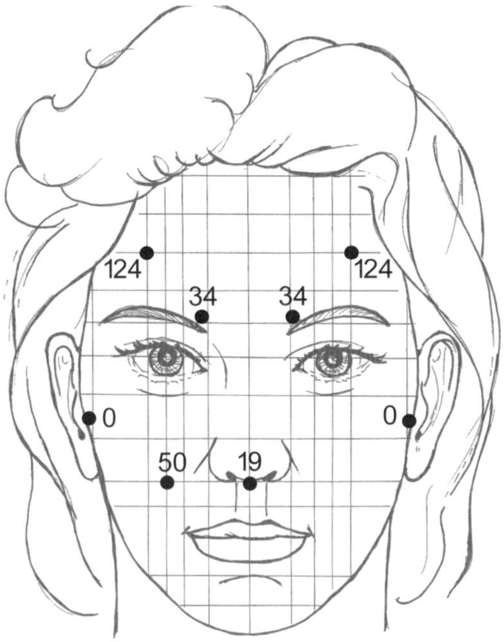

구토에는 여러 가지 원인이 있다: 과식, 위장이 민감한데 지나치게 음료수를 많이 마심, 하지만 또한 상한 음식을 먹었을 경우 몸에서 거부하여 토해낸다; 부풀어 오른 충수, 신장결석, 위장염, 다양한 감염성 질환: 여기서 몸은 독소와 점액을 배출하려고 한다. 게다가, 물론, 임신 초기 몇 주 동안 잦은 구역질이 있다.

만약 여기서 가리키는 점들을 자극하여 효과가 있어 구토가 멈춘다 해도, 항상 좋은 해결책은 아니다. 때로는 구토를 막지 말고 심지어는 구토를 하도록 코끝을 자극하는 것이 좋을 수 있다(구토하는 사람 앞에 서지 말 것!). 분별력과 상식을 활용한다.

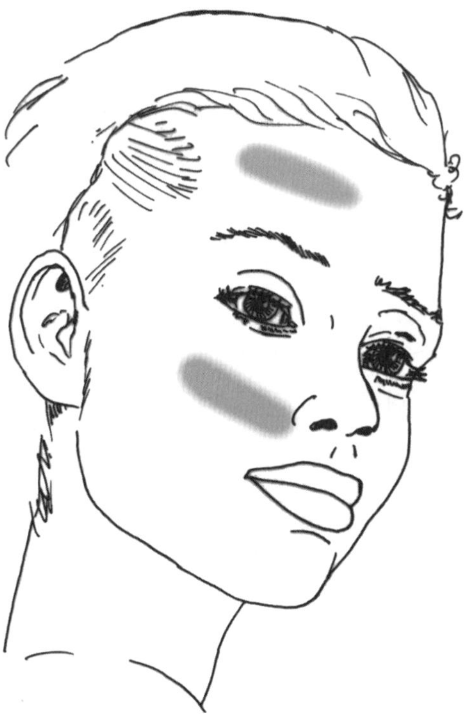

구토를 유발한다: 19

경우에 따라, 이 점은 구토를 유발하거나 또는 멈춘다. 이러한 특성은 매우 효율적인데, 예를 들어, 어린이가 ≪무엇을 잘못 삼키는 경우≫, 그리고 숨이 막히게 되면: 이 점을 강하게 자극해야만 하는데, 이 때 잘못 삼킨 물건을 토한다.

> **주의점**: *만약 임신 중이면, 19점을 자극하는 피한다!*

시각(장애) 3, 6, 8, 16, 34, 50, 97, 98, 130, 0
눈의 통증 130, 100, 0

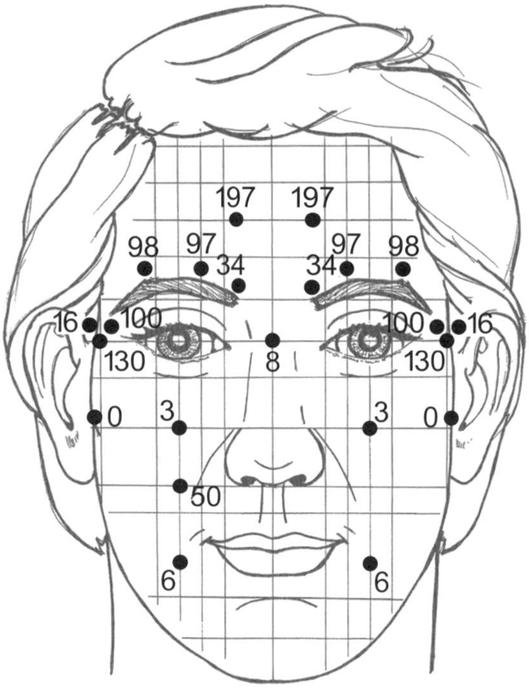

시력을 개선시키기 위해, 이 점들을 자극하고 가장 적합하다고 판단되는 점들을 찾아낸다: 일반적으로 만지면 더 아프다. 이러한 방법으로 개별 시술 프로그램을 만들고 규칙적으로 자극한다.

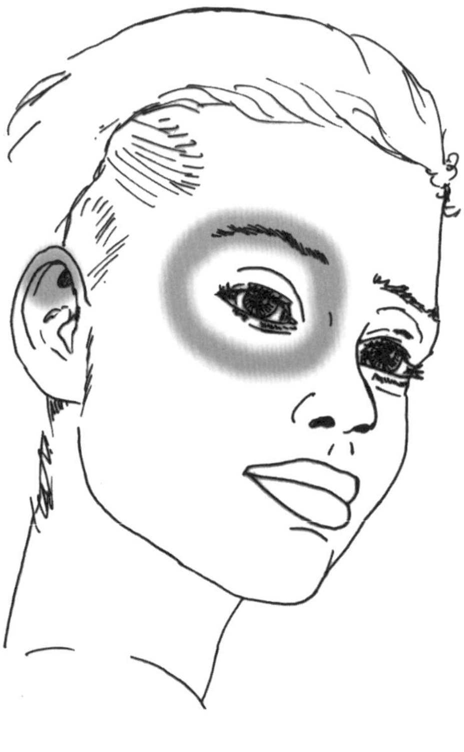

다른 방법이 있는데, 첫 번째 시술과 교대로 두 번째 시술을 시술하거나 또는 보완으로 시술한다: 도표처럼, 항상 안와 주위를 따라, 눈 가장자리를 자극한다. 근시, 난시, 노안이든 간에, 이 점들은 효과가 있다. 이 점들을 더 자극하면, 더 지속적인 결과를 얻을 것이다. 첫 번째 시술부터, 시력이 개선된다.

또한 *60, 177, 185, 191, 195, 197, 0*

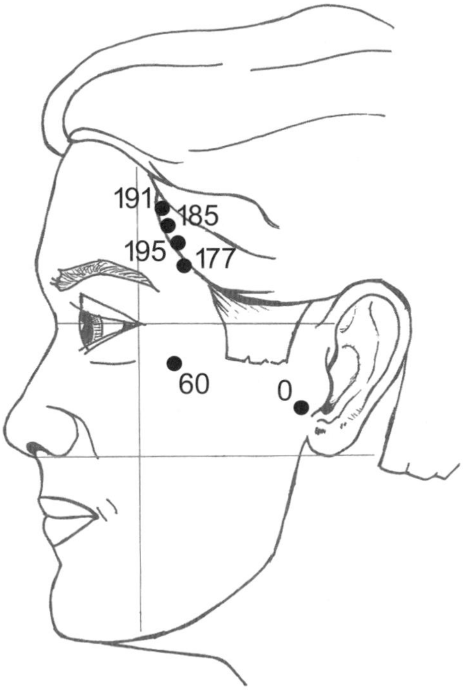

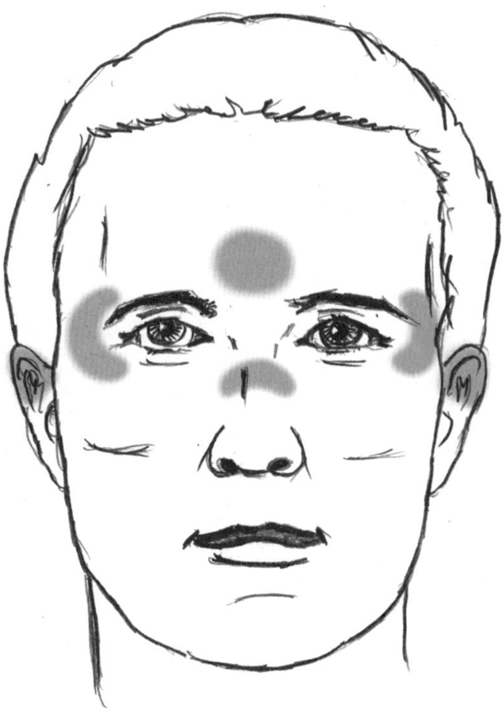

이와 같은 눈 반사부위들을 자극한다.

대상포진 17, 300, 124, 64, 61, 60, 3, 38, 50, 0

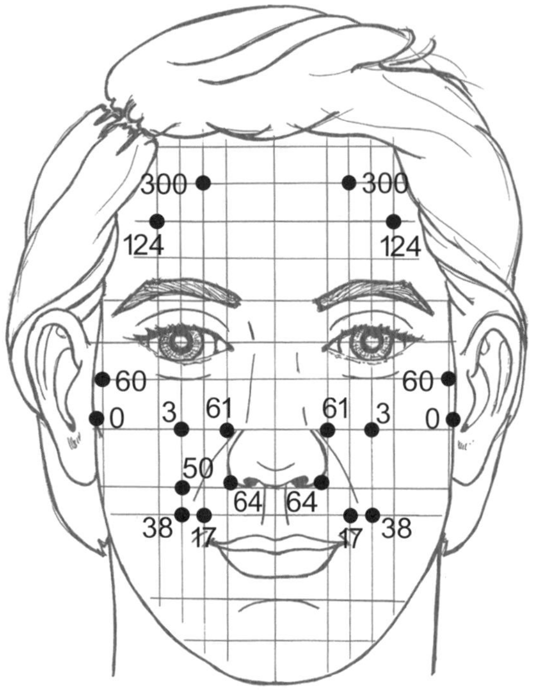

오랫동안 잠복기로 숨어있는, 수두와 관련된 동일한 바이러스로, 이 바이러스에 감염된 성인은, 항상 몸의 한쪽에서, 갈비뼈 높이에서, 가슴에서, 또는 등에서, 날카로운 작열감을 느낀다. 대상포진은 자주 약간의 열, 두통과 피로를 동반한다. 일반적으로 심각하지 않은데, 눈에 영향을 미칠 수 있다: 이런 경우 최대한 빨리 안과 의사의 진료를 받아야 한다. 이 점들을 자극하면 현저하게 증세가 완화된다: 상처가 완전히 사라질 때까지 필요하다면 하루에 여러 번 자극하고 비타민 E 또는 알로에 베라(Aloe vera)젤(건강식품가게에서 판다)을 부위에 바른다.

또한 대상포진과 대응하는 얼굴 반사부위를 자극한다.

상급 Dien' Cham' 7

Dien' Cham' avancé

개별화된 시술

La séance personnalisée

이 장은 —시술하기에 가장 흥미로운— 상급 Dien' Cham'을 다룬다. 특히 치료사, 생리학에 어느 정도 지식이 있는 사람을 대상으로 한다. 비록 독자들이 이러한 수준에 도달하지 않는다 하더라도, 여기서 다루는 내용을 이해하려고 노력해 볼 가치는 있다. 이미 각 점들을 테스트 해 보았기 때문에, 독자들은 중대한 실수를 범하지 않을 것이다! 기껏 해봐야 이 과정에서 진전이 적고 좀더 깊은 지식을 얻지 못할 뿐이다. 하지만 경험을 쌓을 가치는 있다.

앞 장에서는 빠른 시술의 모델을 제시하면서 시술 방법의 효과를 보여주었다. 분명하게, 다른 가능성도 존재하고, 저자의 선택은 앞에서 기술한 경우에 가장 자주 사용하는 —저자가 시술해 본 결과 대부분의 사람들이 가장 좋은 효과를 본— 반사점들과 반사부위들에 의거하였다. 다른 한편으로, 독자들이 스스로 시술을 할 때 어떻게 최고의 점들을 선택하는지 배웠다 하더라도, 시술하는데 특별한 솜씨가 필요하지 않고 또한 특별히 고심할 필요가 없이 적용하기에 매우 간단한 6장에서 기술한 시술들을 오랫동안 활용할 것이다. 아마 독자들이 도움을 주려는 사람에게 시술점의 복사본을 주는 일이 발생할 것이다.

지금부터, 우리는 —수백 가지의 가능성 중에서— 최고의 효과를 얻기 위해 반사점들과 반사부위들을 어떻게 결정하는지를 볼 것이다. 이 책에서 독자들이 필요로 하는 모든 도구를 찾을 수 있다.

저자는 독자들에게 단지 이 학습과정을 한걸음씩 따라오기만을 바란다. 연수를 하면서 저자는 참가자들이 중요한 정보를 ≪뛰어 넘으면≫ 더 이상 내용을 이해하지 못하고 그리고 계속해서 잘못된 지식을 배운다는 것을 경험했기 때문이다.

두 명이 연습하다 Travaillez à deux

저자는 또한 다른 사람과 함께 그리고 다른 사람에게 첫 연습을 할 것을 권한다. 그 후 독자들은 자신 스스로에게 연습을 할 수 있지만, 현재로는 일을 복잡하게 만들고 많은 실수를 할 위험이 있다. 연수 때, 참가자들은 두 사람씩 연습을 하고 매우 만족해하였다. 이 연습을 통해 서로서로에게 실험을 할 수 있고, 역할을 바꾸고, 모든 기술이 잘 통합되었고 이해되었는지 검사할 수 있다.

처음에는 두 사람씩 연습을 평균 2시간 정도 하지만, 파트너가 동일한 시술을 연습을 할 필요가 없다고 판단내리는 경우 좀 더 짧은 시간동안 연습을 한다. 그 후, 연습을 통해, 이와 같은 연습은 일반적으로 기껏해야 몇 분이거나, 20분 정도이면, 충분할 것이다.

도구 Matériel

종이, 볼펜, 연필과 지우개가 필요하다. 또한 빈 격자가 그려진 종이도 필요하다: 이 장 마지막에 그려진 빈 격자 그림을 복사하면 된다. 2장에 있는 도표를 참고하면 되는데, 이 책을 옆에 둔다. 중요한 도표를 묶은 포스터를 만들었다면, 필요한 정보를 쉽게 활용하기 위해 눈에 보이는 곳에 둔다. 그리고 물론, Dien' Cham' 시술 시 좋아하는 도구가 필요한데 끝이 딱딱한 도구가 좋다(다 쓴 볼펜 심, 끝이 뾰족한 나무젓가락, 끝이 매끈한 작은 바퀴, 등등). 볼펜의 둥근 뚜껑은 적합하지 않다: 반사점들을 시험할 수 있는데, 매우 정확하게 시험을 해야 하기 때문이다.

요약하면, 아래의 도구를 준비한다:

- 이 책
- 빈 격자(이 책 마지막 부분에서 모델을 볼 것)
- 종이
- 볼펜, 연필과 지우개
- 끝이 뾰족하면서 둥근 도구(또는 이 도구를 대신할 수 있는 것)
- 경우에 따라서 중요한 도표를 묶은 포스터

이 책에서 참고해야 할 영역들 Parties du livre à consulter

이 특별한 연습을 하기 위해, 독자들은 규칙적으로 이 책의 어떤 영역들을 참고해야 한다: 따라서 지금 책갈피로 이 영역들을 표시하는 것이 좋다:

○ 2장:
 도표 1 (점들의 위치를 측정하기 위해)
 도표 2, 3, 4, 6, 7 (반사부위의 위치를 측정하기 위해)
○ 4장: ≪ Dien' Cham'의 점들의 대응≫
○ 8장 ≪몸의 부분, 기관, 기능과 대응점≫.

4장의 첫 번째 장점은 독자들이 각 점의 위치를 쉽게 찾을 수 있다: 만약 도표 1에서 점들을 찾는 것으로 만족한다면, 신경쇠약에 걸릴 위험이 있다! 반면에, 지금은 점들의 효과와 적응증 지시사항에 신경을 쓰지 않는다: 예를 들어, 주어진 한 점이 여러 증세에서 여러 번 반복되어 나타나는 원인을 알고 싶을 때, 이 영역을 연구하게 되지만, 지금은 불필요하게 연습을 복잡하게 만들 필요는 없다.

저자는 독자들이 8장 목록에 대해 정확히 이해하기 위해, 이 장을 주의 깊게 읽을 것을 권유한다. 물론, 외우려고 해서는 안된다: 암기가 목적이 아니다! 하지만 몸의 각 부위에 대응하는 점들이 있고, 또한 다양한 기능에 대응하는 점들이 있고, 어떤 증세에 대응하는 점들이 있다는 것을 알아야 한다. 이 목록 중에서 독자는 조금 후에 실험할 점들을 선별할 것이다.

현재로서는 상급 Dien' Cham'의 연습을 하나씩 배우도록 한다.

1) 해결해야 할 문제들을 지정하다 *Préciser les problèmes à résoudre*

여기서는 더 이상 통증을 완화시키는 것이 문제가 아니다: 다양한 질병을 치료하기 위해 더 심도 깊게 병의 원인을 찾아내는 것을 배울 것이다.

이 책을 다 읽고 난 후 —물론 빨리— 독자들은 저자의 조언을 따랐고 그리고 6장에서 가리키는 다양한 ≪치료방법≫을 사용하여 ≪시술이 약간 손에 익숙할 것이다≫: ≪Dien' Cham'으로 다양한 건강문제를 예방하고 치료한다≫. 빠르고 간단한 이 방법으로 놀랄만한 효과를 보았을 것이다.

지금은, 독자들이 치료하려고 하는 사람에게 가장 적합한 반사점과 반사부위를 스스로 결정할 것이다 —자신을 포함하여!

치료해야 할 질환 목록을 만들다

깨끗한 종이 한 장을 잡는다. 이 종이에, 파트너가 말하는 다양한 증세와 병의 목록을 종열로 작성한다. 예를 들어,

○ 잦은 두통
○ 소화불량
○ 갑작스레 얼굴까지 치미는 열기
○ 정맥류
○ 불면증

이 시술에서 최대, 4-5 증세만을 다룬다. 치료하는 증세가 적을수록 좋다. 또한 우선 한 증세만 집중하여 치료하고, 그 후 다른 증세를 치료할 수 있다. 독자에게 가장 적합한 것을 살펴보자!

이 기호를 적는다(:) 각각의 증상에 따라

여기처럼:

○ 잦은 두통:
○ 소화불량:
○ 갑작스레 얼굴까지 치미는 열기:
○ 정맥류:
○ 불면증:

단지 선택된 증세에 주의를 기울이는 것이 아니라, 이 콜론(:)에 시술해야 하는 것을 명확하게 표시하기 위하여! 그것은 세부사항처럼 보일 수 있지만, 중요하다는 것을 알 수 있을 것이다!

이제는, 이 콜론(:)에, 몸에서 이 질환이 있을 수 있는 위치를 표시한다. 항상 다음과 같은 질문을 한다: ≪어디에서 무슨 일이 일어나고 있는가?≫ 예를 들어, (이태릭체로):

○ 잦은 두통: *오른쪽 관자놀이*,
○ 소화불량: *위장*, *간*,
○ 갑작스레 얼굴까지 치미는 열기: *난소*, *간*,

○ 정맥류: *오른다리와 왼다리*
○ 불면증: *신경계, 머리 등등*

이 목록에서, 다시 위에서 가리킨 증세의 잠재적인 원인들을 기입한다. 넓게 생각해야 한다. 예를 들어: 두통은 사고, 머리충격으로 발생할 수 있고; 하지만 또한 간질환 증세나 또는 간 담낭질환 증세, 반복적인 스트레스, 순환계 문제, 고혈압, 또는 난소장애로 발생할 수 있다. 도움을 요청하는 것처럼 몸이 보내는 신호를 이해하기 위해 독자들은 이러한 질문들을 해야 한다! 만약 원인을 찾지 못해 망설여지더라도 머리에서 떠오르는 생각을 적는다. 저자가 선택한 예시들 중에서, 물론, 많은 가능성 중에서 하나를 선택해야만 한다. 독자들이 작성한 목록에서, 새로운 정보를 기입한다(굵은 글씨체):

○ 잦은 두통: *오른쪽 관자놀이*, **간**, **담낭**, **혈액순환**
○ 소화불량: *위장, 간*, **약한 소화기능**, **스트레스**, **근심**, **변비**
○ 갑작스레 얼굴까지 치미는 열기: *난소, 간*, **폐경**
○ 정맥류: *오른다리와 왼다리*, **혈액순환문제**
○ 불면증: *신경계, 머리*, **신경의 긴장**, **소화 장애**

예비 작업에서 마지막 단계: 목록에서 **점들의 기능**과 이 문제와 대응한다고 생각하는 **증세들을** 찾아서 목록에 기입한다. 이렇게, 두통은 목록에서 **통증**을 추가하는 것이 좋다는 것을 권유한다. 갑작스레 얼굴까지 치미는 열기에 관해서는, ***열기를 분산시키는*** 점들이 있다는 것을 생각한다. 이 경우 모두 표시되어 있는데, 그렇게 생각하지 않나요? 예(굵은 글씨체, 이태릭 글씨체):

○ 잦은 두통: *오른쪽 관자놀이*, **간**, **담낭**, ***둔한통증***, **혈액순환**, ***저혈압***, ***진통제***, 등등.
○ 소화불량: *위장, 간*, ***폐경***, **스트레스**, **근심**, ***변비***(예를 들어, 위의) ***분비물 증가***, **소화**(기능으로), ***완화제***, ***소화 장애***(증세 목록에서), 등등.
○ 갑작스레 얼굴까지 치미는 열기: *난소, 간*, ***열이 흩어 짐***, **혈액순환**(점들의 기능으로), ***발열***, ***더운 느낌***(증세로), **땀**, 등등.
○ 정맥류: *오른다리와 왼다리*, **혈액순환문제**, ***혈액순환***(점들의 기능으로),
○ 불면증: *신경계, 머리*, **신경 긴장**, **소화 장애**, **이완**, 등등.

이렇게 독자들은 가장 효과적인 점들을 선별하기 위해 다양한 가능성을 기입한 목록을 지니게 된다.

대응점들의 목록을 기입하다

이제는, 독자들이 이 콜론에 작성한 적응증 지시를 따르고 수직으로 또 다른 리스트를 작성한다.

예를 들어(두통에서):

○ 오른쪽 관자놀이:
○ 간:
○ 담:
○ 둔한 통증:
○ 완화제:
○ 혈액순환:
○ 고혈압:

물론, 참고가 되는 8장에서(몸 부위, 장기, 대응되는 기능과 점), 점 목록의 대상이 되는 **요소들만** 기입한다. 저자의 예시처럼, 비록 ≪갑작스레 얼굴까지 치미는 열기≫에서 ≪폐경≫을 적었는데 —논리적인데— 장기나 기능을 설명하는 것이 아니고 진단용어이므로, 독자는 폐경을 적지 않는다. 어쨌든, 243-247쪽(저자가 쪽을 잘못 적은 것 같음. 역자 주) 목록에서 이 용어가 없기 때문에, 조금도 문제가 되지 않는다!

준비가 다 되었으면, 지금, 유명한 8장을 펼치고 독자들은 목록에 가능한 확인된 (모든)점들을 기입한다. 예를 들어(두통인 경우):

○ 오른쪽 관자놀이: 3, 180, 하지만 또한(얼굴 한쪽) 41, 180, 100, 61, 3
○ 간: 50, 103, 19, 61, 74, 197, 233
○ 담: 41, 124
○ 둔한 통증: 41, 60, 34, 61, 14, 16, 0
○ 완화제: 26, 124, 34, 61, 60, 39, 41, 50, 3, 0, 14, 16
○ 혈액순환: 0, 7, 37, 43, 50, 74, 87
○ 고혈압: 26, 3, 85, 39, 51, 14, 16, 15, 180, 8, 41

독자들은 시작한 목록에 기입한 다른 점들 관련하여 동일한 작업을 수행한다. 독자들은 이제 저자가 매번 왜 4-5개 증세만을 연습하라고 권유한 이유를 이해할 것이다. 저자는 이 사항에 공감하는데: 특히 처음에는 긴 시간이 걸리고 조금 지겹지만, 그 후에는 모든 것이 빠르게 진행될 것이다.

2) 점들을 시험하고 선택하다 *Testez et sélectionnez les points*

독자들이 이해했듯이, 몇몇 목록은 매우 많은 점들을 가지고 있다. 그런데, 이 모든 점들을 자극하는 것은 중요하지 않다! 눈과 대응하는 점들은 20개인데, 문제가 되는 원인이 무엇이든 간에 이 모든 점들을 활용할 수 있다! 이러한 점들에서 독자들이 테스트 받는 사람에게 가장 효과가 좋은 점을 선별하는 것이 중요하다.

이러한 작업은 간단하다: 파트너에게 모든 점들을 실험한다. 이러한 실험을 통해 자연스럽게, 점들을 빠르게 배울 수 있다.

주의할 것…

시술자에게 적합한 점이 항상 같은 점이 아니다!
실험을 하기 전에 점을 선택하지 않는다!
반면에, 점은 한 번만 실험한다!

자세

최상의 자세는, 두 사람이, 좁은 책상 양쪽에서, 또는 테이블 옆에서, 서로 마주보고 앉아서 실험하는 것이다. 얼굴 반사점이 표시된 도표 1을 눈에 보이는 곳에 둔다. 계속해서 도표 1을 참고한다. 또한 4장에 책갈피를 꽂아둔다(≪Dien' Cham' 점들의 대응≫). 또한 목록을 사용해야 할 것이다: 목록을 활용할 것이다.

상상의 격자에 의거하여 점들의 위치를 찾기 위해 파트너에게 독자를 바로 바라 볼 것을 요청한다. 얼굴 격자 직선은 눈의 홍채를 토대로 이루어진다는 것을 기억해야 한다.

점을 실험하다

이제는, 목록에 적혀있는 모든 점들을, 하나씩 하나씩, 실험한다! 물론, 몇몇 점들은 반복될 것인데, 이 점들을 여러 번 실험할 필요는 없다.

작은 바퀴의 끝이 둥근 쇠끝이나, 다 쓴 볼펜심이나 이 시술에 적합하도록 만든 젓가락 끝으로, 실험할 점들을 강하게 누른다. 누른 상태로 약간 돌릴 수 있다. 도구가 얼굴에 90°가 되도록 유지한다 —따라서 직각이 되도록 위치한다.

목록에 기입된 모든 점들을 실험하고 가장 통증이 있는 점들을 규명한다. 목록에서 이 점들을 동그라미 친다. 예를 들어, 10개의 점들에서, 2-4 점들만 표시한다.

모든 목록들을 위와 같이 실험한다.

만약 얼굴 한쪽에서만 통증을 느끼는 점이 있고, 얼굴 다른 쪽에서는 통증이 없더라도, 이 점에 동그라미를 친다.

최종 선택

선택한 점들 중에서, 가장 민감한 20여개 점들만 선택하는 것이 가장 이상적이다.

3) 선택한 모든 점들을 빈 격자에 표시하다

Portez votre sélection sur une grille vierge

이제는, 선택한 모든 점들을 빈 격자에 표시한다: 효과가 나타날 때까지 이 점들을 매일 시술할 것이다.

지금까지 작성한 목록들은 잘 보관한다: 나중에 유용하게 활용할 수 있다. 사실, 몇몇 점들이 더 이상 효과가 없어지고 민감하지 않으면, 질환이 치료되었거나, 또는 이 점들을 다른 점들로 바꾸어야 한다. 따라서 다시 실험을 하여 새롭게 나타난 결과에 따라 시술을 바꾸어야 한다.

4) 대응하는 반사부위들을 첨부하다

Ajoutez les zones réflexes correspondantes

문제가 있는 부위나 기관과 대응하는 반사부위를 음영으로 표시하는 일만 남았다. 예를 들어, 두통의 예를 다시 들면, 선택한 일련의 점들에 머리 반사부위(도표 2를 볼 것), 간 반사부위, 등등을 첨부하면 된다.

정맥류의 경우, 문제가 되는 다리와 대응하는 부위를 첨부하고 —그리고 심지어는 이 다리의 정확한 위치를 첨부한다! 등등.

5) 완전한 시술을 한다: 반사점들과 반사부위들

Pratiquez la séance complète: points et zones réflexes

이 시술을 실행하는 것만 남아있고 경우에 따라서는 파트너가 거울 앞에서 스스로 시술할 수 있도록 가르친다. 환기할 것: 모든 Dien' Cham' 시술은 기초시술부터 시작해야 한다!

이 시술을 잘하기 위해, 3장에서 제시된 시술형태를 모델로 삼을 수 있다: 독자들이 시술할 모든 개인적인 시술의 가이드가 될 수 있다.

예:

- 항상 기초시술부터 시작한다,
- 그리고 광대뼈와 뺨에 위치한 점들을 자극하고,
- 코로 올라가고,
- 그 후 이마로 향하고,
- 경우에 따라서는 눈썹도,
- 관자놀이로 다시 내려와서,
- 그리고 입주위로 향하고,
- 그 후 턱으로,
- 그리고 마지막으로 귀 부위를 자극하면서 시술을 마치고,
- 0점을 잊어서는 안된다!

시술이 끝났다!

독자들 개인의 경우: 반사점들

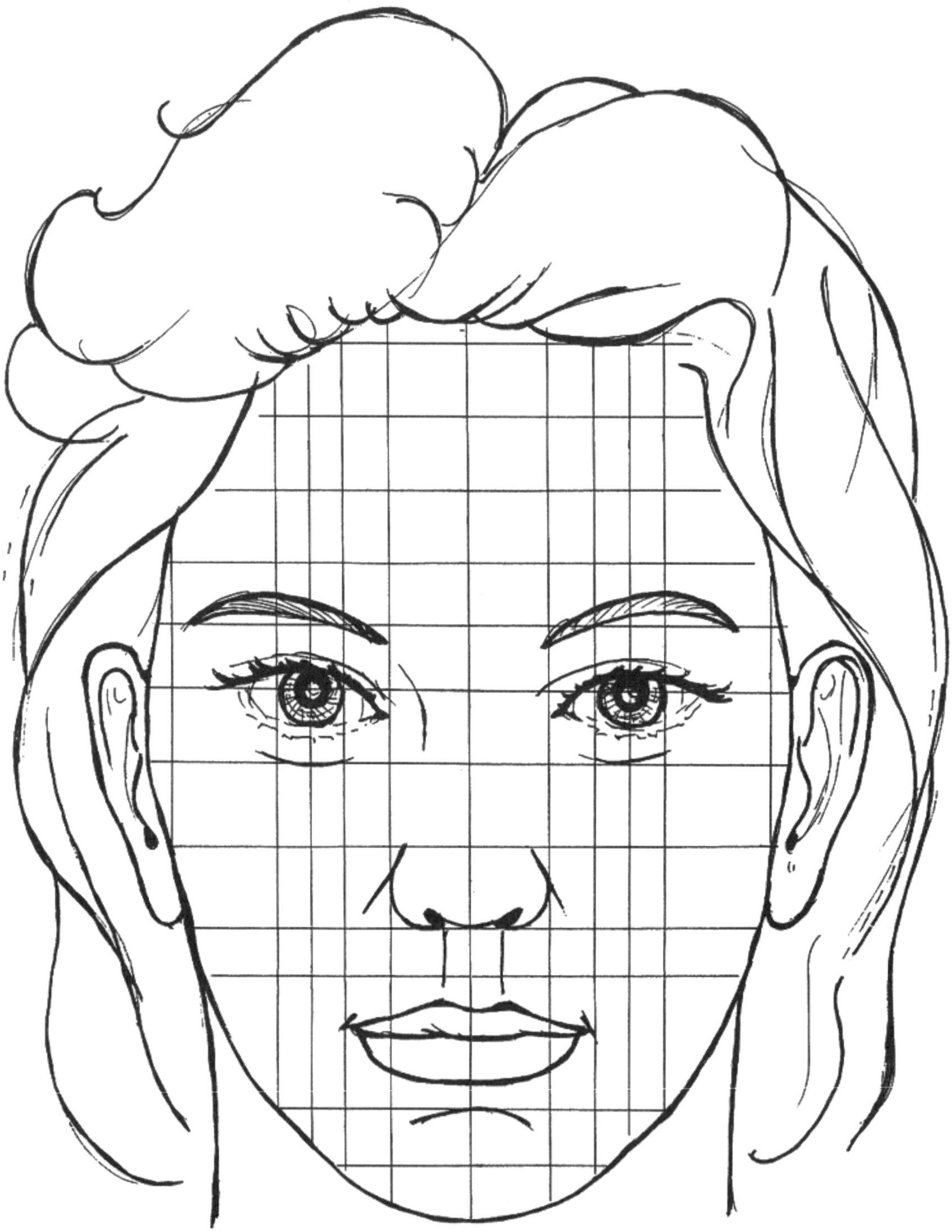

독자들 개인의 경우: 반사점들

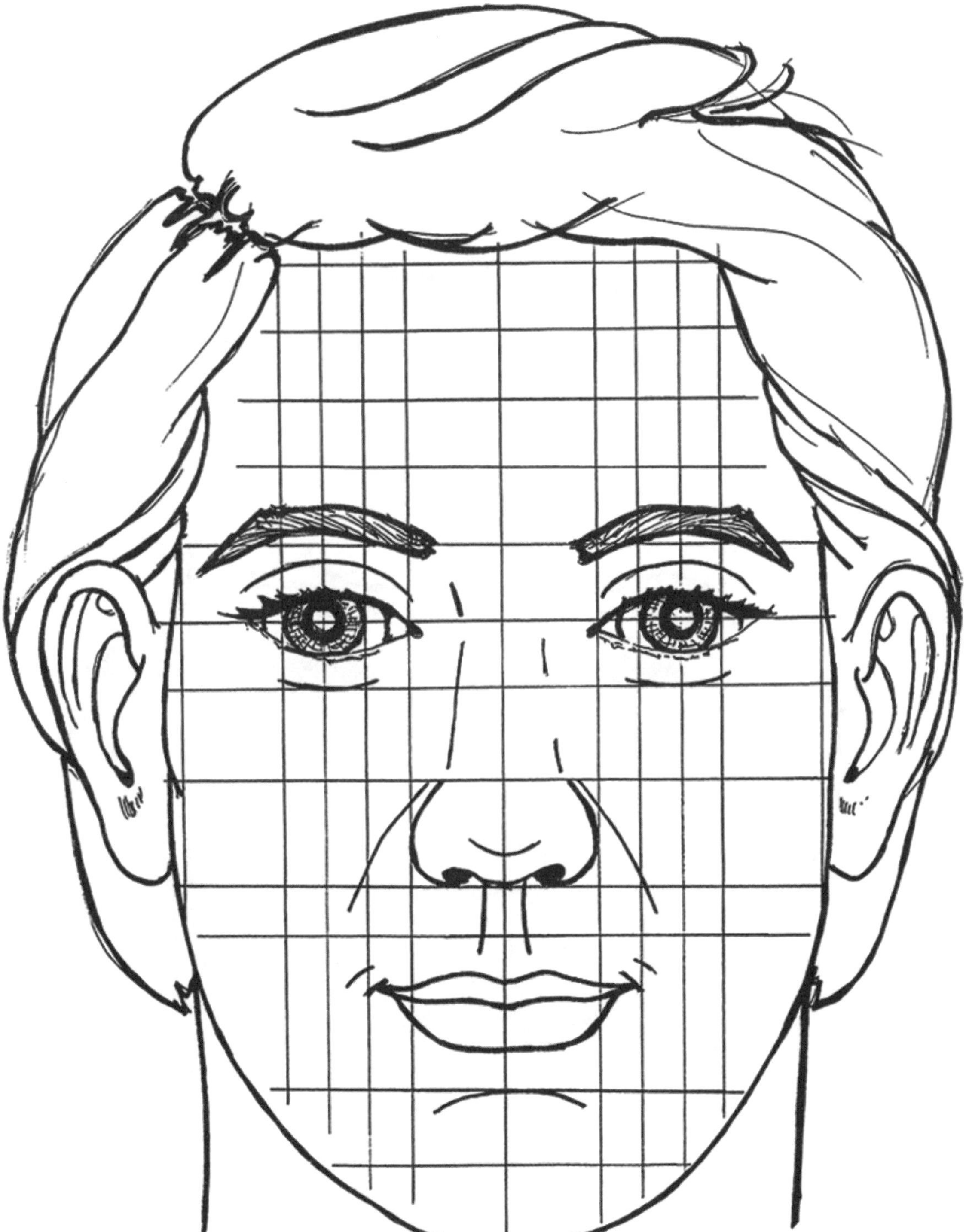

독자들 개인의 경우: 반사부위들

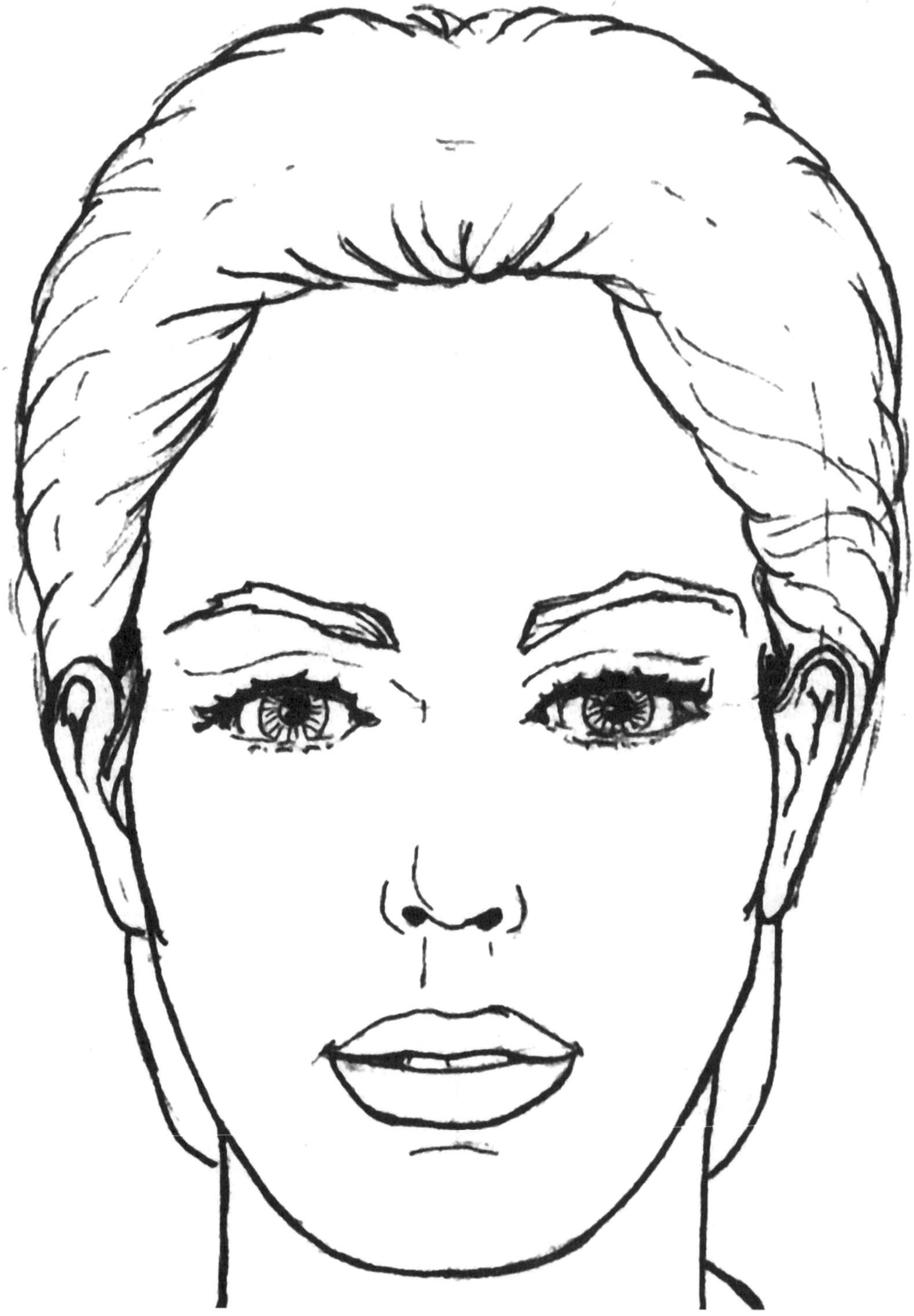

독자들 개인의 경우: 반사부위들

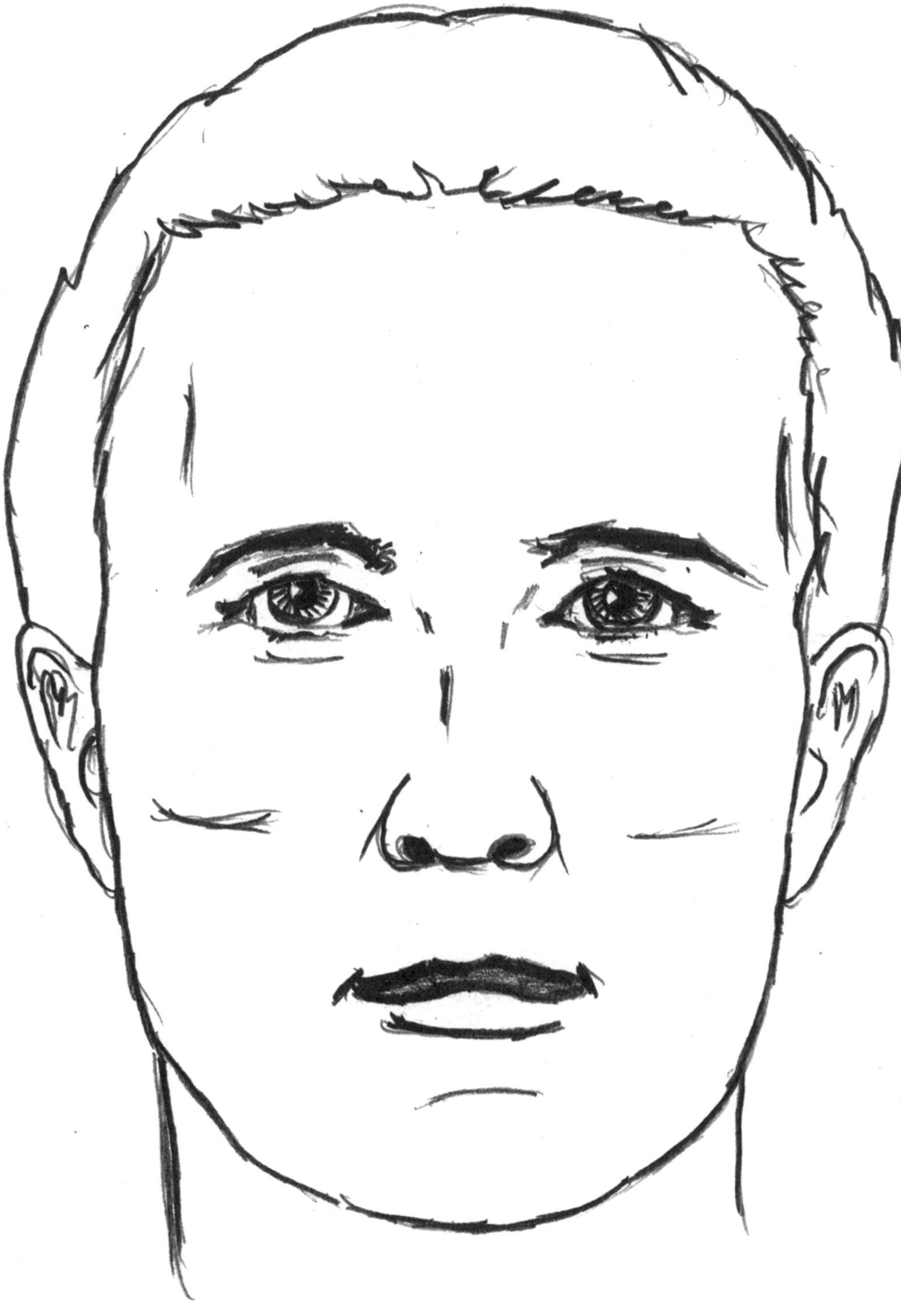

신체 부위, 장기, 기능과 대응하는 점들

8

Les parties du corps, organes, fonctions et leurs points de correspondance

A) 주요한 대응점들 Principales correspondances des points

아래에서 가리키는 점들과 신체의 여러 부위와 대응하는데 따라 점들을 분류하였다. 또한 가장 빈번하게 나타나는 순서로 분류하였다.

1) 머리

뇌	65, 103, 124, 126
얼굴 옆	41, 180, 100, 61, 3
목	8, 106, 65
이빨	8, 43, 34, 63, 22, 127
이마	106, 103, 26, 60, 39, 61, 51
잇몸	15
인후	8, 61, 14, 26, 64, 106
뇌하수체	26, 103
혀	8, 60, 64
입술 – 입	8, 37, 39, 3, 61, 0
턱	8, 15
코	126, 65, 26, 61, 39, 50, 3, 19, 7, 0
목덜미, 후두부	106, 26, 65, 87, 365, 127, 8, 100
귀	65, 45, 41, 0, 14, 15, 16, 74

이하선	14
부비강	26, 34, 65, 97, 106
정수리	103, 106, 126, 50, 51, 87, 365
관자놀이	3, 180
갑상선	14, 39
얼굴	60, 37
눈	103, 16, 34, 50, 3, 6, 0, 60, 65, 73, 97, 98, 100, 106, 130, 177, 185, 191, 195, 197, 480

2) 어깨, 팔

약지	60, 177
새끼손가락	85, 191, 0
전완(아래팔)	98, 60, 0, 51
팔	97, 98, 60, 0 51, 34, 73
팔꿈치	98, 19, 97
어깨	34, 98, 65, 73
집게손가락	39, 185, 300
손	130, 60
가운데손가락	38, 60, 195
견갑골	106, 34, 97, 98
손목	100, 130, 41, 0
엄지	61, 180, 3

또한 손가락은 머리선과 팔자주름(61에서 입모서리까지)을 따라 투영된다.

3) 골반, 다리

서혜부	64, 74
골반	17
발목	127, 461
넙다리	7, 17, 113, 37, 38, 50, 3
둘째발가락	51
무릎	38, 197 + 입모서리에서 귀 방향으로 2-3cm 올라감
엄지발가락	97, 51, 365

엉덩이	64, 74 + 귀와 광대뼈사이
다리	6, 50, 156, 0, 73
장딴지	6, 156
새끼발가락	51
발	34, 51, 97
넷째발가락	51
슬개골	39, 156, 197
발뒤꿈치	127, 461
셋째발가락	51

4) 흉곽

갈비뼈	38+ 콧방울
태양신경총	180
가슴	73, 3, 60
유방	73, 39, 60

5) 배

배꼽 위	19, 63, 61, 39, 37, 50
배꼽주위	127
배꼽 밑	127, 87, 22, 19

6) 등

경추(목뼈)	8, 26, 65, 106
꼬리뼈	43, 45, 126, 143
척주	126, 342, 103, 1, 143, 19, 63, 0
흉추(등뼈)	73, 98, 106
요추(허리뼈)	1, 43, 45, 342, 300, 560, 0

7) 장기

뇌	124, 103, 126, 34, 26, 65
심장	60, 8, 34, 106, 19, 3, 6, 61, 73, 156, 191
결장	342, 98, 19, 17, 143, 38, 39, 63, 156
위장	39, 37, 50, 61, 45, 63, 19, 127, 0, 64, 74
간	50, 103, 19, 61, 74, 197, 233

소장 127, 22, 34, 8 + 입주위

난소	7, 113, 65, 73, 156, 0, 87, 287
췌장	63, 7, 113
피부, 점액	26, 61, 3, 19
음경, 질	19, 63, 1, 50, 287, 0
폐	26, 3, 61, 19, 60, 73
전립선	7, 37, 87, 156
비장	37, 124, 61
직장	19, 143, 126, 365
신장	0, 1, 43, 45, 342, 300, 17, 38, 73 + 입모서리
부신	0, 1, 17 + 입모서리
고환	7, 113, 65, 73, 156, 0, 87, 287
요관	85
자궁	63, 19, 22, 87, 0, 7, 113, 127, 287
담낭	41, 124
방광	85, 87, 22, 26, 126, 3, 60, 73

B) 점들의 주요한 기능 *Principales fonctions des points*

아래의 점들은 전통적인 기능에 의해 분류하였다.

진통제	26, 124, 34, 61, 60, 39, 41, 50, 3, 0, 14, 16
콜레스테롤 저하	41, 50, 37, 38, 85, 113, 7, 233
호흡곤란 해소	26, 19, 3, 38. 87, 143
지혈제	16, 0 61, 17, 7, 50, 6, 37, 124, 34, 16, 287
소염제	26, 3, 50, 17, 38, 14, 16, 61, 60, 7
진경제	61, 16, 19, 63, 87
분비물 증가	26, 3, 39, 85, 19, 87
혈액순환	0, 7, 37, 43, 50, 74, 87
기를 내림	26, 3, 143, 51, 87, 14, 15
해독	26, 3, 87, 5, 143, 7, 50
이완	124, 103, 106, 34, 26, 63, 0, 14, 16, 8, 60
소화	0, 14, 41, 39, 37, 45, 113

열을 분산	26, 3, 85, 61, 87, 143, 180, 14, 16, 15, 8
이뇨제	26, 3, 85, 87, 37, 38
거담제	37, 3, 461, 26
고혈압	126, 103, 1, 19, 127, 0, 6, 50, 37
저혈압	26, 3, 85, 39, 51, 14, 16, 15, 180, 8, 41
면역자극제	0, 61, 37, 50, 113, 127, 156, 7, 22
완하제	19, 143, 3, 41, 38, 50
기를 상승	126, 103, 1, 19, 127, 156, 7, 22
몸을 따뜻하게 함	1, 43, 0, 19, 17, 7, 50, 37, 127, 61, 15
원기회복	124, 103, 34, 1, 45, 127, 22, 50, 41, 37 33, 60, 61
분비물 줄임	103, 126, 63, 7, 17, 1, 50, 0, 61, 15, 16, 51, 22, 287
근수축을 조절	19, 63, 74, 634, 45, 50, 39, 87, 14, 365, 61
기를 조절, 혈액상	124, 103, 34, 19, 63, 60, 0
심박수 조절	0, 1, 3, 8, 16, 19, 34, 61
동맥압을 조절	0, 17
활력을 줌	0, 6, 7, 19, 45

C) 증세 *Symptômes*

점들이 완화시키는 증세에 따라 분류하였다 :

알레르기	0, 7, 17, 50
가려움증, 따끔따끔거리는 느낌	26, 3, 61, 17
쿡쿡 쑤시는 아픔(동통)	3, 50, 60, 0, 17
더 둔한 통증	41, 60, 34, 61, 14, 16, 0
발진	0, 3, 124
피로	0, 6, 7, 19, 45
성욕 감퇴	0, 1, 19, 43, 63, 87
열, 화끈거리는 느낌	26, 3, 85, 143, 60, 50, 37, 6, 61

한기, 오한	1, 19, 17, 0, 51, 127, 60, 50, 37, 6, 61
무기력, 무력감	124, 34, 0, 1, 45, 60, 61, 19, 17, 127, 22, 50, 6
기억력 감퇴	103, 124, 34, 60, 50, 3
신경통	39, 60, 45, 0, 17, 300
숨막힘 호흡곤란	19, 60, 14, 3, 85, 87, 61
감각손실, 감각이상	19, 37, 0, 60
급성 소양증	17, 30, 3, 26, 0, 124, 34
불에 데는 느낌	26, 3, 61
테타니, 경련	50, 19, 63, 26, 61, 103
다한증	124, 34, 60, 0, 19, 61
떨림	45, 1, 50, 0, 60, 124, 34
소화 장애	0, 7, 14, 37, 39, 45, 113
어지럼증	63, 106, 65, 60, 8

몇 가지 조언

Encore quelques conseils

독자들은 충분할 정도로 Dien' Cham'의 모든 기초를 습득하여 통증이 나타나자마자, 독자들 스스로가 모든 종류의 통증을 완화시킬 수 있고 심지어는 만성통증도 치료할 수 있다. 독자들은 이 반사요법의 단순성과 효과성에 놀랄 것이다. 이 책을 마치기 전에, 저자가 특별히 중요하다고 생각하는 몇몇 점들을 다시 살펴보자.

건강은 기의 순환이 얼마나 잘되는가에 달려있다

La santé repose sur une bonne circulation de l'énergie

이제 독자들은 건강은 단지 기의 순환이 얼마나 잘되는가에 달려있다는 것을 이해했고, 모든 통증은 기가 정체되어 발생하고, 피로는 기의 흐름을 늦추거나 저하시키고, 그리고 몸의 모든 장애는 기 흐름의 장애로 발생한다는 것을 이해했다. 몸이 스스로 치유하기 위해서는, 단지 기 순환을 원활하게 하고, 기의 균형을 맞추고, 기의 흐름에 활력을 주기만 된다. 좋은 기가 몸에 흐를 때, 아프지 않고, 감기에 걸리지 않는다. 피로가 몸을 침범하고, 근심으로 시달릴 때 모든 병이 침범할 수 있는데, 단순한 감기로부터 시작하여, 구협염, 심한 피로, 고열, 기침, 기관지염, 때로는 천식: 또는 근육통, 요통, 목이나 어깨 결림, 등등에 걸릴 수 있다. 간단하게 말해, 모든 종류의 질환이 가장 취약한 몸의 기관이나 또는 기능에서 발생할 수 있다.

무엇보다도 우선, 통증이 자리 잡지 못하도록 한다

Avant tout, empêcher que la douleur ne s'installe

Dien' Cham'의 중요한 목표는, 병이 발생하자마자, 독자들은 집으로 갈 때까지 기다리지 않고, 항상, 손가락이나 볼펜으로, 병을 차단시키고, 통증이 자리 잡지 못하도록 하고, 감기를 언제든지 어디서든지 치료할 수 있다는 것을 이해해야 한다.

프랑스와 서양에서는 일반적으로, 모든 사람이 병을 치료하는 것이 프로그램화 되어있는 것 같다: 병이 걸릴 때까지 기다리고, 그 후 의사의 진료를 받고 마침내 약을 먹는다. 결과: 병을, 통증을, 때로는 몇 년간, 달고 다닌다. ≪시대의 병≫이라 불리는 요통도 위의 경우와 같은데, 왜냐하면 (탁월한 몇몇 정골의사를 제외하고) 통증을 완전히 제거하지 못하기 때문이다. 하지만 볼펜으로 두 번 정도 누르면 통증이 사라지고, 통증이 지속되도록 내버려 두는 대신에 모든 사람이 스스로 치료할 수 있도록 배울 수 있다.

이러한 사실에 앞서, 많은 사람들이, 특히 의사와 치료사, 진료를 하기 위해 통증이 사라지면 안 된다는 핑계로, 아무것도 하지 말라고 하며, 감기는 독소를 제거한다는 등등. 어떤 의미에서, 이들이 옳다: 통증은 경보음이고 감기는 독소를 제거한다. 하지만 독자들은 병이나 통증이 몸속 깊게 자리 잡으면, 치료하기에 너무 늦을 수 있다는 것을 스스로 알게 될 것이고, 비록 의사가 병명을 진단하여 관절염, 관절증, 류머티즘, 다발관절염, 요통이나 경추통, 염증, 등등으로 고통을 받고 있다는 것을 알려줄 때면 치료하기에 너무 늦을 수 있다.

독자들은 통증의 이름을 맞추는 간단한 사실에서, 대중요법이든 물리치료이든, 의사가 정말로 며칠 만에 통증을 제거할 수 있다고 믿는가? 때로는 알 수 없는 결과를 낳는 외과수술로 문제를 해결하려고 하지 않는다면… 어쨌든, 모든 종류의 대중요법약(항생제, 부신 피질성 호르몬, 그리고 다른 종류의 소염제)을 복용하게 될 것이고, 때로는 몇 달간, 몇 년간 복용하더라도, 여전히 통증을 느낄 것이다! 기치료를 받는다면 치료될 수 있는 기회가 더 높을 것이다: 침술, 지압, 최면술, 다양한 반사요법(발, 손…), 크로모테라피, 자기요법, 정골의학, 자연요법, 약용식물요법, 자연요법, 식이요법, 등등. 그렇지만 좋은 효과를 얻기 위해서는 시술을 몇 회 받거나 또는 몇 달간 치료해야 할 것이다.

이 모든 치료 대신에, 질환이 나타나자마자 통증이 자리 잡지 못하도록 연필로 몇 번 누르면 충분하다. 선택은 독자들의 몫이다!

초기 감기를 왜 제거해야 하는가

Pourquoi il est nécessaire d'enrayer le rhume dès le début

언뜻 보기에는, 걱정할 필요야 없다: 단순한 감기는 약을 먹지 않더라도 1–2주 후면 일반적으로 사라진다. 알레르기도 마찬가지인데, 1년 중에서 특정 시기에만 발생하거나 또는 특정한 생산물에서만 발생한다.

하지만 건강이 좋지 않다면, 다른 문제가 발생할 수 있고, 가장 빈번하게, 비염과 함께, 콧물이 흐르는 감기, 고열이 발생하고… 1시간도 되지 않아, 힘도 없이, 기도 없이, 기력이 다빠진다: 콧물이 흐르면 많은 무기질이 손실(설사, 출혈, 과도한 땀 등등도 동일한 현상…)된다. 합병증이 시작된다: 고열, 피로, 호흡곤란, 다양한 통증, 기침, 기관지염, 그리고 마지막으로, 몇몇은 만성 천식.

스스로 치료를 할 줄 알아야 한다

Être en mesure de se soigner soi-même

독자들은 이 방법을 통해 여러 가지 요인들을 이해할 수 있다:

- 몸을 중독시키는 약을 섭취하지 않고 자연스럽고 간단한 방법으로 통증을 경감시킬 수 있다.
- 병이 합병증으로 발전되는 것을 피하기 위해 발병하는 초기에 막을 수 있다.
- 건강은 기가 잘 순환되는데서 기인하지 화학약품을 복용한 결과가 아니다.
- 독자 자신들이, 자신을 치료하기 위해 스스로 자신의 의사가 될 수 있거나 또는 치료방법을 선택할 수 있다. 이러한 사실은, 필요하다고 판단될 때, 의사의 진료를 받는 것을 방해하지 않는다. 비록 대증요법이 어떠한 효과도 가져오지 않는다 하더라도, 왜 더 자연스럽고, 조상으로부터 내려오는 다른 치료법, 왜 Dien' Cham'을 사용하려고 노력하지

않는가: 잃을 것이 없고 모든 것을 얻을 수 있다!

반사부위를 기억하면서 시작하다

Commencez par mémoriser les zones réflexes

하지만 많은 사람들은 스스로 자신을 치료하기를 원하지 않거나 또는 할 수 없다. 그들은 다른 사람들이 치료해주길 원하거나 또는 반사점을 자극하는 것 보다 약을 섭취하는 것이 더 쉽다고 생각한다. 이러한 점들은 그들의 문제이다!

다른 사람들은 스스로 자신을 치료하기를 원하지만 너무 복잡한 방법을 사용한다. 그들은 안심할 수 있다: Dien' Cham'을 사용하면 모든 것이 쉬워진다; 모든 점들을 외울 필요가 없고(30여개의 점으로 많은 것을 할 수 있다), 얼굴의 반사부위만 알면 모든 병들을 완화시킬 수 있다.

따라서 연필로 해당부위를 크게 문지르기만 하면 되고, 민감한 점을 만나면, 즉시로 통증을 완화시키기 위해 이 부위를 좀 더 문지른다. 예를 들어, (다른 치료로 통증을 완화시키기 어려운) 팔꿈치가 아픈 경우, 눈썹을 문지르면, 눈썹의 상단에서 통증점을 찾을 수 있다: 이 점을 좀 더 자극하면, 팔꿈치 통증이 즉시 완화된다. 양 눈 사이에 위치한, 코뿌리를 잘 자극하면 경추장애가 즉시 완화된다. 대응하는 부위를 알기만 하면 된다.

중국 기론보다 더 간단하다

Plus simple que l'énergétique chinoise

기에 관해 말할 때, 바로 중국 기론, 음양, 경락…에 대해 생각한다. 중의학(특히 침술, 약용식물요법)은 대부분의 병에 큰 효과가 있고 특히 통증에 큰 효과가 있는 것은 확실하다. 경락을 사용하든 음기와 양기의 흐름에 영향을 끼친다고 하든, 최근에 발견된 많은 자연요법이나 유행이 되는 자연요법들은 중의학에 기반을 둔다.

하지만 여기, 중의학은 매우 복잡하고, 많은 지식과 실습을 요구하고, 중의학을 사용하기 위해서는 수년간 공부를 해야 한다. 몇몇 의사들은 3년간 침술을 배우고 침술로 충분하다고 생각하여, 진맥을 공부를 하는데 너무나 많은 시간을 필요로 하고 또한 매우 어렵다고 생각하여 심지어는 진맥을 공부하지 않는다!

이 주제에 대해 논쟁을 하는 것이 아니라, 그럼에도 불구하고 Dien' Cham'에서 좋은 효과를 얻기 위해, 음양이론을 알 필요가 없고, 진맥도 알 필요가 없다. 사실 경락체계처럼 효과적인 다른 체계가 있는데 모든 사람이 알고 있다: 자체적인 에너지로 몸 전체, 각 기관에 분포된 신경계이다: 신경임펄스.

신경임펄스, 자주 경시되는 에너지

L'influx nerveux, une énergie souvent négligée

많은 사람들이 이완, 명상, 긍정적인 생각, 시각화, 집중, 기도를 통해 자신을 치료하려고 노력한다. 이 모든 기술들은, 신경임펄스가 최상으로 흐르도록 하는, 때로는 생각으로 아픈 부위로 신경임펄스의 흐름을 유도하는, 신경계이완에 기반을 둔다. 또한 몇몇 통증, 긴장, 근심 때로는 출혈을 멈추게 하거나 종양을 사라지게 한다! 하지만 여기, 하지만 이 기술들은 신뢰를 하기에는 너무 간단한 기술처럼 보인다… Dien' Cham'도 마찬가지로 통증의 완화를 곧 바로 확인하기 위해 얼굴에 위치한 반사점이나 반사부위를 단지 자극하기만 하면 된다. 독자들이 믿거나 말거나, 효과가 있다는 것이 중요하다. 진실이기에는 너무 간단하다! 저자는 독자들에게 이 말을 믿으라고 강요하지 않지만, 스스로 체험을 하기를 원한다.

수년간의 경험을 통해 효과적인 방법으로 치료를 한 것이 증명되었고, 민감한 점들을 통해 아픈 기관을 찾는 것은 항상 유용한 것은 아니다: 매우 자주 신경계를 이완시키는 것으로 충분하고, 그 후 활력점들을 통해 신경임펄스를 다시 작동시킨다. 그 후 단지 해당되는 반사점이나 반사부위를 자극하면서 환자의 문제를 치료한다. 간단하고, 효율적이면서 빠르다.
그렇기 때문에 기초시술로부터 시술을 시작해야 한다.

모든 사람이 시술을 할 수 있다!

Tout le monde peut le faire!

Dien' Cham'을 시술하는데 나이제한이 없다: 2살에서 102세까지, 모든 사람이 시술을 할 수 있는데, 모든 장소에서, 모든 자세로: 앉아서, 서서, 누워서… 작은 병에도 약을 복용하도록 가르치는 대신에, 심지어는 어린이에게도 간단한 방법으로, 자신을 치료할 수 있도록 가르칠 수 있다: 어린아이들이 매우 자발적으로 치료를 할 것이다!

하지만 균형 잡힌 영양 섭취, 좋은 호흡, 건전한 생활, 가능하다면 주거지나 또는 직장(지구 생물학, 풍수)에 장애를 가져다 줄 수 있는 모든 종류의 부정적인 전파인, 대기오염과 전자기로부터 보호, 등등 건강을 유지하는 다른 요인들을 무시해서는 안된다. 자연과 조화로운 삶과 신적인 자신과 조화로운 삶은 건강과 균형을 유지하는데 중요한 요소이다.

주의할 것: 광신을 해서는 안된다!

Attention: pas de fanatisme!

독자들은 정말로 뛰어난 기술을 모두 배웠고, 아마 벌써 첫 번째 결과의 기쁨을 맛보면서, 건강으로 이끄는 이 방향으로 첫걸음을 내딛었을 것이다. 매우 잘했다! 하지만 주의해야 한다: 광신을 해서는 안된다! Dien' Cham'으로 얻은 결과가 논쟁의 여지가 없다고 하더라도, 만병통치약으로 생각해서는 안된다! 상황에 따라, 전통의료치료를 받는 것을 결코 망설여서는 안된다.

위급한 경우, 의사를 부른다!

만약 아이가 급성맹장염이라 의심이 들면, 우선 의사를 부르는데, 의사를 기다리는 동안 감염점과 맹장염의 원인이 되는 부위를 자극하는 것은 금지되어 있지 않다: 아이의 생명을 위험하게 하지 않고 효과적으로 아이를 도울 수 있다.

모든 위급한 경우에서도 동일하다 : 첫 번째로 도움을 요청하고, 그 후 간헐적으로 Dien' Cham'을 시술하는데, 특히 생명을 구할 수 있는 소생점을 자극한다. 이 모든 민감한 분야에서처럼, 상식이 우선해야한다.

기술을 향상시키기: 시술한다

Pour progresser: pratiquez

위급한 상황을 제외하고, 최상의 조언은 가능한 자주, 시술을 하는 것이고, 기회가 부족하지 않을 것이다: 우선 점들의 위치를 잘 측정하기 위해 거울을 사용하여, 독자 자신에게, 그 후 가까운 주위사람들에게, 가까운 친구들에게… 이 시술을 하면 독자가 상상하기 힘든 점까지 빠르게 기술이 향상될 것이다!

심지어는 애완동물에게 Dien' Cham'을 시술할 수 있을 것이다![15] 저자가 저자 얼굴을 자극할 때, 또는 가까운 사람을 시술할 때, 우리의 애완견도 시술 받기를 원한다: 주둥이를 내밀고, 볼펜, 손가락 또는 작은 바퀴로 마사지하는 것을 기분 좋게 받는다. 개가 만족한 상태로 시술을 더 이상 받지 않으려고 자리를 뜰 때까지, 주둥이, 이마와 귀 전체를 마사지한다! 눈에 띌 정도로, 개는 매우 만족해 할 것이다.

즉각적인 결과 *Des résultats immédiats*

결과에 관해서는: 정확하게 시술을 한다면 결과는 첫 번째 시술에서 나타나야 하고 통증의 완화는 거의 즉시로 나타나야 한다. 베트남기술을 20여년간 시술을 한 후 그리고 게다가, 시술의 실패는 어떠한 경우도 이 방법 자체에서 기인하지 않는다.

만약 시술에서 원하는 결과가 나타나지 않을 경우, 3가지 이유에서 기인할 수 있다:

- 대략적으로, 불완전하거나 또는 올바르지 않게 점들이 위치를 측정하거나,
- 해당 되는 경우의 점들을 자극하지 않거나,
- 자극을 잘못하거나: 일반적으로 너무 짧게(각 점 마다 10-20초를 센다) 또는 너무 약하게, 표면만 자극한 경우이다(가장 빈번한 경우).

이 시술법은 심리적인 이유가 아니라, 정확한 자극에 신체의 자연적인 반사를 기반으로 하기 때문이다(여기서 제어판의 이미지를 생각한다!).

---

15 5장을 볼 것.

순환은 생명력의 근원이고, 정체는 죽음이라는 것을 독자들은 알고 있다. Dien' Cham'은 기가 정체되거나 막혔을 때, 기가 다시 정상으로 순환이 되도록 하는 효율적인 방법이다.

움직임은, 바로 생명이다; 우주 전체는, 가장 확실한 것 중에서, 위대한 자연법칙 중 하나인 움직임에 의해 작용한다. 우리는, 지속적으로 스스로 움직이는, 땅, 태양과 물의 창조적인 힘을 받고, 이러한 힘으로 인해, 우리는 자라고, 늙고 죽는다. 어떠한 것도 정지하지 않고, 우리의 생명력은 우리가 지닌 기의 질과 흐름에 따라 증가하거나 줄어든다. 제행무상은 규칙이다!

Dien' Cham'은, 대응하는 점들을 자극하면서, 우리 몸의 움직임을 유지해주고 몸의 각 부분의 자체적인 리듬을 보존시켜준다. 흐름이 늦어지면 바로 통증이 시작되고, 자연적으로 경보음이 울려 몸의 장애 및 고장을 우리에게 알려준다.

우리 몸과 그 반응을 잘 이해하는 것은 우리에게 달려 있고, 몸이 반응하도록 Dien' Cham'을 잘 아는 것도 우리에게 달려있다. 한 번도 증명하지 않은 방법을 ≪믿으라는≫ 것이 아니라, 원인과 결과를 볼 수 있는 방법을 믿으라는 것이다. 이렇게, 조금씩, 독자들은 기술이 향상되고, 수천 년 전부터 한 형태 또는 다른 형태로 시술하고 있는, 처음에는 침을 사용한 중국인에 의해, 그 후 최근에는 수동으로 자극을 하는 베트남인에 의해, 전적으로 효율적이고 얼마나 단순한, 이러한 ≪기 과학≫인 Dien' Cham'을 완벽하게 시술하려고 할 것이다.〉!

만약 독자들이 치료사라면, 이 방법을 시술하면서 획득하게 될 많은 장점을 빠르게 이해할 것이다. 만약 독자들이 정골의사라면, 좌골 신경통으로 고통받는 환자가 편안하고 효율적으로 시술하는 것이 너무 쉬울 것이고 무엇보다도 우선 환자의 통증을 없애 줄 것이다! 저자는 스위스에서, 환자의 통증을 빠르게 경감시키기 위해, Dien' Cham'을 사용하는 많은 반사 요법 간호사들을 알고 있다.

저자가 독자들에게 원하는 것은, 독자들 존재의 모든 수준에서, 자신의 건강을 책임지도록 하는 것이다. 매일 이 반사마사지를 실행하면, 불필요한 병들에 걸리지 않게 되고 그리고 초기에 발생하는 신체적인 부조화를 적절하게 발견할 수 있다. 이것이 모든 치료의 목적이 아닌가?

이제 저자는 독자들에게 독자들 자신과 독자들 주위 사람들에게 최상의 결과를 획득하고, 건강과 생명력이 충만하기를 바라는 것 밖에 남지 않았다.

대응점들의 치료 색인

Index thérapeutique avec correspondance des points

이 색인은 Dien' Cham'의 시술사전에서 제안하는 점들의 목록을 다시 재편성하였다.

231 분만, 19, 63, 87, 0
232 위산과다, 124, 34, 26, 39, 19, 0
233 뾰루지, 여드름, 37, 38, 39, 63, 124, 127, 0, 60, 61, 3, 156, 143, 0
이명, *귀울림을 볼 것*
가스 과다증, *복부팽만증을 볼 것*
결장내의 가스 과다증, *복부팽만증을 볼 것*
234 알코올(의 영향), 19, 61, 26, 41, 50, 63, 85, 113, 0
234 숙취, 19, 61, 26, 0
235 알코올 중독, 26, 74, 85, 127, 50, 41, 113, 0
236 수유, 73, 39, 60, 87, 0
237 음식알레르기 61, 50, 3, 26, 60, 74, 17, 0
238 호흡기 알레르기, 3, 7, 17, 19, 41, 50, 60, 61, 73, 124, 0
편도선염, 구협염을 볼 것
239 빈혈, 37, 124, 103, 34, 19, 0
240 구협염, 인후염 14, 3, 61, 8, 0
241 협심증(심장을 볼 것) 1, 3, 100, 106, 73, 61, 19, 60, 0
242 근심, 124, 34, 103, 106, 26, 8, 60, 0
243 식욕부진, 14, 37, 39, 41, 50, 19, 0
244 소염(점), 26, 3, 50, 17, 14, 16, 61, 60, 0
실성, *목소리의 약화를 볼 것*
245 아구창, 8, 14, 15, 0
246 식욕(부진), 14, 41, 50, 19, 37, 39, 0
247 관절염, 17, 41, 60, 97, 98, 156, 0
248 관절증, 17, 41, 50, 60, 98, 156, 0
249 관절의 관절증, 97, 156, 100, 17, 41, 197, 61, 37, 38, 39, 0
250 팔과 어깨의 관절증, 65, 34, 51, 17, 60, 156, 0 그리고 61, 37, 38, 39

251 손과 손가락 관절증, 130, 17, 100, 156, 0 그리고 61, 37, 38, 39

252 엉덩이 관절증, 63, 17, 41, 156, 0 그리고 61, 37, 38, 39

253 심부정맥, 1, 8, 19, 34, 61, 100, 106, 60, 0

254 무력증, 124, 34, 1, 45, 60, 61, 19, 17, 127, 22, 6, 0

255 천식, 26, 19, 3, 61, 17, 37, 60, 0

또는 14, 37, 39, 50, 3, 61, 0

또는 60, 85, 87, 51, 113, 19, 0

257 천식이 발작할 때, 19, 61, 3, 14, 37, 50, 43, 300, 0

258 음식물이 기도로 들어갈 때(가시, 씨……), 19, 63, 7, 14, 0

259 청력(장애), 65, 3, 45, 300, 14, 15, 16, 0

고창증, 복부팽만증을 볼 것

260 갑작스레 얼굴까지 치미는 열기, 7, 73, 85, 87, 127, 143, 0

또는 7, 113, 26, 14, 15, 16, 0

261 귀울림(이명), 3, 14, 15, 16, 0

262 기관지염, 3, 17, 26, 8, 61, 37, 51, 73, 38, 14, 0

263 화상, 17, 26, 38, 85, 60, 61, 14, 15, 16, 0

264 담석, 41, 50, 233, 124, 0

265 신장결석, 38, 43, 45, 73, 300, 85, 0

266 악몽, 8, 50, 3, 37, 0

267 봉소직염, 26, 3, 85, 87, 50, 37, 39, 74, 143, 0

또한 85, 87, 22, 0

268 두통, 62, 26, 106, 34, 124, 0

269 머리 한쪽에서 발생하는 국소적인 두통, 41, 51, 61, 3, 100, 180, 0

270 정수리에서 발생하는 국소적인 두통, 50, 51, 87, 61, 103, 0

271 관자놀이에서 발생하는 국소적인 두통, 41, 61, 3, 180, 0

272 ≪소화기 장애≫라 불리는 두통, 50, 19, 3, 61, 26, 106, 103, 34, 124, 0

273 목뼈, 8, 34, 26, 65, 106, 16, 0

274 차크라(Chakras), 365, 127, 19, 1, 8, 26, 103

275 기: 상승을 유발한다, 126, 103, 1, 19, 127, 22, 6, 37, 50, 0

275 기: 하강을 유발한다, 26, 3, 51, 87, 14, 15, 0

276 약물 충격, 19, 127, 0

277 콜레스테롤(수치를 낮춘다), 41, 50, 37, 113, 7, 233, 0

278 뇌 혈액순환, 106, 65, 60, 8, 15, 0

279 혈액순환, 7, 37, 50, 60, 73, 74, 156, 0

경화, 간과 알코올 중독을 볼 것

280 꼬리뼈, 126, 143, 0

281 심장(심부전), 1,3, 6, 19, 73, 100, 106, 156, 60, 191, 0

282 대장균염, 19, 17, 38, 43, 143, 113, 61, 63, 37, 300, 85, 87, 0

283 결장염, ≪복통≫, 127, 63, 19, 61, 0

또는 342, 98, 19, 17, 38, 0

283 경련성의 결장염, 127

283 스트레스로 인해 결장염, 124, 34, 8, 61, 0

284 설사를 동반한 결장염, 103, 50, 37, 63, 127, 22, 365, 19, 0.

285 척주 19에서 126, 0까지

283 기능성 결장염, 127, 63, 19, 61, 0

또는 342, 98, 19, 17, 38, 0

집중, 뇌기능, 기억력 볼 것

폐울혈, 폐를 볼 것

286 결막염, 73, 180, 130, 100, 16, 51, 50, 38, 17, 7, 0

287 변비, 50, 19, 3, 143, 41, 97, 98, 38, 0

288 피임

290 일사병, 19, 26, 143, 85, 0

290 타박상, 탈구, 삠 50, 461, 130, 127, 100, 97, 0

291 근육통, 근육경련, 34, 127, 19, 61, 342, 50, 37, 0

292 방광염, 61, 19, 87, 50, 7, 17, 0

또는 61, 63, 7, 113, 127, 51, 87, 73, 0

293 또는 더 간단하게(위급한 경우) 22, 17, 156, 0

294 칼슘 상실, 무기성분 감소, 85, 87, 43, 45, 20, 300, 0

엉덩이 : 64 첨가

근육이 찢어짐, 근육이상 : 손상된 부위에 따라

295 면역계, 63, 7, 6, 22, 113, 127, 37, 0

또한 60, 61, 37, 50, 113, 127, 156, 17, 0

296 가려움, 26, 3, 17, 7, 50, 51, 61, 0

297 이빨, 39, 3, 16, 43, 51, 57, 61, 8, 34, 106, 124, 180, 0

(또한 충치, 치통, 이빨 뽑기, 감염……)

단순화된 방법 : 124, 180, 61, 127, 22, 0

298 신경쇠약, 34, 124, 22, 127, 50, 1, 19, 103, 0

299 중독치료, 배농, 26, 3, 85, 87,0

또는 좀 더 7, 19, 26, 38, 50, 61, 85, 124, 87, 0

300 이완, 124, 34, 26, 0

301 당뇨병, 7, 63, 113, 37, 39, 0

302 설사, 50, 127, 19, 61, 0

소화(장애), *소화불량, 위염을 볼 것*

303 배뇨(를 촉진시킨다), 26, 3, 85, 87, 0

304 손가락(다양한 문제들), 38, 39, 60, 61, 85, 30, 180, 300,

305 요통, 등 문제, 19, 26, 38, 43, 63, 103, 106, 0

또한 124, 126, 143, 300, 342, 0

306 통증, 26, 124, 34, 61, 60, 39, 41, 50, 3, 14, 16, 0

306 찌르는 것 같은 통증, 3, 50, 60, 0

생리통, 생리통을 볼 것

307 마약(문제), 34, 26, 19, 50, 61, 85, 124, 127, 0

월경불순증(생리통 볼 것) 37, 7, 113, 0

308 호흡곤란, 26, 19, 3, 38, 87, 0

309 습진, 61, 50, 41, 7, 17, 87, 3, 60, 0

또는 61, 37, 39, 63, 50, 41, 51, 0

또는 61, 41, 50, 124, 26, 0

310 조루증, 19, 63, 300, 0

위장장애, *소화불량을 볼 것*

311 폐기종, 19, 60, 3, 38, 73, 61, 0

312 신경질적인 어린이, 34, 60, 61, 26, 100, 103, 106, 124, 127, 0

무감각(한 느낌), *감각이상을 볼 것*

313 목이 쉼, 26, 3, 8, 61, 106, 180, 14, 0

314 염좌, 61, 127, 51, 34, 26, 103, 106, 0

또는 127, 124, 106, 26, 0

315 유뇨, 124, 34, 87, 19, 43, 45, 37, 300, 0

또는 126, 103, 1, 50, 37, 87, 60, 0

간단한 시술 : 87, 51, 0

어깨, *관절주위염 볼 것*

316 간질, 19, 26, 50, 63, 103, 0

발작이 일어나는 경우 : 19, 127, 0

317 숨이 가쁨, 34, 8, 0

위장, *위염, 복부팽만증, 식욕을 볼 것*

317 쇼크 상태, 19, 26, 124, 34, 43, 0
318 호흡이 곤란(한 느낌), 19, 60, 14, 3, 85, 87, 0
319 가래를(촉진시킨다), 37, 2, 26, 0
319 실성 14, 8, 26, 106, 61, 38, 0
320 손발 차가움, 1, 19, 17, 51, 127, 60, 50, 37, 6, 61, 342, 0

321 일상적인 피곤, 무력증, 50, 127, 19, 26, 103, 0
또는 1, 6, 17, 22, 43, 60, 124, 106, 0
322 신경 피로, 19, 126, 103, 124, 106, 34, 1, 50, 127, 22, 0
323 눈의 피로, 73, 3, 34, 103, 130, 0
324 자궁 섬유종, 7, 19, 63, 16, 17, 22, 87, 0
또한 7, 113, 63, 38, 50, 37, 61, 0
325 발열, 발열 상태, 26, 3, 8, 85, 60, 87, 180., 14, 16, 15, 0
326 복부팽만증, 41, 50, 38, 127, 37, 0
327 간, 50, 103, 233, 197, 0
328 뇌기능, 124, 103, 106, 60, 34, 26, 65, 0
329 불감증, 7, 1, 19. 45, 63, 156, 87, 43, 287, 124, 34, 60, 0
330 추위에 대한 민감증, 15, 17, 60, 61, 1, 0

330 림프절, 37, 50, 0
331 위염, *또한 위궤양을 볼 것*, 39, 37, 50, 61, 45, 63, 19, 127, 0
332 장염, 14, 17, 22, 38, 61, 143, 127, 0
333 무릎, 17, 38, 197, 300, 156, 1, 45, 37, 0
334 치은염, 8, 15, 38, 43, 34, 60, 180, 0
335 갑상선종, 바세도우병, 7, 8, 14, 100, 106, 0
336 유행성 감기, 14, 15, 38, 61, 3, 37, 50, 0
337 임신, 7, 113, 63, 127, 0
또한 127, 156, 87, 50, 37, 65, 0

338 반신불구, 또한 *마비를 볼 것* 37, 51, 60, 64, 73, 74, 97, 98, 0
하체 63, 64, 37, 51,
상체 97, 98, 51, 37
341 출혈(자궁출혈 또는 다른 출혈들), 16, 61, 17, 7, 50, 6, 37, 124, 34, 287, 0
341 위장출혈, 16, 37, 61, 50, 0

342 치질, 126, 19, 37, 365, 103, 0

343 바이러스성 간염, 17, 19, 38, 41, 61, 74, 50, 0

344 식도열공 탈장, 61, 37, 39, 74, 0

345 포진, 124, 61, 26, 3, 87, 51, 41. 17, 38, 85, 0

345 딸꾹질, 19, 39, 61, 26, 0

346 과잉 행동(어린이의), *또한 신경질적인 어린이를 볼 것*, 34, 8, 26, 100, 106, 124, 127, 61, 0

347 동맥고혈압, 15, 61, 8, 26, 106, 3, 0

348 고안압증, 16, 51, 0

348 저혈당, 7, 63, 113, 19, 0

349 동맥저혈압, 50, 19, 103, 0

갑상선 기능 항진, 갑상선 기능저하, 갑상선을 볼 것

면역(계), *면역방어를 볼 것*

참을성 없음, *혈액순환을 볼 것*

350 발기부전, 7, 1, 19, 45, 63, 156, 43, 0

351 요실금, 124, 34, 103, 37, 19, 1, 0

또는 85, 87, 22, 43, 45, 0

352 소화불량, 50, 38, 127, 39, 37, 0

요로감염, *방광염을 볼 것*

353 질염증, 61, 60, 37, 50, 17, 38, 63, 7, 87, 0

354 일사병, 26, 103, 3, 85, 60, 87, 14, 15, 16, 0

355 불면증, 124, 34, 26, 0

또는 124, 34, 51, 16, 14, 0

심부전, *심장을 볼 것*

356 취함, 19, 26, 85, 0

356 무거운 다리, 37, 39, 127, 51, 0

357 난소낭종, 34, 7, 113, 65, 73, 287, 0

358 백대하, 1, 3, 7, 43, 61, 37, 63, 87, 127, 22, 287, 16, 0

결석증, *담석, 신장결석을 볼 것*

359 허리, 19, 1, 45, 342, 126, 300, 0

360 요통, 124, 34, 43, 126, 342, 365, 300, 560, 0

361 턱(경련, 관절문제), 14, 15, 0

361 손, 60, 130, 100, 180, 0

362 후두염, *구협염과 초기감기를 볼 것*

363 (차, 비행기, 배)멀미, 127, 19, 26, 103, 0

또는, 좀 더 간단하게 19+이완(124, 34, 26, 0)

뱃멀미 63, 61, 26, 0

364 유선증, 유방통, 39, 73, 60, 7, 113, 0

이통, *이염을 볼 것*

머리 아픔, *두통을 볼 것*

365 기억, 103, 124, 34, 60, 50, 3, 0

366 메니에르(증세), 63, 65, 34, 0

367 폐경, 7, 85, 87, 127, 156, 0

자궁염, *자궁을 볼 것*

368 편두통, 50, 127, 19, 3, 61, 124, 180, 0

또는 124, 41, 50, 61, 51, 180, 0

369 구역질, 19, 26, 61, 0

370 신경과민, 8, 26, 34, 60, 61, 124, 127, 100, 106, 103, 0

370 신경통, 39, 60, 45, 17, 26, 103, 300, 0

371 코 막힘, 50, 19, 3, 61, 26, 34, 0

372 목(경직) 8, 26, 106, 34, 0

373 비만증, 37, 85, 87, 50, 124, 34, 26, 0

374 압박(감), 180, 73, 61, 3, 0

귀, *이명, 이염, 난청을 볼 것*

375 발가락, 365, 0

376 골다공증, 1, 8, 20, 43, 45, 300, 342, 0

377 이염, 17, 38, 37, 61, 14, 15, 16, 0

378 난소, 7, 22, 37, 87, 113, 65, 73, 156, 0

또는 34, 7, 113, 65, 73, 0

379 말라리아 14, 15, 26, 34, 124, 0

380 마비, *또한 반신불수를 볼 것*, 37, 51, 60, 63, 64, 73, 74, 97, 98, 0

하체 63, 64, 37, 51

상체 97, 98, 51, 37

381 안면마비, 3, 15, 37, 50, 61, 100, 127, 156, 0
382 감각이상(감각상실). 19, 37, 51, 50, 60, 0
383 파킨슨(병), 50, 60, 45, 26, 61, 124, 34, 0
384 말하기 어려움, 8, 14, 60, 65, 0
385 피부(문제), 26, 61, 3, 19, 0
386 견갑상완골 관절주위염 98, 180, 61, 34, 65, 97, 156, 0
백색손실, *백대하를 볼 것*
발, *염좌를 볼 것*
387 벌레물림, 16, 17, 124, 34, 26, 3, 0
388 복강신경총, 189, 73, 61, 3, 0
389 폐렴, 26, 3, 61, 7, 8, 73, 60, 14, 0
390 폐(모든 문제), 26, 3, 61, 73, 60, 0
또한 기관지염, 기침을 볼 것
391 전립선 비대증, 7, 113, 65, 73, 156, 87, 0
또한 22, 37, 63, 0
392 소양증, 17, 50, 3, 60, 0
또한 26, 3, 61, 60, 87, 0
393 건선, 34, 124, 19, 50, 26, 61, 3, 41, 38, 0
394 하수증 또는 자궁탈출증, 22, 87, 103, 19, 63, 156, 127, 0
395 방광탈출증, 22, 87, 126, 0

396 소생, 19, 127, 26, 124, 34, 0
397 직장, 19, 126, 365, 0
398 오한, 50, 127, 19, 3, 61, 34, 124, 0
399 생리혈 과다, 16, 103, 50, 37, 287, 7, 127, 1, 0
400 생리통, 127, 156, 63, 7, 61, 1, 50, 37, 0
또는 37, 7, 113, 0
401 생리불순, 124, 37, 26, 63, 50, 7, 0
402 신장(모든 문제), 17, 38, 300, 342, 43, 45, 560, 0
403 아기 트림(을 유발하기 위해), 126, 19, 0
수분 함유, *봉화직염을 볼 것*
류머티즘 : *위치에 따라, 또한 관절증을 볼 것*
404 감기, 50, 19, 3, 62, 26, 124, 0
405 고초열, 50, 19, 7, 3, 61, 37, 39, 0
406 주름, 124, 34, 26, 103, 106, 0

407 코피, 16, 50, 61, 124, 17, 0

407 불충분한 타액의 분비, 14, 0

408 좌골신경통, 17, 1, 126, 342, 0

또한 461, 43, 63, 365, 64, 74, 113, 127, 143, 0

409 다발성 경화증, 37, 60, 73, 74, 51, 63, 97, 98, 64, 0

410 질건조, 287, 0

411 분비물(을 줄이기 위해), 106, 126, 63, 7, 17, 1, 50, 61, 15, 16, 51, 22, 0

412 분비물(을 증가시키기 위해), 26, 3, 39, 85, 19, 87, 0

413 유방*(또한 유선증을 볼 것)*, 73, 7, 113, 39, 60, 0

414 성생활, 1, 7, 19, 43, 63, 300, 0

415 부비강염, 26, 50, 61, 65, 8, 124, 126, 106, 0

잠, 불면증을 볼 것

416 졸음, 19, 0

416 식후 졸음, 19, 50, 0

417 혀 경련, 7, 60, 3, 8, 14, 0

417 경련성 체질, 경련 61, 16, 19, 20, 63, 87, 0

또는 65, 60, 50, 45, 34, 26, 0

418 스포츠맨(신체조건), 19, 1, 45, 50, 43, 6, 103, 127, 0

419 스트레스, 17, 6, 19, 180, 124, 34, 26, 0

420 난청, 14, 15, 16, 45, 65, 74, 0

421 과로, 19, 124, 103, 34, 45, 127, 22, 0

422 졸도, 19, 26, 63 이완 점과 활력 점을 자극한 다음에

(이완 : 124, 34, 26/활력 : 127, 19, 103, 126)

또는 19, 127, 61, 1, 124, 103, 34, 0

423 니코틴 중독, 50, 19, 3, 60, 85, 127, 300, 61, 14, 124, 34, 26, 0

424 빈맥, 34, 124, 3, 8, 26, 0

관자놀이(통증), *관자놀이에서 두통을 볼 것*

425 테니스 엘보우 97, 98, 17, 0

426 고환, 7, 113, 65, 73, 287, 0

427 테타니, 50, 19, 63, 26, 61, 103, 0

428 갑상선(조절), 7, 8, 14, 39, 100, 0

또한 14, 15, 26, 8, 20, 0

429 수줍음, 무대공포증, 124, 34, 8, 0

429 활력, 127, 19, 26, 103, 1, 0
430 목통증, 34, 26, 106, 8, 50, 100, 87, 65, 0
431 기침, 73, 26, 8, 61, 51, 3, 14, 0
432 다한증, 124, 34, 60, 19, 61, 50, 127, 87, 51, 16, 0
433 머리부상, 87, 103, 127, 26, 124, 34, 0
434 떨림, 45, 1, 50, 60, 124, 34, 0
434 정신질환, 87, 103, 106, 124, 34, 26, 0

435 위궤양, *또한 위염을 볼 것*, 61, 64, 74, 39, 34, 17, 0
피부궤양, *피부를 볼 것*
두드러기, *소양증을 볼 것*
436 자궁, 63, 19, 22, 87, 287, 0
또는 7, 37, 65, 113, 156, 0

437 질염, 질경련, 19, 63, 50, 156, 127, 0
정맥류, 거미정맥, *무거운 다리, 혈액순환을 볼 것*
438 사마귀, 26, 20, 50, 3, 51, 0
439 장내 기생충, 촌충, 19, 41, 43, 45, 3, 38, 39, 126, 130, 365, 0
440 현기증, 63, 34, 106, 65, 60, 8, 0
441 담낭, *또한 담석을 볼 것*, 41, 50, 233, 0
442 방광, *요실금과 방광염을 볼 것*, 85, 87, 22, 26, 3, 60, 0
443 구토, 50, 19, 34, 124, 0
444 시각(장애), 3, 6, 8, 16, 34, 50, 97, 98, 130, 0
또한 60, 177, 185, 191, 195, 197, 0
444 눈의 통증, 130, 100, 0

446 대상포진, 17, 300, 124, 64, 61, 60, 3, 38, 50, 0

참고문헌

Bibliographie

Dien Chan Dieu Khien Lieu Phap (facythérapie), Bui Quoc Chau

Facio Diagnosis – Cyberneto Therapy, Bui Quoc Chau, Minh Hai Ed., Vietnam, 1984

So Tay Facy, Bui Quoc Chau, Nha Xuat Ban Long An, Vietnam, 1992

«Facio Diagnosis and Cyberneto Therapy», Tran Van Sen and Leon Jones, *The American Journal of Acupuncture*, vol. 13, n° 4, Oct.- Dec. 1985

Massage, rubbing, application of balm or medicinal tape at facial points for prevention and cure of common diseases, The Group of Researchers and Publishers of Facio Diagnosis and Cyberneto Therapy, 19 B Duy Tan Street, 3rd District, HoChiMinh City, 1985

«Massage vietnamien, automassage Dien' Cham'», Nhuan Le Quang, *Génération Tao*, n° 4, sept/oct. 1997

Oriental diagnosis, Michio Kushi, Sunwheel Publications, 1978

La santé et la macrobiotique, Françoise Rivière, Institut Tenryu, 1974

Le zen macrobiotique, Georges Ohsawa, Librairie philosophique J. Vrin, 1974

Principe unique, Georges Ohsawa, Librairie philosphique J. Vrin, 1973

Les Réflexothérapies, Marie-France Muller, Éditions Retz, 1981

Guérir par l'automassage Do-In, Jocelyne Aubry et Ho-Han Chang, Éditions Edi-Inter, 1995

Manuel pratique de Ji-Jo, Michael Blate, Éditions Christian Godefroy, 1980

Manuel pratique de Ji-Jo avancé, Michael Blate, Éditions Christian Godefroy, 1993

Guide de l'acupressing manuel, Pedro Chan, Éditeur Guy Le Prat

Les étonnantes techniques chinoises, Claudine Brelet-Rueff, Éditions Retz, 1977